U0346017

《黄帝内经素问》译注

苏 颖 编著

全国百佳图书出版单位
中国中医药出版社
·北京·

图书在版编目（CIP）数据

《黄帝内经素问》译注 / 苏颖编著 . — 北京：中国中医药出版社，2022.1
ISBN 978-7-5132-6061-9

Ⅰ . ①黄⋯　Ⅱ . ①苏⋯　Ⅲ . ①《素问》— 译文②《素问》— 注释　Ⅳ . ① R221.1

中国版本图书馆 CIP 数据核字（2020）第 006287 号

中国中医药出版社出版
北京经济技术开发区科创十三街 31 号院二区 8 号楼
邮政编码　100176
传真　010 64405721
三河市同力彩印有限公司印刷
各地新华书店经销

开本 880 × 1230　1/32　印张 27.5　字数 640 千字
2022 年 1 月第 1 版　2022 年 1 月第 1 次印刷
书号　ISBN 978 – 7 – 5132 – 6061 – 9

定价　149.00 元
网址　www.cptcm.com

服 务 热 线　010–64405510
购 书 热 线　010–89535836
侵 权 打 假　010–64405753

微信服务号　zgzyycbs
微商城网址　https：//kdt.im/LIdUGr
官 方 微 博　http：//e.weibo.com/cptcm
天猫旗舰店网址　https：//zgzyycbs.tmall.com

如有印装质量问题请与本社出版部联系（010 64405510）

前　言

　　《黄帝内经》是我国现存最早的中医经典著作，它集中地反映了我国古代的医学成就，创立了中医学理论体系，为中医学发展奠定了坚实基础，被后世尊称为"医家之宗"。后世历代医家精研《内经》，并在实践中不断创新发展，为中华民族的生存、健康及繁衍做出了巨大贡献。

　　《黄帝内经》由《素问》和《灵枢》两个部分组成，各九卷八十一篇，共计十八卷一百六十二篇。

一、《素问》成书年代与作者

　　关于《素问》的成书年代及作者，这是一个比较复杂的问题。从古至今，数千年来，对于《素问》的成书年代这一问题的研究从来就没有停止过，许多医学家、史学家、文献学家们从文献学、文字学、版本学、文化学、医学理论传承、古代科技发展等不同角度，对《素问》的成书年代进行考证。

　　认为《素问》成书于黄帝时期，是黄帝与岐伯、伯高等君臣问答之作。例如：晋代医家皇甫谧在《针灸甲乙经·序》中指出："《黄帝内经》十八卷，今有《针经》九卷，《素问》九卷，二九十八卷，即《内经》也……又有《明堂孔穴针灸治要》，皆黄帝岐伯选事也。"宋代沈作喆在他的《寓简》中云："《内经素问》，黄帝之遗书也。"此观点在历史上具有一定影响，其立论的主要依据是文中有黄帝与岐伯、伯高、少俞、少师、雷公等问答之词，所以认为《素问》出自黄帝时期。但是，宋以后对于《素问》成书于黄帝时期这一观点，多存有异议。

认为《素问》成书于先秦。例如：北宋邵雍在《皇极经世·心学》中指出："《素问》《阴符》，七国时书也。"宋代程颢、程颐的《二程全书》亦云："《素问》书出战国之末，气象可见。"宋代司马光《传家集·书屋》认为："谓《素问》为黄帝之书，则恐未可。"明清时期，持此说者亦颇多，例如：明代程敏政《新安文献志》引宋王炎云："夫《素问》乃先秦古书，虽未必皆黄帝、岐伯之言，然秦火以前，春秋战国之际，有如和、缓、秦越人辈，虽甚精于医，其察天地阴阳五行之用，未能若是精密也。则其言虽不尽出于黄帝、岐伯，其旨亦必有所从受矣。"

认为《素问》成书于汉代。例如：明代顾从德在《重广补注黄帝内经素问》"跋语"中指出："今世传《内经素问》，即黄帝之《脉书》，广衍于秦越人、阳庆、淳于意诸长老，其文遂似汉人语，而旨意所从来远矣。"明代郎瑛《七修类稿》认为："《素问》文非上古，人得知之。以为即全元起所著，犹非隋唐文也。唯马迁刘向近之，又无此著义语。宋代聂吉甫云：既非三代以前文，又非东都以后语，断然以为淮南王之作。"

认为《素问》并非出自一人之手，亦非一时之作。例如：元明间人戴良在《九灵山房集·沧州翁传》中引明代吕复语："《内经素问》世称黄帝岐伯问答之书，乃观其旨意，殆非一时之言，其所撰述，亦非一人之手。"

从《素问》各篇内容、文字表述及涉及的事物等方面来看，各篇留有不同年代的痕迹，可见，《素问》各篇的写作时间不是同一个年代，因此，《素问》八十一篇各篇的写作时间应当与最后将八十一篇编撰成册的时间区分开来，即不能将各篇写作时间与编撰成书的时间混为一谈。一般认为《内经》编撰成书的时间，上限为《史记》，下限为《七略》，即大约在公元前 1 世纪。也就是说，《内经》的医学思想及医学理论体系框架的形成经历了一个漫长的历史过程，它并非出自一人之手，也非一个时期的作品，在流传过程中，"代有亡失"的同时，又得到后世历代医家的不断补充，尤其秦汉时期补充的作品占多数。因此，可以认为它是始作于先秦，成编于西汉，增补于魏晋南北朝，补遗于唐宋，它是历代医家医学理论及临床经验的总结。

二、《素问》的形成

《素问》的形成经历了漫长的历史过程，其形成与古代先贤们长期对生命现象的观察、长期的医疗实践与总结、古代哲学思想的影响，以及当时先进科技文化知识的渗透与运用具有密切关系。

《素问》的形成是基于长期对人体生命现象的观察。医学先贤们运用了当时认识天地自然事物的方法作为研究人体生命的基本方法，通过司外揣内、取类比象、以表知里、揆度奇恒等，对人体生命活动过程中的各种现象、脏腑功能及发病规律进行观察并研究，观察体表肢体诸官窍与内里脏腑的关系以及其与自然四时气候变化的关系，为藏象学说的形成奠定了坚实的基础。

《素问》的形成基于古人长期的医疗实践与总结。《素问》以前的古代书籍资料中，就记载了大量的医学知识。例如：殷墟出土的甲骨文有耳、目、口、鼻等人体器官名称，并载有牙病、腹病等病名。《诗经》中有阴阳、五行、脏腑、疾病、药物、治疗、保健等医学相关内容记载，记载了车前子、贝母、蟾蜍、蛋（全蝎）、蛇、赭石等药物 60 余种。《山海经》记载药物 100 余味，疾病 30 余种。汤液醪酒、针疗、灸疗、药物疗法在春秋时期已被广泛使用。长沙马王堆出土的帛书《五十二病方》是现知我国最早的医学方书，记载了涉及内、外、妇、儿、五官等各科疾病病名，记载药方 283 首，药物 240 余种，有草、谷、菜、木、果等植物药，兽、禽、鱼、虫等动物药，还有雄黄、水银等矿物药。《史记·扁鹊仓公列传》的切脉、望色、听声、写形、言病之所在，记载了四诊。可知，在《内经》成书之前，古代先贤在与疾病斗争的过程中，积累了丰富的医疗知识和经验。在《内经》成书之前已经有《上经》《下经》《大要》《奇恒》《揆度》等多部医学书籍问世，这些都为《素问》乃至《内经》理论体系形成奠定了坚实的基础。

　　《素问》的形成离不开古代哲学思想的影响。先秦时期，诸子辈出，百家争鸣，《汉书·艺文志》记载代表人物 189 家，著作 4324 篇。西汉初司马谈的《论六家要旨》将其归纳为阴阳、儒、墨、名、法、道，这是先秦诸子学术思想体系的基本轮廓。先秦六家学派的哲学思想对《内经》理论体系的形成均有一定影响，其中，以道家、阴阳家影响比较大。《内经》一是发展并广泛地运用了"道"的概念，来揭示人体生命活动规律，如"天地之道""阴阳之道""经脉之道""营气之道""卫气之道""持脉之道""针道""标本之道"等。二是继承了道家的精气学说，并用以说明万物之化，认为人体的生命活动是天地精气所化，《素问·宝命全形论》云："人以天地之气生，四时之法成。"《素问·金匮真言论》云："人生于地，悬命于天，天地合气，命之曰人。"人体疾病是由于气的运行失常所致，《素问·举痛论》云："百病生于气。"治疗疾病关键在于调气。三是继承了道家辩证法思想，运用阴阳互根互用理论和五行生克制化理论，来阐述人体生命活动规律、疾病发生发展的机理及诊断和治疗的原则，在老子辩证法理论基础上，又提出了升降、出入、邪正、新故、虚实、寒热、进退、逆从、正治、反治、虚实、标本、缓急等概念。四是继承了道家无为思想，提出了众多养生理论和方法。例如：《素问·上古天真论》的"恬惔虚无，真气从之""是以志闲而少欲，心安而不惧……故美其食，任其服，乐其俗，高下不相慕，其民故曰朴"等均与道家养生思想一脉相承。阴阳家同类相应的思想对《内经》理论体系形成也产生了重要影响。一是阴阳家的四时阴阳万物同类相应思想对《素问》形成具有影响。例如，《素问·脉要精微论》认为，脉应四时阴阳则生，脉逆四时阴阳则死，其云："四变之动，脉与之上下。以春应中规，夏应中矩，秋应中衡，冬应中权……阴阳有时，与脉为期，期而相失，知脉所分，分之有期，故知死时。"二是阴阳家的自然五行同类相应的思想对《素问》形成具有影响。人体有五脏、五官、五志、五华、五体、五态、五音、五声、五液等诸象，自然界有五气、五方、五时、五色、生化、五味等诸象，以《素问·阴阳应象大论》为代表，建立了以五脏为核心的外应五时、五气的人与自然相通应的五个功能活动系统，构成了藏象理论的基本框架。

　　《素问》的形成吸收了古代自然科学研究成果，运用古代科技成果来研究自然规律与人体生命的密切关系，并指出医生要"上知天文，下知地理，中知人事，可以长久"（《素问·气交变大论》）。古代自然科学知识的渗透，主要表现在天文、历法、气象、物候及地理等方面。古人认为自然气候变化是有六十年甲子周期规律的，气候变化规律的背景是天体星辰运行规律，气候变化规律与人体生命规律及疾病规律密切相关，顺应自然气候变化规律则健康无病，违背自然规律及气候变化规律则诸病由生。

三、《素问》的内容

　　《素问》共计八十一篇，各篇内容有所侧重，各篇篇幅长短不一。归纳整部《素问》，主要阐述了人体生命活动规律、阴阳五行、藏象、经络、病因、病机、病证、诊法、治疗、养生及运气等，对经络及针法也有阐述。《素问》的医学理论博大精深，注重人体生命活动与自然万物的整体关联，"人与天地相参"这个对人体生命的独特认识方法，也使《素问》的医学理论更具有独特性。

　　《素问》研究人体生命规律和疾病规律的指导思想，比较突出地表现为整体系统的恒动观。一是认为人体生命与自然是一个有机的整体，把活着的人放到大自然背景下来研究人体生命活动与自然气候规律的相应性，研究自然规律对人体生命活动的影响性；二是认为人体精气神及人体脏腑表里上下内外及经络气血是一个有机的整体，彼此相互关联，互生互化，一者出现问题则波及其他，具体归纳为天人相应观、阴阳辩证观、形神合一观。《素问》的方法论内容也比较丰富，主要有解剖观察、援物比类、直觉思维、司外揣内、揆度奇恒及图式推演等。

四、《素问》的流传

　　《素问》一书，在汉、魏晋、南北朝、隋、唐各个时代已经出现了多种不同的版本，这期间的医学家张仲景、华佗、王叔和、王焘及日本学者丹波康赖等均在各自的著作中引用过不同版本的《素问》。

　　南朝齐梁时期医家全元起整理注释《素问》，《新唐书·艺文志》载："全元起注《黄帝素问》九卷。"北宋林亿等《重广补注黄帝内经素问·序》载:"时则有全元起者,始为训解,阙第七一通。"明代徐春甫《古今医统大全》卷一载:"全元起以医鸣隋,不在巢、杨之下……其医悉祖《内经》,所著《内经训解》行世。"此说传至后世,便将全元起注本名为《素问训解》。南宋陈振孙《直斋书录解题》"《黄帝内经素问》二十四卷"条载:"又有全元起《素问注》八卷。"全氏注释《素问》时的祖本是九卷本,但是当时第七卷已佚,仅存八卷。全氏的这一注本至北宋时尚存,唐代王冰、宋代林亿整理《素问》时,均将此注本作为主校本。全氏的《素问训解》保存了早期《素问》本的原貌。

唐代宝应年间,王冰的《素问》注本,以全元起注本为基础,又参考其他版本《素问》编写而成。王冰将原九卷,重新编次为二十四卷八十一篇。其中,由于第七十二篇刺法、第七十三篇本病这两篇内容亡佚,故仅存篇目。又,王冰将其师张公赠予的秘本"旧藏之卷"即"七篇大论"加入《素问》并予以说明及注释,王冰的这一《素问》注本,名《黄帝内经素问》。

至北宋仁宗嘉祐二年(1057年),政府设立校正医书局,林亿、高保衡等奉诏校正《素问》等古典医籍,《素问》的校正以唐代王冰《黄帝内经素问》为蓝本,进行了全面整理。林亿注本的特点:一是书名仍用王冰本书名,即《黄帝内经素问》;二是原文以王冰本为底本,参考全元起本《素问》及其他版本《素问》;三是将王冰二十四卷划分方法及王冰的注文全部保留,并收录了全元起《素问》注释,标注了全元起本《素问》的篇次篇目;四是林亿的注文列在王冰注文之后,每注前均用"新校正云"四字标明,以与王冰注文分别开来;五是林亿校勘的内容深入细致,对于《素问》原文的正本清源、定型化及后世传承起到了重要作用。如此可见,林亿此次整理《素问》贡献巨大,保留了早期优秀《素问》版本的原文及王冰、全元起的注释，以及全元起本《素问》的篇次。林亿整理的《黄帝内经素问》，时至今日，仍然是研究《素问》的重要版本。

宋代林亿校对《素问》之后，《素问》版本的流传演变过程，主要有四大流传体系。

一是二十四卷本体系，即王冰、林亿注本体系。有北宋刊本、南宋刊本、金刊本、元刊本、明刊本（以明代顾从德宋影刊本为代表）、清刊本（以钱熙祚守山阁校刊本为代表）及国外刊本等。其中，在明刊本中，由于顾从德刊本刻工精细，版式基本保留宋版旧貌，此后多有据此再影刻或影印者。由于该版本质量高，影响广泛，故后人研习《素问》多用此本。1953年人民卫生出版社出版了影印的宋顾从德本《素问》，1963年人民卫生出版社又将顾本《素问》用铅字横版排印出版，此后，该版本《素问》成为学习研究《素问》的重要版本，中医药院校教材及学者著书立说多用此版《素问》。

二是十二卷本体系。此体系是在王冰、林亿注本之后衍生出来的一个《素问》版本体系。有元本胡氏古林书堂刊本、明刊本（熊宗立种德堂刊本、嘉靖四年山东刊本、嘉靖赵府居敬堂刊本、万历四十三年朝鲜内医院刊本）、清刊本、日本刊本等。

三是各种卷本体系。有五十卷本、九卷本、不分卷本等，也都是在王冰、林亿注本之后衍生出来的《素问》版本。

四是明代以后的全注本体系。这个体系的《素问》注释本，原文是王冰、林亿注本原文，但是删除了王冰、林亿的注文，由作者全部注释而成。

这些版本中，明代顾从德刊本刻工精细，清代守山阁刊本校刊质量较好。

据不全统计，古代有 260 余家对《内经》进行了校勘、整理及注释，留下了许多宝贵资料，为《素问》的完好流传及中医学发展做出了重要贡献。对后世影响较大的主要注家有：梁代全元起《素问注》（八卷）、隋唐间杨上善《黄帝内经太素》（三十卷）、唐代王冰《黄帝内经素问》（二十四卷）、宋代林亿《重广补注黄帝内经素问》（二十四卷）、明代马莳《黄帝内经素问注证发微》（九卷）、明代吴崑《黄帝内经素问吴注》（二十四卷）、清代张志聪《黄帝内经素问集注》（九卷）、清代高世栻《素问直解》（九卷）和日本丹波元简《素问识》（八卷）等。

《素问》这部中医学经典著作不仅承载了博大精深独特的中医学理论，还展现了我国古代天文、历法、气象、地理等学科的研究成果，并将古代这些自然科学成果与人体生命科学紧密结合，运用于养生保健、预防疾病及治疗疾病当中。尤其重要的是，《素问》（包括《灵枢》）运用了古代优秀文化中道家、阴阳家能够阐明自然万物变化规律的阴阳理论、五行理论及精气学说，使中医学具有了强大的生命力。阴阳五行理论能够阐明自然界万事万物的生长消亡规律，那么，人体生命也是自然万物之一，人体生命是秉承自然阴阳五行之气而生，所以，阴阳五行及精气学说就一定能够说明人体生命活动规律及疾病规律。同时，阴阳五行理论在中医学中的运用，也丰富了中国古代哲学的内涵及内容，没有哪一门学科像中医学这样将阴阳五行理论运用得如此充分、如此淋漓尽致。学习优秀传统文化就从学习《素问》入手，从学习《内经》入手。

在几十年的《内经》教学、科研及临床工作中发现，对于中医药大学学生来说，仅靠教材选载的很少的原文来学习《内经》是远远不够的，难以全面认识《素问》的原貌及领会其精髓。对于中医药科学研究者来说，读《内经》做科研，对于基于中医学思想指导下的科学研究也能具有一定的帮助。对于广大中医爱好者及需要运用中医思想养生保健、调养疾病的人来说，从《内经》入手学习中医是正确的选择，以免道听途说，误入歧途。因此，我以宋顾从德《重广补注黄帝内经素问》为底本，补入第七十二篇、第七十三篇，录其原文，对难以理解的字词进行注释，并将原文直译出来，以便于读者学习理解。

感谢我的研究生们，他们花费很多精力和时间，采取接力式的工作方式，将我的《素问》《灵枢》百余万字手写书稿陆续录成电子稿。感谢在我撰写书稿期间，我校宗媚娟老师的热情帮助，赠予我百余本稿纸。

书稿即将付梓之际，深深怀念前辈北京中医药大学程士德先生的谆谆教诲，感谢恩师长春中医药大学崔仲平教授、许永贵教授的培养。衷心感谢中国中医药出版社肖培新主任的大力支持。感谢我的亲人、同事、朋友们多年的默默支持与厚爱。

苏颖

2021 年 11 月 24 日

于长春中医药大学杏林苑

重广补注黄帝内经素问序

臣闻安不忘危，存不忘亡者，往圣之先务；求民之瘼，恤民之隐者，上主之深仁。在昔黄帝之御极也，以理身绪余治天下，坐于明堂之上，临观八极，考建五常。以谓人之生也，负阴而抱阳，食味而被色，外有寒暑之相荡，内有喜怒之交侵，夭昏札瘥，国家代有。将欲敛时五福，以敷锡厥庶民，乃与岐伯上穷天纪，下极地理，远取诸物，近取诸身，更相问难，垂法以福万世。于是雷公之伦，授业传之，而《内经》作矣。历代宝之，未有失坠。苍周之兴，秦和述六气之论，具明于左史。厥后越人得其一二，演而述《难经》。西汉仓公传其旧学，东汉仲景撰其遗论，晋皇甫谧刺而为《甲乙》，及隋杨上善纂而为《太素》。时则有全元起者，始为之《训解》，阙第七一通。迄唐宝应中，太仆王冰笃好之，得先师所藏之卷，大为次注，犹是三皇遗文，烂然可观。惜乎唐令列之医学，付之执技之流，而荐绅先生罕言之，去圣已远，其术晻昧，是以文注纷错，义理混淆。殊不知三坟之余，帝王之高致，圣贤之能事，唐尧之授四时，虞舜之齐七政，神禹修六府以兴帝功，文王推六子以叙卦气，伊尹调五味以致君，箕子陈五行以佐世，其致一也。奈何以至精至微之道，传之以至下至浅之人，其不废绝，为已幸矣。

顷在嘉祐中，仁宗念圣祖之遗事，将坠于地，乃诏通知其学者，俾之是正。臣等承乏典校，伏念旬岁。遂乃搜访中外，裒集众本，浸寻其义，正其讹舛，十得其三四，余不能具。窃谓未足以称明诏，副圣意，而又采汉唐书录古医经之存于世者，得数十家，叙而考正焉。贯穿错综，磅礴会通，或端本以寻支，或溯流而讨源，定其可知，次以旧目，正谬误者六千余字，增注义者二千余条，一言去取，必有稽考，舛文疑义，于是详明，以之治身，可以消患于未兆，施于有政，可以广生于无穷。恭唯皇帝抚大同之运，拥无疆之休，述先志以奉成，兴微学而永正，则和气可召，灾害不生，陶一世之民，同跻于寿域矣。

国子博士臣高保衡

光禄卿直秘阁臣林亿　　等谨上

重广补注黄帝内经素问序

启玄子王冰撰

夫释缚脱艰，全真导气，拯黎元于仁寿，济羸劣以获安者，非三圣道则不能致之矣。孔安国序《尚书》曰：伏羲、神农、黄帝之书，谓之三坟，言大道也。班固《汉书·艺文志》曰：《黄帝内经》十八卷。《素问》即其经之九卷也，兼《灵枢》九卷，迺其数焉。虽复年移代革，而授学犹存，惧非其人，而时有所隐，故第七一卷，师氏藏之，今之奉行，唯八卷尔。然而其文简，其意博，其理奥，其趣深，天地之象分，阴阳之候列，变化之由表，死生之兆彰，不谋而遐迩自同，勿约而幽明斯契，稽其言有征，验之事不忒，诚可谓至道之宗，奉生之始矣。假若天机迅发，妙识玄通，蒇谋虽属乎生知，标格亦资于诂训，未尝有行不由径，出不由户者也。然刻意研精，探微索隐，或识契真要，则目牛无全，故动则有成，犹鬼神幽赞，而命世奇杰，时时间出焉。则周有秦公，汉有淳于公，魏有张公、华公，皆得斯妙道者也。咸日新其用，大济蒸人，华叶递荣，声实相副，盖教之著矣，亦天之假也。

冰弱龄慕道，夙好养生，幸遇真经，式为龟镜。而世本纰缪，篇目重迭，前后不伦，文义悬隔，施行不易，披会亦难，岁月既淹，袭以成弊。或一篇重出，而别立二名；或两论并吞，而都为一目；或问答未已，别树篇题；或脱简不书，而云世阙；重《经合》而冠《针服》，并《方宜》而为《咳篇》，隔《虚实》而为《逆从》，合《经络》而为《论要》，节《皮部》为《经络》，退《至教》以《先针》，诸如此流，不可胜数。且将升岱岳，非径奚为，欲诣扶桑，无舟莫适。乃精勤博访，而并有其人，历十二年，方臻理要，询谋得失，深遂夙心。时于先生郭子斋堂，受得先师张公秘本，文字昭晰，义理环周，一以参详，群疑冰释。恐散于末学，绝彼师资，因而撰注，用传不朽，兼旧藏之卷，合八十一篇二十四卷，勒成一部。冀乎究尾明首，寻注会经，开发童蒙，宣扬至理而已。其中简脱文断，义不相接者，搜求经论所有，迁移以补其处。篇目坠缺，指事不明者，量其意趣，加字以昭其义。篇论吞并，义不相涉，阙漏名目者，区分事类，别目以冠篇首。君臣请问，礼仪乖失者，考校尊卑，增益以光其意。错简碎文，前后重迭者，详其指趣，削去繁杂，以存其要。辞理秘密，难粗论述者，别撰《玄珠》，以陈其道。凡所加字，皆朱书其文，使今古必分，字不杂糅。庶厥昭彰圣旨，敷畅玄言，有如列宿高悬，奎张不乱，深泉净滢，鳞介咸分，君臣无夭枉之期，夷夏有延龄之望。俾工徒勿误，学者唯明，至道流行，徽音累属，千载之后，方知大圣之慈惠无穷。

时大唐宝应元年岁次壬寅序

将仕郎守殿中丞孙兆重改误

朝奉郎守国子博士同校正医书上骑都尉赐绯鱼袋高保衡

朝奉郎守尚书屯田郎中同校正医书骑都尉赐绯鱼袋孙奇

朝散大夫守光禄卿直秘阁判登闻检院上护军林亿

目 录

卷第一

上古天真论篇第一

【篇解】

上古，指远古。天真，即先天元真之气，亦即先天肾气。本篇主要论述上古之人保养天真之气的养生方法及其重要性，故曰"上古天真"。

本篇为《内经》论述养生理论的重要篇章之一，全篇突出了肾气在生长、发育、生殖及人体生命活动中的重要作用，为后世临床医学，尤其是儿科学、妇科学、老年病学及养生保健学理论与临床的发展奠定了坚实的基础。

文中真人、至人、圣人、贤人的养生方法，对于今之养生保健、却病延年仍具有重要实用价值。

【原文】

昔在黄帝[1]，生[2]而神灵，弱而能言[3]，幼[4]而徇齐[5]，长[6]而敦敏[7]，成而登天。乃问于天师[8]曰：余闻上古之人，春秋[9]皆度百岁，而动作不衰；今时之人，年半百而动作皆衰者，时世异耶？人将失之耶[10]？岐伯对曰：上古之人，其知道[11]者，法于阴阳[12]，和于术数[13]，食饮有节，起居有常，不妄作劳[14]，故能形与神俱[15]，而尽终其天年[16]，度百岁乃去。今时之人不然也，以酒为浆[17]，以妄为常[18]，醉以入房，以欲竭其精，以耗[19]散其真[20]，不知持满[21]，不时御神[22]，务快其心，逆于生乐[23]，起居无节，故半百而衰也。

【注释】

[1]黄帝：指轩辕黄帝，姓公孙，为有熊国君少典之子。《内经》中的"黄帝"，为托词。

[2]生：与下文的弱、幼、长、成，均指人体生长发育的不同阶段。生，此指生命之始，即出生之时。

[3]弱而能言：《史记索隐》云："弱，谓幼弱时也。盖未合能言之时，而黄帝即言。"弱，幼小。

[4]幼：年少之时，《礼记·曲礼》云："十年曰幼。"

[5]徇齐：指思维敏捷，反应迅速。徇，通"侚"。《说文解字·人部》云："侚，疾也。"齐，速也。

[6]长：青年成长时期。

[7]敦敏：指淳厚朴实，敏捷聪慧。敦，敦厚也；敏，敏达也。

[8]天师：指岐伯。

[9]春秋：指年龄。

[10]人将失之耶：意为或是人自身违背养生之道的过失呢？将，介词，或、抑之意。《素问校义》胡澍注："当作'将人失之邪'。"下文曰：人年老而无子者，材力尽邪？将天数然也？"也"与"邪"通。

[11]道：一说指养生之道。一说指天地自然界阴阳四时变化之道。两者相参，文义更明了，即养生之道应顺应天地自然界阴阳四时变化之道。

［12］法于阴阳：效法自然界四时寒暑往来的阴阳变化规律。法，仿效，效法。

［13］术数：指各种修身养性之法，包括调息、导引、吐纳、气功及按跷等调摄精神及锻炼身体的各种养生方法。张介宾注："修身养性之法。"张志聪注："术数者，调养精气之法也。"

［14］不妄作劳：指不要过度劳作。妄，胡乱也。作劳，指各种劳作，包括房劳、心劳、体劳等。

［15］形与神俱：指形神合一。俱，共存，协调。姚止庵注："形者神所依，神者形所根，神形相离，行尸而已。故唯知道者，为能形与神俱。"

［16］天年：自然赋予人的寿命。吴崑注："天年者，正命考终，非人坏之谓。"古人认为人的自然寿命是百岁，或百二十岁。《尚书》云："一曰寿，百二十岁也。"

［17］以酒为浆：把酒当作水来饮用，指嗜酒无度。浆，指各种水饮。吴崑注："以酒为浆，言其饮无节也。"

［18］以妄为常：将不正常的生活方式当作正常的。妄，胡乱，不正常。常，规律。

［19］耗：通"好"，嗜好。新校正云："按《甲乙经》'耗'作'好'。"胡澍注："'好'读嗜好之'好'，好亦欲也。"

［20］真：天真之气。因肾为先天之本，故指肾气。

［21］不知持满：不知保持精气盈满。王冰注："言爱精保神，如持盈满之器，不慎而动，则倾竭天真。"

［22］不时御神：不善于调摄精神。胡澍注："时，善也，'不时御神'谓'不善御神'也。"御，用也。

［23］逆于生乐：违逆养生之道。

【译文】

古代的黄帝，出生后就很聪明伶俐，幼年时很善于语言表达，少年时思维敏捷，反应迅速，青年时具有敦厚的品质和敏达的处理事务能力，成年时登天子之位。黄帝问岐伯说：我听说远古时的人，大都能活过百岁，且行动仍较灵活。而现在的人，刚五十岁左右行动就出现衰老的现象，是时代不同了呢？还是人们不注意养生造成的呢？岐伯回答说：远古时，通晓养生之道的人，能效法于自然界阴阳的变化规律，适当运用各种养生方法，饮食有节制，起居有规律，不过度劳作，故形体与精神都调理得正常，享尽天赋的年龄，度过百岁后才死去。现在的人就不是这样，饮酒像喝水一样，毫无节制，把反常的生活方式作为正常的，酒后肆行房事，纵情贪色使精液枯竭，肾气耗散，不知保持精气的盈满，不善于调理精神，追求一时的心快性乐，而违背养生之道，作息无规律，故五十岁左右就衰老了。

【原文】

夫上古圣人[1]之教下也，皆谓之虚邪贼风[2]，避之有时，恬惔虚无[3]，真气从之，精神内守[4]，病安从来。是以志闲而少欲[5]，心安而不惧，形劳而不倦[6]，气从以顺[7]，各从其欲，皆得所愿[8]。故美其食，任其服，乐其俗[9]，高下不相慕[10]，其民故曰朴[11]。是以嗜欲不能劳其目[12]，淫邪不能惑其心[13]，愚智贤不肖不惧于物[14]，故合于道。所以能年皆度百岁而动作不衰者，以其德全不危[15]也。

【注释】

[1]圣人：指品德高尚且通晓养生之道的人。

[2]虚邪贼风：泛指一切不正常的气候变化及自然界的各种致病因素。《灵枢·九宫八风》云："从其冲后来为虚风，伤人者也，主杀主害者。"高世栻注："凡四时不正之气，皆谓之虚邪贼风。"

[3]恬惔虚无：指思想闲静，心无杂念。恬惔，清净淡泊；虚无，清净无欲。张介宾注："恬惔者，泊然不愿乎其外；虚无者，漠然无所动于中也。"

[4]精神内守：指精与神皆充实于体内而不妄耗。内守，即守持于内。王冰注："恬惔虚无，静也。法道清净，精气内持，故其气邪不能为害。"

[5]志闲而少欲：思想闲静而少贪欲。闲，闲适。

[6]心安而不惧，形劳而不倦：张介宾注："心安而无虑，何惧之有？形劳而神逸，何倦之有？"

[7]气从以顺：指真气顺和。气，真气。

[8]各从其欲，皆得所愿：都能顺其所欲，达其所愿。

[9]美其食，任其服，乐其俗：不论吃什么食物都觉得味道甘美，不管穿什么衣服都感到舒适，在任何风俗习惯中生活都觉得快乐。马莳注："有所食则以为美，而不求过味；有所服则任用之，而不求其华；与风俗相安相乐，而不相疑忌。"任，随便之意。

[10]高下不相慕：安于本位，地位尊卑贵贱者不互相羡慕。张介宾注："高忘其贵，下安其分，两不相慕。"高下，指社会地位的高低。

[11]朴：原指未加工的木材，此引申指质朴敦厚的品质。

〔12〕嗜欲不能劳其目：嗜好和欲望不能劳其视听。

〔13〕淫邪不能惑其心：淫乱之事不能迷惑其心神。

〔14〕愚智贤不肖不惧于物：所有的人都不会被外物所惊扰。愚，指愚笨者；智，指有智慧的人；贤，指品德高尚的人；不肖，指不贤之人。

〔15〕德全不危：全面实行养生之道，就不会受到内外邪气的干扰。马莳注："盖修道而有得于心，则德全矣。危者，即动作之衰也。"

【译文】

远古时代品德高尚并通晓养生之道的人，常常教导人们：如果适时躲避不正常的气候及自然界的致病因素，心情安闲平静而无杂念，则人体正气和顺，精与神守持于内，疾病怎么会发生呢？因此，他们思想闲静而少贪欲，内心安定而无恐惧之感，形体虽劳动但不使之疲倦，正气顺从而调和，所以都能顺其所欲，达其所愿。无论饮食的精粗，都觉甘美而不求过味，衣着舒适整洁而不求华贵，安乐于所处的民俗，不论地位高低都能安然处之而不互相羡慕，这样就能成为淳厚质朴的人。因此，一切嗜好贪欲都不能劳伤其目，淫乱邪念不能迷惑其心神，无论是愚人、智人、贤人、不肖者，虽然智慧不相同，但都不因外物的惊扰而劳其心神，由于处处合于养生之道，所以寿命大都能超过百岁，而动作仍不显衰老，这是因为对养生之道有很好的修养，因而不致受衰老的危害。

【原文】

帝曰：人年老而无子〔1〕者，材力〔2〕尽邪？将天数然也？岐

伯曰：女子七岁，肾气盛，齿更发长。二七而天癸[3]至，任脉
通，太冲脉[4]盛，月事以时下，故有子。三七，肾气平均[5]，
故真牙[6]生而长极。四七，筋骨坚，发长极，身体盛壮。五七，
阳明脉衰，面始焦，发始堕[7]。六七，三阳脉衰于上，面皆焦，
发始白。七七，任脉虚，太冲脉衰少，天癸竭，地道不通[8]，故
形坏而无子也。

丈夫八岁，肾气实，发长齿更。二八，肾气盛，天癸至，精
气溢泻，阴阳和[9]，故能有子。三八，肾气平均，筋骨劲强，故
真牙生而长极。四八，筋骨隆盛，肌肉满壮。五八，肾气衰，发
堕齿槁。六八，阳气[10]衰竭于上，面焦，发鬓颁白[11]。七八，
肝气衰，筋不能动，天癸竭，精少，肾藏衰，形体皆极[12]。
八八，则齿发去。肾者主水[13]，受五藏六府之精而藏之，故五
藏盛，乃能泻。今五藏皆衰，筋骨解堕，天癸尽矣。故发鬓白，
身体重，行步不正[14]，而无子耳。

帝曰：有其年已老而有子者何也？岐伯曰：此其天寿
过度[15]，气脉常通[16]，而肾气有余也。此虽有子，男不过尽
八八，女不过尽七七，而天地之精气[17]皆竭矣。帝曰：夫道者
年皆百数，能有子乎？岐伯曰：夫道者能却老而全形，身年虽
寿，能生子也。

【注释】

[1] 无子：此指失去生殖能力。与下文"有子"相对而言。

[2] 材力：精力也。张介宾注："材力，精力。"

[3] 天癸：指肾精中先天而生、具有促进生殖机能成熟的
物质。

[4] 太冲脉：此指冲脉。王冰注："然冲为血海，任主胞胎，

二者相资，故能有子。"

　　〔5〕平均：此处指充盛盈满的意思。

　　〔6〕真牙：指智齿。

　　〔7〕阳明脉衰，面始焦，发始堕：高世栻注："阳明多血多气，衰则血气不充溢于毛窍，故发始堕。""阳明之脉，行于面，衰则面始焦。"焦，通"憔"，憔悴也。

　　〔8〕地道不通：月经停止来潮。此处指绝经。王冰注："经水绝止，是为地道不通。"

　　〔9〕阴阳和：指男女交和。阴阳，此指男女两性。和，和合，交媾。

　　〔10〕阳气：指三阳（太阳、阳明、少阳）经脉之气。

　　〔11〕颁白：即黑白相间。颁，通"斑"。

　　〔12〕天癸竭，精少，肾藏衰，形体皆极：王冰注："肝气养筋，肝衰，故筋不能动。肾气养骨，肾衰，故形体疲极。"

　　〔13〕肾者主水：指肾藏精的功能。张介宾注："肾为水藏，精即水也。"

　　〔14〕行步不正：步履蹒跚。

　　〔15〕天寿过度：天寿，天赋的精力，先天的禀赋；过度，超过常人的限度。

　　〔16〕气脉常通：气血经脉仍然保持畅通。常，通"尚"，仍然之意。

　　〔17〕天地之精气：指男女生殖之精。天地，此指男女；精气，指天癸。王冰注："虽老而生子，子寿亦不能过天癸之数。"

【译文】

　　黄帝问：人到了老年就没有生育能力，是精力竭尽了呢？还是自然赋予的寿命所决定的呢？岐伯说：女子七岁，肾气开始充盛，乳齿更换，头发开始逐渐茂密；十四岁时，天癸开始充盛并发挥作用，使任脉畅通，太冲脉旺盛，于是月经按时而来，具备了生育子女的能力；二十一岁时，肾气充足，智齿长出，身体发育成熟；二十八岁时，筋骨强健有力，头发也长到最茂盛阶段；三十五岁时，阳明经气血开始衰弱，面部开始憔悴，头发开始脱落；四十二岁时，三阳经脉气血衰退，故整个面部枯槁，头发开始变白；四十九岁时，任脉气血不足，太冲脉气血衰少，天癸枯竭，月经停止，所以形体衰老，没有生育能力了。

男子八岁，肾气开始充实，头发开始逐渐茂密，更换乳齿；十六岁时，肾气旺盛，天癸开始发挥作用，精气充盈满溢而外泄，若男女两性交合，就能生子；二十四岁时，肾气充足，筋骨更加强劲有力，智齿长出，身体发育完全成熟；三十二岁时，筋骨更加坚强，肌肉丰满壮实；四十岁时，肾气开始渐渐衰退，头发开始脱落，牙齿枯槁；四十八岁时，三阳经脉气血开始衰退，不能上荣于面，故面部憔悴，发鬓花白；五十六岁时，肝气衰竭，因肝主筋，故筋骨活动不灵活；六十四岁时，天癸枯竭，精气衰少，肾脏功能大衰，身体各部分都呈现出极度的衰老，牙齿、头发均脱落。肾脏是主藏精的，能贮藏五脏六腑之精气，故五脏功能旺盛，精气才能溢泻于肾，肾中精气满溢才能排泄。如今五脏的精气都已衰败，筋骨不坚，天癸竭尽，所以头发变白，感到身体沉重而行动不灵活，丧失生育能力。

黄帝问：有的人，年已老，仍具有生育能力，是什么原因呢？岐伯说：这是天赋予的寿命超过常人，经脉气血仍然畅通，肾气有余的缘故。这种人虽能生子，若生男，则年龄活不过六十四岁，若生女，则其女年龄活不过四十九岁，而男女的精气全都竭尽了。黄帝问：对于养生之道有修养的人，大都活到百岁，还具有生育能力吗？岐伯说：善于养生的人，能防止衰老而保全形体，故其身年虽寿，仍能生育子女。

【原文】

黄帝曰：余闻上古有真人[1]者，提挈天地[2]，把握阴阳，呼吸精气[3]，独立[4]守神，肌肉若一[5]，故能寿敝天地[6]，无有终时，此其道生[7]。

中古之时，有至人者，淳德全道[8]，和于阴阳，调于四时，去世离俗[9]，积精全神[10]，游行天地之间，视听八达之外[11]，此盖益其寿命而强者也，亦归于真人。

其次有圣人者，处天地之和，从八风[12]之理，适嗜欲于世俗之间，无恚嗔[13]之心，行不欲离于世，被服章[14]，举不欲观于俗，外不劳形于事，内无思想之患，以恬愉[15]为务，以自得为功，形体不敝[16]，精神不散，亦可以百数。

其次有贤人者，法则天地，象似日月[17]，辨列星辰[18]，逆从阴阳，分别四时，将从[19]上古合同于道，亦可使益寿而有极时。

【注释】

[1]真人：对养生之道有高度修养之人。古人根据对养生之道修养的水平高低，依次将其划分为真人、至人、圣人、贤人。

[2]提挈天地：即掌握天地自然的变化规律。挈，举也。提挈，把握也。

[3]呼吸精气：即以呼吸吐纳的方法吸取天地间的精华之气。

［4］独立：独自存在，不受世俗干扰。独，单也；立，存在也。守神，自我调控精神，使之内守而不外驰。

［5］肌肉若一：指肌肤保持得如年轻人的状态而不衰老。

［6］寿敝天地：意为与天地同寿。敝，尽也。

［7］道生：因修道而长生。

［8］淳德全道：品德淳朴敦厚，道行高深完美。淳，厚也；德，品行也；道，养生之道。

［9］去世离俗：避开世俗习气的干扰。

［10］积精全神：即积养精气，保全神气。

［11］视听八达之外：耳目远通于八方之外。八达，八方。

［12］八风：据《灵枢·九宫八风》所论，指从东、西、南、北、东北、西北、东南、西南八个方位来的风。

［13］恚嗔：生气、恼怒。恚，恨也；嗔，怒也。

［14］被服章：据林亿新校正，此三字属衍文，可从。

［15］恬愉：安静乐观。

［16］敝：坏也。

［17］象似日月：仿效日月昼夜盈亏之理。象似，仿效。

［18］辨列星辰：辨识宇宙星辰的位次。列，位置。

［19］将从：追随之意。将，随。

【译文】

黄帝问：我听说上古时代有真人，他们能把握天地自然界阴阳的变化规律，能呼吸自然界的精气以养形神，似独立存在于自然界，精神内守而不外耗，皮肤肌肉保持得像年轻人一样，所以其寿命如同天地的运转一样，没有终时，这就是所说的与道俱生。

中古时代有至人，他们不但德淳，而且道全，能够遵循四时阴阳变化的规律，躲离世俗习气的干扰，保全精神，自由地游行于天地之间，耳聪目明，能视听八方之外，这也能使其寿命延长，体质强健。因其修炼的程度仅次于真人，故也可归入其中。

其次是圣人，能安然地处于天地自然界之中，顺应自然界变化的规律，适应世俗的生活，保持心情平静而不发怒，行为举止虽不离于世俗，但也不效仿于世俗，在外不做劳伤形体之事，在内无思虑、妄想之杂念，把心情平静愉悦、满足于现状当作重要的事情。故形体不衰老，精神饱满，也可活至百岁。

再其次是贤人，其效法天地、阴阳、日月的变化规律，能辨定星座，明审干支，分别四时之序，因接近上古养生之道，符合养生规律，故也可增寿，但是有限度的。

四气调神大论篇第二

【篇解】

四气，春、夏、秋、冬四个时节。调，调理，调摄。神，人的精神意志活动。本篇主要论述根据四时气候变化调摄人体的精神意志，故名"四气调神"。

全篇围绕"夫四时阴阳者，万物之根本也"这一主题思想，阐述了顺应四时的养生方法，说明了未病先防的重要性。

本篇是《内经》论养生的重要篇章之一。篇中顺四时而养生的理论是《内经》"人与天地相参"思想的又一体现。篇中治未病的理论，可谓是中医预防医学的先驱。

【原文】

春三月，此谓发陈[1]，天地俱生，万物以荣[2]，夜卧早起，广步于庭，被发缓形[3]，以使志生，生而勿杀，予而勿夺，赏而勿罚[4]，此春气之应，养生之道[5]也。逆之则伤肝，夏为寒变，奉长者少[6]。

夏三月，此谓蕃秀[7]，天地气交，万物华实[8]，夜卧早起，无厌于日[9]，使志无怒，使华英成秀[10]，使气得泄，若所爱在外，此夏气之应，养长之道也。逆之则伤心，秋为痎疟[11]，奉收者少，冬至重病[12]。

秋三月，此谓容平[13]，天气以急，地气以明[14]，早卧早起，与鸡俱兴，使志安宁，以缓秋刑[15]，收敛神气，使秋气平，无外其志，使肺气清，此秋气之应，养收之道也，逆之则伤肺，冬为飧泄[16]，奉藏者少。

冬三月，此谓闭藏[17]，水冰地坼[18]，无扰乎阳，早卧晚起，必待日光[19]，使志若伏若匿，若有私意，若已有得，去寒就温，无泄皮肤，使气亟[20]夺，此冬气之应，养藏之道也。逆之则伤肾，春为痿厥[21]，奉生者少。

【注释】

[1] 发陈：形容春季万物生发、欣欣向荣的自然景象。张介宾注："发，启也。陈，故也。春阳上升，发育庶物，启故从新，故曰发陈。"此与《素问·五常政大论》之"发生之纪，是谓启陈"义同。

[2] 天地俱生，万物以荣：自然界生发之气旺盛，万物生机勃发。

[3] 被发缓形：披散头发，松解衣带，舒缓形体。马莳注："被发而无所束，缓形而无所拘，使志意于此而发生。"被，通"披"。

[4] 生而勿杀，予而勿夺，赏而勿罚：春气的发生，施无求报，应该顺春生之气而养生。勿杀、勿夺、勿罚，即勿逆春生之气。

[5] 养生之道：保养春生之气的方法。春主生，夏主长，秋主收，冬主藏，故下文皆仿此。

[6] 奉长者少：春季养"生"没有养好，至夏季，奉养夏长之气，就会不足。奉，供应，供养。下文"奉收""奉藏""奉生"者少，义皆仿此。

[7] 蕃秀：形容夏季万物生长茂盛的自然景象。王冰注：

"蕃，茂也，盛也。秀，华也，美也。"

［8］华实：指开花结果。华，通"花"。姚止庵注："犹言开花结实，非秋冬之成实也。"

［9］无厌于日：不要厌恶夏日的炎热。无，通"勿"。

［10］华英成秀：指精神饱满。张介宾注："华英，言神气也。"秀，茂盛，秀美。引申为旺盛、充沛。

［11］痎疟：疟疾的总称。张介宾注："心伤则暑气乘之，至秋而金气收敛，暑邪内郁，于是阴欲入而阳拒之，故为寒，火欲出而阴束之，故为热，金火相争，故寒热往来而为痎疟。"

［12］冬至重病：王冰注："然四时之气，秋收冬藏，逆夏伤心，故少气以奉于秋收之令也。冬水胜火，故重病于冬至之时也。"

［13］容平：秋季气象平定，万物成熟不再生长的自然景象。容，生物的形态；平，平定。

［14］天气以急，地气以明：指秋风劲急，萧瑟肃杀之象。张介宾注："风气劲疾曰急。物色清肃曰明。"

［15］秋刑：古人认为秋季天气转凉，枝黄叶落，是因为秋季肃杀之气的作用，故称秋刑。

［16］飧泄：大便泻下清稀，并含有不消化的食物残渣，又称完谷不化。

［17］闭藏：形容冬季阳气闭藏、生机潜伏的自然景象。马莳注："阳气已伏，万物潜藏，故气象谓之闭藏也。"

［18］水冰地坼（chè）：因寒冷致使水结成冰，地面冻裂。坼，裂开，分裂。

［19］早卧晚起，必待日光：王冰注："避于寒也。"这种养生方法可以保护人体的阳气。

［20］亟（qì）：屡次，频数。

[21]痿厥：指四肢软弱无力及阳不达四末的逆冷。吴崑注："痿者，肝木主筋，筋失其养而手足痿弱也。厥，无阳逆冷也。"

【译文】

春季是万物发生、陈其姿容的季节，自然界一派生机勃勃的景象，万物开始繁荣。人们要晚睡早起，清晨在庭院里散步，披散头发，衣着宽松，以舒缓身体，使精神饱满以顺应春之生机，要顺应春生之气养生，不要违背它，这就是应春气保养生机之道。如果违背，则损伤于肝，至夏季炎热之时，反变为寒病。春季不注意养生，夏季就易生病。

夏季是万物茂盛、植物秀丽的季节，天地阴阳之气互相交合，植物开花结果。人们要晚睡早起，不要讨厌夏季的阳光，调整情绪，不要发怒，精神饱满，使人体阳气得以宣泄，像大自然万物向外生发一样，人体也如此，这就是顺应夏气的养生之道。如果违背，则损伤于心，至秋季易生疟疾，即夏季不注意养生，秋季就容易生病，冬至之时易患重病。

秋季果物成实，生长平定，天之秋气清凉急劲，地之万物枝枯叶落。人们要早睡早起，闻鸡鸣再起床，使情绪安详宁静而勿躁，以减缓秋季肃杀之气对人体的危害，收敛神气，以适应秋收之气，精神不外驰，以使肺气清静，这就是顺应秋季的养收之道。如果违背，则损伤于肺，至冬季易生飧泄，即秋季不注意养生，冬季就容易生病。

冬季是万物蛰伏的季节，冰封大地。勿使体内阳气受到干扰，要早睡晚起，太阳升起时再起床，把情志伏匿于内，保持安静，好像有隐私及所得，藏而不露，避寒保暖，不要使皮肤出汗，那样会频繁地损伤体内闭藏的阳气，这就是顺应冬气的养藏之道。如果违背，则损伤于肾，至春季易发痿证，即冬季不注意养生，春季就容易生病。

【原文】

天气，清净[1]光明者也，藏德[2]不止，故不下[3]也。天明则日月不明，邪害空窍[4]，阳气者闭塞，地气者冒明[5]，云雾不精[6]，则上应白露[7]不下。交通[8]不表[9]，万物命故不施[10]，不施则名木[11]多死。恶气不发，风雨不节，白露不下，则菀槁[12]不荣。贼风数至，暴雨数起[13]，天地四时不相保[14]，与道相失，则未央绝灭[15]。唯圣人从之，故身无奇病[16]，万物不失，生气不竭。

逆春气，则少阳不生，肝气内变。逆夏气，则太阳不长，心气内洞[17]。逆秋气，则太阴不收，肺气焦满[18]。逆冬气，则少阴不藏，肾气独沉[19]。

【注释】

[1]清净：王冰注："言天明不竭，以清净故致，人之寿延长，亦由顺动而得，故言天气以示于人也。"

[2]藏德：大自然中蕴藏着生化万物的生机。德，指天地间蕴藏着推动自然万物生化的力量。《庄子·天地》云："物得以生，谓之德。"

[3]不下：指日月五星等天体运动不息，恒居于上。王冰注："四时成序，七曜周行，天不形言，是藏德也，德隐则应用不屈，故不下也。"

[4]天明则日月不明，邪害空窍：张介宾注："唯天藏德，不自为用，故日往月来，寒往暑来，以成阴阳造化之道。"

［5］阳气者闭塞，地气者冒明：指地之阴气昏蒙，失去清明。张介宾注："若天气自用，必孤阳上亢，而闭塞乎阴气，则地气隔绝，而冒蔽乎光明矣。"冒，蒙蔽之意；冒明，即不明。

［6］云雾不精：云雾迷蒙，阴暗不见天空。精，通"晴"。

［7］白露：泛指雨露。

［8］交通：交，地气上交；通，天气下流。

［9］表：彰显也。

［10］不施：吴崑注："阴阳二气，贵乎交通，若交通之气不能表扬于外，则万物之命无所施受，则名木应先危而多死。"

［11］名木：指高大的树木。一说，指名果珍木而言。

［12］菀槁：枯槁，枯萎。菀，蕴积也；槁，枯槁也。

［13］贼风数至，暴雨数起：狂风暴雨等灾害性天气不断出现。数，多次。

［14］天地四时不相保：天地自然界的气候变化与四时节气不相适合，即春夏秋冬四时失序。

［15］与道相失，则未央绝灭：王冰注："不顺四时之和，数犯八风之害，与道相失，则天真之气未期久远而致灭亡。央，久也，远也。"

［16］奇病：重病，异于寻常的疾病。胡澍等人注"奇"为"苛"，按下文"苛疾不起"，可从之。即苛病。

［17］内洞：洞，中空也。即内虚。

［18］肺气焦满：因肺热叶焦而胸部胀满。

［19］沉：下坠也。

【译文】

天德之气应当清静内藏，日月才能发出光明，天德内藏，但作用不止，所以天德不外露。天德应深藏而不外露，日月昼夜运行才有规律。反之，若天德不内藏，则日月运行没有规律，邪气充满天地之间，天阳之气闭塞不降，地气昏冒不上升，云雾不化精微之气，上应于天则白露不下。天地阴阳之气不相交通，升降失常，万物之命不得延续，则名果珍木多死。有害的邪气充满空间而不散去，风雨无度，白露不下，则枯木蕴积而不荣。不正常的气候反复出现，频下暴雨，天地四时之气不相协调，违背正常的变化规律，为期不久就会导致灭亡。只有圣人能顺从其变化，所以无病而寿命延长，生机之气延绵不绝。

若逆春气，则少阳之气不生，肝气郁结而病。若逆夏气，则太阳之气不长，心气内虚而病。若逆秋气，则太阴之气不收，病胸中胀满。若逆冬气，则少阴之气不藏，肾气下陷。

【原文】

夫四时阴阳者，万物之根本也，所以圣人春夏养阳，秋冬养阴[1]，以从其根[2]，故与万物沉浮于生长之门[3]。逆其根，则伐其本[4]，坏其真矣。故阴阳四时者，万物之终始也，死生之本也，逆之则灾害生，从之则苛疾[5]不起，是谓得[6]道。道者，圣人行之，愚者佩[7]之。从阴阳则生，逆之则死，从之则治[8]，逆之则乱。反顺为逆，是谓内格[9]。

是故圣人不治已病治未病[10]，不治已乱治未乱，此之谓也。夫病已成而后药之，乱已成而后治之，譬犹渴而穿井，斗而铸锥[11]，不亦晚乎！

【注释】

[1]春夏养阳，秋冬养阴：春夏时节要顺应生长之气以养阳

气，秋冬时节要顺应收藏之气以养阴气。春夏养阳，即养生、养长；秋冬养阴，即养收、养藏。

［2］根：阴阳变化的规律。

［3］与万物沉浮于生长之门：圣人同自然万物一样，遵循四时阴阳消长运动变化规律来调养人体阴阳消长，以维护人体生命活动。沉浮，指自然阴阳消长升降及万物的生长收藏规律。

［4］本：人身之阴阳。

［5］苛疾：即疾病。苛，同"疴"，病也。

［6］得：符合。

［7］佩：违背，违逆。吴崑注："佩，与悖同，古通用。圣人心合于道，故勤而行之；愚者性守于迷，故与道违悖也。"

［8］治：正常。

［9］内格：人体脏腑气血活动与自然阴阳变化不相适应。王冰注："格，拒也，谓内性格拒于天道也。"

［10］治未病：指未病先防。

［11］锥：一作兵。指兵器而言。

【译文】

四时阴阳是万物生长收藏之根本，所以善于养生的人，春夏保养阳气，秋冬保养阴气，以顺从大自然阴阳变化的规律，与万物共同生存于大自然阴阳变化当中。若违背阴阳变化的规律，则邪气克伐人身之阴阳，损伤真气。所以四时阴阳变化的规律，是万事万物变化的胎始，是万物新生和毁灭的根源。若违背这一规律，则发生祸殃，适应、顺从这一规律则不会生重病，这就是符合了养生之道。养生之道，聪明者运用之，愚笨者违背之。顺从四时阴阳变化而养生则长寿，反之，则早夭；顺从四时阴阳变化，则人体脏腑经络气血功能正常，反之，则发生疾病，人体生命活动与四时之气相格拒。

因此，善于养生的人在疾病没有发生时就进行调理，在脏腑功能尚未失调时就给予治理，防患于未然。若疾病已生成再给予治疗，脏腑功能失调时才给予调理，就好比口渴时才去挖井，打仗时才去铸造兵器，那不是太晚了吗？

生气通天论篇第三

【篇解】

生气，指生生之气，阳气也，即人体的生命活动之气。天，指自然界。通，通应，相通。本篇主要论述了人体生命活动之气与自然界之气相通应的道理，故名"生气通天"。

本篇以太阳在天体中的作用说明阳气在人体的重要性，以及人体阳气失常导致的各种疾病。阐述了人体阴精与阳气的互根互用关系，并从人体正常生命活动和疾病两方面强调了阴阳平衡的重要性。阐明了过食酸苦甘辛咸五味损伤人体五脏的道理。篇中所述理论及病证，对后世临床用药及养生防病具有重要指导意义。

【原文】

黄帝曰：夫自古通天[1]者生之本[2]，本于阴阳。天地之间，六合[3]之内，其气九州[4]、九窍[5]、五藏、十二节[6]，皆通乎天气。其生五，其气三[7]，数犯此者[8]，则邪气伤人，此寿命之本也。

苍天[9]之气，清净则志意治[10]，顺之则阳气固，虽有贼邪[11]，弗能害也，此因时之序[12]。故圣人传精神[13]，服天气[14]，而通神明[15]。失之则内闭九窍，外壅肌肉，卫气散解[16]，此谓自伤，气之削[17]也。

阳气者，若天与日[18]，失其所[19]则折寿而不彰[20]，故天运当以日光明[21]。是故阳因而上，卫外者也[22]。

因于寒，欲如运枢[23]，起居如惊[24]，神气乃浮[25]。因于暑，汗，烦则喘喝[26]，静则多言[27]，体若燔炭[28]，汗出而散[29]。因于湿，首如裹[30]，湿热不攘[31]，大筋緛短，小筋弛长[32]，緛短为拘，弛长为痿。因于气[33]，为肿，四维相代[34]，阳气乃竭。

【注释】

[1] 通天：谓人体阴阳之气与自然界阴阳之气息息相通。

[2] 生之本，本于阴阳：生命的根本在于阴阳二气的相互作用。

[3] 六合：泛指自然界。王冰注："谓四方上下也。"

[4] 九州：《尚书·禹贡》指冀、豫、雍、扬、兖、徐、梁、青、荆九州。俞樾《内经辨言》谓："九州即九窍……古谓窍为州。"

[5] 九窍：即耳、目、口、鼻头面部七窍及前、后二阴窍。窍，孔也。

[6] 十二节：指人体左右两侧的肩、肘、腕、髋、膝、踝十二个大关节。

[7] 其生五，其气三：其生五指阴阳二气衍生木、火、土、金、水五行。其气三指阴阳二气各分为三，即三阴三阳之气。其，指阴阳。

[8] 数（shuò）犯此者：指经常违逆人体阴阳与自然界阴阳协调相应的规律。

[9] 苍天：泛指自然界，可引申理解为自然与社会环境。张介宾注："天色深玄，故曰苍天。"

[10] 志意治：指人的精神活动正常。治，正常，与"乱"相对而言。

[11] 贼邪：泛指伤害人体的邪气。

[12] 因时之序：顺应四时阴阳的变化规律。因，凭借，依靠，顺应。

[13] 传精神：指精神合一。传，通"抟"，聚也。俞樾注："传，读为抟，聚也。"

[14] 服天气：指顺应自然界阴阳之气的变化。服，顺也。

[15] 通神明：指通晓天人阴阳变化和谐统一之理。神明，指阴阳的变化。

[16] 卫气散解：指卫阳之气涣散而不固。

[17] 气之削：指阳气减弱。张志聪注："此不能顺天之气而自伤，以致气之消削，盖人气通乎天，逆天气则人气亦逆矣。"

[18] 若天与日：指人体中的阳气好比天空的太阳，具有温煦作用。

[19] 失其所：指阳气运行失常。所，《太素》卷三作"行"，可参。

[20] 折寿而不彰：早夭而不彰著于人世。高世栻注："通体之气，经脉之气，各有其所，若失其所，则运行者不周于通体，旋转者不循行于经脉，故短折其寿而不彰著于人世矣。"折，损也，有减少之意。不彰，不显著。

[21] 天运当以日光明：指天体运行必须有太阳的光明。姚止庵注："人不可无阳，犹天之不可无日也。"

[22] 阳因而上，卫外者也：人体阳气的作用与自然阳气作用一样，向上向外，起着卫护体表、防御外邪的作用。因，依顺之意。姚止庵注："阳气轻清上浮，象天之居高以临下，无不包

摄，凡其所有，莫能外焉，故善养之，则气自周密，是以卫固于
一身；不善养之，则寒暑湿气诸邪，乘之而入矣。"

［23］欲如运枢：此喻人体阳气有如户枢一样主司肌表的开
合。运枢，即转动的门轴。

［24］起居如惊：此言生活作息没有正常的规律。惊，猝暴
之意。

［25］神气乃浮：寒邪侵犯，卫阳之气上浮与之抗争。神气，
即阳气。

［26］烦则喘喝：指暑热内盛、气机壅滞所致的烦躁、气喘
息急、喝喝有声。张志聪注："气分之邪热，盛则迫及所生，心主
脉，故心烦。肺乃心之盖，故烦则喘喝也。"

［27］静则多言：指暑热伤及心神导致的神昏谵语、郑声。
静与烦相对而言。张介宾注："若其静者，亦不免于多言。盖邪热
伤阴，精神内乱，故言无伦次也。"

［28］体若燔炭：形容身体发热很严重，犹如燃烧之炭火。
燔，焚烧之意。

［29］汗出而散：出汗可使邪热随汗外散。《太素》作"汗出
如散"。杨上善注："汗如沐浴，汗不作珠，故曰如散也。"吴崑将
"体若燔炭，汗出而散"移至"因于寒"句下，可参。

［30］首如裹：形容头部困重不爽，如被物裹。因湿邪困阻，
清阳受遏所致。

［31］不攘（rǎng）：不消除。攘，除也。

［32］大筋緛（ruǎn）短，小筋弛长：此二句为互文，意
为大筋、小筋或者收缩变短，或松弛变长。緛，收缩；弛，同
"弛"，松弛，弛缓。

［33］气：指风气。高世栻注："气，犹风也。《阴阳应象大

论》云：阳之气以天地之疾风名之。故不言风而言气。"

[34] 四维相代：指风、寒、暑、湿四种邪气更替伤人。代，更替之意。

【译文】

自古以来，通晓天地之道的人认为，生命的根本在于自然界的阴阳之气与人体的阴阳之气相协调。天地上下四方之间，无论是地之九州，还是人体之九窍、五脏、十二关节，皆与天气相通应，天之阴阳能化生地之五行，阴阳之气又分为三，若经常违背这一规律，则邪气就伤害人体，这是长寿的根本。

如果天气清爽明净，人的精神活动就会正常。人能够顺应这种天气的话，阳气就会稳固充实，即使有伤害人体的邪气，也不能侵害人体。这就是顺应四时阴阳变化的规律以保养身体的做法。所以圣人能够聚精全神，顺应自然界阴阳之气的变化，能通晓天人阴阳变化和谐统一之理。人如果违背了这些规律，就会在内使九窍闭阻不通，在外使肌腠壅塞不开，使卫阳之气涣散而不固。这属于自己招致伤害的情况，会使人体阳气受到削弱。

人体中的阳气，就像天空中太阳的作用一样，若阳气功能失常，则会减少寿命甚至死亡。所以天体的运行必须有太阳的光明，人体生命必须要有阳气，阳气向上、向外，有保护机体的作用。

人体若感受寒邪，体内阳气就像户枢一样，行于体表，抵抗邪气。若生活起居无常，则人体阳气被耗散。人体若感受了暑邪，则汗出，烦躁不安，喘喝；也有的静坐而喃喃自语。人体若感受了夏季的寒邪，则高热，身体热得像燃烧的木炭一样，用发汗法才能使热退邪散。人体若感受湿邪，则头部困重，就好像被东西包裹一样，湿邪不及时祛除则变为湿热，湿热之邪又没有被及时祛除，湿热困阻则大筋或小筋就会软短或者弛长。软短就是拘挛，弛长就是松弛、痿弱无力。人体感受了风邪，则浮肿。人体若经常被四时邪气所伤，则阳气就会渐渐衰竭。

【原文】

阳气者，烦劳则张[1]，精绝，辟积于夏[2]，使人煎厥[3]。目盲不可以视，耳闭不可以听，溃溃乎若坏都[4]，汩汩乎不可止[5]。阳气者，大怒则形气绝[6]，而血菀于上[7]，使人薄厥[8]。有伤于筋，纵[9]，其若不容[10]，汗出偏沮[11]，使人偏枯[12]。汗出见湿，乃生痤疿[13]。高梁之变，足生大丁[14]，受如持虚[15]。劳汗当风，寒薄为皶[16]，郁乃痤。

阳气者，精则养神，柔则养筋[17]。开阖不得[18]，寒气从之，乃生大偻[19]。陷脉为瘘[20]，留连肉腠[21]。俞气化薄[22]，传为善畏，及为惊骇[23]。营气不从，逆于肉理，乃生痈肿[24]。魄汗未尽[25]，形弱而气烁[26]，穴俞以闭，发为风疟[27]。

故风者，百病之始也，清静[28]则肉腠闭拒，虽有大风苛毒[29]，弗之能害，此因时之序[30]也。故病久则传化[31]，上下不并[32]，良医弗为。故阳畜积病死，而阳气当隔，隔者当泻，不亟正治，粗乃败之[33]。

故阳气者，一日而主外，平旦人气[34]生，日中而阳气隆，日西而阳气已虚，气门[35]乃闭。是故暮而收拒[36]，无扰筋骨，无见雾露，反此三时[37]，形乃困薄[38]。

【注释】

[1] 烦劳则张：指因过劳致使阳气鸱张于外。烦，通"繁"，繁多。张，亢盛，过盛。

[2]辟积于夏：指烦劳则张的情况反复发生，并持续到炎热的夏季。辟，通"襞（bì）"，即衣裙褶。辟积，即积累、重复，有反复发生之意。

[3]煎厥：古病名。指过劳则阳气鸱张，煎熬阴精，阴虚阳亢，又逢盛夏之阳热，则两热相合，以致阴气竭绝、亡阳无制而昏厥的病证。张介宾注："令人五心烦热，如煎如熬，孤阳外浮，真阴内夺，气逆而厥，故名煎厥。"

[4]溃溃乎若坏都：形容煎厥之证来势凶猛、发展迅速的发病特点，如同堤坝决口。溃溃，是形容洪水泛滥的样子；都，通"渚"，即蓄水之所，此处引申为防水堤坝。

[5]汩（gǔ）汩乎不可止：形容煎厥发展迅速，如同水流急速而不可遏制。汩汩，水急流声。

[6]形气绝：指脏腑经络之气阻绝不通。马莳注："阳气者，贵于清净。若大怒而不清净，则形气经络阻绝不通。"形，即形体，此处主要指脏腑经络。绝，阻断，阻绝。

[7]血菀（yù）于上：即血随气涌，郁积于头。菀，通"郁"。上，此指头部。

[8]薄厥：古病名。指因大怒气血上逆，致使脏腑经脉之气阻绝不通，导致突然昏倒、不省人事的病证。薄，迫也。

[9]纵：此指筋脉弛缓不收。

[10]不容：即肢体不能随意活动。容，通"用"。张志聪注："筋伤而弛纵，则四体有若不容我所用也。"

[11]汗出偏沮（jǔ）：意为应汗而半身无汗。沮，阻止。

[12]偏枯：指半身不遂，即偏瘫。马莳注："人当汗出之时，或左或右，一偏阻塞而无汗，则无汗之半体，他日必有偏枯之患，所谓半身不遂者是也。"

[13] 痤（cuó）疿（fèi）：痤，即小疖。疿，即汗疹，俗名痱子。王冰注："阳气发泄，寒水制之，热怫内余，郁于皮里，甚为痤疖，微作痱疮。"

[14] 高梁之变，足生大丁：意为过食肥甘厚味，足以使人发生严重的疔疮。高，通"膏"，指脂膏类食物；梁，通"粱"，指精细的食物；变，灾变，害处；足，足以，能够。丁，通"疔"。吴崑注："膏粱之人，内多滞热，故其病变能生大疔。"胡澍注："足当作'是'字之误也。是，犹则也。"可参。

[15] 受如持虚：形容得病之易，犹如持空虚之器皿以受物。受，受病，得病。

[16] 皶（zhā）：同"齇"，即面部生长的粉刺。一说为酒齇鼻。张介宾注："形劳汗出，坐卧当风，寒气薄之，液凝为皶，即粉刺也。若郁而稍大，乃成小疖，是名曰痤。"

[17] 精则养神，柔则养筋：当作"养神则精，养筋则柔"解。意为人体的阳气具有温养作用，养神则精神聪慧，养筋则筋脉柔和，活动自如。张介宾注："神之灵通变化，阳气之精明也。筋之运动便利，阳气之柔和也。"

[18] 开阖不得：指卫阳之气司开阖的功能失常。王冰注："开，谓皮腠发泄。阖，谓玄府闭封。"

[19] 大偻（lǚ）：指形态伛偻，腰背和下肢弯曲难以直立的病证。偻，曲背也。

[20] 陷脉为瘘：指寒邪内陷经脉肉腠，酿生的疮疡溃破日久不愈，形成漏下脓水的瘘管。

[21] 肉腠：肌肉腠理。

[22] 俞气化薄：意谓寒邪从腧穴传入，内迫脏腑。俞，通"腧"，腧穴；化，传化，有传入之意；薄，通"迫"，逼迫。

［23］传为善畏，及为惊骇：寒邪内迫脏腑致使脏不藏神，故易恐惊骇。吴崑注："盖脏主藏神，今为邪气所薄，故神不安如此。此阳气被伤不能养神之验。"

［24］营气不从，逆于肉理，乃生痈肿：明·楼英《医学纲目》云："此十二字，应移在'寒气从之'句后。夫阳气因失卫而寒气从之为痿，然后营气逆而为痈肿。痈肿失治，然后陷脉为瘘，而留连肉腠焉。"可参。

［25］魄汗未尽：汗出不彻。魄汗，即自汗。

［26］形弱而气烁：此指形体虚弱，阳气消烁。烁，消烁。

［27］风疟：疟疾的一种。指感受风邪所致的以寒热往来、恶风汗出为主要表现的病证。张介宾注："以所病在风，故名风疟。"

［28］清静：王冰注："夫嗜欲不能劳其目，淫邪不能惑其心，不妄作劳，是为清静。"

［29］大风苛毒：泛指致病性较强的外来邪气。苛，暴也。苛毒，即厉害的毒邪。

［30］因时之序：即顺应季节时序变化。因，顺着，顺应。时，指春夏秋冬四时。

［31］病久则传化：张志聪注："传者，始伤皮毛留而不去，则入于肌腠，留而不去，则入于经脉冲俞，留而不去，则入于募原脏腑。化者，或化而为寒，或化而为热，或化而为燥结，或化而为湿泻。"传，病位由表入里、由浅入深的变化；化，指病性寒热虚实的变化。

［32］上下不并：谓人体阴阳之气壅塞阻隔而不相交通。王冰注："并，谓气交通也。然病之深久，变化相传，上下不通，阴阳否隔。"

[33] 阳畜积病死，而阳气当隔，隔者当泻，不亟正治，粗
乃败之：意为阳气蓄积可以导致死亡，可以在阳气挡隔之时，采
用泻法使蓄积之阳气疏通。若不迅速给予正确治疗，就会因粗
工的贻误而使病转危笃。畜，同"蓄"，蓄积，积聚；"当隔"之
"当"，通"挡"；亟，急也；粗，此指粗工，即医疗水平低下的
医生；败之，此指病转危笃。

[34] 人气：此指人体阳气。

[35] 气门：此指汗孔。王冰注："所以发泄经脉营卫之气，
故谓之气门也。"

[36] 暮而收拒：指日落之时，人体阳气内收，所以人们在
日暮之时要减少活动，以使阳气收藏而不被耗散。暮，日落之
时。喻昌《医门法律》云："收者，收藏神气于内也；拒者，捍拒
邪气于外也。"

[37] 三时：指上文之平旦、日中、日西三个时段。

[38] 困薄：困乏衰弱之意。姚止庵注："平旦与日中，气行
于阳，可动则动；日西气行于阴，当静则静。如动静乖违，与时
相反，则气弱而形坏也。"

【译文】

人体中的阳气，可因劳作太过而弛张于外，久之则导致阴精
日渐耗竭，若这种情况反复发生，并且持续到夏天，就会发生煎
厥证。其表现是视物不清，听觉失灵，其病势危急，发展迅速，
如堤防之决口，汹涌不可遏止。人体中的阳气，可因暴怒使脏腑
气血运行障碍，气上逆，血随气上逆于头，发生猝然昏倒的薄厥
证。若损伤于筋，则筋脉松懈弛缓，肢体不能随意运动。若半身
无汗，久而久之则患半身不遂。若汗出之际，感受湿邪，则易生

小疖和汗疹。过食肥甘厚味，足可以使人发生疔疮，其发病就像
拿着空虚的器皿盛东西那样容易。若在劳作时，汗出受风，风寒
之邪迫于皮肤，可发生粉刺，郁积日久，也可成为痤疮。

　　人体中的阳气，在内能温养精神，使精神聪慧，在外能温养
筋脉，使筋脉柔和。若阳气的开阖功能失常，寒邪乘虚而入，筋
脉失去温养，则发生大偻。寒邪若内陷经脉，久之易发生瘘疮。
若寒邪留连肌腠，其寒从腧穴传入而内迫五脏，则易患恐惧及惊
骇之证。若寒邪侵犯到营分，使营气运行不畅，阻逆于肌肉纹
理，日久化热，易生痈肿。经常自汗，形体虚弱，阳气消损，再
感受风邪，腧穴收闭，可发为风疟。

　　所以，风邪是百病的根源。人体形神清静，则肌腠固密，阳
气卫外功能正常，虽有厉害的风毒之邪，也不能使人生病，这是
由于顺应了四时阴阳变化而养生的缘故。若病久不愈，则邪气内
传并发生变化。若到了人体上、下之气不相交通时，再好的医生
也没有办法了。阳气蓄积之病很危险，易致死亡，主要是因阳气
被挡隔而不散，当用泻法使被挡隔的阳气消散，若治疗不及时，
就会因低劣医生的误治而死亡。

　　人体的阳气，白天运行于体表，清晨时阳气渐渐充盛，中午
时阳气最旺盛，傍晚时体表的阳气渐渐入里，汗孔闭合，因此，
在傍晚时要减少活动，避免出汗，以抵拒邪气，不要打扰筋骨，
不要冒犯雾露，若违反阳气这三个时辰的运行规律，形体就会困
乏衰弱。

【原文】

　　岐伯曰：阴者，藏精而起亟[1]也；阳者，卫外而为固[2]
也。阴不胜其阳，则脉流薄疾[3]，并乃狂[4]。阳不胜其阴，则五

藏气争[5]，九窍不通。是以圣人陈阴阳[6]，筋脉和同[7]，骨髓坚固，气血皆从。如是则内外调和，邪不能害，耳目聪明，气立如故[8]。

风客淫气，精乃亡[9]，邪伤肝[10]也。因而饱食，筋脉横解[11]，肠澼为痔[12]。因而大饮，则气逆。因而强力[13]，肾气乃伤，高骨[14]乃坏。

凡阴阳之要，阳密乃固[15]，两者不和，若春无秋，若冬无夏，因而和之，是谓圣度[16]。故阳强[17]不能密，阴气乃绝，阴平阳秘[18]，精神乃治，阴阳离决[19]，精气乃绝。

因于露风[20]，乃生寒热。是以春伤于风，邪气留连，乃为洞泄[21]。夏伤于暑，秋为痎疟[22]。秋伤于湿，上逆而咳，发为痿厥[23]。冬伤于寒，春必病温。四时之气，更伤五藏[24]。

【注释】

[1]起亟（qì）：指阴精在内，不断地给予阳气之所需。亟，频数、屡次之意。汪机注："起者，起而应也。外有所召，则内数起而应之也。"

[2]为固：阳气为阴精固密于外，说明阳为阴之用。

[3]脉流薄疾：指脉中气血流动急迫迅速。薄，通"迫"。吴崑注："阴阳贵得其平，不宜相胜，若阴不胜其阳，则阳用事，将见脉流薄疾而急数。"

[4]并乃狂：指阳邪入于阳分，阳热亢盛，而致神志狂乱。并，合并，阳邪并于阳分。

[5]五藏气争：指五脏气机失和。争，失和之意。高世栻注："争，彼此不和也。"

[6]陈阴阳：即调和阴阳。陈，陈列，摆放，引申为调和。

［7］筋脉和同：即筋脉和谐。和同，即和谐。

［8］气立如故：意为气机的升降出入运行如常。立，犹行也。

［9］风客淫气，精乃亡：指风邪侵入人体，逐渐损伤精气。淫，浸淫、侵害之意。高世栻注："风为阳邪，风客淫气，则阴精消烁，故精乃亡。"

［10］邪伤肝：高世栻注："风木之邪，内通于肝，故邪伤肝也。"

［11］筋脉横解：指筋脉纵弛不收。横，放纵也。解，通"懈"，松弛、弛缓也。

［12］肠澼（pì）为痔：马莳注："筋脉横解而不属，其肠日常澼积，渐出肛门而为痔。"肠澼，指便下脓血的病证。痔，即痔疮。

［13］强力：恣嗜纵欲。王冰注："强力，谓强力入房也。"

［14］高骨：指腰间脊骨。腰为肾府，肾主骨，故肾气伤则高骨乃坏。

［15］阳密乃固：意为阳气致密于外，阴精才能固守于内。

［16］圣度：指最高的养生法度。张志聪注："谓圣人调养之法度。"圣，睿智。《尚书·洪范》云："干事无不通谓之圣。"

［17］阳强：即阳气偏亢。

［18］阴平阳秘：此为互文，即阴阳平秘。平，平和、协调之意。秘，通"密"，固密。王冰注："阴气和平，阳气闭密。"

［19］离决：分离，决别。

［20］露风：感受风邪。又，泛指外感邪气。露，此处作"触冒"解。

［21］洞泄：病名。指完谷不化、下利无度的重度泄泻。《说

文解字》云："洞，疾流也。"

[22] 痎（jiē）疟：疟疾的总称。

[23] 痿厥：病名。症见四肢痿弱寒冷、不能行走等。王肯堂《证治准绳·痿厥》云："足痿软不收为痿厥。"

[24] 四时之气，更伤五藏：指四时之邪更替伤人五脏。

【译文】

　　阴能藏精，阴所藏的精气，不断地急起以供应阳气的需要。阳具有卫外的功能，能固护阴精，还能使肌表腠理固密以抵抗外邪。阴气虚不能制约阳气，则血脉流动急迫，阳热盛极，则发狂证。阳气虚不能制约阴气，则五脏功能失调，九窍不通利。因此，通晓养生之道的人，善于调理人体阴阳，使其相对平衡，这样才能骨髓坚固，气血顺从，体内阴阳及其与自然界的阴阳相互协调，邪气不能侵害，正气运行如常。

　　风邪客于人体，使脏腑功能之气失调，阴精耗散，伤及于肝。因饮食不节，使胃肠筋脉弛缓不收，易患痢疾和痔疮。因饮酒水过度，易使肺气上逆。因勉强用力恣嗜纵欲，伤及肾气，可损及腰间脊骨。

　　平衡人体阴阳的关键，在于阳气致密于外，阴气才能固守于内。如果阴阳不相协调，就像有春无秋、有冬无夏一样，即有阳无阴或有阴无阳的阴阳偏盛偏衰情况，因此，调和阴阳是最好的养生方法。若阳气偏亢，不能致密于外，阴气则衰竭。阴阳平衡协调，则精神正常；若阴阳分离决别，精气也就绝尽了。

　　感受外邪，则易生发热、恶寒之病。春天感受风邪，邪气留连不去，伏于体内，则发生洞泄。夏季感于暑热之邪，邪气伏于体内，至秋季则发为疟疾。秋季感受湿邪，邪气上逆于肺则咳嗽，久之伤及肺阴，肺热叶焦，易变为痿证。冬季感于寒邪，邪气伏藏，至春季易患温病。四时之气更替伤及五脏，可使五脏功能失常。

【原文】

阴之所生，本在五味[1]，阴之五宫[2]，伤在五味。是故味过于酸，肝气以津，脾气乃绝[3]。味过于咸，大骨气劳，短肌，心气抑[4]。味过于甘，心气喘满，色黑，肾气不衡[5]。味过于苦，脾气不濡，胃气乃厚[6]。味过于辛，筋脉沮弛，精神乃央[7]。是故谨和五味[8]，骨正筋柔，气血以流，腠理以密，如是则骨气以精[9]，谨道如法[10]，长有天命[11]。

【注释】

[1] 阴之所生，本在五味：指阴精的产生本源于饮食五味。五味，此处泛指各种食物。

[2] 阴之五宫：指贮藏阴精的五脏。五宫，即五脏。

[3] 味过于酸，肝气以津，脾气乃绝：如果过食酸味，则导致肝气偏亢，肝木乘脾，则致脾气衰竭。

[4] 味过于咸，大骨气劳，短肌，心气抑：张志聪注："大骨，腰高之骨，肾之府也。过食咸则伤肾，故骨气劳伤。水邪盛，则侮土，故肌肉短缩。水上凌心，故心气抑郁也。"大骨，腰间脊骨，此代指肾脏；气劳，指肾气劳伤；短肌，指肌肉短缩。

[5] 味过于甘，心气喘满，色黑，肾气不衡：甘，《太素》作"苦"，可从。味过于苦则伤心，心气被伤，则心悸，心中烦闷。黑为水之色，火不足则水气乘之，故反见黑色。心火虚衰而肾水偏盛，故言"肾气不衡"。

[6] 味过于苦，脾气不濡，胃气乃厚：苦，《太素》作"甘"。

甘入脾，味过于甘则伤脾，脾伤不运则湿盛，湿邪阻胃则胀满。

[7]味过于辛，筋脉沮弛，精神乃央：过食辛味，则筋脉败坏弛缓，精神耗伤。张介宾注："辛入肺，过于辛则肺气乘肝，肝主筋，故筋脉沮弛。辛散气则精神耗伤，故曰乃央。"沮，败坏；弛，通"弛"，松弛；央，通"殃"，损伤之意。

[8]谨和五味：谨慎地调和饮食五味。杨上善注："调和五味各得其所者，则咸能资骨，故骨正也；酸能资筋，故筋柔也；辛能资气，故气流也；苦能资血，故血流也；甘能资肉，故腠理密也。"

[9]骨气以精：言骨、筋、气、血、腠理均得到五味的滋养而强盛不衰。骨气，泛指上文之骨、筋、气、血、腠理。精，强盛之意。

[10]谨道如法：意为严格按照"谨和五味"的养生法去做。

[11]长有天命：指超过天赋的年龄，即长寿。长，超过；天命，人的自然寿命。

【译文】

阴精的产生，本源于饮食五味。贮藏阴精的五脏，又会因过食五味而被伤害。若过食酸味，肝气的功能受到阻碍，进而使脾气衰竭。若过食咸味，使大骨之气劳伤，肌肉短缩，进而抑制心的功能。若过食苦味，则心悸烦闷，胸中胀满，进而使肾的功能失衡，肤色暗黑。若过食甘味，脾的功能受到阻碍，进而使胃胀满。若过食辛味，筋脉功能受阻，则筋脉弛缓；辛能散气，故可使精神耗散。因此，谨慎地调和五味，可使骨骼结实筋脉柔和，气血顺从，腠理致密，这样骨、筋、气、血、腠理均得到五味的滋养而正常不衰，所以重视养生之道，并且依照正确的方法加以实行，就能长寿。

金匮真言论篇第四

【篇解】

匮，匣也，古同"柜"，藏放东西的家具，状如箱而稍大。金匮，相传是古代黄帝藏书之处。真言，真而不伪之言，至真至要之言。篇名云"金匮真言"，意在强调本篇内容的重要性。

本篇阐明了五脏与四时的密切关系，原文将阴阳理论应用于人体，说明了阴阳的统一性、可分性和相对性，阐述了五脏应四时、各有收受的理论。

本篇是论述四时五脏阴阳理论的重要篇章之一。篇中所论保养精气与发病的理论，对养生保健及临床治疗颇有指导意义。"冬不藏精，春必病温"的观点，为后世温病学的发展奠定了理论基础。

【原文】

黄帝问曰：天有八风[1]，经有五风[2]，何谓？岐伯对曰：八风发邪，以为经风，触五藏，邪气发病[3]。所谓得四时之胜[4]者，春胜长夏，长夏胜冬，冬胜夏，夏胜秋，秋胜春，所谓四时之胜也。

东风生于春，病在肝，俞在颈项[5]；南风生于夏，病在心，俞在胸胁；西风生于秋，病在肺，俞在肩背；北风生于冬，病在肾，俞在腰股；中央为土，病在脾，俞在脊。

故春气者病在头[6]，夏气者病在藏[7]，秋气者病在肩背，冬气者病在四支。故春善病鼽衄^[8]，仲夏^[9]善病胸胁，长夏善病洞泄寒中^[10]，秋善病风疟，冬善病痹厥^[11]。

故冬不按跷^[12]，春不鼽衄，春不病颈项，仲夏不病胸胁，长夏不病洞泄寒中，秋不病风疟，冬不病痹厥，飧泄，而汗出也^[13]。夫精^[14]者，身之本也。故藏于精者，春不病温。夏暑汗不出者，秋成风疟。此平人脉法也^[15]。

【注释】

[1]天有八风：指自然界有八个方位的风，皆能使人生病。《灵枢·九宫八风》云："风从南方来，名曰大弱风"，"风从西南方来，名曰谋风"，"风从西方来，名曰刚风"，"风从西北方来，名曰折风"，"风从北方来，名曰大刚风"，"风从东北方来，名曰凶风"，"风从东方来，名曰婴儿风"，"风从东南方来，名曰弱风"。故八风，即此八方之风。

[2]经有五风：指人体五脏经脉均可因寒、暑、燥、湿、风等外邪侵入而发生疾病。经，经脉。五风，五脏之风。

[3]邪气发病：指八方不正邪气循经脉入侵五脏而引发疾病。

[4]四时之胜：指四时之常气各随其不胜而发病。如春季见到燥胜、长夏见到风胜之类。王冰注："春木、夏火、长夏土、秋金、冬水，皆以所克杀而为胜也。言五时之相胜者，不谓八风中人则病，各谓随其不胜则发病也。"

[5]俞在颈项：春主升发，其俞应在颈上。《太素》作"输在颈项"。俞、输通"腧"，即腧穴。

[6]头：头项。上文言"俞在颈项"可知。

[7]藏：此指心脏。

[8]鼽（qiú）衄：鼻孔堵塞、出血。鼽，鼻孔堵塞；衄，

鼻孔出血。

　　［9］仲夏：指夏季的第二个月。仲，位次居中者。

　　［10］洞泄寒中：洞泄，以水谷不化、急泻如注为特征的重度泻泄；寒中，指寒伤中焦之病证。巢元方《诸病源候论》卷十七冷痢候条云："痢色白，食不消，谓之寒中也。"

　　［11］痹厥：痹，寒痹；厥，寒厥。

　　［12］按跷：即导引、按摩等养生保健方法。王冰注："按，谓按摩。跷，谓如跷捷者之举动手足，是所谓导引也。"

　　［13］飧泄而汗出也：此六字，一说"据上文疑剩"。一说疑衍。待考。

　　［14］精：真阴。人身元气之本。

　　［15］此平人脉法也：这是通常的诊法。脉法，诊法。

【译文】

　　黄帝问道：天有八风的变化，人体经脉有五风的病变，这是为什么？岐伯回答说：八风之邪侵犯人体，通过经脉内伤五脏，引起疾病。所说的四时之胜，是春胜长夏，长夏胜冬，冬胜夏，夏胜秋，秋胜春。这就是四时之胜。

　　东风生于春季，病变在肝，其腧在颈项；南风生于夏，病变在心，其腧在胸胁；西风生于秋季，病变在肺，其腧在肩背；北风生于冬季，病变在肾，其腧在腰股；长夏属土，主中央，病变在脾，其腧在脊。

　　所以，春季多病在头，夏季多病在心脏，秋季多病在肩背，冬季多病在四肢。所以，春季易患鼻塞、鼻出血，夏季易患胸胁部疾病，长夏易患洞泄寒中，秋季易患风疟，冬季易患痹厥。

　　因此，冬季注意养生，则春季不患鼻塞、鼻出血及颈项部的疾病，夏季不患胸胁部的疾病，长夏不患洞泄寒中，秋季不患风疟，冬季不患痹厥以及飧泄、虚汗等病。人的真精之气是生命的根本，所以善于保护真精的人，春天不患温病。夏季汗出不透者，秋季易患风疟，这是一般的致病规律。

【原文】

故曰：阴中有阴，阳中有阳。平旦[1]至日中[2]，天之阳，阳中之阳也；日中至黄昏[3]，天之阳，阳中之阴也；合夜[4]至鸡鸣，天之阴，阴中之阴也；鸡鸣至平旦，天之阴，阴中之阳[5]也。故人亦应之。夫言人之阴阳，则外为阳，内为阴。言人身之阴阳，则背为阳，腹为阴。言人身之藏府中阴阳，则藏者为阴，府者为阳。肝、心、脾、肺、肾五藏皆为阴，胆、胃、大肠、小肠、膀胱、三焦六府皆为阳。

所以欲知阴中之阴、阳中之阳者何也？为冬病在阴，夏病在阳[6]，春病在阴，秋病在阳[7]，皆视其所在，为施针石也。故背为阳，阳中之阳，心也[8]；背为阳，阳中之阴，肺也[9]；腹为阴，阴中之阴，肾也[10]；腹为阴，阴中之阳，肝也[11]；腹为阴，阴中之至阴，脾也[12]。此皆阴阳表里内外雌雄相输应[13]也，故以应天之阴阳也。

【注释】

[1] 平旦：日出之时。《说文解字》云："旦，明也，从日见一上。一，地也。"

[2] 日中：白天正午之时。

[3] 黄昏：日落之时。《月令广义》云："日落，天地之色玄黄而昏昏然也。又曰昏黄。"

　　［4］合夜：指始夜之时。丹波元简云："合夜犹暮夜，言日暮而合于夜也。"

　　［5］鸡鸣至平旦，天之阴，阴中之阳：王冰注："鸡鸣阳气未出，故曰天之阴。平旦阳气已升，故曰阴中之阳。"

　　［6］冬病在阴，夏病在阳：张志聪注："冬病在肾，肾为阴中之阴，故冬病在阴。夏病在心，心为阳中之阳，故夏病在阳。"

　　［7］春病在阴，秋病在阳：阴，指肝脏，肝位于腹部，为阴中之脏；阳，指肺脏，因肺位于胸中，为阳中之脏。张志聪注："春病在肝，肝为阴中之阳，故春病在阴。秋病在肺，肺为阳中之阴，故秋病在阳。"

　　［8］阳中之阳，心也：心属火，为阳脏。上焦属阳，阳脏居阳位，故为阳中之阳。

　　［9］阳中之阴，肺也：肺为阴脏，居于上焦，上焦属阳，阴脏居阳位，故为阳中之阴。

　　［10］阴中之阴，肾也：肾为阴脏，下焦为阴，阴脏居阴位，故为阴中之阴。

　　［11］阴中之阳，肝也：肝为阳脏，居于下焦，阳脏居阴位，故为阴中之阳。

　　［12］阴中之至阴，脾也：脾为阴脏，腹部为阴，至阴之脏居阴位，故为阴中之至阴。

　　［13］阴阳表里内外雌雄相输应：雌雄，此指脏腑阴阳属性，脏属阴为雌，腑属阳为雄。相输应，指相互通应。吴崐注云："转输传达而相应也。"

【译文】

　　所以说，阴中还有阴，阳中还有阳，即阴阳之中还可进一步再分阴阳。白天属阳，平旦至中午，为阳中之阳；中午至黄昏，为阳中之阴。夜晚属阴，黄昏至半夜子时，为阴中之阴；半夜子时至平旦，为阴中之阳。人体阴阳也与之相应。人身阴阳的划分是外部为阳，内里为阴。具体来说，背为阳，腹为阴。就脏腑来说，脏为阴，腑为阳。肝、心、脾、肺、肾五脏皆属阴，胆、胃、大肠、小肠、膀胱、三焦皆属阳。

知道阴阳之中还可以划分阴阳，有什么意义呢？因为冬病在阴，夏病在阳，春病在阴，秋病在阳，都是根据其病的阴阳以及所在部位的阴阳来确定的，然后才能用针刺、砭石来治疗。还有，背为阳，心为阳中之阳，肺为阳中之阴；腹为阴，肾为阴中之阴，肝为阴中之阳，脾为阴中之至阴。阴阳、表里、内外、雌雄都是相通应的，并且与自然界阴阳也是相通应的。

【原文】

帝曰：五藏应四时，各有收受[1]乎？岐伯曰：有。东方青色，入通于肝，开窍于目，藏精于肝[2]，其病发惊骇[3]，其味酸，其类草木[4]，其畜鸡[5]，其谷麦[6]。其应四时，上为岁星[7]，是以春气在头也，其音角[8]，其数八[9]，是以知病之在筋也，其臭臊[10]。

南方赤色，入通于心，开窍于耳[11]，藏精于心，故病在五藏，其味苦，其类火，其畜羊，其谷黍[12]。其应四时，上为荧惑星[13]，是以知病之在脉也，其音徵，其数七，其臭焦。

中央黄色，入通于脾，开窍于口，藏精于脾，故病在舌本[14]，其味甘，其类土，其畜牛，其谷稷。其应四时，上为镇星[15]，是以知病之在肉也，其音宫，其数五，其臭香。

西方白色，入通于肺，开窍于鼻，藏精于肺，故病在背，其味辛，其类金，其畜马，其谷稻，其应四时，上为太白星^[16]，是以知病之在皮毛也，其音商，其数九，其臭腥。

北方黑色，入通于肾，开窍于二阴，藏精于肾，故病在溪^[17]，其味咸，其类水，其畜彘^[18]，其谷豆。其应四时，上为辰星^[19]，是以知病之在骨也。其音羽，其数六，其臭腐。

故善为脉^[20]者，谨察五藏六府，一逆一从，阴阳、表里、雌雄之纪，藏之心意，合心于精，非其人勿教，非其真勿授，是谓得道。

【注释】

[1] 收受：通应之意。张介宾注："收受者，言同气相求，各有所归。"

[2] 藏精于肝：精，精气。精气藏于肝。下文的"藏精于心"等，均指精气归藏五脏。

[3] 其病发惊骇：林亿新校正云："详东方云病发惊骇，余方各阙者，按《五常政大论》委和之纪，其发惊骇，疑此文为衍。"

[4] 其类草木：类，比类也。草，疑衍。沈祖绵《读素问臆断》云："合下文观之，衍'草'字。"

[5] 其畜鸡：寅时鸡鸣，寅为木所主时。张介宾注："《易》曰巽为鸡，东方木畜也。"

[6] 其谷麦：麦与下文的黍、稷（俗称小米）、稻、豆，谓之五谷。丹波元简注："《月令》郑注云：'麦有孚甲，属木'。"

[7] 岁星：木星。岁星与下文的荧惑星、镇星、太白星、辰星分别指木、火、土、金、水五行星。

[8] 角：五音之一。角与下文的徵、宫、商、羽，谓之五音。

[9] 其数八：河图数之一，位于东方。此与下文的数七、数五、数九、数六，均指河图数的木、火、土、金、水之成数。古人用数字来表示五行的生成及方位，生数是北水一、南火二、东木三、西金四、中央土五。因土生万物，故各生数加上土的生数，即是五行的成数，水六、火七、木八、金九、土十。

[10] 臭臊：气味之臊。臊与下文的焦、香、腥、腐，谓之五臭，亦称五气。臭，指气味。

[11] 开窍于耳：根据《素问·阴阳应象大论》及《灵枢·脉度》等篇，"耳" 当作 "舌"。

[12] 黍：五谷之一。去壳后即后世所谓的黏黄米。

[13] 荧惑星：火星。

[14] 舌本：舌根。

[15] 镇星：土星。

[16] 太白星：金星。

[17] 溪：肌肉骨骼之间隙。

[18] 彘（zhì）：猪。王冰注："彘，豕也。"

[19] 辰星：水星。

[20] 善为脉：精通脉诊。

【译文】

黄帝问：五脏与四时有什么关系吗？岐伯说：有。东方色青，通于肝，开窍于目，精气藏于肝，其病多惊骇，五味中主酸，在五行中属木，五畜中为鸡，五谷中为麦，其应四时，上应木星，所以春季多头部病变，五音中为角，其数是八，其病多在筋，五气中为臊。

南方色赤，通于心，开窍于耳，精气藏于心，其病多在五脏，五味中主苦，五行中属火，五畜中为羊，五谷中为黍，其应四时，上应火星，其病多在脉，五音中为徵，其数是七，五气中为焦。

中央色黄，通于脾，开窍于口，精气藏于脾，其病多在舌根，五味中主甘，五行中属土，五畜中为牛，五谷中为稷，其应四时，上应土星，其病多在肉，五音中为宫，其数是五，五气中为香。

西方色白，通于肺，开窍于鼻，精气藏于肺，其病多在背，五味中主辛，五行中属金，五畜中为马，五谷中为稻，其应四时，上应金星，因此其病多在皮毛，五音中为商，其数是九，五气中为腥。

北方色黑，通于肾，开窍于二阴，精气藏于肾，其病多在溪，五味中主咸，五行中主水，五畜中为猪，五谷中为豆，其应四时，上应水星，因此其病多在骨也，五音中为羽，其数是六，五气中为腐。

所以善于诊察疾疾的医生，谨慎地观察五脏六腑的变化，知道疾病的顺逆及阴阳表里的变化规律，把这些重要的理论并牢记在心中，灵活应用，不要教授给一般的人，这才是所说的得道。

卷第二

阴阳应象大论篇第五

【篇解】

阴阳，是中国古代哲学中的概念。

本篇篇名中的阴阳，指人身之阴阳与自然界之阴阳。象，征象，形象。应，相应，通应。人身之阴阳与自然界之阴阳有征象相应，故名篇。关于篇名的含义，正如明·马莳《素问注证发微》云："此篇以天地之阴阳，万物之阴阳，合于人身之阴阳，其象相应。"

全篇阐明了阴阳的基本概念，论述了阴阳学说的基本内容。文中将阴阳五行理论应用于人体，说明了人体的生命现象、疾病变化、诊断和治疗，并将人与自然界有关事物进行了五行属性归类。

篇中提出的"治病必求于本"的治疗原则，至今仍广泛而有效地指导着中医临床实践。篇中论述的药食气味阴阳及性能的理论，为后世药物学的研究及发展奠定了基础。篇中五行属性归类法，是《内经》"人与天地相参"重要思想的又一次体现。

由于本篇内容广泛，理论完整且重要，故是学习研究《内经》的重要篇章之一。

【原文】

　　黄帝曰：阴阳者，天地之道[1]也，万物之纲纪[2]，变化之父母[3]，生杀之本始[4]，神明之府[5]也，治病必求于本[6]。

　　故积阳为天，积阴为地[7]。阴静阳躁[8]，阳生阴长，阳杀阴藏[9]。阳化气，阴成形[10]。寒极生热，热极生寒[11]。寒气生浊，热气生清[12]。清气在下，则生飧泄[13]；浊气在上，则生䐜胀[14]。此阴阳反作，病之逆从[15]也。

　　故清阳为天，浊阴为地；地气上为云，天气下为雨；雨出地气，云出天气[16]。故清阳出上窍，浊阴出下窍[17]；清阳发腠理，浊阴走五藏[18]；清阳实四支，浊阴归六府[19]。

【注释】

　　[1]阴阳者，天地之道也：阴阳是自然界万物的法则和规律。王冰注："谓变化生成之道也。"张介宾注："道者，阴阳之理也。阴阳者，一分为二也。太极动而生阳，静而生阴，天生于动，地生于静，故阴阳为天地之道。"

　　[2]万物之纲纪：阴阳是万物变化的纲领。纲纪，徐灏《说文解字注笺》云："总持为纲，分系为纪。如网罟（gǔ），大绳其纲也，网目其纪也。"

　　[3]变化之父母：阴阳是万事万物变化的本源。父母，在此指本源、根本。变化，事物的量变为"变"，事物的质变为"化"。《礼记·月令正义》云："先有旧形，渐渐改者谓之变；虽有旧形，忽改者谓之化。"《素问·天元纪大论》云："物生谓之化，物极谓之变。"

　　[4]生杀之本始：谓事物产生与消亡的本源。本始，义同

"父母"。李中梓注："阴阳交则物生，阴阳格则物死，阳来则物生，阴至则物死。万物之生杀，莫不以阴阳为本始也。"

　　[5]神明之府：事物变化莫测的规律及表现出的外在征象皆源自阴阳。神明，《淮南子·泰族训》云："其生物也，莫见其所养而物长；其杀物也，莫见其所丧而物亡。此之谓神明。"张介宾注："神，变化不测也。明，三光著象也。"

　　[6]本：此指阴阳。吴崑注："天地万物变化生杀而神明者，既皆本于阴阳，则阴阳为病之本可知。故治病必求其本，或本于阴，或本于阳，必求其故而施治也。"

　　[7]故积阳为天，积阴为地：阳气轻清上升，故积阳为天；阴气重浊下降，故积阴为地。马莳注："故天位乎上，乃阳气之所积也；地位乎下，乃阴气之所积也。"

　　[8]阴静阳躁：静躁为阴阳之性。阳主躁，阴主静。张介宾注："阴性柔，阳性刚也。"

　　[9]阳生阴长，阳杀阴藏：此为互文。指自然四时春生、夏长、秋收、冬藏的正常变化规律。自然万物的生长收藏规律皆因自然界阴阳二气的相互消长所致。

　　[10]阳化气，阴成形：此指阴阳的作用。张介宾注："阳动而散，故化气。阴静而凝，故成形。"本句是中医学认识人体生命活动的根本出发点，指出了复杂的生命活动，也无非就是功能与物质的相互关系而已。

　　[11]寒极生热，热极生寒：指阴阳消长变化到一定程度就会互相转化。张介宾注："阴寒阳热，乃阴阳之正气。寒极生热，阴变为阳也；热极生寒，阳变为阴也。邵子曰：'动之始则阳生，动之极则阴生，静之始则柔生，静之极则刚生，此《周易》老变少不变之义'。如人之伤于寒则病为热，本寒而变热也；内热已

极而反寒栗，本热而变寒也。故阴阳之理，极则必变。"

[12]寒气生浊，热气生清：寒气的凝固作用能生成浊阴，热气的升腾作用能产生清阳。马莳注："寒气主阴，阴主下凝而不散，故浊气生焉；热气主阳，阳主上升而不凝，故清气生焉。"

[13]飧泄：指大便清稀，并含有不消化的食物残渣，又叫完谷不化。

[14]䐜胀：胸膈胀满。

[15]病之逆从：逆从，偏义副词，逆的意思。即阴阳升降失常所致的病证。

[16]雨出地气，云出天气：此以天地云雨之气为例，说明天地阴阳互根互用、互相转化、阴阳交感的升降规律。张志聪注："清阳为天，浊阴为地，地虽在下，而地气上升为云，天虽在上，而天气下降为雨。夫由云而后有雨，是雨虽天降而实本地气所升之云，故雨出地气。由雨之降，而后有云之升，是云虽地升，而实本天气所降之雨，故云出天气。此阴阳交互之道也，而人亦应之。"

[17]清阳出上窍，浊阴出下窍：人体吸入的自然之气与水谷化生的精气上奉于头面官窍，使发声、视觉、嗅觉、听觉等功能正常，饮食化生的糟粕经下窍排出体外。

[18]清阳发腠理，浊阴走五藏：清阳之气发散于腠理，精血津液归藏于五脏。清阳，指温养皮肤肌腠的阳气。浊阴，指滋养五脏的精血津液。张志聪注："腠者，三焦通会元真之处。理者，皮肤脏腑之纹理。言清阳之气通会于腠理，而阴浊之精血走于五脏，五脏主藏精者也。"

[19]清阳实四支，浊阴归六府：指饮食物所化的精气充养于四肢，饮食代谢之糟粕传入六腑。张志聪注："四肢为诸阳之

本，六腑者传化物而不藏。此言饮食所生之清阳，充实于四肢，而浑浊者归于六腑也。"

【译文】

黄帝说：阴阳是自然界一切事物发生发展变化的规律，是万物变化的纲领，是事物发生发展变化的根本，是事物生长毁灭的根源，是宇宙间各种事物发生变化的巨大力量之所在，治病必须要探求其根本，即阴阳。

所以清阳之气，聚积于上而成为天，浊阴之气凝集于下而成为地。安静属阴，躁动属阳。阳主生发，阴主成长。阳主肃杀，阴主收藏。化生功能的属阳，构成形体的属阴。寒到极点就转化为热，热到极点则转化为寒。寒能化生浊阴之气，热能化生清阳之气。清气下陷，则生飧泄；浊气上逆，则生䐜胀。这就是阴阳升降反常所导致的病机变化。

清阳之气上升为天，浊阴之气下降为地，地气被蒸发而上腾为云，空中之气凝聚下降为雨。雨出自地气上升所形成的云，云出自天气下降所形成的雨。清阳之气出上窍，浊阴之气出下窍。卫阳宣发温养肌腠，精血津液归藏于五脏。饮食所化生的清阳之气充实于四肢，浊阴之气向下归于六腑。

【原文】

水为阴，火为阳[1]，阳为气，阴为味[2]。

味归形，形归气[3]，气归精，精归化[4]，精食气，形食味[5]，化生精，气生形[6]。味伤形，气伤精[7]，精化为气，气伤于味[8]。阴味出下窍，阳气出上窍[9]。味厚者为阴，薄为阴之阳；气厚者为阳，薄为阳之阴[10]。味厚则泄，薄则通[11]。气薄则发泄，厚则发热[12]。

壮火之气衰，少火之气壮[13]。壮火食气，气食少火[14]。壮火散气，少火生气。气味，辛甘发散为阳，酸苦涌泄为阴[15]。

【注释】

[1] 水为阴，火为阳：此以水火论阴阳之性。张介宾注："水润下而寒，故为阴。火炎上而热，故为阳。水火者，即阴阳之征兆；阴阳者，即水火之性情。凡天地万物之气，无往而非水火之运用。故天以日月为水火，易以坎离为水火，医以心肾为水火，丹以精炁为水火。夫肾者水也，水中生气，即真火也。心者火也，火中生液，即真水也。水火互藏，乃至道之所在，医家首宜省察。"

[2] 阳为气，阴为味：药食之气为阳，药食之味为阴。张介宾注："气无形而升，故为阳。味有质而降，故为阴。此以药食气味言也。"

[3] 味归形，形归气：药食之味可滋养人之形体，形体又需要元气的温养。归，生成，滋养。气，人体元气。张介宾注："归，依投也。五味生精血以成形，故味归形。形之存亡，由气之聚散，故形归于气。"

[4] 气归精，精归化：药食之气可温养人之精气，精气的产生需要元气的气化活动。气，药食之气。化，气化。马莳注："所谓精归化者，以化生此精也，化为精之母，故精归于化耳。"

[5] 精食气，形食味：此与上文"气归精""味归形"同义。食，通"饲"。马莳注："其曰精食气者，明上文归精也；其曰形食味者，明上文味归形也。"又，食为食用。张介宾注："食，如子食母乳之义。气归精，故精食气。味归形，故形食味。"

〔6〕化生精，气生形：气化产生精气，元气可温养形体。马莳注："其曰化生精者，明上文精归化也；其曰气生形者，明上文形归气也。"

〔7〕味伤形，气伤精：此言太过则自伤。马莳注："夫味归形，而形食味，则凡物之味，固所以养形也，然味或太过，适所以伤此形耳。如《生气通天论》第十节'阴之所生，本在五味，阴之五宫，伤在五味'一节之义，及下文'肝经在味为酸，而酸又伤筋'者是也。气归精而精食气，则凡物之气，固所以养精也。然气或太过，适所以伤此精耳。"

〔8〕精化为气，气伤于味：阴精能化生人体真元之气，人体真元之气会因药食气味太过而被耗伤。张介宾注："精化为气，谓元气由精而化也……然上文既云气归精，是气生精也；而此又曰精化气，是精生气也。二者似乎相反，而不知此正精气互根之妙，以应上文天地云雨之义也……上文曰味伤形，则未有形伤而气不伤者。如云味过于酸，肝气以津，脾气乃绝之类，是皆味伤气也。"

〔9〕阴味出下窍，阳气出上窍：药食气味分阴阳。凡药食之味重浊者，属阴，进入人体后多沉降而出下窍；药食之气轻清者，属阳，进入人体后多升发而出上窍。王冰注："味有质，故下流于便泻之窍；气无形，故上出于呼吸之门。"

〔10〕味厚者为阴，薄为阴之阳。气厚者为阳，薄为阳之阴：药食气味均有阴阳厚薄之分。味为阴，味厚为阴中之阴，味薄为阴中之阳。气为阳，气厚为阳中之阳，气薄为阳中之阴。张介宾注："此言气味之阴阳，而阴阳之中，复各有阴阳也。"

〔11〕味厚则泄，薄则通：味厚为阴中之阴，具有泄下作用；味薄为阴中之阳，具有通利小便的作用。马莳注："唯味之厚者为

纯阴，所以用之则泄泻其物于下。如大黄，气大寒，味极厚，为阴中之阴，主于泄泻是也。味之薄者为阴中之阳，所以用之则流通，不至于泄泻也。如木通、泽泻，为阴中之阳，主于流通。"

〔12〕气薄则发泄，厚则发热：气薄为阳中之阴，阳性升散，向外发泄，故多具有发汗解表的作用；气厚为纯阳，阳盛则热，能助长阳气，故具有助阳生热的作用。

〔13〕壮火之气衰，少火之气壮：药食气味纯阳者为壮火，温和者为少火。气，指正气。之，作"使""令"解。如马莳注："气味太厚者，火之壮也，用壮火之品，则吾人之气不能当之，而反衰矣。如用乌、附之类，而吾人之气不能胜之，故发热。气味之温者，火之少也，用少火之品，则吾人之气渐尔生旺而益壮矣。如用参、归之类，而气血渐旺者是也。"后世将壮火、少火引申指人体生理之火和病理之火。

〔14〕壮火食气，气食少火：前"食"字，指消蚀，后"食"字，同"饲"，意谓药食气味纯阳者可以消耗人体元气，药食气味温和者可以充养人体元气。马莳注："何以壮火之气衰也？正以壮火能食吾人之气，故壮火之气自衰耳。何以少火之气壮也？正以吾人之气能食少火，故少火之气渐壮耳。"

〔15〕气味，辛甘发散为阳，酸苦涌泄为阴：药食阴阳五味属性不同，作用亦异。张志聪注："言气味固分阴阳而味中复有阴阳之别。辛走气而性散，甘乃中央之味而能灌溉四旁，故辛甘主发散为阳也。苦主泄下，而又炎上作苦，酸主收降而又属春生之木味，皆能上涌而下泄，故酸苦涌泄为阴也。"

【译文】

水为阴，火为阳。以药食气味来说，则气为阳，味为阴。

药食之味能滋养人的形体，形体得到药食之味又能滋养正气。药食之气能滋生精气，精气又促进气化。人体精气和形体依赖药食之气味的滋养，药食之气味又能促进精气的化生和形体的生长发育。药食之气味太过能损害人的精气、形体及气化功能。物之味者属阴，多下行走下窍；物之气者属阳，多上行而达上窍。味厚的药物为纯阴，即阴中之阴，味薄的为阴中之阳；气厚的药物为纯阳，即阳中之阳，气薄的为阳中之阴。味厚的药物具有泻下作用，味薄的具有通利小便作用；气薄的药物具有发汗作用，气厚的能助阳发热。

药食气味纯阳者会使人体正气衰弱，温和者可以使人体正气强壮；纯阳者可消蚀人体正气，温和者可滋生人体正气；纯阳者可耗散人体正气，温和者可生养人体正气。气味辛甘的药物，属阳，具有发散作用；气味辛苦的药物，属阴，具有催吐和泻下作用。

【原文】

阴胜则阳病，阳胜则阴病[1]。阳胜则热，阴胜则寒[2]。重寒则热，重热则寒[3]。

寒伤形，热伤气[4]。气伤痛，形伤肿[5]。故先痛而后肿者，气伤形也；先肿而后痛者，形伤气也。风胜则动[6]，热胜则肿[7]，燥胜则干[8]，寒胜则浮[9]，湿胜则濡泻[10]。

天有四时五行，以生长收藏，以生寒暑燥湿风。人有五藏，化五气，以生喜怒悲忧恐[11]。故喜怒伤气，寒暑伤形[12]。暴怒伤阴，暴喜伤阳[13]。厥气上行，满脉去行[14]。喜怒不节，寒暑过度，生乃不固。故重[15]阴必阳，重阳必阴。

故曰：冬伤于寒，春必温病[16]；春伤于风，夏生飧泄[17]；

夏伤于暑，秋必痎疟[18]；秋伤于湿，冬生咳嗽[19]。

【注释】

[1] 阴胜则阳病，阳胜则阴病：阴，指酸苦类的药物和食物。阳，指辛甘类的药物和食物。药食过于酸苦则损伤人体阳气，过于辛甘则耗损人体阴精。马莳注："用酸苦涌泄之品至于太过，则阴胜矣。阴承上文物类而言。阴胜则吾人之阳分不能敌阴品，而阳分斯病也……用辛甘发散之品至于太过，则阳胜矣……阳胜则吾人之阴分不能敌阳品，而阴分斯病也。"此句至下文"阳胜则热，阴胜则寒。重寒则热，重热则寒"，文意皆指药食气味作用而言，后世引申指人体阴阳寒热盛衰的病机变化。

[2] 阳胜则热，阴盛则寒：药食辛甘太过，易产生热病；酸苦太过，易产生寒病。王冰注："是则太过而致也。"

[3] 重寒则热，重热则寒：反复应用寒性药物则产生热病，反复应用热性药物则产生寒病。张志聪注："苦化火，酸化木，久服酸苦之味，则反有木火之热化矣。辛化金，甘化土，久服辛甘之味，则反有阴湿之寒化矣。所谓久而增气，物化之常也。气增而久，天之由也。"此说明物极必反、阴阳转化之理。

[4] 寒伤形，热伤气：寒属阴，故伤人形质；热属阳，故伤人之气。此言邪气伤人以类相从。楼英《医学纲目》云："寒则人气内藏，则寒之伤人，先着于形，故曰寒伤形。暑则人气外溢，则暑之伤人，先着于气，故曰热伤气也。"

[5] 气伤痛，形伤肿：指气伤则气机郁滞，故痛；形伤则血稽留不行，故肿。李中梓注："气喜宣通，气伤则壅闭而不通，故痛；形为质象，形伤则稽留而不化，故肿。"

[6] 风胜则动：动，指形体肢体动摇震颤的病证。王冰注：

"风胜，则庶物皆摇，故为动。"

[7] 热胜则肿：火热内郁，营气逆于肉理，发为痈疡红肿。王冰注："热胜，则阳气内郁，故红肿暴作，甚则荣气逆于肉理聚为痈脓之肿。"

[8] 燥胜则干：干，指津液干涸一类的病证。张介宾注："燥胜者，为津液枯涸、内外干涩之病。"

[9] 寒胜则浮：浮，浮肿。寒为阴邪，寒胜则阳气不行，不能化气行水，水聚成为浮肿。按《太素》，"浮"作"胕"，全身浮肿之义。张介宾注："寒胜者阳气不行，为胀满浮虚之病。"

[10] 湿胜则濡泻：濡泻，泄泻稀溏，又称湿泻，为湿邪伤脾所致。湿胜内攻于肠胃，脾被湿困，不能运化水谷，水谷清浊不分，并走大肠，发为濡泻。

[11] 人有五藏，化五气，以生喜怒悲忧恐：即五脏藏精藏神，其功能活动在外可表现为喜怒悲忧恐的五志变化。马莳注："人有肝心脾肺肾之五脏，以化五脏之气，而喜怒忧悲恐之五志从兹而生焉。"五气，指五脏的功能活动。悲，应从《素问·天元纪大论》作"思"。

[12] 喜怒伤气，寒暑伤形：喜怒，概指七情；寒暑，概指六气。喜怒从内发，故伤气；寒暑从外入，故伤形。

[13] 暴怒伤阴，暴喜伤阳：气为阳，血为阴。肝藏血，属阴；心藏神，属阳。暴怒则肝气逆而血乱，故伤阴。暴喜则心神涣散，故伤阳。张志聪注："多阳者，多喜，多阴者，多怒，喜属阳而怒属阴也。是以卒暴而怒则有伤于阴矣，卒暴之喜则有伤于阳矣。"

[14] 厥气上行，满脉去行：厥逆之气上行，满于经脉，神气浮越，脱离形骸。此言大怒伤人的症状及预后。张介宾注："言

寒暑喜怒之气，暴逆于上，则阳独实，故满脉。阳亢则阴离，故去形。此孤阳之象也。《脉经》曰：诸浮脉无根者死。有表无里者死。其斯之谓。"

［15］重：极也。

［16］冬伤于寒，春必温病：冬伤于寒，邪气内伏，郁而化热，至春阳气升发之时，又感春令之风邪，风为阳邪，新感引动伏邪，两阳相合，发为温病。

［17］春伤于风，夏生飧泄：春伤于风，风属木，木气通于肝，当时不病，邪气伏藏，至长夏脾土当令之时，木郁乘土，发为飧泄。

［18］夏伤于暑，秋必痎（jiē）疟：夏季伤于暑邪，邪气流连体内，郁而化热，至秋感受秋凉之邪，外寒内热，寒热交争，发为痎疟。痎疟，疟疾的总称。

［19］秋伤于湿，冬生咳嗽：夏秋之交，感受湿邪，湿邪困脾，延至冬季，又感寒邪，新感引动伏邪，则发咳嗽。

【译文】

人体阴气偏盛，则损及于阳；阳气偏盛，则损及于阴。阳气偏盛，则发热；阴气偏盛，则恶寒。寒证发展到极点，就会表现出热象；热证发展到极点，就会表现出寒象。

寒邪损伤形体，热邪伤人气分。气分受伤则出现疼痛，形体受伤则浮肿。所以，先痛而后肿的，是气分受损而伤及形体；先肿而后痛的，是形体受损而伤及气分。风邪太过，则易生形体肢节动摇振颤一类的病证；热邪太过，易生痈脓之肿；燥邪太过，易生津液干枯一类的病证；寒邪太过，易生浮肿；湿邪太过，则易生濡泻。

自然界有四时五行的变化，产生寒、暑、燥、湿、风的气候变化，则自然界的万物才有生、长、化、收、藏的变化。人有五脏，以化五脏之气，使人产生喜、怒、悲、忧、恐五种情志变化。因此，情志变化，多损伤五脏之气；六淫之邪，多损伤人的形体。暴怒则肝之气逆血乱，故伤阴血；暴喜则心之神气涣散，故伤于阳。厥逆之气上行，则脉满血溢，神气浮越，神脱离形骸。情志不加节制，寒热失调，生命活动就会受到危害。阴盛到极点则转化为阳，阳盛到极点则转化为阴。

所以说，冬季感于寒，至春则生温病；春季伤于风邪，至夏则生飧泄；夏季伤于暑邪，至秋则发痎疟；秋季伤于湿邪，至冬则生咳嗽。

【原文】

帝曰：余闻上古圣人，论理人形[1]，列别藏府[2]，端络经脉[3]，会通[4]六合[5]，各从其经，气穴[6]所发，各有处名，溪谷属骨[7]，皆有所起，分部逆从[8]，各有条理，四时阴阳，尽有经纪[9]，外内之应，皆有表里，其信然[10]乎？

【注释】

[1] 论理人形：研究人体形态结构。

[2] 列别藏府：研究脏腑的位置及性能。

[3] 端络经脉：探讨经脉的终始与循行。端，此处作"头绪"解。

[4] 会通：融会贯通。马莳注："脉有六合则会通之。"

[5] 六合：一阴一阳表里两经相配，即一合。阴阳十二经脉共有六合。

[6] 气穴：指经气输注于体表的穴位，即经穴。

[7] 溪谷属骨：指与大小分肉相连接的骨节。溪谷，指人体肌肉间隙或凹陷部位，泛指肌肉。《灵枢·气穴论》云："肉之大会为谷，肉之小会为溪。"

[8] 分部逆从：张志聪注："分部者，皮之分部也。皮部中之浮络分三阴三阳，有顺有逆，各有条理也。"

[9] 经纪：纲纪。指四时阴阳变化规律。

[10] 信然：确实，果真。

【译文】

黄帝问：我听说古代对医学有造诣的人，研究人体，辨别五脏，审察经脉的循行、分布，探讨三阴三阳经脉的会通、交合及经脉的具体循行路线，研究经气所发出的穴位，了解经脉及穴位的名称，肌肉连属于骨的具体起始部位，发现三阴三阳经脉分部的逆从各有条理，四时阴阳的变化非常有规律，自然界的变化与人体相通应，并都有表里相合的关系，可以相信这些说法吗？

【原文】

岐伯对曰：东方生风[1]，风生木[2]，木生酸[3]，酸生肝[4]，肝生筋，筋生心[5]，肝主目。其在天为玄，在人为道，在地为化。化生五味，道生智，玄生神[6]，神在天为风，在地为木，在体为筋，在藏为肝，在色为苍，在音为角[7]，在声为呼[8]，在变动为握[9]，在窍为目，在味为酸，在志为怒。怒伤肝，悲胜怒；风伤筋，燥胜风；酸伤筋，辛胜酸。

南方生热，热生火，火生苦，苦生心，心生血，血生脾，心主舌。其在天为热，在地为火，在体为脉，在藏为心，在色为赤，在音为徵，在声为笑，在变动为忧，在窍为舌，在味为苦，在志为喜。喜伤心，恐胜喜；热伤气[10]，寒胜热；苦伤气，咸胜苦。

中央生湿，湿生土，土生甘，甘生脾，脾生肉，肉生肺，脾主口。其在天为湿，在地为土，在体为肉，在藏为脾，在色为黄，在音为宫，在声为歌，在变动为哕，在窍为口，在味为甘，在志为思。思伤脾，怒胜思；湿伤肉，风胜湿；甘伤肉，酸胜甘。

西方生燥，燥生金，金生辛，辛生肺，肺生皮毛，皮毛生肾，肺主鼻。其在天为燥，在地为金，在体为皮毛，在藏为肺，在色为白，在音为商，在声为哭，在变动为咳，在窍为鼻，在味为辛，在志为忧。忧伤肺，喜胜忧；热伤皮毛，寒胜热[11]；辛伤皮毛，苦胜辛。

北方生寒，寒生水，水生咸，咸生肾，肾生骨髓，髓生肝，肾主耳。其在天为寒，在地为水，在体为骨，在藏为肾，在色为黑，在音为羽，在声为呻，在变动为栗，在窍为耳，在味为咸，在志为恐。恐伤肾，思胜恐；寒伤血，燥胜寒[12]；咸伤血[13]，甘胜咸。

【注释】

[1] 东方生风：张介宾注："风者天地之阳气；东者日生之阳方，故阳生于春，春王于东，而东方生风。"与下文"南方生热""中央生湿""西方生燥""北方生寒"等，说明风、热、湿、燥、寒为五方五时之主气。

[2] 风生木：天之风气，化生地之五行木气。张介宾注："风动则木荣也。"与下文"热生火""湿生土""燥生金""寒生

风"相联系，在天之五气风、热、湿、燥、寒能化生在地之木、火、土、金、水五行。

［3］木生酸：论五味与五行的归属关系。酸味的五行属性属木。《尚书·洪范》孔颖达疏："木生子实，其味多酸，五果之味虽殊，其为酸一也。"火生苦，《尚书·洪范》云："火曰炎上，炎上作苦。"土生甘，《尚书·洪范》郑注："甘味生于百谷，是土之所生，故甘为土之味。"金生辛，《尚书·洪范》孔颖达疏："金之在火，别有腥气，非苦非酸，其味近辛，故辛为金之气。"水生咸，《尚书·洪范》孔颖达疏："水性本甘，久浸其地，变而为卤，卤味乃咸。"

［4］酸生肝：酸味入肝。与下文"心生血"等论述了五味与五脏的关系。

［5］筋生心：筋，代表肝。肝属木，心属火，木生火。筋生心，即肝生心。指出了五行五脏之间的相生关系。张介宾注："木生火也。"余类推。

［6］其在天为玄，在人为道……玄生神：此六句，东方独有，他方皆无。张介宾注："盖东方为生物之始，而元贯四德，春贯四时，言东方之化，则四气尽乎其中矣。此盖通举五行六气之大法，非独指东方为言也。观《天元纪大论》有此数句，亦总贯五行而言，其义可见。"玄，《说文解字》云："幽远也。"

［7］角：五音之一，与下文的徵、宫、商、羽共为五音，分别应于肝、心、脾、肺、肾五脏。

［8］呼：五声之一，呼与下文的笑、歌、哭、呻为共五声，分别应于肝、心、脾、肺、肾五脏。张介宾注："怒则叫呼……喜则发笑，心之声也……得意则歌，脾之声也……悲哀则哭，肺之声也……脾志思，思而得之，则发声为歌……在志为怒，故发声

为呼……肾气在下，故声欲太息而伸出之。"

[9] 在变动为握：指在病变上表现为手足抽搐拘挛。变动，指病变。握与下文忧、哕、咳、栗为五脏变动的特征。握，即搐搦握拳。

[10] 热伤气：据上下文体例，似当作"热伤脉"。

[11] 热伤皮毛，寒胜热：《太素》作"燥伤皮毛，热胜燥"。

[12] 寒伤血，燥胜寒：《太素》作"寒伤骨，湿胜寒"。

[13] 咸伤血：《太素》作"咸伤骨"。

【译文】

岐伯回答说：东方阳升主春，故生风，风能生木，木能生酸味，酸味能滋养肝，肝之精能滋养筋，筋的功能正常又有助于心，肝气通目。东方阳升主春的变化深奥微妙，在人体也有与之相应的变化规律，在大地则表现为化生万物。万物能化生五味，掌握人体与自然界变化的规律，则能产生无穷的智慧，自然界深奥玄妙，人神应之。东方阳升主春的变化，在天则为风，在地则为木，在人体则为筋，在五脏为肝，在五色为青，在五音为角，在五声为呼，其疾病变化是抽搐拘挛，应窍在目，在五味为酸，在五志为怒。大怒则伤肝，悲能胜怒；风气太过则伤筋，燥能胜风；酸味太过则伤筋，辛味能胜酸。

南方阳盛主夏，故生热，热盛则生火，火能生苦味，苦味能滋养心，心之精能滋养血，血的功能正常又有助于脾，心气通于舌。南方阳盛主夏的变化，在天则为热，在地则为火，在体则为脉，在五脏为心，在五色为赤，在五音为徵，在五声为笑，其疾病变化是善忧，开窍于舌，在五味为苦，在五志为喜。过喜则伤心，恐能胜喜；热能伤人的气分，寒能胜热；苦味太过也能伤气分，咸味能胜苦。

中央湿盛主长夏，湿能生土，土能生甘味，甘味能滋养脾，脾之精能滋养肌肉，肌肉功能正常又有助于肺，脾气通口，长夏湿盛的变化，在天则为湿，在地则为土，在体则为肌肉，在五脏为脾，在五色为黄，在五音为宫，在五声为歌，其疾病变化是哕，开窍于口，在五味为甘，在五志为思。思虑太过则伤脾，怒能胜思；湿气太过则伤肌肉，风能胜湿；甘味太过也能伤肌肉，酸味能胜甘。

西方少雨主秋，故生燥，燥盛则生金，金能生辛味，辛味能滋养肺，肺之精能滋养皮毛，皮毛功能正常又有助于肾，肺气通鼻。西方少雨主秋的变化，在天则为燥，在地则为金，在体则为皮毛，在五脏为肺，在五色为白，在五音为商，在五声为哭，其疾病变化是咳，开窍于鼻，在五味为辛，在五志为忧。忧愁太过则伤肺，喜能胜忧；热气太过能伤皮毛，寒能胜热；辛味太过也能伤皮毛，苦味能胜辛。

北方阴盛主冬，故生寒，寒盛则生水，水能生咸味，咸味能滋养肾，肾之精能充养骨髓，骨髓功能正常又有助于肝，肾气通耳。北方阴盛主冬的变化，在天则为寒，在地则为水，在体则为骨，在五脏为肾，在五色为黑，在五音为羽，在五声为呻，其疾病变化是恶寒战栗，开窍于耳，在五味为咸，在五志为恐。恐惧能伤肾，思能胜恐；寒气太过则伤血，燥能胜寒；咸味太过也能伤血，甘味能胜咸。

【原文】

故曰：天地者，万物之上下也；阴阳者，血气之男女也[1]；左右者，阴阳之道路也[2]；水火者，阴阳之征兆也；阴阳者，万物之能始^[3]也。故曰：阴在内，阳之守也；阳在外，阴之使也^[4]。

帝曰：法阴阳^[5]奈何？岐伯曰：阳胜则身热，腠理闭，喘粗为之俛仰^[6]，汗不出而热，齿干以烦冤^[7]腹满死，能冬不能夏^[8]。阴胜则身寒汗出，身常清^[9]，数栗而寒，寒则厥^[10]，厥则腹满死，能夏不能冬。此阴阳更胜^[11]之变，病之形能^[12]也。

帝曰：调此二者^[13]奈何？岐伯曰：能知七损八益^[14]，则二者可调，不知用此，则早衰之节也。年四十，而阴气自半也，起居衰矣。年五十，体重，耳目不聪明矣。年六十，阴痿^[15]，气大衰，九窍不利，下虚上实，涕泣俱出矣。故曰：知之则强，不知则老，故同出而名异^[16]耳。智者察同，愚者察异^[17]，愚者不足，智者有余，有余则耳目聪明，身体轻强，老者复壮，壮者益治。是以圣人为无为^[18]之事，乐恬憺之能^[19]，从欲快志于虚无之守^[20]，故寿命无穷，与天地终，此圣人之治身也。

【注释】

[1] 阴阳者，血气之男女也：张志聪注："阴阳之道，其在人则为男为女，在体则为气为血。"又，孙诒让《札迻》云："阴阳者，血气之男女也，疑当作血气者，阴阳之男女也。"以男女阴阳言血气。据文例，则《札迻》可从。

[2] 左右者，阴阳之道路：古代浑天说认为天体自东向西旋转，人观测天体旋转时面南而立，则左东右西。太阳东升西落，即左升右降，故言左右为阴阳升降之道路。

[3] 能始：元始，本始。能，通"胎"。孙诒让《札迻》云："能者，胎之借字。"《尔雅·释诂》云："胎，始也。"

[4] 阴在内，阳之守也；阳在外，阴之使也：阴在内为阳气之镇守，阳在外为阴气之役使。守，镇守于内；使，役使于外。

言阴阳互根互用的关系。张介宾注："守者守于中，使者运于外。以法象言，则地守乎中，天运于外……以气血言，则营守于中，卫运于外。故朱子曰：阳以阴为基，阴以阳为偶。"

[5]法阴阳：效法自然界阴阳的变化规律。张介宾注："法，则也，以辨病之阴阳也。"

[6]喘粗为之俛仰：呼吸喘急气粗而身体前俯后仰。俛，通"俯"。张介宾注："阳盛者火盛，故身热。阳盛者表实，故腠理闭。阳实于胸，则喘粗不得卧，故为俛仰。汗闭于外，则热郁于内，故齿干。阳极则伤阴，故以烦冤腹满死。"

[7]烦冤：心烦胸闷。冤，通"悗"，闷也，古之"悗"与"闷"通用。

[8]能冬不能夏：能，音义同"耐"。张介宾注："阴竭者，得冬之助，犹可支持，遇夏之热，不能耐受矣。冤，郁而乱也。"

[9]身常清：身体常觉清冷。张介宾注："阴盛则阳衰，故身寒。阳衰则表不固，故汗出而身冷。"

[10]厥：四肢厥冷。此为阳虚阴盛之候。

[11]更胜：指阴阳胜负交替。《说文解字》："更，改也。"

[12]病之形能（tài）：即病态。能，通"态"。耐、态，古通用。

[13]二者：指阴阳。

[14]七损八益：指自然界阴阳盛衰之道。按洛书方位，七为西方之数，八为东北方之数。七（西方）是阳气衰损之位；八（东北方）为阳气生益之位。又，据马王堆出土竹简《养生方·天下至道谈》所载，此指房中术，即指七种有损于肾精、八种有益于肾精的养生方法。

[15]阴痿：阳事不举，即阳痿。

[16]同出而名异：指出生时人体的精气状况基本相同，但最终的寿命却有强壮与早衰的不同。于鬯注："出当训生……是并生于世，而有强老之异名。"

[17]智者察同，愚者察异：高世栻注："察同者，于同年未衰之时而省察之，智者之事也。察异者，于强老各异之日而省察之，愚者之事也。"察，昭著，明显。

[18]无为：道家语，即顺应自然而为。张介宾注："自然而然者，即恬恢无为之道也。"

[19]能：通"态"。

[20]从欲快志于虚无之守：张介宾注："从欲，如孔子之从心所欲也。快志，如庄子之乐全得志也。虚无之守，守无为之道也。"胡澍《素问校义》云："守字不相属。守，当作宇。……宇，居也。"

【译文】

所以说：天地是万物的上下；血气是有阴阳之别的男女；人面南而立，左右是阴阳升降的道路；水火是阴阳的象征；阴阳是万物变化的根本。所以说：阴在内，为阳之镇守；阳在外，为阴之役使。

黄帝问：人怎样效法于阴阳呢？岐伯说：阳气偏盛则身体发热，腠理闭塞，喘促，呼吸困难，并且身体前俯后仰，无汗而热，牙齿干燥，心烦满闷，腹部胀满，预后不良，能耐受冬天的寒凉，不能耐受夏天的炎热。阴气偏盛则身体寒冷而自汗出，常常恶寒战栗，甚至手足厥冷，腹部胀满，预后不良，能耐受夏天的炎热，不能耐受冬天的寒冷。这就是阴阳交替胜负的疾病表现。

　　黄帝问：怎样调理阴阳呢？岐伯说：能知道自然阴阳消长盛衰的规律，则能把身体阴阳调理得协调，不知则渐渐早衰。一般来说，四十岁时，肾气就衰其半，行动迟缓。五十岁时，身体笨重，行动更加迟缓，听力、视力都下降。六十岁时，男子会出现阳痿，肾气大衰，九窍不通利，阳气衰于下而阴气上逆，故常流涕泪。所以说，知晓阴阳之道并运用之，则身体强壮，否则衰老，所以，虽然是同年龄的人，却有寿夭的不同。智者的行为明显与养生之道相同，愚者的行为明显与之不同，愚者正气不足，智者正气充足，正气充足则耳聪目明，身轻体强，若是老年，则像壮年一样健壮，若是壮年，则身体更加健康、强壮。因此，懂得养生之道的人，在外不做损伤形体之事，在内无贪心杂念等思想之患，少欲，乐观，心情舒畅，故能长寿，享尽天赋的寿命。这就是圣人的养生之道。

【原文】

　　天不足西北，故西北方阴也，而人右耳目不如左明[1]也。地不满东南，故东南方阳也，而人左手足不如右强[2]也。

　　帝曰：何以然？岐伯曰：东方阳也，阳者其精并[3]于上，并于上则上明[4]而下虚，故使耳目聪明而手足不便也。西方阴也，阴者其精并于下，并于下则下盛而上虚，故其耳目不聪明而手足便也。故俱[5]感于邪，其在上则右甚，在下则左甚，此天地阴阳所不能全也，故邪居之[6]。

　　故天有精，地有形[7]，天有八纪，地有五里[8]，故能为万物之父母。清阳上天，浊阴归地，是故天地之动静，神明为之纲纪[9]，故能以生长收藏，终而复始。唯贤人上配天以养头，下象地以养足[10]，中傍人事以养五藏[11]。

天气通于肺，地气通于嗌[12]，风气通于肝，雷气通于心，谷气通于脾，雨气通于肾[13]。六经为川，肠胃为海，九窍为水注之气[14]。以天地为之阴阳，阳之汗，以天地之雨名之；阳之气，以天地之疾风[15]名之。暴气象雷，逆气象阳[16]。故治[17]不法天之纪，不用地之理，则灾害至矣。

【注释】

[1]天不足西北，故西北方阴也，而人右耳目不如左明：源自早期"天塌西北，地陷东南"的盖天说。天为阳，地为阴，东南为阳，西北为阴，故天阳之气不足于西北方，地阴之气不足于东南方。耳目在上，在上法天。人体面南而立，右耳目对应天之西北，故右耳目不如左明。

[2]地不满东南，故东南方阳也，而人左手足不如右强：手足在下，在下则法地。人体左侧肢体对应东南之阳，故左手足不如右强。

[3]并：会聚，聚集。

[4]明：盛之义。

[5]俱：指上、下。

[6]此天地阴阳所不能全也，故邪居之：张介宾注："夫邪之所凑，必因其虚，故在上则右者甚，在下则左者甚。盖以天之阳不全于上之右，地之阴不全于下之左，故邪得居之而病独甚也。"

[7]天有精，地有形：精，指五行的精气；形，指地之万物的形体。古人认为日为阳精之宗，月为阴精之宗。木、火、土、金、水五大行星为五行精气的本源。在天之五行精气降于地而成为万物之形。王冰注："阳为天，降精气以施化；阴为地，布和气

以成形。"

　　[8]天有八纪，地有五里：天有八节之纪，地有五行之理。八纪，即指冬至、夏至、春分、秋分、立春、立夏、立秋、立冬八个节气。五里，五行化育之理。里，《太素·阴阳》作"理"。

　　[9]神明为之纲纪：张介宾注："神明者，阴阳之情状也。天地动静，阴阳往来，即神明之纲纪也。"

　　[10]贤人上配天以养头，下象地以养足：天为清阳，人体上部属阳，故调养头面之气侧重于补益清阳之气；地为浊阴，人体下部属阴，故调养下肢之气侧重于补阴。

　　[11]中傍人事以养五藏：吴崑注："中傍人事以养五脏，法人事之和也。"

　　[12]天气通于肺，地气通于嗌：天气通过呼吸进入肺，饮食之气通过嗌进入胃。张介宾注："天气，清气也，谓呼吸之气。地气，浊气也，谓饮食之气。清气通于五脏，由喉而先入肺。浊气通于六腑，由嗌而先入胃。嗌，咽也。"

　　[13]风气通于肝，雷气通于心，谷气通于脾，雨气通于肾：风、雷、谷、雨分别指五行之木、火、土、水，故与肝、心、脾、肾四脏相通。

　　[14]九窍为水注之气：张介宾注："水注之气，言水气之注也，如目之泪，鼻之涕，口之津，二阴之尿秽皆是也。虽耳若无水，而耳中津气湿而成垢，是即水气所致。气至水必至，水至气必至，故言水注之气。"

　　[15]天地之疾风：《太素》卷三无"疾"字。"天地之风"与上文"天地之雨"为对文。

　　[16]暴气象雷，逆气象阳：张介宾注："天有雷霆，火郁之发也；人有刚暴，怒气之逆也。故语曰雷霆之怒。天地之气，升

降和则不逆矣。天不降，地不升，则阳亢于上，人之气逆亦犹此也。"

[17] 治：治理。引申为调养身体。

【译文】

西北方阳气不足，故属阴，阴气偏盛，应于人体，则人体右侧耳目不如左侧耳目聪明。东南方阴气不足，故属阳，阳气偏盛，应于人体，则人左侧手足不如右侧手足灵活有力。

黄帝问：为什么会这样呢？岐伯说：东方属阳，人的左侧也属阳，阳气从左侧上升，聚集于上部，则上盛而下虚，所以使人耳目聪明而手足不灵活。西方属阴，阴气从右侧下降，聚集于下部，则下盛而上虚，所以使人耳目不聪明而手足灵活。所以，若上下同时感受邪气，在上部则右侧重，在下部则左侧重，这是因为天地阴阳的运动不是绝对平衡的缘故。故邪气侵入人体，一般是停留在虚弱不足之处。

所以天有天之精气，地有万物之形体，天有八个节气的变化规律，地有东西南北中五方之别，所以天地才能够成为万物的起源。清阳之气上升于天，浊阴之气下降于地，因此，天地万物的运动变化，都是以阴阳的神妙变化为纲纪，所以能使万物有生长收藏，终而复始。只有贤德的人能上应天以养头，下应地以养足，中则依附人事以养五脏。

天之清气通于肺，地之谷气通于咽，风木之气通于肝，雷火之气通于心，水谷之气通于脾，雨水之气通于肾。人体的三阴三阳六经像河流一样周流全身，肠胃像海一样容纳五谷，九窍有水气注入。以天地的阴阳来比喻人身阴阳的话，阳气发泄所出的汗，就像自然界所降的雨；阳气在体内的运行，就像自然界的风；暴怒之气就像打雷；上逆之气，就像自然界的阳气上腾。所以养生若不效法天地自然界运动变化的规律，则产生灾害。

【原文】

故邪风之至，疾如风雨[1]，故善治者治皮毛[2]，其次治肌肤[3]，其次治筋脉[4]，其次治六府[5]，其次治五藏。治五藏者，半死半生也[6]。故天之邪气，感则害人五藏[7]；水谷之寒热，感则害于六府[8]；地之湿气，感则害皮肉筋脉[9]。

故善用针者，从阴引阳，从阳引阴[10]，以右治左，以左治右[11]，以我知彼[12]，以表知里，以观过与不及之理，见微得过[13]，用之不殆。

善诊者，察色按脉，先别阴阳；审清浊，而知部分[14]；视喘息，听音声，而知所苦[15]；观权衡规矩[16]，而知病所主。按尺寸[17]，观浮沉滑涩，而知病所生以治；无过以诊，则不失矣。

【注释】

[1] 邪风之至，疾如风雨：邪风，此泛指六淫之邪。至，侵入的意思。马莳注："故邪风之至于人身也，犹之风雨之速，邪风，即《上古天真论》之虚邪贼风。"

[2] 善治者治皮毛：王冰注："止于萌也。"张志聪注："阳气者，卫外而为固也。天之阳邪始伤皮毛气分，故善治者，助阳气以宣散其邪不使内入于阴也。"

[3] 其次治肌肤：王冰注："救其已生。"张志聪注："邪在皮毛，留而不去，则入于肌肤矣。肌肤尚属外之气分，亦可使邪从外解，故其治之次也。"

[4] 其次治筋脉：王冰注："攻其已病。"张志聪注："邪在肌

肤，留而不去，则入于经络矣。经脉内连脏腑，外络身形，善治者，知邪入于经，即从经而外解，不使内于脏腑，此为治之法，又其次也。"

［5］其次治六府：王冰注："治其已甚。"张志聪注："邪入于经，留而勿治则入于里矣，故只可从腑而解。"

［6］治五藏者，半死半生也：张志聪注："邪在五脏经气之间尚可救治而生，如干脏则死矣，故曰半死半生也。夫皮肤气分为阳，经络血分为阴，外为阳，内为阴，腑为阳，脏为阴，邪在阳分为易治，邪在阴分为难治，以上论为治之道当取法乎阴阳也。"

［7］天之邪气，感则害人五藏：张介宾注："天之邪气，即风寒暑湿火燥，受于无形者也。喉主天气而通于脏，故感则害人五脏。"

［8］水谷之寒热，感则害于六府：张介宾注："水谷之寒热，即谷食之气味，受于有形者也。咽主地气而通于腑，故感则害于六腑。"

［9］地之湿气，感则害皮肉筋脉：张介宾注："人之应土者肉也，湿胜则营卫不行，故感则害于皮肉筋脉。"

［10］从阴引阳，从阳引阴：针刺阴分，以引导阳分的经气；或针刺阳分，以引导阴分的经气。引，指引经络之气以调节虚实。张志聪注："阴阳气血外内左右交相贯通，故善用针者，从阴而引阳分之邪，从阳而引阴分之气。"例如：阴经病变可针刺与其相表里的阳经，阳经的病变可针刺与其相表里的阴经，五脏的病变可取与之相应的背俞穴，六腑的病变可取胸腹相应的募穴，上病可以取下，下病可以取上。

［11］以右治左，以左治右：针刺左侧经脉的穴位，调治右侧的病变；针刺右侧经脉的穴位，调治左侧的病变。

[12]以我知彼：以医生的正常来衡量病人的异常。如调息察脉之法。我，医生；彼，患者。杨上善注："谓医不病，能知病人。"

[13]见微得过：在病之初起轻微之时，就能判断其发展变化的严重后果。微，疾病初起之萌芽状态。过，疾病的发展变化的严重后果。张志聪注："以我之神得彼之情，以表之证知里之病。观邪正虚实之理而补泻之，见病之微萌而得其过之所在，以此法用之而不至于危殆矣。"

[14]审清浊，而知部分：审查面部清浊色泽所在部分，就能判断疾病在内里脏腑所属。清浊，指气色；部分，指面部的五色分布。吴崑注："色清而明，病在阳分；色浊而暗，病在阴分。"

[15]视喘息，听音声，而知所苦：根据望诊、闻诊，知晓病人最痛苦的症状，以判断疾病在内所属脏腑。吴崑注："喘粗气热为有余，喘息气寒为不足，息高者心肺有余，吸弱者肝肾不足。声大而缓者为宫，苦病脾；声轻而劲者为商，苦病肺；声高而直者为角，苦病肝；声和而美者为徵，苦病心；声沉而深者为羽，苦病肾。"苦，此指病苦。

[16]权衡规矩：此指四时正常脉象。《素问·脉要精微论》云："春应中规，夏应中矩，秋应中衡，冬应中权。"张志聪注："观四时所应之脉，而知病之所主者何脏。"

[17]按尺寸：尺，指尺肤部，即上肢前臂内侧腕横纹至肘横纹之间的部位；寸，指寸口脉。丹波元简注："谓按尺肤而观滑涩，按寸口而观浮沉也。"

【译文】

外感之邪侵犯人体，其势急如风雨，所以善于诊治病的医生，在邪气刚刚侵犯皮毛时，就给予治疗；水平稍差一点的医生，在邪气侵犯肌肤时，给予治疗；再差一点的医生，在邪气侵犯筋脉时，才给予治疗；更差的医生，当邪气侵犯六腑时，才给予治疗；最差的医生，待邪入五脏才予以治疗。当邪气侵入到五脏时，邪气深入于里，病已难治，预后不良。所以四时之邪气，侵入人体，易伤害五脏；饮食寒热不节，易伤害六腑；地之湿气，易伤害皮肉筋脉。

因此，善于用针刺治病的医生，病在阳分，就针刺阴分，病在阴分，就针刺阳分；取右侧腧穴治疗左侧的病变，取左侧腧穴治疗右侧的病变；以医生的正常，衡量患者的异常；从外表的症状，测知内里的病变，并能分析其病机虚实。在病之初起，就能知道其发展变化的严重后果，能够这样，就不会发生延误病情的危险。

善于诊察疾病的医生，望色切脉，先辨别疾病的阴阳属性。审察面部五色的清浊及分布部位；观察患者的呼吸之状，听其喘息之声，以知患者患何之苦；诊察四时脉象，以了解病变部位；按尺肤切寸口，根据浮、沉、滑、涩等脉象，以判定疾病发生的原因。如能这样，那么无论是在诊断方面还是在治疗方面，就不会发生过错了。

【原文】

故曰：病之始起也，可刺而已；其盛，可待衰而已[1]。故因其轻而扬之[2]，因其重而减之[3]，因其衰而彰之[4]。形不足者，温之以气[5]；精不足者，补之以味。其高者，因而越之[6]；其下者，引而竭之[7]；中满者，泻之于内[8]；其有邪者，渍形以为汗[9]；其在皮者，汗而发之[10]；其慓悍者，按而收之[11]；其实者，散而泻之[12]。审其阴阳，以别柔刚[13]，阳病治阴，阴病治阳[14]，定其血气，各守其乡[15]，血实宜决之[16]，气虚宜掣引之[17]。

【注释】

[1] 其盛，可待衰而已：特殊情况下，邪气正盛之时，不宜针刺直接攻邪，要待病邪稍衰后针刺治之，否则会损伤正气。杨上善注："病盛不可疗者，如堂堂之阵，不可即击，待其衰时然后疗者，易得去之，如疟病等也。"吴崑注："病之始起，邪气未盛，可刺而止之。病邪方盛，则正气微，可待其衰也，刺而止之，则不伤正气。"

[2] 因其轻而扬之：指病邪轻浅的，可采用轻扬宣散之法以祛邪外出。轻，指邪轻病浅；扬，指轻扬宣散，即宣散解表法。张介宾注："轻者浮于表，故宜扬之。扬者，散也。"

[3] 因其重而减之：指病邪深重者，宜逐步攻泻邪气。张介宾注："重者实于内，故宜减之。减者，泻也。"

[4] 因其衰而彰之：指阴阳气血虚衰的病证，宜用补益之法。彰，彰显之意，指补益法。张介宾注："衰者气血虚，故宜彰之。彰者，补之益之而使气血复彰也。"

[5] 形不足者，温之以气；阳主外，阴主内。形不足为阳虚，阴不足为精气虚少。阳气不足的病证，宜用气厚的药物以温补，如干姜、肉桂等。张介宾注："以形精言，则形为阳，精为阴。以气味言，则气为阳，味为阴。阳者卫外而为固也，阴者藏精而起亟也。故形不足者，阳之衰也，非气不足以达表而温之。"

[6] 其高者，因而越之：病邪在上者，可运用涌吐之法以祛除邪气。李中梓注："高者，病在上焦。越者，吐也，越于高者之

上也。"

[7] 其下者，引而竭之：病邪在下者，可运用通利或泻下之法以祛除邪气。下，谓病邪在下焦。引而竭之，或利其小便，或通其大便，使其尽出而不留。吴崑注："下，脐之下也。或利其小便，或通其大便，皆是引而竭之。竭，尽也。"

[8] 中满者，泻之于内：指中焦痞满之证，宜用消导之法，以祛除积滞。中满，谓中焦痞满；泻之于内，指消导之法。吴崑注："此不在高，不在下，故不可越，亦不可竭，但当泻之于内，消其坚满是也。"

[9] 其有邪者，渍形以为汗：指邪在表者，可运用浸浴之法以发汗散邪。渍形，指以热水汤药等浸浴身体。张志聪注："渍，浸也。古者用汤液浸渍取汗，以去其邪，此言有邪之在表也。"

[10] 其在皮者，汗而发之：在皮，指邪在皮毛。汗而发之，指发汗法。张志聪注："邪在皮毛取汗而发散之。"

[11] 其慓悍者，按而收之：邪气急猛的病证，要控制症状，制伏邪气。慓悍，指邪气急暴。收，敛也。张介宾注："慓，急也。悍，猛利也。按，察也。此兼表里而言，凡邪气之急利者，按得其状，则可收而制之矣。"

[12] 其实者，散而泻之：实证有表里之分，表实宜散，里实宜泻。吴崑注："表实则散，里实则泻。"

[13] 审其阴阳，以别柔刚：柔刚，即阴阳。张介宾注："形证有柔刚，脉色有柔刚，气味尤有柔刚。柔者属阴，刚者属阳。知柔刚之化者，知阴阳之妙用矣，故必审而别之。"

[14] 阳病治阴，阴病治阳：即阴中求阳、阳中求阴之义。张介宾注："阳胜者阴必病，阴胜者阳必病。如《至真要大论》曰：'诸寒之而热者取之阴，热之而寒者取之阳。'启玄子曰：'壮

水之主，以制阳光；益火之源，以消阴翳。'皆阳病治阴、阴病治阳之道也。亦上文'从阴引阳、从阳引阴'之义。"

[15]定其血气，各守其乡：安定气血，使其各守其位。定，安也。吴崑注："定，安也。诸经皆有血气，宜安定之，使之各守其位，不得出位乘侮也。"

[16]血实宜决之：血实，指瘀血。决之，逐瘀放血之法。吴崑注："血实，邪气凝结于血，血瘀而实也，宜决破其经而出之。"

[17]气虚宜掣引之：气虚下陷之证，宜用益气升提之法。掣引，指补气升提法。张介宾注："掣，《甲乙经》作'掣'，挽也。气虚者，无气之渐，无气则死矣，故当挽回其气而引之使复也。如上气虚者升而举之，下气虚者纳而归之，中气虚者温而补之，是皆掣引之意。"

【译文】

所以说：疾病刚开始的时候，邪气在表，可针刺以祛其邪；邪气太盛之时，应待病势稍衰后再刺之。因此，病邪轻浅在表的，可用发散法；病邪重而入里的，可用泻法；正气虚损的，可用补益法。阳气不足的，应当温补阳气；阴气不足的，应当用味厚的药物以滋补阴精。病在上部的，可用吐法；病在下部的，可用疏利法；腹部胀满的，可用泻下法。邪在肌表的，可用浸渍法使其出汗；邪在皮毛的，可用发汗法；邪气急骤者，当迅速控制之。实证当用散法或泻法。审察疾病的阴阳属性以分别虚实，阳病治阴，阴病治阳，安定气血，并使其功能正常。血实证，可用逐瘀、放血之法；气虚证，可用升提益气法。

阴阳离合论篇第六

【篇解】

　　阴阳，指自然界之阴阳及人身之阴阳。离，分也。合，并也。自然界阴阳变化之数虽然不可胜数，但是，均是一阴一阳变化而来；人身经脉虽有三阴三阳之分，但是亦总不外一阴一阳的变化。由于本篇主要论述了自然界之阴阳及人身之阴阳的离合，故名篇。

　　本篇主要论述了自然界之阴阳虽可推演万千，但其关键不离一阴一阳的变化，并以此论及人身之三阴三阳经脉，虽分而为三，然合之也总属一阴一阳之所化。论述了三阴三阳经脉开、阖、枢的功能特点。提出了"阳予之正，阴为之主"的重要观点。

【原文】

　　黄帝问曰：余闻天为阳，地为阴，日为阳，月为阴，大小月三百六十日成一岁，人亦应之。今三阴三阳，不应阴阳，其故何也？岐伯对曰：阴阳者，数[1]之可十，推之可百，数之可千，推之可万，万之大不可胜数，然其要一[2]也。

　　天覆地载，万物方生，未出地者，命曰阴处，名曰阴中之阴[3]；则出地者，命曰阴中之阳。阳予之正，阴为之主[4]。故生因春，长因夏，收因秋，藏因冬，失常则天地四塞[5]。阴阳之变，其在人者，亦数之可数[6]。

【注释】

[1] 数（shǔ）：推演。

[2] 其要一：一，指阴阳变化之理。吴崑注："言阴阳之道，始于一，推之则十百千万，不可胜数，然其要则本于一阴一阳也。"张介宾注："谓阴阳之道，合之则一，散之则十百千万，亦无非阴阳之变化。故于显微大小，象体无穷，无不有理存焉。然变化虽多，其要则一，一即理而已。"

[3] 未出地者，命曰阴处，名曰阴中之阴：杨上善注："人之与物，未生之前，合在阴中，未出地也。未生为阴，在阴之中，故为阴中之阴也。"

[4] 阳予之正，阴为之主：万物的生成是阴阳二气相互作用的结果。王冰注："阳施正气，万物方生；阴为主持，群形乃立。"

[5] 失常则天地四塞：自然界阴阳升降失常则天地阴阳升降气机闭塞，万物生化停止。张介宾注："四塞者，阴阳否隔，不相通也。"

[6] 其在人者，亦数之可数：张介宾注："凡如上文者，皆天地阴阳之变也。其在于人，则亦有阴中之阳，阳中之阴，上下表里，气数皆然，知其数则无不可数矣。"

【译文】

黄帝问道：我听说天属阳，地属阴，日属阳，月属阴。天地之运转，月亮之盈亏，三百六十日为一年，人也与之相应。但人体经脉的三阴三阳与天地的一阴一阳之数不相符合，是什么原因呢？岐伯回答说：自然界阴阳的变化，可以产生万物，可以由一到十，由十到百，由百到千，由千到万，没有穷尽，但其关键就是阴阳的变化。

天覆于上，地载于下，才有万物的化生。万物的生长，未长出地面时，叫作阴处，即阴中之阴；长出地面者，叫作阴中之阳。万物的生长是阴阳双方共同作用的结果，即阳施以正气，阴给予物质基础。所以，物之生，因于春之温暖；物之长，因于夏之阳光雨露；物之成，因于秋之肃杀；物之藏，因于冬之寒冷。若四时阴阳升降失常，则春生、夏长、秋收、冬藏的自然规律就会停止。阴阳的变化，应用于人体，也具有这样的规律，也是可以知道的。

【原文】

帝曰：愿闻三阴三阳之离合也。岐伯曰：圣人南面而立，前曰广明，后曰太冲，太冲之地，名曰少阴，少阴之上，名曰太阳，太阳根起于至阴[1]，结于命门[2]，名曰阴中之阳。中身而上，名曰广明，广明之下，名曰太阴，太阴之前，名曰阳明，阳明根起于厉兑[3]，名曰阴中之阳。厥阴之表，名曰少阳，少阳根起于窍阴[4]，名曰阴中之少阳。是故三阳之离合也，太阳为开，阳明为阖，少阳为枢。三经者，不得相失也，搏而勿浮，命曰一阳。

【注释】

[1]至阴：穴名，在足小趾外侧，属足太阳经。

[2]命门：在此指睛明穴，属足太阳经。

[3]厉兑：穴名，在足次趾末端外侧，属足阳明经。

[4]窍阴：穴名，在足小趾侧次指末端外侧，属足少阳经。

【译文】

黄帝说：我想听听三阴三阳的离合情况。岐伯回答说：圣人面向南方站立，则前方叫广明，后方叫太冲，应于人体，则太冲脉所起之处是足少阴肾经，足少阴肾经之上是足太阳膀胱经，足太阳膀胱经下根起于至阴穴，上结于目内眦的命门，因阴气在下，阳气在上，所以叫作阴中之阳。人体的身半以上叫广明，身半以下叫太阴，足太阴经之前是足阳明胃经，足阳明胃经根起于厉兑穴，因阴气在下，阳气在上，所以叫作阴中之阳。足少阳胆经是足厥阴肝经之表，足少阳胆经根起于窍阴，叫作阴中之少阳。因此，三阳经的离合是：太阳为开，少阳为枢，阳明为阖。三阳经的功能必须相互协调，其脉象应有力和缓而不浮，这些总归为一阳。

【原文】

帝曰：愿闻三阴。岐伯曰：外者为阳，内者为阴，然则中[1]为阴，其冲在下，名曰太阴，太阴根起于隐白[2]，名曰阴中之阴。太阴之后，名曰少阴，少阴根起于涌泉[3]，名曰阴中之少阴。少阴之前，名曰厥阴，厥阴根起于大敦[4]，阴之绝阳，名曰阴之绝阴。是故三阴之离合也，太阴为开，厥阴为阖，少阴为枢。三经者，不得相失也，搏而勿沉，名曰一阴。阴阳冲冲[5]，积传为一周，气里形表而为相成也。

【注释】

[1] 中：腹中，指脾。

[2] 隐白：穴名，在足拇趾内侧趾甲角旁，属足太阴脾经。

［3］涌泉：穴名，位于足底（去趾）前1/3，足趾跖屈时凹陷处，属足少阴肾经。

［4］大敦：穴名，足拇趾外侧趾甲角旁，属足厥阴肝经。

［5］冲（chōng）冲：气之往来。

【译文】

黄帝说：我想听听三阴的离合情况。岐伯回答说：外表为阳，内里为阴，腹中的脾亦为阴，冲脉在脾之下，脾是太阴，太阴脉根起于隐白穴，太阴居于阴分，所以叫阴中之阴。太阴脾之下是肾，叫作少阴，少阴脉根起于涌泉穴，肾本少阴，而居阴分，所以叫阴中之少阴。少阴肾之上是肝，叫作厥阴，厥阴根起于大敦穴，厥阴为阴之尽端，纯阴而无阳，故叫阴之绝阳，也叫阴之绝阴。因此，三阴经的离合是：太阴为开，厥阴为阖，少阴为枢。三阴经的功能必须相互协调，切其脉象应有力和缓而不沉，这些总归为一阴。阴阳之气，相互贯注，环周不休，这是由于阴阳离合、相辅相成的缘故。

阴阳别论篇第七

【篇解】

别，区别。因本篇所论的内容，有别于其他论阴阳的篇章，故名篇。

本篇主要论述了真脏脉的脉象及预后，讨论了三阴三阳经脉失常所致的病证，以及阳结、阴结、阳搏、阴搏等病证的症状及预后。

篇中所述的真脏脉及脉有阴阳的理论，对后世临床具有重要指导意义。

【原文】

黄帝问曰：人有四经[1]十二从[2]，何谓？岐伯对曰：四经应四时，十二从应十二月，十二月应十二脉。脉有阴阳，知阳者知阴，知阴者知阳。凡阳有五[3]，五五二十五阳。所谓阴者，真藏[4]也，见则为败，败必死也。所谓阳者，胃脘之阳也。别于阳者，知病处也；别于阴者，知死生之期。三阳在头，三阴在手，所谓一也。别于阳者，知病忌时[5]；别于阴者，知死生之期。谨熟阴阳，无与众谋。

所谓阴阳者，去[6]者为阴，至[7]者为阳；静者为阴，动者为阳；迟者为阴，数者为阳。凡持真脉之藏脉者，肝至悬绝[8]急，十八日死；心至悬绝，九日死；肺至悬绝，十二日死；肾至悬绝，七日死；脾至悬绝，四日死。

【注释】

[1]四经：四时之经脉。王冰注："春脉弦，夏脉洪，秋脉浮，冬脉沉，谓四时之经脉也。"

[2]十二从：十二支。王冰注："从，谓天气顺行十二辰之分，故应十二月也。"

[3]凡阳有五：阳，有胃气的脉；五，肝、心、脾、肺、肾五脏之脉。

[4]真藏：真脏脉。无胃气而真脏之气独见的脉象，如但弦无胃、但钩无胃等。王冰注：五脏为阴，故曰阴者真脏也……夫如是脉见者，皆为脏败神去，故必死也。"

[5]忌时：疾病禁忌的时日。如肝病忌庚辛、肺病忌丙丁等。

[6]去：脉搏应指，脉落为去。

[7]至：脉搏应指，脉起为至。

[8]悬绝：脉气将绝，犹如悬物的绳索将绝断，即真脏脉。

【译文】

黄帝问道：人的肝、心、肺、肾四脏经脉，与十二支有什么关系呢？岐伯回答说：四经与四时相应，十二支与十二月相应，十二月与十二脉相应。脉有阴阳，知道阳脉，就可以知道阴脉；知道阴脉，就可以知道阳脉。有胃气的脉是阳脉，阳脉有五种，五时各有五脏的阳脉，五时配合五脉，则是二十五种阳脉。所说的阴脉，是无胃气的脉，即真脏脉，见到这种脉，说明脏气衰败，必死无疑。所说的阳脉，就是有胃气的脉。辨别阳脉，就可知病变的部位；辨别阴脉，就可知死亡之期。欲知三阳经的病变，就诊察人迎；欲知三阴经的病变，就诊察寸口；人迎脉与寸口脉，在正常情况下，其脉象是一致的。辨别有胃气之脉，就可知疾病禁忌的时日；辨别无胃气之脉，就可知患者死生之期。谨慎地掌握阳脉和阴脉，就不必与众人议谋。

所说的脉之阴阳，脉去为阴，脉来为阳；宁静为阴，躁动为阳；脉迟为阴，脉数为阳。显现真脏脉的人，若肝脉急劲，弦而欲绝，则十八日死；心脉孤悬欲绝，则九日死；肺脉孤悬欲绝，则十二日死；肾脉孤悬欲绝，则七日死；脾脉孤悬欲绝，则四日死。

【原文】

曰：二阳[1]之病发心脾，有不得隐曲[2]，女子不月；其传为风消[3]，其传为息贲[4]者，死不治。曰：三阳[5]为病发寒热，下为痈肿，及为痿厥腨痟[6]；其传为索泽[7]，其传为癫疝[8]。曰：一阳发病，少气善咳善泄；其传为心掣，其传为隔。二阳一阴发病，主惊骇背痛，善噫善欠，名曰风厥。二阴一阳发病，善胀心满善气。三阳三阴发病，为偏枯痿易，四支不举。

【注释】

[1]二阳：王冰注："谓阳明大肠及胃之脉也。"

[2]隐曲：王冰注："谓隐蔽委曲之事也。夫肠胃发病，心脾受之。心受之，则血不流；脾受之，则味不化。血不流，故女子不月；味不化，则男子少精。是以隐蔽委曲之事不能为也。"

[3]风消：肌肉消瘦。

[4]息贲：喘息气逆。

[5]三阳：王冰注："谓太阳小肠及膀胱之脉也。小肠之脉，

起于手，循臂绕肩髀上头。膀胱之脉，从头别下背，贯臀入腘中循腨。故在上为病，则发寒热；在下为病，则为痈肿腨痛，及为痿厥。痛，酸痛也。"

[6] 腨痛：腿肚酸痛。

[7] 索泽：皮肤甲错，失去润泽。

[8] 癩疝：睾丸下坠，阴囊肿痛。

【译文】

阳明经病变影响心脾，也可见小便不利，或女子闭经。进而可传变为肌肉消瘦，也可进一步传变为喘息气逆，则为死证。太阳经的病变，多见恶寒发热，或下部痈肿，两足厥冷，痿弱无力，腿肚酸痛，进而可传变为皮肤甲错，或传变为阴囊肿痛。少阳经的病变，多见气短、咳嗽及泄泻，进而可传变为心区掣痛，或不能饮食，肠胃之气阻隔不通。阳明与厥阴二经同时发病，多见风厥证，其表现是惊骇，背痛，善噫气，善欠。少阴与少阳二经同时发病，多见腹胀，心胸满闷，善太息。太阳与太阴二经同时发病，多见偏枯，其表现是半身不遂，肌肉痿弱无力，肢体不能随意运动。

【原文】

鼓一阳曰钩[1]，鼓一阴曰毛[2]，鼓阳胜急曰弦，鼓阳至而绝曰石，阴阳相过曰溜[3]。阴争于内，阳扰于外，魄汗未藏，四逆而起，起则熏肺，使人喘鸣。阴之所生，和本[4]曰和。

是故刚与刚，阳气破散，阴气乃消亡。淖[5]则刚柔不和，经气乃绝。死阴[6]之属，不过三日而死；生阳[7]之属，不过四日而死。所谓生阳死阴者，肝之心谓之生阳，心之肺谓之死阴，肺之肾谓之重阴^[8]，肾之脾谓之辟阴^[9]，死不治。

　　结阳者，肿四支。结阴者，便血一升，再结二升，三结三升。阴阳结斜^[10]，多阴少阳曰石水^[11]，少腹肿。二阳结谓之消^[12]，三阳结谓之隔^[13]，三阴结谓之水^[14]，一阴一阳结谓之喉痹^[15]。阴搏阳别谓之有子。阴阳虚肠辟死。阳加于阴谓之汗。阴虚阳搏谓之崩。三阴俱搏，二十日夜半死。二阴俱搏，十三日夕时死。一阴俱搏，十日死。三阳俱搏且鼓，三日死。三阴三阳俱搏，心腹满。发尽不得隐曲，五日死。二阳俱搏，其病温，死不治，不过十日死。

【注释】

　　[1]鼓一阳曰钩：鼓，脉之搏动。钩，脉象的钩脉。王冰注："言何以知阴阳之病脉耶？一阳鼓动，脉见钩也。何以然？一阳，谓三焦，心脉之腑。然一阳鼓动者，则钩脉当之，钩脉则心脉也。此言正见者也。"

　　[2]一阴曰毛：毛，毛脉。王冰注："一阴，厥阴，肝木气也。毛，肺金脉也。金来鼓木，其脉则毛。金气内乘，木阳尚胜，急而内见，脉则为弦也。"

　　[3]溜：指脉象。王冰注："若阳气至而急，脉名曰弦，属肝。阳气至而或如断绝，脉名曰石，属肾。阴阳之气相过，无能胜负，则脉如水溜也。"

　　[4]和本：和，平衡；本，阴阳。即阴阳协调。

　　[5]淖（nào）：湿也。指阴气太过。

　　[6]死阴：病邪以五行相克的次序相传，如心病传肺。

　　[7]生阳：病邪以五行相生的次序相传，如肝病传心。

　　[8]重阴：阴病传阴。如肺病传肾，肺为太阴，肾为少阴，

以阴传阴，有阴无阳，故为重阴。

［9］辟阴：病传所不胜之脏，即反侮，如肾病传脾。王冰注："土辟水升，故云辟阴。"

［10］斜：通"邪"。

［11］石水：病证名。因阴盛阳虚，水气内聚所致的水肿病。

［12］二阳结谓之消：即胃与大肠俱热，相互搏结。肠胃俱热，故消谷善饥。

［13］三阳结谓之隔：小肠膀胱俱热，相互搏结，小肠热则血燥，膀胱热则津液涸，膈满，二便难。

［14］三阴结谓之水：脾肺之脉俱寒，相互搏结，水液不化，聚于体内。

［15］一阴一阳结谓之喉痹：一阴，指心主之脉；一阳，指三焦之脉。三焦脉、心主之脉并络于喉，气热内结，故为喉痹。

【译文】

脉搏鼓动有微阳之气，叫钩脉；脉搏鼓动稍显无力，如毛之轻柔，叫毛脉；其脉来盛去衰，有力而急，叫弦脉；其脉来有力而沉，轻按不足，叫石脉；阴阳不能胜负之脉，叫溜脉。若阴气盛于内，则阳气虚，扰乱于外，可见自汗、四肢厥冷，虚阳熏于肺，则喘促有声。人体精气的化生，依赖于阴阳的相对平衡。

因此若刚遇刚，则有阳无阴，阳气独亢，破散于外，阴气也随之消亡。若阴气盛，则刚柔不齐，阴阳不和，可致经脉气血衰竭。属死阴之类的病，不超过三日就死亡；属生阳之类的病，不超过四日就死亡。所说的生阳、死阴的传变，如肝病传心，就是生阳；心病传肺，就是死阴；肺病传肾，就是重阴；肾病传脾，就是辟阴，是不治之证。

邪气结于阳经，则四肢肿胀。结在阴经，则便血一升，不愈则便血二升，严重则便血三升。邪气结于阴阳两经，若阴气偏盛则发生石水，其症状是少腹肿胀。邪结于阳明，肠胃有热，易病消渴；邪结于太阳，小肠和膀胱俱热，易病二便不通的隔证；邪结于太阴，脾肺俱寒，易病水肿；邪结于厥阴和少阳，三焦之脉和心主之脉皆络于喉，故易患喉痹。若尺脉搏动有力，与阳脉明显不同，是妇人有孕的脉象。阴阳脉俱虚，并见下利无度，为真气竭绝，是死证。阳脉盛于阴脉，当有汗出。阴脉虚而阳脉盛，为妇人血崩。脾肺之脉搏指有力，为阴气盛极，二十日后半夜死亡。心肾之脉无和缓之象，十三日后傍晚死亡。肝心之脉无和缓之象，十日后死亡。太阳脉搏动鼓指有力，但无和缓之象，三日后死。太阴、太阳脉搏动鼓指有力，毫无和缓之象，并见心腹胀满，甚则见大小便不利，五日后死。阳明肠胃之脉搏指，若是温病，则是死证，不过十日必死。

卷第三

灵兰秘典论篇第八

【篇解】

灵兰，即灵台兰室，相传是古代黄帝藏书之所。秘典，即秘密典籍。因该篇内容非至关重要，故"藏灵兰之室，以传保"，所以名曰"灵兰秘典"。

篇中论述了六脏六腑的作用，以及各脏腑相互之间既分工又合作的密切关系，突出了人体脏腑功能的整体性及协调性，文中指出，在人体生命活动中，神明之心起着主导作用。

本篇是藏象学说重要篇章之一，篇中的整体观念是中医理论体系的基本特点之一，对后世中医理论和临床的发展有着重要的指导作用。

【原文】

黄帝问曰：愿闻十二藏[1]之相使[2]，贵贱[3]何如？岐伯对曰：悉乎哉问也，请遂言之。心者，君主之官也，神明[4]出焉。肺者，相傅之官[5]，治节[6]出焉。肝者，将军之官[7]，谋虑[8]出焉。胆者，中正[9]之官，决断出焉。膻中[10]者，臣使之官，喜乐出焉。脾胃者，仓廪之官[11]，五味出焉。大肠者，传道之官，变化出焉。小肠者，受盛之官，化物[12]出焉。肾者，作强之官，伎巧出焉[13]。三焦者，决渎[14]之官，水道出焉。膀胱者，州都[15]之官，津液藏焉，气化则能出矣。

凡此十二官者，不得相失[16]也。故主明[17]则下安，以此养生则寿，殁世不殆，以为天下则大昌。主不明则十二官危，使道[18]闭塞而不通，形乃大伤，以此养生则殃，以为天下者，其宗[19]大危，戒之戒之！至道在微，变化无穷，孰知其原！窘[20]乎哉，消[21]者瞿瞿[22]，孰知其要！闵闵之当[23]，孰者为良！恍惚之数[24]，生于毫厘[25]，毫厘之数，起于度量，千之万之，可以益大，推之大之，其形乃制[26]。

黄帝曰：善哉，余闻精光[27]之道，大圣之业，而宣明大道，非斋戒[28]择吉日，不敢受也。黄帝乃择吉日良兆，而藏灵兰之室，以传保焉。

【注释】

[1] 十二藏：指六脏六腑，即心、肝、脾、肺、肾、膻中、胆、胃、大肠、小肠、三焦、膀胱。

[2] 相使：指官职而言。张介宾注："相使者，辅相臣使之谓。"

[3] 贵贱：指十二脏腑功能的主要、次要之分。张介宾注："贵贱者，君臣上下之分"。

[4] 神明：指人的精神意识思维活动。张介宾注："心为一身之君主，禀虚灵而含造化，具一理以应万几，脏腑百骸，唯所是命，聪明智慧，莫不由之，故曰神明出焉。"

[5] 相傅之官：指肺的作用如同辅佐君王治理国家的宰相。相傅，古代官名，相当于宰相之职。张介宾注："肺与心皆居膈上，位高近君，犹之宰辅，故称相傅之官"。

〔6〕治节：治理调节。比喻肺脏协助心脏调节气血、运行营卫，以治理诸脏。张介宾注："肺主气，气调则营卫脏腑无所不治，故曰治节出焉。"

〔7〕将军之官：肝属风木，性动而急，犹如将军之性。王冰注："勇而能断，故曰将军。"高世栻注："气勇善怒，犹之将军之官。"

〔8〕谋虑：指筹划与思考。马莳注："谋虑所出，犹运筹于帷幄之中也。"王冰注："潜发未萌，故谋虑出焉。"

〔9〕中正：不偏不倚，正直无私。王冰注："刚正果决，故官为中正。直而不疑，故决断出焉。"姚止庵注："胆则总揽众职，而决其是非，断其犹豫，不偏不倚，故官名中正。唯其中正，故能决断也。"

〔10〕膻中：此指心包。张介宾注："按十二经表里，有心包络而无膻中。心包之位正居膈上，为心之护卫。《胀论》云：膻中者，心主之宫城也。"

〔11〕仓廪之官：脾主运化，胃主受纳，通主水谷，故称仓廪之官。仓廪，贮藏粮食的仓库。《礼记·月令》云："谷藏曰仓，米藏曰廪。"

〔12〕化物：指小肠泌别清浊的功能。

〔13〕作强之官，伎巧出焉：指肾精充足，则精力充沛，筋骨劲强，精巧多能。唐容川注："盖髓者，肾精所生，精足则髓足，髓在骨内，髓足则骨强，所以能作强，而才力过人也。精以生神，精足神强，自多伎巧，髓不足则力不强，精不足者智不多。"伎，通"技"，指多能；巧，精巧的意思。

〔14〕决渎：通利水道之意。决，通；渎，水道。张介宾注："决，通也。渎，水道也。上焦不治则水泛高原，中焦不治则水

留中脘，下焦不治则水乱二便。三焦气治，则脉络通而水道利，故曰决渎之官。"

[15] 州都：州，水中陆地。此指水液聚集之处。张介宾注："膀胱位居最下，三焦水液所归，是同都会之地，故曰州都之官，津液藏焉。"

[16] 相失：失去相互协调的关系。王冰注："失则灾害至，故不得相失。"马莳注："凡此十二官者，上下相使，彼此相济，不得相失也。"

[17] 主明：主，指心。主明，即心脏功能正常。

[18] 使道：相使之道。此指十二脏腑相互联系的道路。张介宾注："心不明则神无所主，而脏腑相使之道闭塞不通，故自君主而下，无不失职，所以十二脏皆危，而不免于殃也。"

[19] 宗：指宗庙、社稷。此指国家政权。

[20] 窘：困难。

[21] 消：《太素》作"肖"，即微弱。可从。

[22] 瞿瞿（jù jù）：张望貌。

[23] 闵闵之当：理论深玄，昏暗难明，如有物之遮蔽。闵，昏暗。当，此作"蔽"解。

[24] 恍惚之数：难于确切说明的似有若无的数量。王冰注："恍惚者，谓似有似无也。忽，亦数也。似无似有，而毫厘之数生其中。"

[25] 毫厘：极其微小精细。

[26] 其形乃制：王冰注："毫厘虽小，积而不已，命数乘之，则起至于尺度斗量之绳准。千之万之亦可增益而至载之大数。推引其大，则应通人形之制度也。"

[27] 精光：精纯而又明彻。

　　[28] 斋戒：静心修省，排除杂念，即专心至诚的意思。张介宾注："洗心曰斋，远欲曰戒。"

【译文】

　　黄帝问道：我想听听人体十二脏之间的相互关系及其在人体生命活动中的作用如何？岐伯回答说：您问得真详细啊！请让我全面地叙述给您听。心的作用，好比君主，人的精神意识、思维活动均由心来主宰。肺好比宰相，治理调节全身的气机。肝好比将军，谋虑出于此。胆好比法官，具有决断能力。膻中好比贴近君主的臣使，具有保护君主、传达君主喜乐的作用。脾胃好比粮库，能受纳腐熟水谷五味。大肠是传导糟粕的器官，水谷变化的糟粕由此排出体外。小肠接受由脾胃消化来的水谷，进行分清泌浊。肾是使身体强健的器官，人的智慧、技巧由此而出。三焦主管疏通水道，调整全身水液的运行。膀胱是水液汇聚之处，贮藏的水液经气化排出体外。

　　以上十二官的功能必须要正常，并且必须要互相配合才能维持机体的正常生命活动。其中，心脏是主宰，心的功能正常，则十二脏的功能也正常。以这个道理来养生，则能长寿，终生不会有危险；以这个道理来治理国家，则国家昌盛。反之，心的功能失常，则十二脏的功能也受到损害，气血运行的道路闭塞不通，身体遭受损害，减少寿命。以国家来说，政权难以保住，应该特别地注意。医学的道理是非常深奥微妙的，且变化无穷，不认真钻研，怎能知其根源，非常难啊！稍微地张望一下，怎能知其要领！理论深玄，道理难明，谁能掌握得更好呢！自然界的物质都是由无到有，开始时似有似无，之后生于毫厘，积累不已，则可以度量，渐渐由小变大，直至完全成形。

　　黄帝说：好啊！我听到了这么精辟而使人心明眼亮的道理，这是一个伟大而神圣的事业，这么精深的医学理论和治国之道，不是斋戒择吉日，是不敢随便接受的。之后，黄帝选择了吉日良辰，把这些重要理论藏之于灵台兰室，才得以保存并流传后世。

六节藏象论篇第九

【篇解】

六节，即六六之节。六六，六个六十日即三百六十日。节，次也，度也。古人以甲子纪天度，即十天干配十二地支，六十日甲子相合，为一个甲子周期，叫作一节，六节而成一年。藏，脏腑。象，征象。藏象，即脏腑藏于内，其功能正常与否，有征象表现于外。由于本篇先论六节，后论藏象，故名"六节藏象"。

全篇首先讨论了六六之节、九九制会的含义，并以此说明了日月运行的规律，以及天、地、人及万物的化生。讨论了五运太过不及的致病规律。继而阐明了人体脏腑功能、藏象及外应时令。论述了自然界的五气、五味是人类赖以生存的必要条件。叙述了人迎脉、气口脉失常的病变。

本篇是藏象理论重要篇章之一。文中将古代天文学的自然观、概念、理论体系应用于医学，来说明人体生命活动及疾病变化，为后世医学的发展奠定了坚实的基础。篇中所述日月运行的规律及候、气、时、岁、闰月的理论，对研究天文学、气象学、物候学、医学气象学具有重要价值。篇中五运太过、不及的致病规律，属五运六气的内容，可参见本书五运六气的相关篇章。篇中的五气、五味入五脏的理论，对临床遣方用药具有指导意义。篇中藏象理论，是《内经》"人与天地相参""形与神俱"整体观的又一体现。

【原文】

黄帝问曰：余闻天以六六之节[1]，以成一岁，人以九九制会[2]，计人亦有三百六十五节以为天地，久矣。不知其所谓也？岐伯对曰：昭乎哉问也，请遂言之。夫六六之节，九九制会者，所以正天之度、气之数[3]也。天度者，所以制日月之行也；气数者，所以纪化生之用也。天为阳，地为阴；日为阳，月为阴；行有分纪[4]，周有道理[5]，日行一度，月行十三度而有奇[6]焉，故大小月三百六十五日而成岁，积气余而盈闰[7]矣。立端于始[8]，表正于中[9]，推余于终[10]，而天度毕矣。

帝曰：余已闻天度矣，愿闻气数何以合之？岐伯曰：天以六六为节，地以九九制会，天有十日[11]，日六竟而周甲[12]，甲六复而终岁，三百六十日法也。夫自古通天者，生之本，本于阴阳，其气九州九窍，皆通乎天气。故其生五，其气三[13]，三而成天，三而成地，三而成人[14]，三而三之，合则为九，九分为九野，九野为九藏，故形藏四，神藏五[15]，合为九藏以应之也。

帝曰：余已闻六六九九之会也，夫子言积气盈闰，愿闻何谓气？请夫子发蒙解惑焉。岐伯曰：此上帝所秘，先师传之也。帝曰：请遂闻之。岐伯曰：五日谓之候[16]，三候谓之气[17]，六气谓之时[18]，四时谓之岁，而各从其主治焉。五运相袭，而皆治之，终期之日，周而复始，时立气布[19]，如环无端，候亦同法。故曰：不知年之所加，气之盛衰，虚实之所起[20]，不可以为工矣。

【注释】

[1] 六六之节：六六，即六个六十日。古人以十天干配十二

地支以纪天度，六十日甲子相合，为一个甲子周，即一节，六个甲子周则为三百六十日，而成一年。一年，由三阴三阳六气分主。

[2] 九九制会：九九，指人之九脏、九窍，地之九州、九野。制，正也。会，会通。即地之九州、九野，人之九脏、九窍，与天之六六之节是相互通应的。王冰注："六六之节，天之度也。九九制会，气之数也。"

[3] 天之度，气之数：天度，天之三百六十五度。气数，二十四节气之常数。王冰注："所谓气数者，生成之气也。"

[4] 行有分纪：日月在天体中运行，有一定的区域和方位。

[5] 周有道理：周，循环。道理，指轨道。即日月按一定的轨道环周不休地运行。

[6] 日行一度，月行十三度而有奇（jī）：奇，有余，指余数。地球绕太阳公转一周（365度）需365日，平均每天运行近似一度（古人认为地不动而日行，故曰日行一度）。月亮绕地球运转一周，约27.32天，平均每天运行360度÷27.32≈13.18度。故曰"日行一度，月行十三度而有奇"。

[7] 积气余而盈闰：气，节气。闰，置闰，即闰月。古代历法以回归计年，朔望计月。月一盈亏计29.5305日，然在实际应用时，尾数不便计算，故略而不计，故将月份分成大、小月，各有六个，总计天数为30×6+29×6=354日。按照节气和日影变化推算出来的回归年，一年总日数为365.242日，较按朔望月计算出来的天数多11日（365.242−354=11.242），因此就出现了月份常不足、节气常有余的现象。有余的节气，即气余。余气累积29日左右，即置一闰月，用以解决节气与月份之间由于有余、不足所造成的偏差。计三年一闰，五年再闰，十九年七闰，即十九个

回归年加上七个闰月，以使回归年与太阴年（即十二个朔望月计年法）基本相应。

[8] 立端于始：立，确立；端，岁首。王冰注："言立首气于初节之日，示斗建于月半之辰，退余闰于相望之后。"以圭表测量日行规律时，要先确定岁首。

[9] 表正于中：表，指圭表。古代用圭表以测量日影长度、计算日月运行、校正时令节气。正，校正。

[10] 推余于终：余，气余。终，岁终。即岁终计算余气，确定盈闰。

[11] 天有十日：天，指天干，天干有十，即甲、乙、丙、丁、戊、己、庚、辛、壬、癸。古人以天干纪日，十天干配十日。

[12] 日六竟而周甲：日，指十天干。竟，尽也，即一周完结。十天干配十二地支（子、丑、寅、卯、辰、巳、午、未、申、酉、戌、亥）纪日，经六十日，甲子复遇，谓之一个周甲。

[13] 其生五，其气三：其，阴阳。五，五行。三，三阴三阳之气。即阴阳运动变化，化生出自然界的五行之气及三阴三阳之气。

[14] 三而成天，三而成地，三而成人：由于自然三阴三阳的运动变化，化生了天之六气（风、寒、暑、湿、燥、火）、地之六气（木、君火、相火、土、金、水）和人之六气（人体三阴三阳六气）。

[15] 形藏四，神藏五：形藏，藏有形之物的器官，有胃、大肠、小肠、膀胱四者；神藏，藏五脏之神的脏器，有心（藏神）、肝（藏魂）、肺（藏魄）、脾（藏意）、肾（藏志）五者，即五神脏，合为九脏。

[16] 五日谓之候：候，万物随时令变化表现出来的状态。六十个时辰谓之一候，即五日。大自然物候五天就有一个比较明显的变化。一年三百六十五天共有七十二候。

[17] 三候谓之气：气，节气。三候十五日为一个节气。

[18] 六气谓之时：时，季节。一气为十五日，六气九十日，为一个季节。

[19] 时立气布：时，春、夏、秋、冬四时。气，指二十四节气的气候。四季时令至，则二十四气亦至，呈现相应的气候及物候。

[20] 年之所加，气之盛衰，虚实之所起：年之所加，指各年主客气加临之期，观察主、客气的相得与否以辨别逆顺。盛衰、虚实，指五运之气的太过和不及。

【译文】

黄帝问道：我很早就听说，天以六个甲子周为一年，人的九脏九窍配合地之九州九野，人的三百六十五穴与三百六十五日相通应，不知其中的道理。岐伯回答说：您问得真深奥啊！请听我详尽地讲给您。六六之节、九九制会，是用来确定天度和气数的。天度就是日月运行的规律，气数就是万物生化的次序。天为阳，地为阴；日为阳，月为阴。日月在天体中运行，有一定的区域和方位，并且按照一定的轨道环周不休地运转。日一昼夜行周天一度，月行周天十三度有余，所以有大小月之分，三百六十五日而成一年，把多余的时间积累而成闰月。首先要确立岁首，之后用圭表测量日影的方位长短变化，推算日月运行的规律，以及校正时令的偏差，推算余气以确定闰月，这样算天度就可以了。

黄帝说：我已经明白天度，我还想听听天度和气数是怎样配合的？岐伯说：天有六六之节，地有九九制会，天干有十，与十二地支相配合，六十日而甲子复会，甲子复会六次则为一年，这是推算一年三百六十日的方法。自古通晓天地之道的人认为，自然界万物生长的根本，在于阴阳二气的变化，所以地之九州、人之九窍均与天气相通应。由于阴阳的变化，化生了五行和三阴三阳之气。天、地、人均有三阴三阳之气，三三得九，在地分为九野，以应人之九脏，人之九脏是四形脏和五神脏，以通应天地之气。

黄帝问：我已经明白六六之节、九九制会，我想听听先生说的积气盈闰的理论，以及什么是气，请先生帮我解除迷惑。岐伯说：这是上帝所秘藏的，是先师传授给我的。黄帝说：请详尽地讲给我。岐伯说：五天为一候，三候为一个节气，六个节气为一个时令，四时谓一岁，四时各有所主治。五运之气相互接续，正常不乱，周而复始，节气的更迭伴随着四时的变化，如环无端，物候的变化也同此法。所以说，不懂得客主加临，就不知气之太过与不及，就不能做一名好医生。

【原文】

帝曰：五运之始，如环无端，其太过不及何如？岐伯曰：五气更立[1]，各有所胜，盛虚之变，此其常也。

帝曰：平气何如？岐伯曰：无过[2]者也。

帝曰：太过不及奈何？岐伯曰：在经[3]有也。

帝曰：何谓所胜？岐伯曰：春胜长夏，长夏胜冬，冬胜夏，夏胜秋，秋胜春，所谓得五行时之胜，各以气命其藏[4]。

帝曰：何以知其胜？岐伯曰：求其至[5]也，皆归始春，未至而至[6]，此谓太过，则薄所不胜，而乘所胜也，命曰气淫[7]。

不分邪僻内生，工不能禁[8]。至而不至，此谓不及，则所胜妄行，而所生受病，所不胜薄之也，命曰气迫[9]。所谓求其至者，气至之时[10]也。谨候其时，气可与期，失时反候，五治不分，邪僻内生，工不能禁也。

　　帝曰：有不袭乎？岐伯曰：苍天之气，不得无常也。气之不袭，是谓非常，非常则变矣。

　　帝曰：非常而变奈何？岐伯曰：变至则病，所胜则微，所不胜则甚，因而重感于邪，则死矣。故非其时则微，当其时则甚[11]也。

【注释】

　　[1] 五气更立：五运之气，更迭主时。即上文"五运相袭""时立气布"之义。

　　[2] 无过：指平气。即五运之气无太过与不及。

　　[3] 经：古医经。

　　[4] 各以气命其藏：王冰注："春之木，内合肝；长夏土，内合脾；冬之水，内合肾；夏之水，内合心；秋之金，内合肺。"命，名也。

　　[5] 至：气之至也。

　　[6] 未至而至：未至，指时令未到；而至，指其气先至。

　　[7] 气淫：邪气太过而为害。

　　[8] 不分邪僻内生，工不能禁：据王冰注，此十字为错简。从之。

　　[9] 气迫：正气窘迫不及。

　　[10] 气至之时：王冰注："凡气之至，皆谓立春前十五日，乃候之初也。未至而至，谓所值之气，未应至而先期至也。先期

而至，是气有余，故曰太过。至而不至，谓所值之气，应至不至而后期至，后期而至，是气不足，故曰不及。"

[11] 非其时则微，当其时则甚：非其时，不克我之时；当其时，正值克我之时。微、甚，指病之轻、重。

【译文】

黄帝问：五运之气交替，其运行如环无端，为什么会有太过、不及呢？岐伯说：五运之气更迭主时，各有所胜、虚实之变，这是一般的变化规律。

黄帝问：什么是平气？岐伯说：即五运之气没有太过与不及。

黄帝问：什么是太过和不及？岐伯说：在古医经中有记载。

黄帝问：什么是所胜？岐伯曰：春胜长夏，长夏胜冬，冬胜夏，夏胜秋，秋胜春，这就是四时五行之气以时相胜。各脏以与之相应的五行之季来命名。

黄帝问：怎样知道所胜呢？岐伯说：求其气之至也。从立春之日起，就观察气候与节气是否同步，是否相应。若节气未到而气候先到，这是太过，太过则侵犯己所不胜之气，又欺凌己所胜之气，这叫作气淫。节气已到而气候未到，这是不及，不及则所胜之气失却制约无畏而妄行，所生之气失却资生而病，所不胜之气也来侵迫，这叫作气迫。所说的求其至，就是研究五气到来的时节。谨慎地观察五气的变化，就可知四时与五气是否同步。若不注意四时五气的变化及相互关系，不懂得五行所主治的道理，则邪气内侵而生病，这是医生不能控制的。

黄帝问：五运之气有不按次序接替的吗？岐伯说：自然界的气候变化，必须有规律。五运之气不按次序交替，就是变异。

黄帝问：变异会产生什么情况呢？岐伯说：变异则使人生病。若主气胜变气则病轻，若主气不胜变气则病重，若此时同时感受二种邪气，则死。所以发生变异时，若不是变气克主气，则病轻，若变气克主气，则病重。

【原文】

帝曰：善。余闻气合而有形，因变以正名。天地之运，阴阳之化，其于万物，孰少孰多，可得闻乎？岐伯曰：悉哉问也，天至广不可度，地至大不可量，大神灵问，请陈其方。草生五色，五色之变，不可胜视，草生五味，五味之美，不可胜极，嗜欲不同，各有所通[1]。天食人以五气，地食人以五味[2]。五气入鼻，藏于心肺，上使五色修明[3]，音声能彰。五味入口，藏于肠胃，味有所藏，以养五气[4]，气和而生，津液相成，神乃自生[5]。

帝曰：藏象[6]何如？岐伯曰：心者，生之本[7]，神之变[8]也，其华[9]在面，其充[10]在血脉，为阳中之太阳[11]，通于夏气。肺者，气之本，魄[12]之处也，其华在毛，其充在皮，为阳中之太阴[13]，通于秋气。肾者，主蛰[14]，封藏之本[15]，精之处也，其华在发，其充在骨，为阴中之少阴[16]，通于冬气。肝者，罢极之本[17]，魂[18]之居也，其华在爪，其充在筋，以生血气，其味酸，其色苍[19]，此为阳中之少阳[20]，通于春气。脾胃大肠小肠三焦膀胱者，仓廪[21]之本，营之居[22]也，名曰器[23]，能化糟粕，转味而入出者也，其华在唇四白[24]，其充在肌，其味甘，其色黄，此至阴之类，通于土气[25]。凡十一藏，取决于胆[26]也。

【注释】

[1] 嗜欲不同，各有所通：五色、五味各有所入通之脏。如

青色、酸味入通于肝，赤色、苦味入通于心等。

〔2〕天食人以五气，地食人以五味：天赐予人的是五气，地赐予人的是五味。食，通"饲"，供养之意。五气，即寒、暑、燥、湿、风，此泛指自然界之清气，亦即供人呼吸之气。五味，指酸、苦、甘、辛、咸，此泛指饮食物，亦即供人摄入的饮食水谷。

〔3〕五色修明：张介宾注："五气入鼻，由喉而藏于心肺，以达五脏。心气充则五色修明，肺气充则声音彰著。盖心主血，故华于面。肺主气，故发于声。"修，修饰。明，明亮润泽。

〔4〕五气：指五脏之气。

〔5〕津液相成，神乃自生：张介宾注："胃藏五味，以养五脏之气，而化生津液以成精，精气充而神自生。"

〔6〕藏象：指脏腑藏于内，有其征象表现于外。张介宾注："象，形象也。藏居于内，形见于外，故曰藏象。"藏，脏腑。象，征象，现象。

〔7〕生之本：生命的根本和主宰。生，生命。本，根本。高世栻注："心者，身之主，故为生之本。"

〔8〕神之变：新校正云："全元起本并《太素》均作'神之处'。"据下文"魄之处""精之处""魂之居""营之居"，则作"处"为是。处，居处。

〔9〕华：精华，荣华。为表现于外的荣华之象。

〔10〕充：指充养。

〔11〕阳中之太阳：心位居上焦阳位，其性属火，与夏热之气相通应，故为阳中之太阳。前"阳"字，指部位；后"阳"字，指功能特性及所通的季节。

〔12〕魄：神的活动之一，包括人出生后的本能活动及痛痒

等感觉。《左传·昭公七年》孔颖达疏："初生之时，耳目心识，手足运动，啼呼为声，此则魄之灵也。"张介宾云："魄之为用，能动能作，痛痒由之而觉也。"

［13］阳中之太阴：肺居上焦，上焦属阳，肺属金为阴脏，故为阳中之太阴。又，新校正据《甲乙经》《太素》认为"太阴"作"少阴"。《灵枢·九针十二原》《灵枢·阴阳系日月》二篇中，"太"均作"少"。可参考。

［14］蛰：动物冬眠伏藏谓蛰。此指肾藏精的功能，蕴含生生之机。

［15］封藏之本：比喻肾主藏精的作用。肾之精宜藏，不宜妄泄。封藏，闭藏、内藏之意。

［16］阴中之少阴：肾居下焦，肾又为阴脏，故为阴中之少阴。又，新校正据《甲乙经》《太素》认为"少阴"当作"太阴"。《灵枢·阴阳系日月》篇中，"少"作"太"。可参考。

［17］罢（pí）极之本：指肝是耐受疲劳的根本。罢，音义同"疲"。《说文解字》云："燕人谓劳曰极。"肝藏血主筋，筋主运动，筋脉运动强健有力，赖于肝血和肝气的濡养，所以称肝为罢极之本。

［18］魂：神的活动之一，包括人的谋虑、梦幻等思维意识，以及怒惊恐等情感。张介宾注："魂之为言，如梦寐恍惚、变幻游行之境皆是也。"

［19］其味酸，其色苍：新校正认为，此六字及下文"其味甘，甘色黄"六字均当去之。可从。

［20］阳中之少阳：《灵枢·阴阳系日月》云："肝为阴中之少阳。"肝居下焦阴位，通于春气，具有少阳生发之性，故当为"阴中之少阳"。《甲乙经》《太素》均作此说。

　　[21]仓廪:《荀子·富国》杨注:"谷藏曰仓，米藏曰廪。"此处比喻脾胃对饮食水谷的受纳运化功能。

　　[22]营之居:王冰注:"营起于中焦，中焦为脾胃之位，故云营之居也。"

　　[23]器:容器。比喻胃、肠、三焦、膀胱等受纳腐熟水谷，转输五味、排泄糟粕之作用。吴崑注:"盛贮水谷，犹夫器物，故名曰器。"

　　[24]唇四白:指口唇四周的白肉。

　　[25]至阴之类，通于土气:至，到达。脾居中焦，在上焦阳位与下焦阴位之间。又，至阴通于长夏，而长夏是春夏阳时到秋冬阴时之交接时节，故称脾为"阴中之至阴"。脾主运化水谷，与六腑关系密切，胆、胃、大肠、小肠、三焦、膀胱诸腑皆传化水谷，总统于脾，故称为至阴之类。《灵枢·阴阳系日月》云:"脾为阴中之至阴。"

　　[26]凡十一藏，取决于胆:李杲曰:"胆者少阳春升之气，春气升则万化安，故胆气春升，则余脏从之，所以十一脏皆取决于胆。"

【译文】

　　黄帝说:好。我听说天地阴阳二气相合，能产生万物的形体，阴阳二气变化多端，故产生的事物形态亦各异，名称亦不同。天地阴阳二气的运动变化，能赋予多少万物，你能讲给我听听吗? 岐伯说:您问得真详细呀! 天地是非常广阔而无法度量的，这么广泛而深奥的问题，请让我概括地讲一讲。草可以生五色，但五色变化后出现许多种类，是看不尽的;草化生出五味，五味的变化也是数不尽的。五色、五味在人体各有所入通之脏。

天赐给人五气以呼吸，地赐给人五味以饱腹。五气通过鼻，藏于心肺，心肺功能正常，化生气血津液，人的身体则正常。

黄帝问：人体内脏功能表现于外的征象是怎样的呢？岐伯说：心是生命的根本，人的精神智慧藏于此，其荣华显现在面，其功能是充养血脉，因心居上焦，上焦为阳，心为阳脏，故心为阳中之太阳，与夏气相通应。肺主一身之气，藏魄之处，其荣华显现在皮毛，能充养皮肤，为阳中之太阴，与秋气相通应。肾主蛰藏，为藏精之处，其荣华显现在发，能充养骨骼，为阴中之少阴，与冬气相通应。肝是耐受疲劳的根本，是藏魂之处，其荣华显现在爪甲，能滋养筋脉，能化生气血，为阴中之少阳，与春气相通应。脾、胃、大肠、小肠、三焦、膀胱能受纳腐熟水谷，是产生营养之处，好像盛物的器皿一样，能盛受水谷，吸收精微，传送糟粕，其荣华显现在唇四白，能充养肌肉，为至阴，与土气相通应。因胆属少阳，主春升之气，故十一脏的功能正常与否，主要取决于胆的功能是否正常。

【原文】

故人迎一盛[1]病在少阳，二盛病在太阳，三盛病在阳明，四盛已上为格阳[2]。寸口一盛病在厥阴，二盛病在少阴，三盛病在太阴，四盛已上为关阴[3]。人迎与寸口俱盛四倍已上为关格[4]，关格之脉赢，不能极于天地之精气，则死矣。

【注释】

[1]人迎一盛：人迎，指人迎脉，即颈部喉结两旁的动脉，属足阳明经。一盛，指比正常脉盛大一倍。下文之二盛、三盛、四盛均仿此。

〔2〕格阳：即溢阳。阳盛之极，格拒而食不得入。

〔3〕关阴：阴气盛于内，与阳气不相交通。

〔4〕关格：阴阳盛极之危证，阴盛极为关，阳盛极为格。阴阳俱盛不相协调，谓之关格。王冰注："俱盛，谓俱大于平常之脉四倍也。物不可以久盛，极则衰败，故不能极于天地之精气则死矣。"

【译文】

所以人迎脉搏比正常大一倍，病在少阳；大两倍，病在太阳；大三倍，病在阳明；大四倍以上为格阳于外。寸口脉搏比正常大一倍，病在厥阴；大两倍，病在少阴；大三倍，病在太阴；大四倍以上为关阴于内。若人迎、寸口俱盛于正常脉四倍以上，为关格。关格之脉，阴阳亢极不相协调，与天地之气不相交通，不久则死。

五藏生成篇第十

【篇解】

五脏，即肝、心、脾、肺、肾五脏。生成，即生化形成。本篇主要从人体生命活动、疾病现象及诊断等方面，论述了五脏与五体、五色、五味等之间的相生相克及相因相成的关系，故名"五脏生成"。之所以言篇而不称论，正如王冰云："此篇直记五藏生成之事，而无问答论议之辞，故不云论。后不言论者，义皆仿此。"

本篇主要论述了五脏与五体、五色、五味、五脉的关系，说明人是一个内脏与内脏之间、内脏与体表之间相互联系的有机整体。讨论了脉、髓、筋、气、血的正常及异常。讨论了过食五味对五脏的影响。论述了色诊、脉诊的诊察方法及重要性，尤其强调了色脉合参及色脉以胃气为本的重要性。

篇中的五脏与五体、五色、五味相互关系的理论，是藏象理论的主要内容，对临床养生保健及诊治疾病具有重要指导意义。篇中的色脉合参、以胃气为本的理论，是中医学独特的诊察方法，在临床诊断中占有重要地位。

【原文】

心之合[1]脉也，其荣[2]色也，其主[3]肾也。肺之合皮也，其荣毛也，其主心也。肝之合筋也，其荣爪也，其主肺也。脾之合肉也，其荣唇也，其主肝也。肾之合骨也，其荣发也，其主脾也。

是故多^[4]食咸，则脉凝泣^[5]而变色；多食苦，则皮槁而毛拔^[6]；多食辛，则筋急而爪枯^[7]；多食酸，则肉胝䐢而唇揭^[8]；多食甘，则骨痛而发落^[9]，此五味之所伤也。故心欲^[10]苦，肺欲辛，肝欲酸，脾欲甘，肾欲咸，此五味之所合也。

【注释】

[1] 合：相合。即五脏与五体的表里相合。

[2] 荣：荣华显现。指五脏精血充盛而显露于外的征象。

[3] 主：指其所不胜之脏。张介宾注："心属火，受水之制，故以肾为主。"张志聪注："五脏合五行，各有相生相制，制则生化，心主火而受制于肾水，是肾乃心脏生化之主，故其主肾也。"下文"其主心""其主肝""其主肺""其主脾"，同义。

[4] 多：副词，有"过"之意。

[5] 脉凝泣：指血脉凝塞不畅。泣，音义同"涩"。张介宾注："泣，涩同。"

[6] 皮槁而毛拔：苦味属火入心，肺属金主皮毛。过食苦味致心伤，血运不畅，肺主之皮毛失养，故皮枯毛拔。

[7] 筋急而爪枯：指筋脉拘急，爪甲枯槁。肺金气盛，肺金之气制约肝木所致。

[8] 肉胝（zhī）䐢而唇揭：谓皮肉厚而皱缩，唇高而外翻。胝，皮肉厚。揭，掀起，翻起。

[9] 骨痛而发落：肾主骨，其荣在发。脾土克肾水，过食甘味，可致脾气过盛，进而损伤肾，伤及于骨。

[10] 欲：嗜好。指五味对五脏各有其亲和性。

【译文】

心与血脉相配合，其荣华显现于面色，心受肾的制约；肺与皮毛相配合，其荣华显现于毫毛，肺受心的制约；肝与筋相配合，其荣华显现于爪甲，肝受肺的制约；脾与肌肉相配合，其荣华显现于口唇，脾受肝的制约；肾与骨相配合，其荣华显现于发，肾受脾的制约。

若过食咸味，则会使血液凝涩而不通畅，面部色泽也发生变化；若过食苦味，则皮肤枯槁不润泽，毛发脱落；过食辛味，则使筋脉挛急而爪甲枯槁；过食酸味，则使皮肤变厚而皱缩，口唇干裂而掀起；过食甘味，则使骨节酸痛而头发脱落。这就是过食五味对五脏造成的损伤。所以心喜好苦味，肺喜好辛味，肝喜好酸味，脾喜好甘味，肾喜好咸味。这就是五味合五脏的关系。

【原文】

五藏之气，故色见青如草兹[1]者死，黄如枳实[2]者死，黑如炲[3]者死，赤如衃血[4]者死，白如枯骨者死，此五色之见死也。青如翠羽[5]者生，赤如鸡冠者生，黄如蟹腹者生，白如豕膏[6]者生，黑如乌羽者生，此五色之见生也。

生于心，如以缟裹朱[7]；生于肺，如以缟裹红；生于肝，如以缟裹绀[8]；生于脾，如以缟裹栝楼实；生于肾，如以缟裹紫。此五藏所生之外荣也。色味当[9]五藏：白当肺、辛，赤当心、苦，青当肝、酸，黄当脾、甘，黑当肾、咸。故白当皮，赤当脉，青当筋，黄当肉，黑当骨。

【注释】

[1] 草兹：用草编成的席子，其色青枯苍白。《尔雅·释器》云："蓐谓之兹。"《史记集解》引徐广云："兹者，籍席之名。"高世栻注："色见青如草兹者死，肝气败也。"

[2] 枳实：中药名。其色青黄而晦暗不泽。

[3] 炱（tái）：煤烟凝成的黑灰。张志聪注："炱，烟尘也。黑而带黄。"高世栻注："黑如炱者死，肾气败也。"

[4] 衃（pēi）血：即死血。瘀败凝结之血，其色红黑。王冰注："谓败恶凝聚之血，色赤黑也。"高世栻注："赤如衃血者死，心气败也。"

[5] 翠羽：翠鸟的羽毛，其色青而光泽。肝气充盛之色。

[6] 豕（shǐ）膏：俗称猪油，其色白而光润。肺气充盛之色。

[7] 以缟（gǎo）裹朱：形容其色如用白色之绢包裹着朱砂，隐然红润而光泽。缟，白色之绢。朱，朱砂。

[8] 绀：深青透红之色。《说文解字》云："绀，帛深青扬赤色。"

[9] 当：配合。

【译文】

五脏之气表现于面部的五色是：若见到青如枯草，黄如枳实，黑如烟尘，红如凝血，白如干枯的骨头，就说明内里五脏之气已衰败。若见到青如翠鸟的羽毛，青而有光泽；红如鸡冠，红而润泽；黄如蟹腹，黄而滋润；白如猪脂，白而润泽；黑如乌鸦的羽毛，黑而光亮，则说明内里五脏之气充盛而有生气。

心有生气，其面色如白绢包朱砂；肺有生气，其面色如白绢包红色；肝有生气，其面色如白绢包青中带赤的绀色；脾有生气，其面色如白绢包瓜蒌实；肾有生气，其面色如白绢包紫色。这是五脏生气显现于外的征象。因此，五色、五味配合五脏是：白色配合肺脏、辛味；红色配合心脏、苦味；青色配合肝脏、酸味；黄色配合脾脏、甘味；黑色配合肾脏、咸味。因此，五色配合五体是：白色合于皮，赤色合于脉，青色合于筋，黄色合于肉，黑色合于骨。

【原文】

诸脉者皆属于目[1]，诸髓者皆属于脑，诸筋者皆属于节[2]，诸血者皆属于心，诸气者皆属于肺，此四支八溪之朝夕[3]也。故人卧血归于肝[4]，肝受血而能视[5]，足受血而能步，掌受血而能握，指受血而能摄[6]。卧出而风吹之，血凝于肤者为痹，凝于脉者为泣，凝于足者为厥，此三者，血行而不得反其空[7]，故为痹厥也。人有大谷十二分[8]，小溪[9]三百五十四名，少十二俞[10]，此皆卫气之所留止，邪气之所客也，针石缘[11]而去之。

诊病之始，五决为纪[12]，欲知其始，先建其母[13]。所谓五决者，五脉也。是以头痛颠疾，下虚上实，过[14]在足少阴、巨阳，甚则入肾。徇蒙招尤[15]，目冥耳聋，下实上虚，过在足少阳、厥阴，甚则入肝。腹满䐜胀，支鬲胠胁，下厥上冒，过在足太阴、阳明。咳嗽上气，厥在胸中，过在手阳明、太阴。心烦头痛，病在鬲中，过在手巨阳、少阴。

【注释】

[1]诸脉者皆属于目：指五脏六腑之精气，通过十二经脉上注于目。属，连属，统属。

　　[2]诸筋者皆属于节：指筋附于骨节，联络骨骼，具有束骨骼而利关节的作用。节，指骨节。王冰注："筋气之坚结者，皆络于骨节之间也。"

　　[3]此四支八溪之朝夕：指正常情况下，人身脏腑之气血流注四肢关节、血脉、骨髓、筋膜之间，濡养全身。支，同"肢"。四支，即四肢。八溪，又名八虚，指两肘、两腋、两膝、两髀的筋骨分肉空隙之处，是气血出入的道路。朝夕，即潮汐。

　　[4]人卧血归于肝：当人静卧时，行于诸经的血，就会回流到肝。说明肝有贮藏血液和调节血量的功能。王冰注："肝藏血，心行之。人动，则血运行于诸经；人静，则血归于肝脏。"

　　[5]肝受血而能视：此言肝血之用也。即目得血而能视。李东垣《脾胃论》作"目受血而能视"。目为肝之窍，人之视觉功能与肝血的盈虚密切相关。

　　[6]指受血而能摄：指人之四肢筋脉得到肝血濡养，才能使活动自如，如手指得到血的濡养方能摄取。

　　[7]空：通"孔"。

　　[8]大谷十二分：大谷，人体的大关节。分，处也。即指人身大关节有两腕、两肘、两肩、两踝、两膝、两髀十二处。

　　[9]小溪：肉之小会，指人体的腧穴。

　　[10]少十二俞：缺少十二腧穴。一说此四字为衍文。

　　[11]缘：因也，循也。

　　[12]五决为纪：五，五脏之脉。决，判决，判断。纪，纲纪。即以五脏之脉为诊病纲纪。

　　[13]先建其母：母，病因。即先找出疾病的根本原因。

　　[14]过：过失。指病变。

　　[15]徇蒙招尤：徇蒙，眩晕；招尤，头部振摇不定。

【译文】

人身经脉的气血皆上注于目，诸髓皆归属于脑，诸筋皆联络于关节，血液皆归属于心，一身之气皆统属于肺，而四肢八溪是气血周流朝夕所注之处。人卧则血归于肝，目得肝血的营养，能视物；足得肝血的营养，能行走；手得肝血的营养，能握物；手指得肝血的营养，能摄物。若睡卧刚起，即被风邪侵袭，则血行不畅，血凝于肌肤，则为肢体麻木不仁或酸重疼痛的痹证；血凝于经脉，则经脉凝涩，运行不畅；血凝于足部，则下肢厥冷。这三种疾病，都是气血运行不畅，不能到达某些穴位所致。人身大谷有十二个，小溪有三百五十四个，不包括十二腧，这些腧穴都是卫气所汇聚之处，也是邪气易侵犯之所，用针石之法，因其所客，给予治疗，可祛除邪气。

诊察疾病时，必须以五脏的经脉为纲纪，要想知道病的起始，必须先找出疾病的根本原因。所说的五决，就是以五脏之脉来决断疾病。因此，头痛及颠顶部的疾患，属于下虚上实，病在足少阴、足太阳二经，若病情加重则传入到肾。头晕眼花，头部振摇不定，耳聋，视物不清，属于下实上虚，病在足少阳、足厥阴二经，若病情加重则传入到肝。腹部胀满，犹如有物在内支撑，属浊气上逆，病在足太阴、足阳明二经；咳嗽气喘，气逆胸中，病在手阳明、手太阴二经；心烦头痛，病在胸膈，是手太阳、手少阴二经的病变。

【原文】

夫脉之小大滑涩浮沉，可以指别；五藏之象，可以类推；五藏相音，可以意识；五色微诊，可以目察。能合脉色，可以万全。

赤脉之至也，喘而坚[1]，诊曰有积气在中，时害于食，名曰心痹，得之外疾，思虑而心虚，故邪从之。

白脉之至也，喘而浮，上虚下实，惊，有积气在胸中，喘而虚[2]，名曰肺痹，寒热，得之醉而使内[3]也。

青脉之至也，长而左右弹，有积气在心下支胠，名曰肝痹，得之寒湿，与疝同法，腰痛足清头痛。

黄脉之至也，大而虚，有积气在腹中，有厥气，名曰厥疝[4]，女子同法，得之疾使四支汗出当风。

黑脉之至也，上坚而大，有积气在小腹与阴，名曰肾痹，得之沐浴清水[5]而卧。

凡相五色之奇脉[6]，面黄目青，面黄目赤，面黄目白，面黄目黑者，皆不死也。面青目赤，面赤目白，面青目黑，面黑目白，面赤目青，皆死[7]也。

【注释】

[1] 喘而坚：指脉象。喘，脉来急速洪盛；坚，坚实有力。王冰注："喘，谓脉至如卒喘状也。"

[2] 喘而虚：指病证。即虚喘。王冰注："然脉喘而浮，是肺自不足；喘而虚者，是心气上乘。"

[3] 使内：入房，房事。

[4] 厥疝：病名。由脾虚肝气上逆所致，症见胃脘痛，呕吐，足冷，少腹坠痛，痛引睾丸。

[5] 清水：冷水。

[6] 之奇脉：《甲乙经》无此三字，疑衍文。

[7] 皆死：指预后不良。王冰注："无黄色而皆死者，以无

胃气也。五脏以胃气为本，故无黄色皆曰死焉。"

【译文】

脉搏的大、小、滑、涩、浮、沉等，可以在指下辨别；五脏功能表现于外的征象，可以取类比象地推测；通过五音的变化，可以识别内里五脏的病变；面部五色的微小变化，可用目来观察。若能脉诊与色诊相互参合诊察疾病，就比较全面了。

若面赤，脉来急速洪盛，坚实有力，可诊为积气在中，常常影响进食，叫心痹，其病因是在内思虑太过，损伤心气，又在外有邪气乘虚侵入。

若面白，脉来急速而浮，下虚上实，惊悸，是病邪积聚在胸，气虚而喘，这叫肺痹，或发寒热，其病因是醉酒后入房。

若面青，脉来长而左右弹指有力，是邪气积于心下，腹部胀满，这叫肝痹，其病因是感受寒湿，其机理同疝气，症见腰痛、足冷、头痛。

若面黄，脉来大而虚，是邪气积聚在腹中，自觉腹中逆气上冲，这叫厥疝，女子患病也如此，其病因是劳倦汗出而受风。

若面黑，脉来坚大，是邪气积于小腹与前阴，这叫肾痹，其病因是冷水洗浴后就睡觉。

大凡观察面部五色，面黄目青，面黄目赤，面黄目白，面黄目黑者，说明胃气尚存，不死。若见面青目赤，面赤目白，面青目黑，面黑目白，面赤目青者，是胃气败绝的征象，不期而死。

五藏别论篇第十一

【篇解】

五脏，在此指脏腑。别，区别，分别。因本篇以"藏""泻"论脏腑的功能，其方法别于其他论脏腑的篇章，故名"五脏别论"。

全篇主要针对当时对脏腑划分不清的情况，对五脏、六腑、奇恒之府的概念、根本区别及功能特点进行了划分及论述；阐明了诊脉取寸口的道理，强调了四诊合参；论述了医生诊病应持的态度。

篇中对脏、腑、奇恒之府的划分，为后世脏腑划分奠定了基础。篇中六腑"泻而不藏""实而不满"的理论，对后世临床诊治六腑诸疾具有重要指导意义，至今临床治疗急腹症，仍应用这一理论予以指导，均取得了较好的疗效。篇中诊寸口以察全身疾病的理论，是后世寸口诊法的重要理论依据之一。诊寸口，始见于《内经》，详于《难经》，推广于《脉经》，诊寸口是中医重要的诊察方法之一。

【原文】

黄帝问曰：余闻方士[1]，或以脑髓为藏[2]，或以肠胃[3]为藏，或以为府，敢问更相反，皆自谓是[4]，不知其道，愿闻其说。岐伯对曰：脑、髓、骨、脉、胆、女子胞[5]，此六者，地气之所生也，皆藏于阴而象于地[6]，故藏而不泻[7]，名曰奇恒之府[8]。夫胃、大肠、小肠、三焦、膀胱，此五者，天气之所生也，其气象天，故泻而不藏[9]，此受五藏浊气[10]，名曰传化之府[11]，此不能久留输泻者也[12]。魄门亦为五藏使[13]，水谷不得久藏。

所谓五藏者，藏精气而不泻[14]也，故满而不能实[15]。六府者，传化物而不藏，故实而不能满也。所以然者，水谷入口，则胃实而肠虚；食下，则肠实而胃虚。故曰实而不满，满而不实也。

帝曰：气口[16]何以独为五藏主？岐伯曰：胃者，水谷之海，六府之大源也。五味入口，藏于胃以养五藏气，气口亦太阴也。是以五藏六府之气味，皆出于胃，变见于气口[17]。故五气[18]入鼻，藏于心肺，心肺有病，而鼻为之不利也。

凡治病必察其下[19]，适其脉，观其志意，与其病也。拘于鬼神者[20]，不可与言至德[21]。恶于针石者，不可与言至巧[22]。病不许治者，病必不治，治之无功矣。

【注释】

［1］方士：本指知晓方术，炼丹求仙，以保长生不老之人。后泛指医、卜、星、相之辈。此处指医生。

［2］为藏：其下《太素》有"或以为腑"四字。可参。

［3］肠胃：是下文"胃、大肠、小肠、三焦、膀胱"的省称。

［4］敢问更相反，皆自谓是：意即当我冒昧地提出疑问时，方士彼此相互驳斥，皆自以为是。敢，谦词，自言冒昧之意。

［5］女子胞：即子宫，又名胞宫。女子胞位于少腹，主月事、孕育胎儿，为奇恒之府之一。

〔6〕藏于阴而象于地：指奇恒之府如大地藏载万物一样，具有贮藏阴精的作用。象，象征。阴，阴精。

〔7〕藏而不泻：指奇恒之府主贮藏精气，而不主传化水谷和排泄糟粕。

〔8〕奇恒之府：指异于通常所说的腑，包括脑、髓、骨、脉、胆、女子胞。因其功能似脏，形态似腑，似脏非脏，似腑非腑，名曰奇恒之府。奇者，异也。恒者，常也。

〔9〕泻而不藏：指六腑传化水谷、排泄糟粕的作用。六腑不能贮藏精气。

〔10〕五藏浊气：指五脏代谢所产生的浊物。

〔11〕传化之府：指胃、大肠、小肠、三焦、膀胱。此五者具有传化水谷的作用，不贮藏精气。王冰注："言水谷入已，糟粕变化而泄出，不能久久留住于中，但当化已输泻令去而已。传泻诸化，故曰传化之府。"

〔12〕此不能久留输泻者也：指五脏浊气及水谷糟粕不可久留于传化之腑，宜及时向下转输和排泄。姚止庵注："化物至秽而不可久留。"

〔13〕魄门亦为五藏使：指魄门的启闭受五脏的支配，魄门是五脏的役使。魄门，肛门。张介宾注："魄门，肛门也。大肠与肺为表里，肺藏魄而主气，肛门失守则气陷而神去，故曰魄门。"使，役使，支配。

〔14〕藏精气而不泻：指五脏主藏精气而不主传泻水谷。

〔15〕满而不能实：满，指精气盈满，此指五脏的功能特点。实，指水谷充实。五脏主藏精气，不主传化水谷。王冰注："精气为满，水谷为实，但藏精气，故满而不能实。"张介宾注："精气质清，藏而不泻，故但有充满而无所积实。"

[16]气口：又称脉口、寸口。两手腕部桡骨头内侧桡动脉处。中医脉诊部位之一，属手太阴肺经。

[17]变见于气口：人体内在脏腑经络气血变化表现于气口。见，通"现"。杨上善注："胃为水谷之海，六腑之长，出五味以养脏腑。血气卫气行手太阴脉至于气口，五脏六腑善恶，皆是卫气所将而来，会于手太阴，见于气口，故曰变见也。"

[18]五气：此指自然界的清气。

[19]必察其下：下，《太素》作"上下"。杨上善注："疗病之要，必须上察人迎，下诊寸口，适于脉候。又观志意有无，无志意者，不可为至。"

[20]拘于鬼神者：指迷信鬼神的人。拘，固执，迷信。

[21]至德：指至真至善的医学道理。至，极也。德，道也。

[22]至巧：指娴熟巧妙的针刺技术。巧，技巧。

【译文】

黄帝问道：我听说有些医生对脏与腑划分不同，有的把脑髓称为脏，有的把肠胃称为脏，或称为腑，若向他们提出疑问时，他们再一次说明与别人不同的观点，都认为自己是对的。不知其中的道理，愿听你讲讲。岐伯回答说：脑、髓、骨、脉、胆、女子胞，此六者是秉承地气所生，其功能就像大地贮藏万物一样，主贮藏精气，而不主传泻水谷，所以叫奇恒之府。胃、大肠、小肠、三焦、膀胱，此五者是秉承天气所生，其功能像天阳运转不息一样，主传泻水谷，而不主贮藏精气，还能接受五脏代谢后的浊物，一并排出到体外，所以叫传化之府，受纳的水谷不能在此久留，要不断地向下转输排泄糟粕。魄门是五脏的役使，其功能是排泄糟粕。

所说的五脏，是主贮藏精气而不主传泻水谷，所以它有精气盈满，而没有水谷的充填；所说的六府，是主传导变化饮食物而不主贮藏精气，所以它有水谷的充实，而没有精气的盈满。之所以这样，水谷经口入胃之后，则胃中充实而肠中空虚，水谷向下传导，则肠中充实而胃中空虚。就这样，肠与胃虚实更迭，所以说六腑是实而不满，五脏是满而不实。

黄帝问：单独诊察寸口脉，为什么能知道五脏之气的变化呢？岐伯说：胃是水谷之海，六府传化的源泉。饮食通过口入胃，经胃的受纳腐熟，化生精微，以营养五脏之气，寸口属手太阴肺经，因此，五脏六腑的营养都来源于胃，脏腑之气的变化都能从寸口处反映出来。另外，天之五气入鼻，藏于心肺，所以心肺有病，则鼻塞不利。

大凡医生在诊治疾病时，要注意四诊合参，要询问患者的二便情况，切按脉搏的变化，观察患者的神志状态，询问其病所苦。对于迷信鬼神的人，不要给他讲医学道理；对于厌恶或害怕针石治疗的人，不要对他讲针石的疗效；对于不愿接受医治的，不要给他治疗，勉强治疗的话，也收不到预期的效果。

卷第四

异法方宜论篇第十二

【篇解】

异法，不同的治疗方法。方宜，地域方位不同，其治法各有所宜。由于本篇主要讨论了不同地域方位的人，其生活习惯、体质状况均不同，因而所致疾病也各异，故治疗时所采取的方法也不同，故名"异法方宜"。

全篇论述了由于地域方位不同，致使人的体质及发病也不同，因而在治疗时也必须采取不同的方法，必须做到因时、因地、因人制宜，既要知"治之大体"，即把握一般的法则，又要知"得病之情"，了解病证与病人的特殊情况，才能治得所宜。

篇中因地因人制宜的治疗原则，体现了中医"人与天地相参"的整体观念，对后世三因制宜诊治疾病有很大影响，至今仍不失其指导意义。现代医学地理学与此有相似之处。篇中砭石、药物、灸焫、九针、导引、按跷等治疗方法，现仍有效地应用于临床当中。

【原文】

黄帝问曰：医之治病也，一病而治各不同，皆愈何也？岐伯对曰：地势使然也。

故东方之域，天地之所始生也[1]，鱼盐之地，海滨傍水，其民食鱼而嗜咸，皆安其处，美其食，鱼者使人热中[2]，盐者胜血[3]，故其民皆黑色[4]疎理[5]。其病皆为痈疡[6]，其治宜砭石[7]，故砭石者，亦从东方来。

西方者，金玉之域，沙石之处，天地之所收引也[8]，其民陵居[9]而多风，水土刚强，其民不衣而褐荐[10]，其民华食而脂肥[11]，故邪不能伤其形体，其病生于内，其治宜毒药[12]，故毒药者，亦从西方来。

北方者，天地所闭藏之域也[13]，其地高陵居，风寒冰冽[14]，其民乐野处[15]而乳食，藏寒生满病[16]，其治宜灸焫[17]，故灸焫者，亦从北方来。

南方者，天地所长养，阳之所盛处也，其地下，水土弱，雾露之所聚也，其民嗜酸而食胕[18]。故其民皆致理[19]而赤色，其病挛痹[20]，其治宜微针[21]。故九针[22]者，亦从南方来。

中央者，其地平以湿，天地所以生万物也众[23]，其民食杂而不劳[24]，故其病多痿厥寒热[25]，其治宜导引按跷[26]，故导引按跷者，亦从中央出也。

故圣人杂合以治[27]，各得其所宜，故治所以异而病皆愈者，得病之情[28]，知治之大体也。

【注释】

[1] 东方之域，天地之所始生也：自然界生发之气始于东方。张介宾注："天地之气，自东而升，为阳生之始，故发生之气始于东方，而在时则为春。"

[2] 热中：热积于体内。因鱼性热，多食则使热滞于中而外发痈疡。王冰注："鱼发疮，则热中之信。盐发渴，则胜血之征。"

〔3〕盐者胜血：过食盐则伤血。盐味咸，咸入血，少则养，过则害。

〔4〕黑色：指面色发黑。黑色主肾，过食盐则伤肾，故面色黑。

〔5〕疏理：皮肉腠理疏松而不致密。疎，通"疏"。

〔6〕痈疡：泛指各种痈肿疮疡之类的疾患。王冰注："血弱而热，故喜为痈疡。"

〔7〕砭石：古代用石头制成的医疗工具，形状呈锥形或楔形，用于刺激体表穴位以治疗病痛，或作切痈排脓以及放血之用。新校正引全元起语："砭石者，是古外治之法。有三名，一针石，二砭石，三镵石。其实一也。"

〔8〕天地之所收引也：自然界收敛之气始于西方。收引，即收敛，此指秋季肃杀之气。

〔9〕陵居：指居住的地势较高。

〔10〕褐（hè）荐（jiàn）：指穿粗衣、铺草席的简朴生活。褐，指以粗毛或粗麻为材质制成的衣服。荐，指以细草编织而成的草席。

〔11〕华食而脂肥：指经常食用鲜美酥酪肥甘之品而致形体肥胖。华食，鲜美酥酪肥肉之类的食品。脂肥，指形体肥胖。

〔12〕毒药：泛指具有治疗作用的药物。张介宾注："毒药者，总括药饵而言，凡能除病者，皆可称为毒药。"

〔13〕天地所闭藏之域也：自然界冬藏之气始于北方。闭藏，指北方冬季气候寒冷、万物闭藏之象。

〔14〕冰冽：《太素》作"冻冽"，可参。

〔15〕乐野处：习惯于游牧生活。乐，习惯。

〔16〕藏寒生满病：此指脏寒失于温运而气机阻滞，故生胀

满之病。张介宾注："地气寒，乳性亦寒，故令人脏寒。脏寒多滞，故生胀满等病。"

［17］灸焫（ruò）：灸，用艾叶制成的艾炷或艾条，点燃后在体表穴位上熏灼，以防治疾病的一种治疗方法。焫，烧灼。王冰注："火艾烧灼，谓之灸焫。"

［18］胕（fǔ）：通"腐"，指发酵后的一类食物。张介宾注："物之腐者，如豉、酢、曲、酱之属是也。"

［19］致理：指肌肤腠理致密。

［20］挛痹：泛指筋脉拘急、酸痛麻木及关节活动不利的一类病证。

［21］微针：即针体纤细的毫针。王冰注："细小之针，调脉衰盛也。"

［22］九针：泛指各种针具。九针，即《灵枢·九针十二原》所载之镵针、员针、锃针、锋针、铍针、员利针、毫针、长针、大针，共九种针具。

［23］天地所以生万物也众：中央地域地势平坦，气候寒温适宜，物产较为丰富。

［24］食杂而不劳：指食物种类繁多，又不过分劳累。王冰注："四方辐辏而万物交归，故人食纷杂而不劳也。"

［25］痿厥寒热：王冰注："湿气在下，故多病痿弱、逆气及寒热也。"杨上善注："人之食杂则寒温非理，故多得寒热之病；不劳则血气不通，故多得痿厥之病。"

［26］导引按跷：指健身功法、按摩等用于强身健体、防治疾病的方法。王冰注："按，谓抑按皮肉。跷，谓捷举手足。"张介宾注："按，捏按也。跷，即阳跷阴跷之义。"

［27］杂合以治：指综合五方各种治疗方法及手段予以治疗。

［28］得病之情：指能够掌握疾病本质。

【译文】

黄帝问道：医生治疗疾病，同一种病而采用不同的治法，又全都治好了，这是为什么呢？岐伯回答说：这是因地理方位及气候环境不同的缘故。

东方是天地之气始生之处，出产鱼、盐，依海傍水，当地的人们喜欢吃鱼和咸味的食物，人们全都居处安定，把鱼和盐当作美食，但因多食鱼，使邪热积于中，多食咸味则伤血，所以当地的人们大都肤色较黑，腠理疏松，易患痈肿疮疡之类的疾病，治疗宜用砭石，所以，砭石疗法是从东方传来的。

西方地处高原，盛产金石，地多沙石，气候像秋天肃杀收引一样，干燥多风，当地的人们多依山陵而居，水土性质刚强，人们不穿棉衣而披粗布铺草席，吃脂膏酥酪类的食物，故多肥胖，肌腠致密，外邪不易伤其形体，其病多从内生，治疗宜用药物，所以，药物疗法是从西方传来的。

北方气候像自然界冬季的闭藏一样，地势高，人们依山而居，气候多风寒凛冽，人们过着游牧生活，以牛羊乳为主食，人们多因内脏受寒而生胀满一类的疾病，治疗宜用灸焫，所以，灸焫疗法是从北方传来的。

南方气候像自然界夏季的长养一样，气候炎热，阳气最盛，当地人喜欢吃酸味和发酵过的食物，因此他们腠理致密，皮肤发红，易患筋脉拘急、肢体麻木不仁一类的疾病，治疗宜用毫针微刺，所以，九针疗法是从南方传来的。

中央地区地势平坦湿润，适于万物的生长，物产丰富，人们吃的食品种类很多，生活较安逸，劳动强度小，易患肢体痿弱、厥逆、寒热等疾病，治疗宜用导引按跻法，所以，导引按跻疗法是从中央地区传来的。

因此，医术高超的医生，掌握多种治疗方法，根据其不同的症状表现，不同的地域方位气候特点，给予不同的治疗方法，所以，虽然方法不同，病却全能治愈，其关键是不但要掌握发病的特殊情况，还要掌握治病的大体规律。

移精变气论篇第十三

【篇解】

移精变气，即运用某种方法转移病人的精神，使逆乱的气机转为正常。因本篇首先论述移精变气，故以此为篇名。

全篇主要论述了上古时代和《内经》时代的人，由于年代、生活环境、精神活动等诸多因素的不同，患病的轻重不同，故治疗方法也有所不同。文中强调了早期治疗及精神治疗的重要性，突出了色诊、脉诊及问诊在诊断中的作用，强调诊治必须与四时阴阳相结合的整体观念，文中强调了"神"的有无对于疾病预后的影响。篇中内容是中医理论的基本观点，对临床具有重要指导意义。

篇中的祝由，是以祝祷以治疗疾病的方法，属今之心理治疗范畴。

【原文】

黄帝问曰：余闻古之治病，唯其移精变气[1]，可祝由[2]而已。今世治病，毒药治其内，针石治其外，或愈或不愈，何也？岐伯对曰：往古人居禽兽之间，动作以避寒，阴居以避暑，内无眷慕之累[3]，外无伸宦之形[4]，此恬憺之世，邪不能深入也。故毒药不能治其内，针石不能治其外，故可移精祝由而已。

当今之世不然，忧患缘[5]其内，苦形伤其外，又失四时之从，逆寒暑之宜，贼风数至，虚邪朝夕，内至五藏骨髓，外伤空窍肌肤，所以小病必甚，大病必死，故祝由不能已也。

【注释】

[1] 移精变气：转移病人的精神，调整逆乱的气机。

[2] 祝由：对病人祝说病由，以驱逐疾病的一种心理疗法。

[3] 内无眷慕之累：内心无仰慕名利的精神负担。眷，向往，追求，《广雅》云："向也。"

[4] 外无伸宦之形：在外不因追逐名利劳碌其形体。伸宦，追求名利富贵。王冰注："夫志捐思想，则内无眷慕之类，心亡愿欲，故外无伸宦之形，静保天真，自无邪胜，是以移精变气，无假毒药，祝说病由，不劳针石而已。"张介宾注："伸，屈伸之情。宦，利名之累。"

[5] 缘：缘故，因由。

【译文】

黄帝问道：我听说古时治病，只用移精变气的祝由疗法，就可以使疾病痊愈。而现今治病，既用药物从内治疗，又用针刺、砭石从外治疗，可还是有的能治愈，有的尚不能治愈，这是为什么呢？岐伯回答说：古人经常与禽兽打交道，以打猎为生，经常活动身体以驱散严寒，居洞穴以避暑热，在内无眷恋思慕之情的干扰，在外无追求名利、烦劳形体的活动，处于清心寡欲无杂念的生活环境之中，体内真气充盛，邪气不能侵犯身体，或不能侵犯得很深重，所以，既不用内服药物，也不外用针刺、砭石，只用祝说病由的方法，转移患者的精神，调整紊乱的气机，就可以使其痊愈。

现今的人就不同了，过度忧思伤及内脏，过度体劳伤其形体，又不能按着四时阴阳寒暑的变化规律调整身体，致使邪气多次侵犯，久而久之，则内伤五脏骨髓，外伤孔窍肌肤，所以，若是小病则越来越重，若是大病必定会死亡，故只用祝由疗法是不能使其痊愈的。

【原文】

帝曰：善。余欲临病人，观死生，决嫌疑，欲知其要，如日月光，可得闻乎？岐伯曰：色脉者，上帝之所贵也，先师之所传也。上古使僦贷季[1]，理色脉[2]而通神明，合之金木水火土四时八风六合，不离其常[3]，变化相移，以观其妙，以知其要，欲知其要，则色脉是矣。色以应日，脉以应月，常求其要，则其要也。夫色之变化，以应四时之脉，此上帝之所贵，以合于神明也，所以远死而近生[4]。生道以长，命曰圣王。

【注释】

[1]僦贷季：传说为上古时代人，医家之祖，岐伯世祖之师。王冰注："先师，谓岐伯祖世之师僦贷季也。"

[2]理色脉：研究有关色脉的理论。

[3]常：自然界四时五行阴阳的变化规律。

[4]远死而近生：远于死而近于生。

【译文】

黄帝说：好。我想在诊治患者时，一定有判断预后、解决疑难的要领，这种如日月的光明那样显著的诊治方法，能讲给我听吗？岐伯说：观察色脉是上古帝王所重视的，是我的师父传授给我的。上古时的名医僦贷季，不但对色脉的理论精通，而且通晓自然界阴阳的变化规律，并且能把人体的色脉与金木水火土四时及八风六合相结合，使之相匹配，观察其中的奥妙，探索其中的要领。要想知道诊治疾病的要领，那就是观察色脉的变化规律。面色应日，有其明暗；脉象应月，有其盈亏。经常不断地观察探求色脉，就可以掌握诊治的要领。面部色泽的变化与四时之脉象关系密切，也是上古帝王所重视的，必须与四时阴阳相结合，就能远于死而近于生，就能长寿，健康长寿的人，被称为"圣王"。

【原文】

中古之治病，至而治之，汤液[1]十日，以去八风五痹[2]之病，十日不已，治以草苏草荄之枝[3]，本末[4]为助，标本已得，邪气乃服。暮世之治病也则不然，治不本四时，不知日月，不审逆从，病形已成，乃欲微针治其外，汤液治其内，粗工凶凶[5]，以为可攻，故病未已，新病复起。

帝曰：愿闻要道。岐伯曰：治之要极，无失色脉，用之不惑，治之大则。逆从倒行，标本不得，亡神失国。去故就新，乃得真人。

帝曰：余闻其要于夫子矣，夫子言不离色脉，此余之所知也。岐伯曰：治之极[6]于一[7]。帝曰：何谓一？岐伯曰：一者因得之[8]。帝曰：奈何？岐伯曰：闭户塞牖[9]，系之病者，数问其情，以从其意，得神[10]者昌，失神者亡。帝曰：善。

【注释】

[1] 汤液：古代用五谷制作的、用以治病的清酒。

[2] 五痹：即筋痹、骨痹、脉痹、肌痹、皮痹五种痹病。

[3] 草苏草荄之枝：草苏，草叶也；草荄，草根也；枝，茎

也。即泛指草药。

［4］本末：本，草茎；末，枝叶。

［5］粗工凶凶：指医术低劣的医生，草率行事。粗工，医疗水平低劣的医生。凶凶，草率。王冰注："粗，谓粗略也。凶凶，谓不料事宜之可否也。"

［6］极：根本。

［7］一：人与天地阴阳相统一。

［8］因得之：王冰注："因问而得之也。"

［9］塞牖（yǒu）：牖，窗子。即关窗。

［10］神：人体生命活动的总称，包括整个人体生命活动的外在表现（广义的神）和人体的精神活动（狭义的神）。

【译文】

中古时代治病，疾病刚刚发生就给予治疗，先服五谷制成的清酒十天，以祛八风、五痹之邪气，若不愈，再配合草药煎剂以协助，对症用药，邪气则被制服。后世的医生治病却不是这样，治病不根据四时阴阳的变化，不知色脉应日月的道理，不懂正治反治的原则，至病已严重时，才想起以毫针治其外，以汤液治其内。若是医术低劣的医生，则草率行事，盲目用攻伐之品，致使旧病未愈又增新病。

黄帝说：我想听听其中的道理。岐伯说：治病最根本的是观察色脉，只有这样，临证时才不致困惑，这是最重要的治疗法则。若违反这一原则，使正治反治颠倒，药不对症，则使生命受到伤害，用以治国则国亡。若去掉不良的医疗作风，认真观察审理色脉，就会成为高明的医生。

黄帝问：我听懂其中的道理了，你说诊病不能离色脉，这个我已经知道了。岐伯说：治病的根本在于人与天地阴阳要相互协调统一。黄帝问：怎样统一呢？岐伯说：通过询问患者，就可知其怎样调理阴阳。黄帝问：怎样问呢？岐伯说：关上门窗，保持安静，医生要全神贯注，耐心详细地询问病情，顺从患者的意愿，诉说病苦。神志清，面色荣，目光明亮，行动灵活的，预后良好；神志呆板甚至昏迷，面色晦暗，目光暗淡，动作缓慢甚至失灵的，预后不好。黄帝说：讲得好。

汤液醪醴篇第十四

【篇解】

汤液和醪醴，均是古人以五谷制成的用以治疗疾病的酒，其中，味淡清稀者为汤液，味厚稠浊者为醪醴。因本篇首先讨论的是汤液醪醴的制法及应用，故名为"汤液醪醴"。

全篇主要论述了汤液醪醴的制作方法及应用；讨论了治疗效果与病人神气的关系；提出了"病为本，工为标，标本不得，邪气不服"的医与病的标本关系；论述了水肿病的病因、病机、主要症状、治则及具体治法。

关于汤液醪醴，在《素问·腹中论》《灵枢·经筋》等篇亦有记载，对后世药酒的制作、应用及发展有很大影响。篇中治病重视神气的观点，不仅指导临床诊断与治疗，同时也指导人们用以养生保健。篇中水肿病的理论及治法，对后世治疗水肿病奠定了坚实基础，后世医家在此基础上多有发挥，对临床治疗水肿至今仍有重要指导价值。

【原文】

黄帝问曰：为五谷[1]汤液及醪醴[2]奈何？岐伯对曰：必以稻米，炊之稻薪，稻米者完，稻薪者坚[3]。帝曰：何以然？岐伯曰：此得天地之和，高下之宜，故能至完，伐取得时[4]，故能至坚也。

帝曰：上古圣人作汤液醪醴，为而不用何也？岐伯曰：自古圣人之作汤液醪醴者，以为备耳，夫上古作汤液，故为而弗服也[5]。中古之世，道德[6]稍衰，邪气时至，服之万全[7]。

　　帝曰：今之世不必已[8]何也？岐伯曰：当今之世，必齐[9]毒药攻其中，镵石针艾[10]治其外也。

【注释】

　　[1] 五谷：即麦、黍、稷、稻、豆。

　　[2] 汤液及醪醴（láo lǐ）：汤液，指用五谷煮成而未经发酵的清稀淡薄的汁液；醪醴，指用五谷酿制成的稠浊甘甜的酒类。醪，为未滤糟滓之浊酒；醴，为酒之甜者。

　　[3] 稻米者完，稻薪者坚：稻米的气味完备，稻薪的性质坚实。完，完备。坚，坚劲。取稻米之"完"，稻薪之"坚"，以求其作用完全而迅速。张志聪注："具天地阴阳之和者也。为中央之土谷得五方高下之宜，故能至完，以养五脏。天地之政令，春生秋杀，稻薪至秋而刈，故伐取得时，金曰坚成，故能至坚也。"

　　[4] 伐取得时：按时令季节割取稻薪。

　　[5] 为而弗服：张介宾注："圣人之作汤液者，先事预防，所以备不虞耳。盖上古之世，道全德盛，性不嗜酒，邪亦弗能害，故但为而弗服也。"

　　[6] 道德：社会意识形态之一，是人类共同生活及其行为规范和准则。此指维护身心健康的生活态度和养生方法。

　　[7] 服之万全：张介宾注："道德稍衰，天真或损，则邪能侵之，然犹不失于道，故但服汤液醪醴而可万全矣。"

　　[8] 今之世不必已：当今之世，既使服用了汤液醪醴，病仍不愈。张介宾注："今世道德已衰，疾病已甚，故非毒药不能攻其中，非针艾不能治其外。"已，痊愈。

　　[9] 齐：本义为酱制佐餐品，此指组方制药，由食医为病人

调制的食疗处方。《正韵》："齐，音剂。"《周礼·天官》云："食有和齐，药之类也。"《广雅·释器》："齐，酱也。"

［10］镵（chán）石针艾：镵，镵针，锐利的针，九针之一。石，砭石，古代用石做的针。艾，艾灸。

【译文】

黄帝问道：怎样用五谷制作汤液醪醴呢？岐伯回答说：必须用稻米做原料，用稻秆作燃料，因稻米之气完备，稻秆之性坚劲。黄帝问：为什么这样呢？岐伯说：因为稻米秉承天地之和气，靠天之阳气与地之阴气才得以生长，所以气味完善；按时令季节收割的稻秆因经历了秋令刚劲之气，所以坚劲。

黄帝问：上古对养生之道有修养的人，虽制作汤液醪醴，但不用，这是为什么呢？岐伯说：自古以来，对养生之道有修养的人制作汤液醪醴，是以备万一，所以，虽然制作汤液，但并不一定服用。中古的时候，人们对养生之道不太重视，外邪时常侵害人体，服汤液醪醴可以痊愈。

黄帝问：当今之世，人们生病，服汤液醪醴不一定痊愈，这又是为什么呀？岐伯说：当今之世，人们生病，必须内服有峻烈药物的方剂，外用针刺、砭石、艾灸等方法，才能治愈。

【原文】

帝曰：形弊血尽[1]而功不立者何？岐伯曰：神不使[2]也。帝曰：何谓神不使？岐伯曰：针石，道也。精神不进，志意不治，故病不可愈[3]。今精坏神去，荣卫不可复收。何者？嗜欲无穷，而忧患不止，精气驰坏，荣泣卫除[4]，故神去之而病不愈也。

帝曰：夫病之始生也，极微极精[5]，必先入结[6]于皮肤。

今[7]良工皆称曰：病成[8]名曰逆，则针石不能治，良药不能及也。今良工皆得其法，守其数[9]，亲戚兄弟远近[10]音声日[11]闻于耳，五色日见于目，而病不愈者，亦何暇[12]不早乎？岐伯曰：病为本，工为标[13]，标本不得[14]，邪气不服，此之谓也。

【注释】

[1] 形弊血尽：指形体衰败，气血耗竭。弊，败坏。尽，枯竭。

[2] 神不使：指病情严重，神机衰败，针药难以发挥作用。神，统指人的精神及脏腑功能活动。使，作用。张介宾注："凡治病之道，攻邪在乎针药，行药在乎神气，故治施于外，则神应于中，使之升则升，使之降则降，是其神之可使也。若以药剂治其内而脏气不应，针艾治其外而经气不应，此其神气已去而无可使矣。虽竭力治之，终成虚废已尔，是即所谓不使也。"

[3] 精神不进，志意不治，故病不可愈：指精神颓败，志意昏乱，虽用针药，但均无作用。进、治，指正常。《甲乙经》无三"不"字。新校正云："按全元起本云：'精神进，志意定，故病可愈。'"新校正所云与上下文意贯通，可从。

[4] 荣泣卫除：荣血枯涩，卫气散失，神无所依。泣，同"涩"。除，散失。荣泣，《太素》作"营涩"。

[5] 极微极精：病位浅，病情轻而单一。

[6] 入结:《太素》作"入舍"。

[7] 今：假设，有"若""如果"之义。

[8] 病成：犹言病盛。《释名·释言语》："成，盛也。"

[9] 得其法，守其数：法，治疗法则。数，术数，方术，指医疗技术。

［10］远近：偏义复词，近也。

［11］日：副词，"时时""经常"之义。

［12］亦何暇：亦，副词，"又"义；暇，《太素》作"谓"。新校正云："按：别本'暇'作'谓'。"意明。

［13］病为本，工为标：患者的神机为本，医生的治疗措施为标。若患者神机不使，则医生的医疗措施不能发挥作用。病，指患者的神机；工，指医生的治疗措施。

［14］标本不得：医生的治疗措施得不到患者神机的配合。王冰注："言医与病不相得也。"滑寿注："药非正气不能运行，针非正气不能驱使。"

【译文】

黄帝问：疾病发展到形体败坏、精血耗尽时，治疗多不见效，这是为什么呢？岐伯说：这是患者的神气不能发挥作用。黄帝问：什么是神气不能发挥作用呢？岐伯说：针刺、砭石不过是具体治疗方法。若患者神气已散，精神颓败，志意昏乱，对针石、药物已无反应，所以不能治愈。患者之所以达到精神散乱、荣卫枯散的地步，是因为人们不懂养生之道，嗜好欲望没有穷尽，过度忧愁思虑，使精气衰败，荣枯卫散，神无所依，智虑去身，对针石药物失去反应，所以不能治愈。

黄帝说：疾病开始发生时，病位很浅，病情很轻，邪气一般是先侵于皮肤，容易治疗。若治疗不及时，病情发展，病邪入里，高明的医生称此为邪气盛，为逆。此时，即便用针石或良药，也发挥不了作用。现今医术高明的医生都掌握疾病发展的规律，以及治疗疾病的原则和方法，又与患者是亲戚或兄弟，每天都能听到患者的声音，见到患者的面色，可还是治不好，这也是治疗不及时吗？岐伯说：患者的神气为本，用药为标，今神气对药物没有反应，就不能制服邪气，这就是无效的原因。

【原文】

帝曰：其有不从毫毛而生[1]，五藏阳以竭[2]也，津液充郭[3]，其魄独居[4]，精孤于内，气耗于外[5]，形不可与衣相保[6]，此四极急而动中[7]，是气拒于内，而形施于外[8]，治之奈何？岐伯曰：平治于权衡[9]，去菀陈莝[10]，微动四极[11]，温衣[12]，缪刺[13]其处，以复其形。开鬼门，洁净府[14]，精以时服[15]，五阳已布，疏涤五藏[16]，故精自生，形自盛，骨肉相保，巨气乃平[17]。帝曰：善。

【注释】

[1] 其有不从毫毛而生：其，代指水肿病。毫毛，指皮毛，代指体表。此水肿病非外感所得，乃内伤五脏所致。

[2] 五脏阳以竭：五脏阳气被阻遏。以，同"已"。竭，阻遏之意。王冰注："不从毫毛，言生于内也。阴气内盛，阳气竭绝，不得入于腹中，故言五脏阳以竭也。"

[3] 津液充郭：指水液充斥于形体胸腹。津液，此指淤积于体内的水邪。郭，通"廓"，本义为城墙，此指人的皮肤。王冰注："津液者，水也。郭，皮也。"《灵枢·胀论》云："夫胸腹脏腑之郭也。"张介宾注："津液，水也。郭，形体胸腹也。"

[4] 其魄独居：即身体水肿明显。阳气受阻，不能化气行水，水液停留，充斥周身。魄，属阴，此指水邪。居，留也，此有"盛"之义。张介宾注："魄者阴之属，形虽充而气则去，故其魄独居也。"

[5]精孤于内,气耗于外:水液独盛于内,阳气耗散于外。精,停聚的水液,与上文"魄"同。张介宾注:"精中无气,则孤精于内。阴内无阳,则气耗于外。"郭霭春校注:"《圣济总录》卷七十九《十水》引作'精孤'。'精孤'与下'气耗'对文。"

[6]形不可与衣相保:形体水肿,与原有衣服不相适应,形容水肿之甚。高世栻注:"形不可与衣相保者,形体浮肿不可与衣相为保和也。"保,安也。相保,即相适合。

[7]四极急而动中:四肢浮肿严重,心肺受累而喘悸。四极,即四肢。急,肿急。中,内脏,此指心肺。张介宾注:"四肢者,诸阳之本,阳气不行,故四极多阴而胀急也。胀由阴滞,以胃中阳气不能制水,而肺肾俱病,喘咳继之,故动中也。"

[8]是气拒于内,而形施(yì)于外:水气停于内,形体肿胀表现于外。施,改变。拒,格拒。王冰注:"水气格拒于腹膜之内,浮肿施张于身形之外。"

[9]平治于权衡:平调阴阳的偏盛偏衰,使之恢复平衡。权衡,平衡协调。吴崑注:"平治之法,当如权衡,阴阳各得其平,勿令有轻重低昂也。"

[10]去菀陈莝(cuò):指祛除郁积陈腐的水邪。菀,通"郁",郁积也。陈,陈腐,《辞源》谓"陈"为"腐臭""积、甚"。莝,《辞源》谓"莝"为"切碎的草",有杂乱堆积之意。据沈祖绵《读素问臆断》,此句当作"去菀莝陈"。莝,张介宾注:"斩草也。谓去其水气之陈积,欲如斩草而渐除之也。"

[11]微动四极:轻微地活动四肢,使阳气来复。四极,即四肢。张介宾注:"微动之,欲其流动而气易行也。"

[12]温衣:指衣服要穿暖,以保护阳气。张介宾注:"温衣,欲助其肌表之阳而阴凝易散也。"

[13] 缪（miù）刺：病在左而刺其右、病在右而刺其左的刺络祛邪法。张介宾注："缪刺之，以左取右，以右取左，而去其大络之留滞也。"

[14] 开鬼门，洁净府：此指发汗、利小便的治疗方法。鬼门，即汗孔；净府，指膀胱。张介宾注："鬼门，汗空也，肺主皮毛，其藏魄，阴之属也，故曰鬼门。净府，膀胱也，上无入孔而下有出窍，滓秽所不能入，故曰净府。邪在表者散之，在里者化之，故曰开鬼门、洁净府也。"又，"开鬼门"，意为通大便，可参。

[15] 服：行也。张介宾注："水气去则真精服。服，行也。"

[16] 五阳已布，疏涤五脏：五脏阳气得以敷布，淤积在体内的水邪得以荡涤。五阳，五脏阳气；布，敷布宣达。张介宾注："阴邪除则五阳布。"

[17] 巨气乃平：正气恢复正常。巨气，人体正气。平，正常。

【译文】

黄帝说：水肿病不从毫毛而得，而是由于五脏的阳气衰竭，致使水邪充斥于形体胸腹，水邪津液独胜，阴精独胜居于内，阳气耗散于外，形体浮肿严重，原来的衣服都穿不上了，四肢浮肿严重时，还会出现喘息，这是因为阳气虚，阴气盛于内，所以形体肿胀表现于外，怎样治疗呢？岐伯回答说：治疗原则是平调阴阳的偏盛偏衰，去除郁积，清除陈腐的水邪。令患者轻微地活动四肢，注意衣服要穿暖，以使阳气恢复和保护阳气。用缪刺之法，以祛除水邪，恢复原来的形体。还可用发汗法和利尿法，使人体精气在邪气渐渐祛除时也慢慢地恢复，五脏阳气得以恢复和输布，疏涤五脏郁积的水邪，因此，精气不断化生，形体也随之强盛，筋骨肌肉保持正常状态，正气也就恢复正常了。黄帝说：讲得好。

玉版论要篇第十五

【篇解】

玉版，玉质版块。论要，即要论，重要理论。古人认为本篇论述的揆度、奇恒、色脉的道理至关重要，因而将其镌刻在玉石上，以示珍重，以便保存流传，故名为"玉版论要"。

全篇以神、色、脉为基础，论述了揆度、奇恒的概念及运用，论述了观色切脉判断预后顺逆的重要性，以及脉象逆从与四时八风的关系。色脉合参是《内经》强调的诊察方法。色脉是神气的外现，是脏腑功能正常与否的外在表现，所以色脉合参可以诊断疾病、判断预后。

【原文】

黄帝问曰：余闻揆度[1]奇恒[2]，所指不同，用之奈何？岐伯对曰：揆度者，度病之浅深也。奇恒者，言奇病[3]也。请言道之至数[4]。五色脉变，揆度奇恒，道在于一[5]。神转不回，回则不转[6]，乃失其机，至数之要，迫近以微，著之玉版，命曰合玉机[7]。

容色见上下左右，各在其要。其色见浅者，汤液主治，十日已。其见深者，必齐[8]主治，二十一日已。其见大深者，醪酒主治，百日已。色夭面脱，不治，百日尽已。脉短气绝死，病温虚甚死。色见上下左右，各在其要。上为逆，下为从。女子右为逆，左为从；男子左为逆，右为从。易，重阳死，重阴死[9]。阴阳反他[10]，治在权衡相夺，奇恒事也，揆度事也。

　　搏脉[11]痹躄，寒热之交。脉孤为消气[12]，虚泄为夺血[13]，孤为逆，虚为从。行奇恒之法，以太阴[14]始。行所不胜曰逆，逆则死；行所胜曰从，从则活。八风四时之胜，终而复始，逆行一过，不复可数，论要毕矣。

【注释】

　　[1]揆（kuí）度（duó）：权衡度量的意思。从色脉的变化测度疾病的浅深顺逆。

　　[2]奇恒：奇，异也；恒，常也。奇恒，异常之意，指疾病变化。又，揆度、奇恒、五色、脉变，皆系古代医学文献。马莳注："俱古经篇名。"

　　[3]奇病：异于寻常的病。

　　[4]至数：数，理数。即重要的理数。

　　[5]道在于一：王冰注："一，谓色脉之应也。知色脉之应，则可以揆度奇恒矣。"

　　[6]神转不回，回则不转：神，人体生命活动的总称。转，功能正常，生生不息。回，逆乱，失常。

　　[7]合玉机：玉机，指《素问·玉机真藏论》。是说本篇理论与《玉机真藏论》的观点相一致。

　　[8]齐：同"剂"。

　　[9]重阳死，重阴死：男子属阳，左为阳，若病色见于左，则为重阳，为逆，预后差。女子属阴，右为阴，若病色见于右，则为重阴，为逆，预后差。

　　[10]阴阳反他：新校正认为应是"阴阳反作"。可从。

　　[11]搏脉：脉搏击指坚劲。

［12］脉孤为消气：脉孤，孤阴孤阳之脉。孤阳脉，洪大之极，必消阴气。孤阴脉，微弱之甚，必消阳气。王冰注："夫脉有表无里，有里无表，皆曰孤亡之气也。若有表有里，而气不足者，皆曰虚衰之气也。"

［13］虚泄为夺血：泄，泛指各种泄而不收的病证，如自汗、腹泻、遗精、衄血等。脉虚并见泄而不收的病证，则耗伤阴血。

［14］太阴：指手太阴之寸口脉。

【译文】

黄帝问道：我听说揆度、奇恒各有所指，怎样分别及应用呢？岐伯回答说：揆度，是判断病之浅深顺逆的。奇恒，是讨论疾病的特殊变化的。请让我讲讲诊察疾病中最重要的道理。无论是察色按脉，还是揆度奇恒，关键在于患者是否还有神气。若神气旺盛，气血功能正常，则有生机。若神气衰败，气血运行逆乱，则丧失生机，这是最重要的理数，其内容非常深奥微妙，刻在玉版上，与《玉机真脏论》理论相参合。

诊察病色要在面部的上下左右各个部位观察，不同的部位，所主脏器及病证均不同。若病色浅，说明病情轻，用汤液治疗，十天则痊愈。若病色深，说明病情较重，必须用药剂治疗，二十一天能痊愈。若病色更深，说明病情更重，要用醪酒治疗，需一百天能痊愈。若面色夭然不泽，晦暗枯槁，全无神气，是死证，大约一百天时就死亡。若脉来短促无力，伴有元气大伤，为死证。若患温热病而元气败绝，也是死证。病色在面部的上下左右不同的部位，其诊治的要领也不同。病色由下往上移动变化的，病情重，为逆；由上往下移动变化的，病情轻，为从。女子病色见于右为逆，见于左为从；男子病色见于左为逆，见于右为从。若疾病继续发展，男子色见于左，阳人病阳分，为重阳，是死证；女子色见于右，阴人病阴分，为重阴，也是死证。阴阳之气逆乱所造成的病证，在治疗时，就要采取平调阴阳之法，这就是奇恒揆度的道理。

脉来搏击指下而坚劲，为肢体麻木不仁的痹证和两足萎废不用的躄证，因寒热交侵所致。脉孤则使阴阳之气消散；脉虚并见泄而不收的病证，则耗伤精血。脉孤则病重，为逆；脉虚则尚有回生之机，为从。用奇恒之法诊治疾病，必须从手太阴肺经的寸口开始。若出现克我者所主的脉象，叫逆，病情重而不治，必死。若出现我克者所主的脉象，叫从，较易治疗。八风四时更迭胜负，终而复始，循环不休，若违反自然界的四时阴阳变化规律，则会引起诸多病变，一定要懂得这些道理。

诊要经终论篇第十六

【篇解】

诊要，诊治疾病的要领。经终，十二经脉之气终绝。因本篇先论诊治疾病的要领，后论十二经脉之气终绝的表现，故篇名为"诊要经终"。

本篇从"人与天地相参"的整体观念出发，论述了诊治疾病的要领。讨论了十二月与人体五脏的相应关系，突出了四季不同，针刺的穴位、深浅、手法亦异的因时制宜的观点。提出了针刺勿伤五脏的原则，以及伤及五脏所导致的严重后果。论述了十二经脉之气终绝的临床表现。

篇中"因时制宜"的治疗原则，是中医学整体观念在治疗学中的具体运用。十二经脉之气终绝的临床表现，是内里脏腑精气败绝所致，对今之临床诊断及治疗具有参考价值。文中针刺禁忌，可与《素问·四时刺逆从论》《素问·禁刺论》互参。

【原文】

黄帝问曰：诊要何如？岐伯对曰：正月二月，天气始方[1]，地气始发，人气在肝。三月四月，天气正方，地气定发[2]，人气在脾。五月六月，天气盛，地气高，人气在头。七月八月，阴气始杀，人气在肺。九月十月，阴气始冰，地气始闭，人气在心。十一月十二月，冰复，地气合，人气在肾。

故春刺散俞[3]，及与分理，血出而止，甚者传气，间者环也^[4]。夏刺络俞，见血而止，尽气闭环^[5]，痛病必下。秋刺皮肤，循理，上下同法，神变而止。冬刺俞窍于分理，甚者直下，间者散下^[6]。

【注释】

［1］方：正也。王冰注："方，正也。言天地气正，发生其万物也。"

［2］定发：正在发生。

［3］散俞：经脉之腧。

［4］甚者传气，间者环也：甚，指病重；传，相传，布散；间，指病稍间；环，环周。张介宾注："传，布散也。环，周也。病甚者针宜久留，故必待其传气。病稍间者，但候其气行一周于身，约二刻许，可止针也。"

［5］尽气闭环：尽气，邪气尽去。闭环，去针后按闭穴位，等待气行一周而止。

［6］散下：针刺入皮肤后，向上下、左右不同方向缓慢浅刺。

【译文】

黄帝问道：诊治疾病的要领是什么呢？岐伯回答说：要顺应自然界阴阳的变化。正月二月，天地之气正要开始升发，人的经气在肝。三月四月，天地之气正在升发，渐渐旺盛，人的经气在脾。五月六月，天地之气盛高，人的经气在头。七月八月，阴气开始肃杀，人的经气在肺。九月十月，阴气开始凝敛，地气开始闭藏，人的经气在心。十一月十二月，阴气盛极，阳气深伏，人的经气在肾。

　　所以，针刺治疗时，春季应刺经脉之腧，以及分肉腠理，见血出则止。病重宜留针，使经气传遍；病轻者，针刺时大约气行于一周时则出针。夏季应刺络脉之腧，见出血则止，邪气尽去即出针，按闭针孔，待气行一周而止，病痛就一定会消失。秋季应刺皮肤，循腠理刺入，病在上及病在下均用此法，神色稍有变化就停针。冬季应刺深部的穴位，位置要接近筋骨的腠理。病重者，直刺深取；病轻者，针刺入皮肤后，向上下、左右不同方向缓慢浅刺。

【原文】

　　春夏秋冬，各有所刺，法其所在。春刺夏分[1]，脉乱气微，入淫骨髓，病不能愈，令人不嗜食，又且少气。

　　春刺秋分，筋挛，逆气环为咳嗽，病不愈，令人时惊，又且哭。春刺冬分，邪气著藏，令人胀，病不愈，又且欲言语。

　　夏刺春分，病不愈，令人懈堕[2]。夏刺秋分，病不愈，令人心中欲无言，惕惕[3]如人将捕之。夏刺冬分，病不愈，令人少气，时欲怒。

　　秋刺春分，病不已，令人惕然欲有所为，起而忘之[4]。秋刺夏分，病不已，令人益嗜卧，又且善梦。秋刺冬分，病不已，令人洒洒时寒。

　　冬刺春分，病不已，令人欲卧不能眠，眠而有见。冬刺夏分，病不愈，气上，发为诸痹[5]。冬刺秋分，病不已，令人善渴。

【注释】

　　[1]春刺夏分：春季针刺，当针刺与夏季相应的部位或穴

位。下皆仿此。

　　[2]懈堕：身体倦怠乏力。王冰注："肝养筋，肝气不足，故筋力懈堕。"

　　[3]惕惕：恐惧状。王冰注："肝木为语，伤秋分则肝木虚，故恐如人将捕之。肝不足，则欲无言而复恐也。"

　　[4]起而忘之：善忘。王冰注："肝虚故也。"

　　[5]诸痹：风寒湿痹、五脏痹、五体痹等。此是由于冬刺络脉，血气外泄，脉气外泄的缘故。

【译文】

　　春夏秋冬四季不同，针刺的部位也不相同，要根据邪气的深浅而刺之。如春天针刺与夏天相通应的部位，则脉气紊乱，使邪气入侵骨髓，不易治愈，患者不思饮食且气短。

　　春天刺与秋天相应的部位，易致筋挛气逆，逆气犯肺则为咳嗽，不易治愈，患者时惊时哭。春天刺与冬天相应的部位，邪气内藏，令人胀满，不易治愈，患者多言语。

　　夏天刺与春天相应的部位，不易治愈，患者肢体倦怠无力。夏天刺与秋天相应的部位，不易治愈，使人不想讲话，常有恐惧感，好像要被人抓走一样。夏天刺与冬天相应的部位，不易治愈，患者气短，易发怒。

　　秋天刺与春天相应的部位，不易治愈，患者恐惧不安，健忘。秋天刺与夏天相应的部位，不易治愈，患者嗜卧嗜睡，多梦。秋天刺与冬天相应的部位，不易治愈，患者洒洒身冷。

　　冬天刺与春天相应的部位，不易治愈，患者虽困倦却不能入睡，一旦入睡又梦见怪物。冬天刺与夏天相应的部位，不易治愈，上气喘促，易发各种痹证。冬天刺与秋天相应的部位，不易治愈，患者善口渴。

【原文】

凡刺胸腹者，必避五藏。中心者环死[1]，中脾者五日死，中肾者七日死，中肺者五日死，中鬲者，皆为伤中，其病虽愈，不过一岁必死[2]。刺避五藏者，知逆从[3]也。所谓从者，鬲与脾肾之处，不知者反之[4]。刺胸腹者，必以布憿[5]著之，乃从单布上刺，刺之不愈复刺。刺针必肃[6]，刺肿摇针，经刺勿摇，此刺之道也。

【注释】

[1] 环死：立即死亡。

[2] 不过一岁必死：王冰注："五脏之气，同主一年，膈伤则五脏之气互相克伐，故不过一岁必死。"

[3] 逆从：逆，指不避开五脏与膈而刺；从，指避开五脏与膈而刺。

[4] 不知者反之：王冰注："肾著于脊，脾脏居中，膈连于筋际，知者为顺，不知者反伤其脏。"

[5] 布憿（jiǎo）：憿，巾也。即布巾。

[6] 肃：肃静，谨慎。静候气之存亡。

【译文】

需要针刺胸腹部时，一定要避开五脏。若中伤心脏，会立即死亡；若中伤脾脏，五天必死；中伤肾脏，七天必死；中伤肺脏，五天必死；中伤于膈，也能损及他脏，虽暂时没危险，但不过一年必死。针刺必须要避开五脏，并要知其逆从的道理。所说的从，就是要知道膈与脾肾的位置。不知道的话，就易伤及五脏。针刺胸腹部时，要用布盖在身体上，然后从布上边向里刺，不愈者再刺。针刺时，必须谨慎认真。若是刺脓肿，就摇针，使针孔扩大，以去瘀脓邪气；刺经脉的穴位不要摇针。这是针刺最基本的法则。

【原文】

帝曰：愿闻十二经脉之终[1]奈何？

岐伯曰：太阳之脉，其终也戴眼[2]反折瘛疭[3]，其色白，绝汗乃出，出则死矣。

少阳终者，耳聋，百节皆纵，目𪾢绝系[4]，绝系一日半死，其死也色先青白，乃死矣。

阳明终者，口目动作，善惊妄言，色黄，其上下经盛，不仁，则终矣。

少阴终者，面黑齿长而垢，腹胀闭，上下不通而终矣。

太阴终者，腹胀闭不得息，善噫善呕，呕则逆，逆则面赤，不逆则上下不通，不通则面黑皮毛焦而终矣。

厥阴终者，中热嗌干，善溺心烦，甚则舌卷，卵上缩[5]而终矣。

此十二经之所败也。

【注释】

[1] 终：尽也。经气败坏终绝。

[2] 戴眼：目睛上视而不转。王冰注："戴眼，谓睛不转而仰视也。"

[3] 反折瘛疭：反折，背反张。瘛疭，《伤寒明理论》云：

"瘛，筋脉急也；疭，筋脉缓也。急者引而缩，缓者纵而伸，或缩或伸，动而不止，名曰瘛疭。"

[4]目睘绝系：目直视如惊而失灵动，属目系之气败绝所致。

[5]卵上缩：睾丸上缩。

【译文】

黄帝说：我想听听十二经脉之气终绝的情况。

岐伯说：太阳经脉之气终绝的表现是两目上视，角弓反张，四肢抽搐，面色白，若见大汗出，且淋漓不止，则是死证。

少阳经脉之气终绝的表现是耳聋，全身关节弛纵，若目直视如惊，则是目系败绝，一天半就死亡，死亡之前面色由青变白。

阳明经脉之气终绝的表现是眼口眴动，易惊，语无伦次，面色黄，其经脉所过的上下部位有亢盛的症状，肌肤不仁，不久便死。

少阴经脉之气终绝的表现是面色黑，牙龈萎缩而有齿垢，腹部胀满，上下之气闭塞不通，也会死亡。

太阴经脉之气终绝的表现是腹部胀满，上下之气闭塞不通，呼吸困难，善嗳气，善呕吐，呕甚则气逆面赤，若不见气逆，则上下之气不相交通，面色黑，皮毛憔悴，也是死证。

厥阴经脉之气终绝的表现是胸中热，咽干，多尿，心烦，甚则舌干而上卷，睾丸上缩，不久便死。

这就是十二经脉之气败绝的表现。

卷第五

脉要精微论篇第十七

【篇解】

脉，脉诊；要，要领；精微，至精至微。因本篇主要论述了脉诊的要领至精至微，故名为"脉要精微"。

全篇以脉诊为主题，阐明了脉诊的基本法则和基本方法；论述了四时的正常脉象及反常脉象，从而强调人与四时阴阳要协调统一；讨论了五脏病脉及所主病证，说明了疾病和脉象的复杂性及多变性；指出了诊脉时要色脉合参、脉证合参、四诊（望、闻、问、切）合参及脉诊与尺肤诊合参，以做到诊察全面，诊断正确。

本篇全面展示了中医诊断学的基本内容，是诊法的重要篇章之一，为后世诊断学的发展奠定了牢固的基础。篇中的脉诊，是中医学独特的诊察方法之一，在中医诊断学中占有重要的地位。篇中四诊合参的理论及应用，对临床具有重要的指导意义。

【原文】

黄帝问曰：诊法[1]何如？岐伯对曰：诊法常以平旦[2]，阴气未动，阳气未散[3]，饮食未进，经脉未盛，络脉调匀，气血未乱，故乃可诊有过之脉[4]。切脉动静而视精明[5]，察五色，观五藏有余不足，六府强弱，形之盛衰，以此参伍[6]，决死生之分。

【注释】

[1] 诊法：此指脉诊。张介宾注："诊，视也，察也，候脉也。凡切脉望色，审问病因，皆可言诊，而此节以诊脉为言。"

[2] 平旦：太阳初升之时。

[3] 阴气未动，阳气未散：平旦之时，人刚醒寤，尚未进食，尚未劳作，人体内阴气未被扰动，阳气尚未耗散，处于相对平稳的状态。滑寿注："平旦未劳于事，是以阴气未扰动，阳气未耗散。"

[4] 有过之脉：指病脉。过，过失、异常之意。王冰注："过，谓异于常候也。"马莳注："人之有病，如事之有过误，故曰有过之脉。"

[5] 视精明：观察眼睛的神态及其色泽等变化。精明，指眼睛及其神气。姚止庵注："盖人一身之精神，皆上注于目。视精明者，谓视目精之明暗，而知人之精气也。"张介宾注："视目之精明，诊神气也。"

[6] 参伍：彼此相参互证。张介宾注："参伍之义，以参相较谓之参，以伍相类谓之伍。盖彼此反观，异同互证，而必欲搜其隐微之谓。"

【译文】

黄帝问道：脉诊的方法是怎样的呢？岐伯回答说：诊脉一般在早晨，因为此时体内的阴气尚未被扰动，阳气尚未被耗散，也尚未进饮食，经脉尚未充盈，络脉平调均匀，气血运行和缓不乱，所以，在此时可以诊察出有病的脉象。诊察脉搏变化的同时，还要观察患者的两目是否有神气，观察患者面部五色的分布，以推断内里五脏六腑功能的虚实、强弱，形体的盛衰，把各方面的情况综合分析，就能正确地判断疾病的轻重和预后。

【原文】

夫脉者，血之府[1]也，长则气治[2]，短则气病[3]，数[4]则烦心，大则病进[5]，上盛则气高[6]，下盛则气胀，代则气衰[7]，细则气少[8]，涩则心痛[9]，浑浑革至如涌泉[10]，病进而色弊[11]，绵绵其去如弦绝[12]，死。

夫精明五色者，气之华也[13]，赤欲如白裹朱[14]，不欲如赭[15]；白欲如鹅羽，不欲如盐；青欲如苍璧[16]之泽，不欲如蓝[17]；黄欲如罗[18]裹雄黄，不欲如黄土；黑欲如重漆色，不欲如地苍[19]。五色精微象见矣[20]，其寿不久也。

夫精明者，所以视万物，别白黑，审短长。以长为短，以白为黑，如是则精衰矣。

五藏者，中之守也[21]，中盛藏满[22]，气胜伤恐者[23]，声如从室中言[24]，是中气之湿也。言而微，终日乃复言者[25]，此夺气也。衣被不敛[26]，言语善恶，不避亲疏者，此神明之乱也。仓廪不藏者，是门户不要也[27]。水泉不止者[28]，是膀胱不藏也。得守者生，失守者死。

夫五藏者，身之强也[29]，头者精明之府[30]，头倾视深，精神将夺矣[31]。背者胸中之府[32]，背曲肩随[33]，府将坏矣。腰者肾之府，转摇不能，肾将惫[34]矣。膝者筋之府，屈伸不能，行则偻附[35]，筋将惫矣。骨者髓之府，不能久立，行则振掉[36]，骨将惫矣。得强则生，失强则死[37]。

【注释】

[1]夫脉者，血之府也：经脉是血与气汇聚流动之处。李中梓注："营行脉中，故为血府。然行是血者，是气为之司也。《逆顺》篇曰：'脉之盛衰者，所以候血气之虚实。'则知此举一血而气在其中，即下文气治、气病，义盖见矣。"

[2]长则气治：脉体应手而长，超过本位者，主气血平和无病。治，正常。

[3]短则气病：脉体应手而短，不及本位者，主气血不足之病。短，指脉体短，不及本位。马莳注："脉长则气治，以气足，故应手而长。脉短则气病，以气滞，故应手而短。"

[4]数：指数脉，一息（一呼一吸）脉来六至以上（相当于每分钟脉搏跳动90次以上）。

[5]大则病进：脉体应指满而大，为邪气有余，病情将进一步发展之象。

[6]上盛则气高，下盛则气胀：上部脉盛，是邪气壅于肺，故见气喘、胸满等症；下部脉盛，是邪气壅滞于脾肾，故见脘腹胀满等症。上、下，指寸口脉的近腕部及远腕部。张介宾注："上为寸，上盛者，邪壅于上也。气高者，喘满之谓。关尺为下，下盛者邪滞于下，故腹为胀满。"

[7]代则气衰：脉来缓弱而有规则地间歇，主脏气衰弱。

[8]细则气少：脉细如丝，主诸虚劳损，气血衰少。

[9]涩则心痛：脉象往来艰涩，如轻刀刮竹，主气滞血瘀，故见心痛。

[10]浑（gǔn）浑革（jí）至如涌泉：脉来滚滚而迅疾，如泉水急促上涌，盛于指下，其主邪气亢盛，病势严重。浑浑，同

"滚滚"，水流盛大貌。革，通"亟"，急也。《脉经》《千金要方》"革"下并重"革"字。

[11] 病进而色弊：《脉经》《千金要方》"色"作"危"，"弊"下并重"弊"字，属下读。弊弊，隐也，与下文"绵绵"义相属，可参。

[12] 绵绵其去如弦绝：形容脉象微细欲绝，此为气血已绝，生机已尽。王冰注："绵绵言微微似有而甚不应手也。如弦绝者，言脉卒断，如弦之绝去也。"

[13] 精明五色者，气之华也：两目神气和面部五色，为五脏精气表露于外的征象。姚止庵注："精明以目言，五色以面言，言目之光彩精明，面之五色各正，乃元气充足，故精华发见于外也。"

[14] 白裹朱：形容面部隐然红润而不外露。白，通"帛"，白色的丝织物。朱，指朱砂。张介宾注："白裹朱，隐然红润而不露也。"

[15] 赭：此指代赭石，其色赤而灰暗不泽。

[16] 苍璧：青色的玉石。璧，玉石。张介宾注："苍璧之泽，青而明润。"

[17] 蓝：草名，干后变为暗蓝无泽，可加工成靛青，作染料。张介宾注："蓝色青而沉晦。"

[18] 罗：质地较薄而柔软、手感滑爽的丝织品。

[19] 地苍：指青黑色的大地。张介宾注："地之苍黑，枯暗如尘。"

[20] 五色精微象见矣，其寿不久：五脏脏真之色外露，败象显现，是将不久于人世之象。见，通"现"。

[21] 五藏者，中之守：五脏主藏精气神，藏而不泻，宜守

而不宜失。张介宾注："五脏者各有所藏，藏而勿失则精神完固，故为中之守。"

[22] 中盛藏满：中焦邪气壅盛，脏腑气机壅滞导致的脘腹胀满。

[23] 气胜伤恐者：脾失健运而生湿，湿邪乘肾。恐，此指肾。者，丹波元简校："推下文例，'者'字当在'言'下。"可参。另一说此句为衍文，张琦注："气胜五字衍文。"

[24] 声如从室中言：指说话声音沉闷而重浊。高世栻注："邪实则中盛脏满正虚，则气胜伤恐。人之音声，起于肾，出于肺，会于中土……声如从室中言，此中土壅滞，致肺肾不交，故曰是中气之湿也。"

[25] 言而微，终日乃复言者，此夺气也：语声低微，言不接续，是肺气被夺的表现。吴崑注："言语轻微，难于接续，俟之终日，乃能复言，唯夺于气者如此。"

[26] 衣被不敛：吴崑曰："去其衣被无有羞恶也。"

[27] 仓廪不藏者，是门户不要也：脾胃不能藏纳水谷，门户失去约束，大便泄泻不止。这是脾脏失守，气虚不能收摄所致。门户，指幽门、阑门、魄门等；要，通"约"。张介宾注："要，约束也。幽门、阑门、魄门皆仓廪之门户，门户不能固则肠胃不能藏，所以泄利不禁，脾脏之失守也。"

[28] 水泉不止：遗尿，小便失禁。张介宾注："膀胱与肾为表里，所以藏津液，水泉不止而遗溲失禁，肾藏之失守也。"

[29] 五藏者，身之强：五脏为身体强健之本。身，指形体。张介宾注："此下言形气之不守，而内应乎五脏也。脏气充则形体强，故五脏为身之强。"

[30] 头者，精明之府：头是藏精气出神明之处。精明，此

指精气和神明的合称。张介宾注："五脏六腑之精气，皆上升于头，以成七窍之用，故头为精明之府。"

[31]头倾视深，精神将夺：头低垂不举，目深陷无神，此为五脏精气虚竭欲脱之候。张介宾注："头倾者，低垂不能举也。视深者，目陷无光也。脏气失强，故精神之夺如此。"视，名词，指眼睛。

[32]背者，胸中之府：心肺居胸中，其俞在肩背，故背为胸中之府。张志聪注："心肺居于胸中，而俞在肩背，故背为胸之府。"胸，此指心肺二脏。

[33]背曲肩随：指背曲不能直，肩垂不能举，此为心肺精气衰微，不能营于肩背的征象。随，通"垂"。

[34]惫：坏也，衰败之意。

[35]行则偻（lǚ）附：指身体弯曲不能直立，行走不便，需依附于他物而行。

[36]振掉：指行走时震颤摇摆。马莳注："髓为骨中之脂，今不能久立，行则振掉，正以骨将惫坏，病应有如是也。肾脏失强。"

[37]得强则生，失强则死：五脏精气旺盛，则身形五府强健。故曰生；五脏精气衰败，则身形五府败坏，故曰死。张介宾注："脏强则气强，故生；失强则气竭，故死。"

【译文】

脉为血府，是血液循行的道路，而血行又赖于气的推动，所以长脉主气血充盛，短脉主气血不足，数脉主热证可见心烦，大脉主病邪深入，上部脉盛则见气粗喘满，下部脉盛则病胀满，代脉主脏气衰微，细脉主气血虚少，涩脉主气血运行不畅而见心痛，脉来滚滚如泉水上涌，是邪气亢盛、气血衰败之象。脉来微弱无力无绵，骤然如弓弦断绝，是死证。

目及面部的五色，都是内里五脏精气在外的表现。正常的红色应该像用薄帛裹朱砂一样，而不应该像代赭石那样紫赤晦滞；白色应该像鹅的羽毛一样，洁白润泽，不应该像食盐那样白而不泽；青色应该像碧玉一样柔和光洁，不应该像蓝草那样暗而不泽；黄色应该像用罗纱裹着雄黄一样明润，不应该像黄土那样枯黄不泽，黑色应该像重漆那样黑而光亮，不应该像黑土那样枯暗不泽。若五脏精微之色显露于外，说明五脏之气败绝，寿命也就不长了。

五脏六腑的精气皆上注于目，所以眼睛能看见万物，识别白黑，审度长短，若长短不分，黑白颠倒，视觉衰退，是五脏精气衰败的表现。

五脏主内藏精气，各有职守，若湿气盛于中焦，脾失健运，则胀满，喘息善惊，声音重浊得好像从旁边的屋子里发出来的，这是中焦湿气盛所致；语声低微，并且语言不断重复，是肺气被夺的表现；不知穿衣盖被，言语错乱，骂詈不避亲疏，是神明之气错乱的表现；脾胃不藏水谷，泻利无度，是气虚门户不能约束；小便失禁，是膀胱失职，致使津液不藏。所以五脏的功能是各守其职，则身体强健，功能失常则会导致夭亡。

五脏是身体强壮的基础，头是神明之府，若头低垂不举，目深陷无光，说明精神将要败绝。背是胸中之府，若腰背弯曲，双肩下垂，说明胸中之气将要败绝。腰是肾之府，若不能转侧，说明肾气将要败绝。膝是筋之府，若不能屈伸，行动需依附他物，说明筋脉已衰败。骨是髓之府，若不能久立，行走时摇晃不稳，是骨将败坏。所以五脏功能旺盛，则身体健康；五脏之气衰败，就会导致死亡。

【原文】

岐伯曰：反四时者，有余为精[1]，不足为消[2]。应太过，不足为精[3]；应不足，有余为消[4]。阴阳不相应，病名曰关格[5]。

帝曰：脉其四时动奈何？知病之所在奈何？知病之所变奈何？知病乍在内奈何？知病乍在外奈何？请问此五者，可得闻乎？岐伯曰：请言其与天运转大[6]也。万物之外[7]，六合之内，天地之变，阴阳之应，彼春之暖，为夏之暑，彼秋之忿[8]，为冬之怒[9]，四变之动[10]，脉与之上下，以春应中规[11]，夏应中矩[12]，秋应中衡[13]，冬应中权[14]。

是故冬至四十五日[15]，阳气微上，阴气微下；夏至四十五日[16]，阴气微上，阳气微下。阴阳有时，与脉为期[17]，期而相失[18]，知脉所分，分之有期[19]，故知死时。微妙在脉，不可不察，察之有纪，从阴阳始，始之有经[20]，从五行生，生之有度，四时为宜，补泻勿失，与天地如一，得一之情，以知死生。

是故声合五音，色合五行，脉合阴阳。是知阴盛则梦涉大水恐惧[21]，阳盛则梦大火燔灼[22]，阴阳俱盛则梦相杀毁伤[23]；上盛则梦飞，下盛则梦堕[24]；甚饱则梦予，甚饥则梦取；肝气盛则梦怒，肺气盛则梦哭；短虫[25]多则梦聚众，长虫[26]多则梦相击毁伤。

是故持脉有道，虚静为保[27]。春日浮[28]，如鱼之游在波；夏日在肤[29]，泛泛乎万物有余；秋日下肤[30]，蛰虫将去；冬日在骨，蛰虫周密，君子居室[31]。故曰：知内者按而纪之[32]，知外者终而始之[33]。此六者[34]，持脉之大法。

【注释】

〔1〕有余为精：有余，指脉大；精，指邪甚，邪气胜精。

〔2〕不足为消：不足，指脉小；消，指血气消损。王冰注："广陈其脉应也。夫反四时者，谓不足皆为血气消损，诸有余皆为邪气胜精也。"

〔3〕应太过，不足为精：阳热盛，脉应有余，却反见不足之脉，是邪气太甚，正不胜邪。

〔4〕应不足，有余为消：阴盛脉应不足，却反见有余之脉，是正气消损，气虚外浮。

〔5〕关格：阴盛极为关，阳盛极为格，阴阳俱盛不相协调为关格。王冰注："阴阳之气不相应合，不得相营，故曰关格也。"

〔6〕天运转大：天运转，天地运转。大，广大而微妙的道理。王冰注："指可见阴阳之运转，以明阴阳之不可见也。"

〔7〕万物之外，六合之内：泛指天地之间。六合，指四方及上下。

〔8〕秋之忿：言秋气肃杀之势。

〔9〕冬之怒：言冬气凛冽之势。

〔10〕四变之动，脉与之上下：春夏秋冬四时更替变迁，脉象也随之发生春弦、夏洪、秋毛、冬石的变化。上下，指脉象的浮沉变化。马莳注："四时有变，而吾人之脉特随之而上下耳。"

〔11〕春应中规：形容春脉流畅圆滑，如规之象。规，作圆之器，取其圆滑之象；中，合也，下同。张介宾注："规者，所以为圆之器。春气发生，圆活而动，故应中规，而人脉应之，所以圆滑也。"

〔12〕夏应中矩：形容夏脉洪大来盛去衰，如矩之象。矩，

作方之器，喻棱角分明。马莳注："矩者所以为方之器也，夏脉洪大滑数，如矩之象，方正而盛，故曰夏应中矩也。"

[13] 秋应中衡：形容秋脉浮毛微涩而散，如衡之象，有取平之意。衡，秤杆。马莳注："秋脉浮毛，轻涩而散，如衡之象，其取在平，故曰秋应中衡也。"

[14] 冬应中权：形容冬脉沉石内伏，如权之状，呈下沉之势。权，秤锤。张介宾注："冬气闭藏，故应中权，而人脉应之，所以沉石而伏于内也。凡兹规矩权衡者，皆发明阴阳升降之理，以合乎四时脉气之变象也。"

[15] 冬至四十五日，阳气微上，阴气微下：冬至一阳生，故冬至后经过四十五日至立春，自然界阳气逐渐盛长，阴气逐渐消减。

[16] 夏至四十五日，阴气微上，阳气微下：夏至一阴生，故夏至后经过四十五日至立秋，自然界阴气渐盛，阳气逐渐消减。

[17] 期：合也。《说文解字》云："期，会也。"段玉裁注："会者，合也。期者，邀约之意，所以为会合也。"吴崑注："谓春规夏矩秋衡冬权相期而至也。"

[18] 期而相失：规矩衡权之脉象不合于春夏秋冬。

[19] 知脉所分，分之有期：吴崑注："言病至之时，如脉之所分肝病在春，心病在夏，肺病在秋，肾病在冬，脾病在四季，是所分者有期。"

[20] 从阴阳始，始之有经：经常，指一般的常规。王冰注："推阴阳升降，精微妙用，皆在经脉之气候，是以不可不察，故始以阴阳为察候之纲纪。"

[21] 阴盛则梦涉大水恐惧：王冰注："阴为水，故梦涉水而

恐惧也。"

[22]阳盛则梦大火燔灼：王冰注："阳为火，故梦大火而燔灼也。"

[23]阴阳俱盛则梦相杀毁伤：高世栻注："阴阳俱盛则水火亢害，故梦相杀毁伤。相杀，争战也；毁伤，俱败也。"

[24]上盛则梦飞，下盛则梦堕：高世栻注："上盛则气并于上，故梦飞。飞者，肝藏魂而上升也。下盛则气并于下，故梦堕。堕者，肺藏魄而下降也。"

[25]短虫：此指蛲虫。

[26]长虫：此指蛔虫。

[27]虚静为保：清虚宁静是诊脉的关键。杨上善注："持脉之道，虚心不念他事，凝神静虑，以为自保，方可得知脉之浮沉，气之内外也。"保，《甲乙经》作"宝"。丹波元简注："保、葆、宝古通用。"保，通"宝"，引申指重要、关键。

[28]春日浮，如鱼之游在波：春季之脉虽浮动而未全出，如鱼游在水波之中。

[29]夏日在肤，泛泛乎万物有余：形容夏季脉象浮于肤表，盈满指下而洪大。泛泛乎，众盛貌。

[30]秋日下肤，蛰虫将去：比喻秋季脉象由浮趋沉于皮肤之下，犹如蛰虫将伏。下肤，指脉象由浮趋沉，在皮肤之下。蛰虫，此指藏伏土中冬眠的昆虫。去，藏也。

[31]冬日在骨，蛰虫周密，君子居室：比喻冬日脉象下沉至骨，如同蛰虫潜藏洞穴，人们居室不出。周，《太素》作"固"。可参。李中梓注："如蛰畏寒，深居密处。君子法天时而居室，退藏于室也。"

[32]知内者按而纪之：欲知内脏的变化，可通过切脉进行

推求，寻找端绪。内，指内脏；纪，丝缕的头绪。张介宾注："内言脏气，脏象有位，故可按而纪之。"

[33]知外者终而始之：欲知经脉的变化，可据经脉终始循行部位进行诊察。外，指经脉。张介宾注："外言经气，经脉有序，故可终而始之。"

[34]六者：指春、夏、秋、冬、内、外六种脉法。一说，指诊法，即平旦、四诊合参、脉应四时、虚静为保、脉合阴阳、知内知外等六种诊脉方法。

【译文】

岐伯说：脉与四时不相应时，有余之脉为邪气亢盛，不足之脉为正气消损。脉应太过而反不足，为邪盛致使正气消损；脉应不足而反有余，为正气消损致使邪气太盛。这是阴阳俱盛不相协调的严重状况，病名叫关格。

黄帝问：脉象是怎样应四时的呢？怎样以脉象的变化知道病变的部位呢？怎样从脉象变化知道疾病的变化呢？怎样从脉象的变化知道病是在内还是在外呢？以上这五个问题，你能讲给我听听吗？岐伯说：请让我先从脉象与天地运转规律的关系方面来讲讲其中广大而微妙的道理吧。自然界的万事万物都按着阴阳的变化规律而相应地变化，从春天的温暖发展到夏天的暑热，从秋天的肃杀发展到冬天的严寒，脉象的变化也与四时阴阳的变化上下相应。春天的脉象应于规，夏天的脉象应于矩，秋天的脉象应于衡，冬天的脉象应于权。

因此，冬至后的四十五天，阳气渐盛，阴气渐弱；夏至后的四十五天，阴气渐盛，阳气渐弱。阴阳的变化有一定的时间和规律，脉象也随着这个时间规律相应地发生变化，若脉象的变化与四时阴阳变化不相应，就可从脉象的变化推求内里脏腑的变化，进一步还可根据四时五行的衰旺规律，来判断疾病的预后。脉象的变化是极其微妙的，不能不细心地观察。体察脉象有一定的纲领，那就是阴阳，阴阳的运动变化规律，又以五行表现出来，五行的生克制化也是有规律的，也要与四时相应，不论是补法，还是泻法，都要与天地四时变化相统一，这样，就能正确地判断死生了。

所以，听声音要结合五音，观气色要结合五行，诊脉要结合阴阳的变化规律。阴气盛常梦见渡大水而恐惧，阳气盛常梦见大火焚烧，阴阳俱盛则梦见相杀毁伤；上盛则梦见升飞，下盛则梦见由高处坠下；过饱则梦见给予别人，饥饿则梦见获取食物；肝气盛则梦中发怒，肺气盛则梦中悲哀哭泣；短虫内扰则梦见众人聚集，长虫内扰则梦相击毁伤。

所以，诊脉有一定的法则，要以清虚安静为准则。春天脉微浮，好像鱼儿在水波上浮游；夏天脉象在皮肤浅表，脉来洪盛似万物繁茂；秋天脉象内收，似蛰虫将要伏藏；冬天脉象沉伏至骨，似蛰虫潜藏洞穴，人们居室不出。所以说，在内必须知道脏腑所属的部位，在外则必须明确十二经脉循行的终始，这两方面及四时脉象，共为六点，是诊脉的大法。

【原文】

心脉搏坚[1]而长，当病舌卷不能言；其耎而散[2]者，当消环[3]自已。肺脉搏坚而长，当病唾血；其耎而散者，当病灌汗[4]，至令不复散发也。肝脉搏坚而长，色不青[5]，当病坠若搏[6]，因血在胁下，令人喘逆；其耎而散色泽者，当病溢饮[7]，溢饮者渴暴多饮，而易[8]入肌皮肠胃之外也。胃脉搏坚而长，其色赤，当病折髀[9]；其耎而散者，当病食痹[10]。脾脉搏坚而长，其色黄，当病少气；其耎而散色不泽者，当病足胻[11]肿，若水状也。肾脉搏坚而长，其色黄而赤者，当病折腰；其耎而散者，当病少血，至令不复也。

【注释】

[1] 搏坚：指脉来搏指坚挺而长，说明邪气盛。

[2] 耎而散：指脉来软弱无力。表示正气虚。耎，通"软"。王冰注："诸脉搏坚而长者，皆为劳心而脏脉气虚极也。心手少阴脉，从心系上挟咽喉，故令舌卷缩而不能言也。诸脉耎散，皆为气实血虚也。"

[3] 当消环：似有脱简，据上下文，"当"下应有"病"字。消环，《太素》《甲乙经》均作消渴。可从。

[4] 灌汗：漏汗。

[5] 色不青：王冰注："诸脉见本经之气而色不应者，皆非病从内生，是外病来胜也。"

[6] 坠若搏：即跌仆损伤。

[7] 当病溢饮：王冰注："面色浮泽，是为中湿，血虚中湿，水液不消，故言当病溢饮也。"

[8] 易：滑寿云："易，当作溢。"

[9] 折髀：髀痛如折。王冰注："胃虚色赤，火气救之，心象于火，故色赤也。胃阳明脉，其气冲下髀抵伏兔，故病则髀如折也。"

[10] 食痹：古病名。因肝气犯胃或痰饮犯胃所致，症见胸膈闷痛，饮食不下。

[11] 胻（héng）：足胫。

【译文】

心脉应手坚挺而长，主病舌卷缩不能说话；若心脉软弱无力，则主消渴，病可自愈。肺脉应手坚挺而长，主病唾血；若肺脉软弱无力，主病漏汗，不可再用发汗法。肝脉应手坚挺而长，其面色不青，主病跌仆伤及胁下，瘀血留滞则使人喘逆；若肝脉软弱无力，面色反鲜泽，主病溢饮，溢饮就是因暴渴多饮，致使水邪溢于肠胃之外肌肤之间。胃脉应指坚挺而长，其面色赤，主病髀痛如折；若胃脉软弱无力，主病胸膈闷痛，饮食不下。脾脉应指坚挺而长，其面色黄，主病短气；若脾脉软弱无力，面色不泽，主病足胫浮肿，如水肿状。肾脉应手坚挺而长，面色黄中带赤者，主病腰痛如折；若肾脉软弱无力，主病阴虚血少，其病则长期不易恢复。

【原文】

帝曰：诊得心脉而急，此为何病？病形何如？岐伯曰：病名心疝[1]，少腹当有形也。帝曰：何以言之？岐伯曰：心为牡藏，小肠为之使，故曰少腹当有形也。

帝曰：诊得胃脉，病形何如？岐伯曰：胃脉实则胀，虚则泄。帝曰：病成而变何谓？岐伯曰：风成为寒热，瘅成为消中[2]，厥成为颠疾[3]，久风为飧泄，脉风成为疠[4]，病之变化，不可胜数。

帝曰：诸痈肿筋挛骨痛，此皆安生？岐伯曰：此寒气之肿，八风之变也。帝曰：治之奈何？岐伯曰：此四时之病，以其胜治之[5]愈也。

【注释】

[1] 心疝：病名。因心经受寒所致，表现为腹部疼痛，腹皮隆起，自觉有气从脐上冲心等症状。

[2] 瘅成为消中：瘅，指湿热之邪。消中，即中消病。王冰注："瘅，谓湿热也。热积于内，故变为消中也。消中之证，善食而瘦。"

[3] 厥成为颠疾："王冰注：厥，谓逆气也。气逆上而不已，则变为上颠之疾也。"颠疾，如头痛、头昏等。

[4] 疠：疠风，即麻风病。

[5] 以其胜治之：按着五行相胜的道理治疗，如金胜木、木胜土等。

【译文】

黄帝问：诊得心脉急疾是什么病呢？有什么症状呢？岐伯说：病名叫心疝，少腹部应出现症状。黄帝问：为什么这么说呢？岐伯说：心为阳脏，与小肠相表里，心不受邪，邪传于腑，所以会有腹部疼痛、隆起等症状。

黄帝问：诊得胃脉出现异常，症状是什么呢？岐伯说：若胃脉实则腹胀，胃脉虚则腹泻。帝曰：疾病的形成和变化又是怎样的呢？岐伯说：风邪可致寒热证；热邪可致中消病；厥气上逆可致头痛、头晕等颠顶部疾患；风邪侵犯，伤肝克脾，日久可致飧泄；风邪客于经脉可致疠风。疾病的复杂变化，是不可胜数的。

黄帝问：痈肿、筋脉挛急、骨节疼痛等诸症都是怎样产生的呢？岐伯说：这都是风寒及风邪所导致的。黄帝问：怎样治疗呢？岐伯说：这是与四时变化有关系的病证，所以应该用五行相胜之法治疗就能痊愈。

【原文】

帝曰：有故病五藏发动，因伤脉色，各何以知其久暴至之病乎？岐伯曰：悉乎哉问也！征[1]其脉小色不夺者，新病也；征其脉不夺其色夺者，此久病也；征其脉与五色俱夺者，此久病也。征其脉与五色俱不夺者，新病也。肝与肾脉并至，其色苍赤，当病毁伤不见血，已见血，湿若中水也。

尺内两傍[2]，则季胁[3]也，尺外以候肾，尺里以候腹中[4]。附上[5]，左外以候肝，内以候膈[6]；右外以候胃，内以候脾[7]。上附上[8]，右外以候肺，内以候胸中；左外以候心，内以候膻中。前以候前，后以候后[9]。上竟上[10]者，胸喉中事也；下竟下[11]者，少腹腰股膝胫足中事也。

粗大者，阴不足，阳有余，为热中[12]也。来疾去徐，上实下虚，为厥巅疾；来徐去疾，上虚下实，为恶风也。故中恶风者，阳气受也。有脉俱沉细数者，少阴厥也；沉细数散者，寒热也；浮而散者为眴仆[13]。

诸浮不躁者皆在阳，则为热；其有躁者在手[14]。诸细而沉者皆在阴，则为骨痛；其有静者在足[15]。数动一代[16]者，病在阳之脉也，泄及便脓血。

诸过者切之，涩者阳气有余也，滑者阴气有余也。阳气有余为身热无汗，阴气有余为多汗身寒，阴阳有余则无汗而寒。

推而外之，内而不外[17]，有心腹积也。推而内之，外而不内，身有热也。推而上之，上而不下[18]，腰足清也。推而下之，下而不上，头项痛也。按之至骨，脉气少者，腰脊痛而身有痹也。

【注释】

[1] 征：求也。探求之意。

[2] 尺内两傍：尺，指尺肤部，即前臂内侧自腕横纹至肘横纹（尺泽）间的皮肤。两傍，指两臂尺肤部位的尺侧部分。丹波元简注："此即诊尺肤之部位"。傍，通"旁"。

[3] 季胁：又名季肋、软肋，相当于侧胸第十一、十二肋软骨部分。

[4] 尺外以候肾，尺里以候腹中：尺，指尺肤部。尺部的前缘为尺外，后缘为尺里，即拇指侧为尺外，小指侧为尺里。肾之候应尺外，腹之候应尺里。

[5] 中附上：指尺肤部的中段。将尺肤分为三段，近腕部三分之一为上段，近肘部三分之一为下段，中间三分之一为中段。

[6] 左外以候肝，内以候鬲：左外，左手中段外侧。内，左手中段内侧。鬲，通"膈"。

[7] 右外以候胃，内以候脾：右外，右手中段外侧。内，右手中段内侧。

[8] 上附上：指尺肤部的上段。

[9] 前以候前，后以候后：前，指尺肤部的前面，即臂内阴经之分，前部候胸腹部的病变；后，指尺肤部的后面，即臂后阳经之分，后部候背部的病变。

[10] 上竟上：尺肤近腕向上直达鱼际部。竟，尽也。

[11] 下竟下：即尺肤近肘向下直达肘窝处。王冰注："上竟上，至鱼际也。下竟下，未尽尺之脉动处也。"

[12] 热中：病名。症见身热，消谷善饥，多饮多尿等。

[13] 眴仆：眩晕仆倒。

　　［14］躁者在手：躁，脉躁疾；手，手三阳经。

　　［15］静者在足：静，脉沉静；足，足三阳经。

　　［16］数动一代：脉数而出现有规律的一次间歇。代，指代脉。

　　［17］推而外之，内而不外：推，求也。张介宾注："此下言察病之法，当推求于脉以决其疑似也。凡病若在表而欲求之于外矣，然脉则沉迟不浮，是在内而非外，故知其心腹之有积也。"

　　［18］推而上之，上而不下：张介宾注："凡推求于上部，然脉止见于上，而下部则弱，此以有升无降，上实下虚，故腰足为之清冷也。"

【译文】

　　黄帝问：五脏有旧病，又重感新病，影响脉色，应怎样分辨是旧病还是新病呢？岐伯说：您问得真详细呀！若脉小而气色正常，是新病；若脉大体正常而气色已败夺，这是久病；若脉与气色都有明显改变，这是久病；若脉与气色均无明显改变，是新病。若肝与肾脉并见，面色苍赤，这是外伤损及筋骨所致，或出血，或不出血，都有肿胀。

　　尺肤部下段内侧以候季胁病，尺肤部下段外侧以候肾病，尺肤部下段中间以候腹中病。尺肤部左手中段外侧以候肝，内侧以候膈；右手中段外侧以候胃，中段内侧以候脾。尺肤部右手上段外侧以候肺，内侧以候胸中；左手上段外侧以候心，内侧以候膻中。前部候身前的病，后部候身后的病。上段的上边近掌横纹处，候胸喉之病，下段的下边近肘横纹处，候少腹、腰、股、膝、足之病。

　　脉来粗大，是阴不足而阳有余，多病热中；脉来疾急而去时徐缓,是上实下虚,多病气逆所致的颠顶部疾患;脉来徐缓而去时疾急,是上虚下实,为被恶厉风邪所伤,此邪先伤阳气。左右手的脉都表现为沉细数,是足少阴经气厥逆;表现为沉细数散,是寒热之证;脉浮而散,为眩晕跌仆。

凡脉浮而不躁疾,为病在足三阳,症状是发热;脉浮而躁,为病在手三阳。凡脉细而沉者,为病在手三阴,症状是骨节疼痛;脉细沉而静,为病在足三阴经。脉数并出现有规律的一次间歇,为病在三阳经,症状是大便泄泻及下利脓血。

许多疾病都可以从脉诊上诊察出来。若见涩脉,则为阳气有余;若见滑脉,则为阴气有余。阳气有余则身热无汗,阴气有余则多汗恶寒,阴阳二气均有余则无汗而恶寒。

病若在表,切脉时脉象却沉迟不浮,是病在内而不在外,主病心腹有积。病若在里,切脉时脉象却数浮而不沉,是病在外而不在内,应有身热的表现。病若在上部,脉也见于上部,这是上盛下虚,所以腰足发凉。病若在下部,脉也见于下部,这是下盛上虚,所以头项疼痛。切脉时,重按至骨而脉仍微弱,这是气血虚少,多为腰脊疼痛的痹证。

平人气象论篇第十八

【篇解】

平人，气血平调之人，即正常人。气，脉气。象，脉象。因本篇提出了以平人的脉气脉象作为判断病脉、死脉的标准，所以篇名为"平人气象"。

本篇主要讨论了平人的脉息至数及病脉死脉的脉息至数；论述了四时五脏的平脉、病脉及死脉，强调了脉以胃气为本；阐述了寸口脉的变化、主病及妊娠脉象；讨论了诊虚里可测知宗气的盛衰及病变，以及水肿、黄疸、胃疸的诊察要点。

本篇是脉诊的重要篇章之一。篇中以平人的脉息至数作为判断病脉、死脉的脉诊标准。脉以胃气为本的观点，在中医脉诊中占有重要地位，诊察有无胃气的脉象，对判断疾病的进退和凶吉具有临床意义。篇中关于水肿、黄疸、胃疸、妊娠脉的论述，对于临床诊治具有重要参考价值，后世医家在此基础之上多有发挥。

【原文】

黄帝问曰：平人[1]何如？岐伯对曰：人一呼脉再动，一吸脉亦再动，呼吸定息[2]脉五动，闰以太息[3]，命曰平人。平人者，不病也。常以不病调[4]病人，医不病，故为病人平息以调之为法[5]。

人一呼脉一动，一吸脉一动，曰少气[6]。人一呼脉三动，一吸脉三动而躁[7]，尺热曰病温[8]，尺不热脉滑曰病风[9]，脉涩曰痹[10]。人一呼脉四动以上曰死，脉绝不至曰死[11]，乍疏乍数曰死[12]。平人之常气禀于胃，胃者平人之常气[13]也，人无胃气曰逆，逆者死[14]。

春胃微弦曰平[15]，弦多胃少曰肝病[16]，但弦无胃曰死[17]，胃而有毛曰秋病[18]，毛甚曰今病[19]。藏真散于肝[20]，肝藏筋膜之气也。

夏胃微钩[21]曰平，钩多胃少曰心病，但钩无胃曰死，胃而有石[22]曰冬病，石甚曰今病。藏真通于心，心藏血脉之气也。

长夏胃微耎弱[23]曰平，弱多胃少曰脾病，但代[24]无胃曰死，耎弱有石曰冬病，弱甚[25]曰今病。藏真濡于脾，脾藏肌肉之气也。

秋胃微毛曰平，毛多胃少曰肺病，但毛无胃曰死，毛而有弦曰春病，弦甚曰今病。藏真高于肺，以行荣卫阴阳也。

冬胃微石曰平，石多胃少曰肾病，但石无胃曰死，石而有钩曰夏病，钩甚曰今病。藏真下于肾，肾藏骨髓之气也。

胃之大络，名曰虚里[26]，贯鬲络肺，出于左乳下，其动应衣[27]，脉宗气也。盛喘数绝[28]者，则病在中；结而横[29]，有积矣；绝不至曰死[30]。乳之下其动应衣，宗气泄[31]也。

【注释】

[1] 平人：健康无病之人。丹波元简注："《调经论》云：阴阳匀平，以充其形，九候若一，命曰平人。《始终》篇云：形肉血气，必相称也，是谓平人。"

[2] 呼吸定息：指一息既尽至换息之时的一段时间。

[3] 闰以太息：张介宾注："闰，余也，犹闰月之谓。言平人常息之外，间有一息甚长者，是为闰以太息，而又不止五

至也。"

［4］调（diào）：计算，衡量。

［5］故为病人平息以调之为法：吴崑注："医不病，则呼吸调匀，故能为病人平息以调脉。若医者病寒，则呼吸迟，病人脉类于数；医者病热，则呼吸疾，病人之脉类于迟。皆不足以调病人脉也。"平息：平调呼吸。

［6］少气：张介宾注："一息二至，减于常人之半矣，以正气衰竭也，故曰少气。"一呼一吸为一息。

［7］躁：急也。

［8］尺热曰病温：尺肤部发热提示外感温病。张介宾注："尺热，言尺中近臂之处有热者，必其通身皆热也。脉数躁而身有热，故知为病温。"尺，指尺肤部。

［9］尺不热脉滑曰病风：风为阳邪主动，气血迫急则脉滑；风性开泄，汗出热散，故尺肤不热。张介宾注："数滑而尺不热者，阳邪盛也，故当病风。"

［10］脉涩曰痹：张志聪注："痹者闭也，邪积而不行，故脉涩也。"

［11］脉绝不至曰死：脉气渐绝，五脏精气竭绝，临终之脉也。

［12］乍疏乍数曰死：指脉忽快忽慢，是后天化源已绝、五脏精气败露之象，属于预后凶险的真脏脉，故为死脉。疏，指脉慢；数，指脉快。高世栻注："人一呼脉四动以上，则太过之极。脉绝不至，则不及之极。乍疏乍数，则错乱之极。故皆曰死。"

［13］胃者平人之常气：胃气是正常人脉气的组成部分。据《素问·玉机真藏论》王冰注，"胃"字下有"气"字。可参。

［14］人无胃气曰逆，逆者死：张介宾注："此胃气者，实

平人之常气，有不可以一刻无者，无则为逆，逆则死矣。胃气之见于脉者，如《玉机真藏论》曰：脉弱以滑，是有胃气。《终始》篇曰：邪气之来也，紧而疾；谷气来也，徐而和。是皆胃气之谓。"

〔15〕春胃微弦曰平：春季的正常脉象是有胃气而略带弦象。吴崑注："弦，脉引而长，若琴弦也。胃，冲和之名。春脉宜弦，必于冲和之中微带弦，是曰平调之脉。"下文"夏胃微钩""长夏胃微㽃弱""秋胃微毛""冬胃微石"皆同此义。

〔16〕弦多胃少曰肝病：脉见弦急为主，缺少柔和从容之胃气之象，此乃肝病的脉象表现。下文"钩多胃少曰心病""弱多胃少曰脾病""毛多胃少曰肺病""石多胃少曰肾病"类推。

〔17〕但弦无胃曰死：脉象弦急而毫无柔和从容之象，是春季胃气已绝，肝之真脏脉显现，故预后不良。下文"但钩无胃曰死""但代无胃曰死""但毛无胃曰死""但石无胃曰死"类推。

〔18〕胃而有毛曰秋病：脉虽有胃气，但兼见秋季之毛脉，是春见秋脉，可预测秋季将发病。胃，指脉有胃气。毛，脉来较浮，与秋气相应。下文"胃而有石曰冬病"等同理。张介宾注："毛为秋脉属金，春时得之，是谓贼邪。以胃气尚存，故至秋而后病。春脉毛甚，则木被金伤，故不必至秋，今即病矣。"高世栻注："轻浮之毛脉也。"

〔19〕毛甚曰今病：春之肝脉兼见秋季毛脉，是木被金伤，即刻发病。下文"石甚曰今病""弱甚曰今病""弦甚曰今病""钩甚曰今病"仿此。

〔20〕藏真散于肝：五脏精气春季布散于肝。藏真，指五脏真元之气。散，以应肝气疏散之性。"藏真通于心""藏真濡于脾""藏真高于肺""藏真下于肾"皆此含义。

［21］钩：夏季主脉，即洪大脉，有来盛去衰如钩端微曲之象。张琦注："钩即洪也，浮盛隆起，中虚而圆滑，故曰钩。"

［22］石：沉脉。王冰注："谓如夺索，辟辟如弹石也。"

［23］耎弱：指柔和而不劲急之脉象，为脾主脉。吴崑注："耎，软同，耎弱，脾之脉也。长夏属土，脉宜软弱，必于冲和胃气之中微带软弱，谓之平调之脉。"

［24］代：其脉软弱之极。高世栻注："代，软弱之极也。软弱之极而无胃气，则曰死脉。"

［25］弱甚：《甲乙经》《千金方》卷十五均作"石"。

［26］虚里：位于左乳下，心尖搏动处。杨上善注："虚里，城邑居处也。此胃大络，乃是五脏六腑所禀居之处，故曰虚里。其脉出于左乳下，常有动以应衣也。"

［27］其动应衣：以手触按虚里，可以诊察宗气的盛衰。衣，《甲乙经》作"手"，当从。脉，用作动词，诊也。张志聪注："胃之大络，贯膈络肺，出于左乳下，而动应衣者，乃胃腑宗气之所出，此脉以候宗气者也。"

［28］盛喘数绝：虚里搏动明显如气急喘促，且时有歇止。喘，形容脉之搏动急促。张介宾注："若虚里动甚而如喘，或数急而兼断绝者，由中气不守而然，故曰病在中。"

［29］结而横：虚里搏动迟缓，时动时止，横挺指下。吴崑注："横，横格于指下也。言虚里之脉结而横，是胃中有积。"

［30］绝不至曰死：马莳注："绝而不至，则胃气已绝，所以谓之曰死。"

［31］乳之下其动应衣，宗气泄：虚里之脉搏动明显，甚至隔着衣服都能观察到虚里部位的搏动，这是宗气外泄的表现。吴崑注："宗气宜藏不宜泄，乳下虚里之脉，其动应衣，是宗气失藏

而外泄也。"

【译文】

黄帝问道：正常人的脉象如何？岐伯回答说：正常人的脉搏是一呼搏动两次，一吸搏动两次，有时呼吸间歇时又搏动一次，一呼一吸为一息，即一息脉搏动四至五次，这就是正常人脉搏动的次数，把这种人称作平人。平人是无病之人。诊脉时，必须以平人的呼吸为标准，来衡量患者的脉息至数，医生无病，所以能为患者调均呼吸，以调候患者的脉搏至数。

若一呼脉搏动一次，一吸脉搏动一次，是正气虚弱。若一呼脉搏动三次，一吸脉搏动三次，而且脉躁疾，尺肤热，是病温；尺肤不热而脉滑，是风病；若脉涩，则是痹证。若一呼脉四动以上，是死证；脉气断绝，停止搏动的，是死证；脉来忽快忽慢也是死证。正常人的脉气禀受于胃，胃气是正常人的脉气，若脉无胃气，叫作逆，逆者死。

春天的脉象应该是微弦和缓而有胃气，叫作平脉；若脉弦而和缓之象不明显，则为肝病；弦疾而无缓和之象，叫作死脉；脉有胃气但兼毛，至秋则病；若毛脉很明显，则立即发病。春天的脏真之气敷散于肝，肝主藏筋膜之气。

夏天的脉象应该是微钩和缓而有胃气，叫作平脉；若钩多胃少，则为心病；但钩无胃气，是死证；脉有胃气但兼石脉，至冬则病；若石脉很明显，则立即发病。夏天的脏真之气通达于心，心主藏血脉之气。

长夏的脉象应该是微软弱和缓而有胃气，叫作平脉；若弱多胃少，则为脾病；但见代脉而无胃气，是死证；若软弱兼石脉，至冬则病；若弱脉很明显，则立即发病。长夏的脏真之气濡润于脾，脾主藏肌肉之气。

秋天的脉象应该是微毛和缓而有胃气，叫作平脉；若毛多胃少，则为肺病；但见毛脉而无胃气，是死证；脉毛兼弦，至春则病；若弦脉很明显，则立即发病。秋天的脏真之气上归于肺，以运行荣卫阴阳之气。

冬天的脉象应该是微石和缓而有胃气，叫作平脉；若石多胃少，则为肾病；但见石脉而无胃气，是死证；石脉兼钩，至夏则病；若钩脉很明显，则立即发病。冬天的脏真之气归藏于肾，肾主藏骨髓之气。

胃经的大络，叫作虚里，从胃贯膈，上络于肺，其气的盛衰能在左乳下表现出来，其搏动可以应手，这是脉的宗气所在。若搏动疾急而盛，常有间歇，则病在胸中。若搏动时有一止，横挺于指下，为胃中有积滞；脉气断绝，停止搏动，是死证。若虚里搏动厉害，外应于衣，是宗气外泄的表现。

【原文】

欲知寸口[1]太过与不及，寸口之脉中手[2]短者，曰头痛。寸口脉中手长者，曰足胫痛。寸口脉中手促上击者，曰肩背痛。寸口脉沉而坚者，曰病在中。寸口脉浮而盛者，曰病在外。寸口脉沉而弱，曰寒热及疝瘕少腹痛。寸口脉沉而横[3]，曰胁下有积，腹中有横积痛。寸口脉沉而喘，曰寒热。脉盛滑坚者，曰病在外。脉小实而坚者，病在内。脉小弱以涩，谓之久病。脉滑浮而疾者，谓之新病。脉急[4]者，曰疝瘕少腹痛。脉滑曰风。脉涩曰痹。缓而滑曰热中。盛而紧曰胀。

脉从阴阳[5]，病易已；脉逆阴阳[6]，病难已。脉得四时之顺，曰病无他[7]；脉反四时及不间藏[8]，曰难已。臂多青脉，曰脱血。尺脉缓涩，谓之解㑊[9]。安卧脉盛，谓之脱血。尺涩脉滑，谓之多汗。尺寒脉细，谓之后泄。脉尺粗常热者，谓之热中。

肝见庚辛死，心见壬癸死，脾见甲乙死，肺见丙丁死，肾见戊己死[10]，是谓真藏见皆死。

颈脉动[11]喘疾咳，曰水。目裹微肿如卧蚕起之状，曰水[12]。溺黄赤安卧者，黄疸[13]。已食如饥者，胃疸[14]。面肿曰风[15]。足胫肿曰水[16]。目黄者曰黄疸。妇人手少阴脉[17]动甚者，妊子也。

脉有逆从四时，未有藏形[18]，春夏而脉瘦[19]，秋冬而脉浮大，命曰逆四时也。风热而脉静，泄而脱血脉实，病在中脉虚，病在外脉涩坚者，皆难治，命曰反四时也。

人以水谷为本，故人绝水谷则死，脉无胃气亦死。所谓无胃气者，但得真藏脉[20]不得胃气也。所谓脉不得胃气者，肝不弦肾不石[21]也。太阳脉至，洪大以长；少阳脉至，乍数乍疏，乍短乍长；阳明脉至，浮大而短。

【注释】

[1]寸口：又称气口、脉口。位于两手腕桡骨头内侧桡动脉搏动处，为诊脉部位。属手太阴肺经。

[2]中手：应手之意。

[3]横：脉实有力。

[4]急：脉弦急。

[5]脉从阴阳：脉象之阴阳属性与病之阴阳属性一致。王冰注："脉病相应谓之从。"

[6]脉逆阴阳：脉象之阴阳属性与病之阴阳属性相反。王冰

注:"脉病相反谓之逆。"

[7]病无他:虽有病,而无其他危险。张介宾注:"春得弦,夏得钩,秋得毛,冬得石,谓之顺四时,虽曰有病,无他虞也。"

[8]不间藏:即传其所克之脏。间脏为母病传子,不间脏为传其所克。《难经·五十三难》云:"间脏者,传其所生也。"张介宾注:"不间脏者,如木必乘土则肝病传脾,土必乘水则脾病传肾之类。"

[9]解㑊(yì):懈怠乏力。

[10]肝见庚辛死………肾见戊己死:凡真脏脉见者,在克我之时日死亡。

[11]颈脉动:指人迎脉搏动明显。颈脉,人迎脉。张介宾注:"水气上逆,反侵阳明,则颈脉动。水溢于肺,则喘急而疾咳。"

[12]目裹微肿,如卧蚕起之状,曰水:目裹,上、下眼睑。张介宾注:"目裹者,目下之胞也,胃脉之所至,脾气之所主,若见微肿如卧蚕起之状,是水气淫及脾胃也。"

[13]黄疸:病证名。以目黄、身黄、小便黄为主症,多由湿热或寒湿内阻中焦,迫使胆汁不循常道所致。

[14]已食如饥者,胃疸:疸,通"瘅",热也,即前篇所谓消中。姚止庵注:"是则胃热也。热则消谷,故食已如饥也。"

[15]面肿曰风:吴崑注:"六阳之气聚于面,风之伤人也,阳先受之,故面肿为风。"

[16]足胫肿曰水:吴崑注:"脾胃主湿,肾与膀胱主水,其脉皆行于足胫,故足胫肿者为水。"

[17]手少阴脉:此指手少阴心经神门穴处。王冰注:"手少阴脉,谓掌后陷者中,当小指动而应手者也。"

〔18〕未有藏形：不见本脏应时的脉象。

〔19〕脉瘦：脉沉细。王冰注："春夏脉瘦，谓沉细也。秋冬浮大，不应时也。大法，春夏当浮大而反沉细，秋冬当沉细而反浮大，故曰不应时也。"

〔20〕真藏脉：指脉无胃气而真脏之气败露的脉象，如但弦无胃、但钩无胃之类。

〔21〕肝不弦肾不石：指脉无胃气，其脉至春肝不微弦，至冬肾不微石。王冰注："不弦不石，皆谓不微似也。"

【译文】

要想知道寸口脉太过与不及的主病，那就是若寸口脉应指短，为阳气不足，病见头痛。若寸口脉应指长，阴气盛于下，病见足胫痛。寸口脉应指急而搏击有力，邪盛于上，病见肩背痛。寸口脉沉而坚实，病在里。寸口脉浮而盛大，病在表。寸口脉沉而弱，为内里阴虚，病寒热、疝瘕及少腹痛。寸口脉沉而坚挺指下，是胁下有积块，腹中有横积作痛。寸口脉沉而疾急，主寒热病。寸口脉盛大而滑，坚实有力，是病在外。寸口脉小而实，应指较坚硬，是病在内。寸口脉小软弱而涩，是久病。脉滑浮而疾急者，是新病。脉弦急者，主疝瘕、少腹疼痛。脉滑，是感受风邪。脉涩，是患有痹证。脉缓而滑，主里热盛。脉盛而紧，主腹胀。

若脉的变化与病证阴阳相符，疾病容易治愈；若脉的变化与病证阴阳不相符，疾病难以治愈。若脉象的变化与四时变化相适应，为病情较单纯，而无危险；若脉与四时变化相反，又出现不间脏的传变，为病重而复杂，难以治愈。若臂内显现青色的络脉，为脱血。尺脉弛缓而涩，主病懈怠无力，嗜卧。脉盛大，是邪热炽盛，可见脱血。尺肤涩干，脉滑，主病多汗。尺肤寒，脉细小，是阳虚阴盛，主泄泻。脉粗而尺肤常热，是热盛于里，主病热中。

肝见真脏脉，在庚辛时日死；心见真脏脉，在壬癸时日死；脾见真脏脉，在甲乙时日死；肺见真脏脉，在丙丁时日死；肾见真脏脉，在戊己时日死。即凡见真脏脉皆死。

人迎脉搏动急促并见剧烈咳嗽者，主水气上逆。眼睑微肿，如蚕卧之状，主病水肿。小便黄赤，懈怠嗜卧，主病黄疸。食后仍觉饥饿，主病胃疸。面部浮肿，是感受风邪。足胫部浮肿，是水肿病。眼球黄者，主病黄疸。妇人手少阴脉搏动明显者，是妊娠的征象。

脉有不顺从四时的，即当其时而不见本脏应时的脉象，如春夏脉反沉细，秋冬脉反浮大，都是逆四时的脉象。病风热阳证，脉反见静；病泄而脱血，脉反见实；病在里实，脉反见虚；病在表，脉反见涩坚，都是难治的病证，这是因为脉象不与四时阴阳及病证阴阳相适应。

人的生命活动以水谷为根本，所以人若断绝水谷则死，脉亦如此，脉中无胃气亦死。所说的脉无胃气，就是真脏脉，例如肝不微弦、肾不微石等。太阳主时，脉应洪大而长；少阳主时，脉应时快时慢，时长时短；阳明主时，脉应浮大而短。

【原文】

夫平心脉来，累累如连珠，如循琅玕[1]，曰心平，夏以胃气为本[2]。病心脉来，喘喘连属，其中微曲[3]，曰心病。死心脉来，前曲后居[4]，如操带钩，曰心死。

平肺脉来，厌厌聂聂，如落榆荚[5]，曰肺平，秋以胃气为本。病肺脉来，不上不下，如循鸡羽[6]，曰肺病。死肺脉来，如物之浮，如风吹毛[7]，曰肺死。

平肝脉来，奭弱招招，如揭长竿末梢[8]，曰肝平，春以胃气为本。病肝脉来，盈实而滑，如循长竿[9]，曰肝病。死肝脉来，急益劲[10]，如新张弓弦，曰肝死。

平脾脉来，和柔相离，如鸡践地[11]，曰脾平，长夏以胃气为本。病脾脉来，实而盈数，如鸡举足，曰脾病。死脾脉来，锐坚如乌之喙，如鸟之距[12]，如屋之漏，如水之流，曰脾死。

平肾脉来，喘喘累累如钩，按之而坚，曰肾平，冬以胃气为本。病肾脉来，如引葛[13]，按之益坚，曰肾病。死肾脉来，发如夺索，辟辟如弹石[14]，曰肾死。

【注释】

［1］琅玕（láng gān）：即玉珠。形容脉来圆滑柔和。

［2］夏以胃气为本：指心脉与夏季相通应，脉体应冲和而有胃气。下文"秋以胃气为本"等皆仿此。

［3］其中微曲：其脉应手不如琅玕之滑利，为失冲和之气。

［4］前曲后居：指其脉轻取坚强而不柔和，重取牢实而不动，全无冲和之气。

［5］厌厌聂聂，如落榆荚：形容脉来轻和浮缓，如榆钱之落地。

［6］不上不下，如循鸡羽：形容脉来毛而中央坚，两旁虚，为失冲和之气。

［7］如物之浮，如风吹毛：形容脉来浮而空虚无根，散乱无绪，全无冲和之气。

［8］奭弱招招，如揭长竿末梢：形容脉来和缓弦长。招招，

迢迢也。揭,举也。

[9]盈实而滑,如循长竿:形容脉来略有坚意,弦而失冲和之气。

[10]急益劲:形容脉象弦甚而急迫坚劲,全无冲和之气。

[11]和柔相离,如鸡践地:形容脉象和缓柔利,节律分明,从容不迫,如鸡践地。

[12]锐坚如乌之喙,如鸟之距:形容脉象坚锐,全无冲和之气。乌之喙,乌鸦的嘴;距,指鸟爪后方突出像脚趾的部分。

[13]如引葛:葛,葛藤。形容脉来沉紧坚搏弹指,如牵引着的葛藤,为失冲和之气。

[14]发如夺索,辟辟如弹石:形容脉象坚劲如石,如按在两人争夺的绳索上一样,全无冲和之气。弹石,圆而坚。

【译文】

正常的心脉,圆滑柔和而盛,指下如一串串玉珠,连续不断地滚过,是心之平脉,夏时以脉有胃气为本。若脉来疾急而促,连续带有微曲之象,是心之病脉。若脉来前曲后居,如摸到带钩,坚实而全无冲和之气,是心之死脉。

正常的肺脉,轻和浮缓,不疾不徐,如榆荚之落地,是肺之平脉,秋时以脉有胃气为本。若脉来毛,中央实而两旁虚,如触摸鸡的羽毛一样,是肺之病脉。若脉来浮而空虚无根,如风吹羽毛,散乱无绪,全无冲和之气,是肺之死脉。

正常的肝脉,和缓弦长,如长杆的末梢一样,摆动柔和而弦长,是肝之平脉,春时以脉有胃气为本。若脉来满指滑实,略有坚意,如摸长杆,硬而缺少柔和,是肝之病脉。若脉来弦甚而急迫坚劲,如弓刚上弦,全无冲和之气,是肝之死脉。

　　正常的脾脉，和缓柔和，节律分明，如鸡足落地，从容不迫，是脾之平脉，长夏以脉有胃气为本。若脉来坚实而盈数，强急不柔和，如鸡之急行之足，是脾之病脉。若脉来坚锐，如乌之嘴，鸟之爪，如屋之漏而毫无节律，如水之流去而不返，全无冲和之气，是脾之死脉。

　　正常的肾脉，沉疾滑利，按之沉而有力，是肾之平脉，冬时以脉有胃气为本。若脉来沉紧坚搏弹指，如牵引着的葛藤，是肾之病脉。若脉来坚劲如石，如牵拉着的绳索，是肾之死脉。

卷第六

玉机真藏论篇第十九

【篇解】

玉机，北斗星座。真藏，真脏脉。因本篇主要论述了真脏脉的形成及临床意义，强调了五脏元真之气在脉诊中的重要性。文中认为，以无胃气之真脏脉预测病情，好像以玉机窥测天道一样重要，故名曰"玉机真藏"。

本篇主要论述了真脏脉的形成及临床表现，强调了脉中胃气在脉诊中的重要意义。讨论了四时五脏的平脉、太过与不及的病脉及所主病证。文中以五行生克乘侮关系，说明了五脏疾病的传变规律。论述了诊察疾病要把望、闻、切等多方面诊察所得，综合起来分析才能达到辨证准确，并强调了早期治疗的重要性。阐明了根据五实、五虚判断死生的道理。

篇中四时五脏脉象及病脉的理论，是《内经》整体观思想在诊断学中的又一体现。篇中所述的真脏脉，是脏真之气显露的生命垂危之象，临床诊治中不可不察。篇中提出的五脏病以五行相克次序传变的规律，对临床诊断、预后及早期治疗具有重要指导意义；文中指出某些疾病，如急暴性及情志性等疾病的传变，并不按五行相克规律，这又说明疾病传变的特殊性，以示临证时必须灵活运用。关于疾病的传变规律，在《内经》多篇章中均有论述，如《素问·热论》《灵枢·病传》等，为后世研究疾病传变规律奠定了牢固的理论基础。

【原文】

黄帝问曰：春脉如弦，何如而弦？岐伯对曰：春脉者肝也，东方木也，万物之所以始生也，故其气来，耎弱轻虚而滑，端直以长，故曰弦，反此者病。

帝曰：何如而反？岐伯曰：其气来实而强，此谓太过，病在外；其气来不实而微，此谓不及，病在中。

帝曰：春脉太过与不及，其病皆何如？岐伯曰：太过则令人善忘，忽忽眩冒而巅疾[1]；其不及则令人胸痛引背，下则两胁胠[2]满。帝曰：善。

夏脉如钩，何如而钩？岐伯曰：夏脉者心也，南方火也，万物之所以盛长也，故其气来盛去衰，故曰钩，反此者病。

帝曰：何如而反？岐伯曰：其气来盛去亦盛，此谓太过，病在外；其气来不盛去反盛，此谓不及，病在中。

帝曰：夏脉太过与不及，其病皆何如？岐伯曰：太过则令人身热而肤痛，为浸淫[3]；其不及则令人烦心，上见咳唾，下为气泄[4]。帝曰：善。

秋脉如浮，何如而浮？岐伯曰：秋脉者肺也，西方金也，万物之所以收成也，故其气来，轻虚以浮，来急去散，故曰浮，反此者病。

帝曰：何如而反？岐伯曰：其气来，毛而中央坚，两旁虚，此谓太过，病在外；其气来，毛而微，此谓不及，病在中。

帝曰：秋脉太过与不及，其病皆何如？岐伯曰：太过则令人逆气而背痛，愠愠然[5]；其不及则令人喘，呼吸少气而咳，上气见血，下闻病音[6]。帝曰：善。

冬脉如营[7]，何如而营？岐伯曰：冬脉者肾也，北方水也，万物之所以合藏也，故其气来沉以搏，故曰营，反此者病。

帝曰：何如而反？岐伯曰：其气来如弹石者，此谓太过，病在外；其去如数者，此谓不及，病在中。

帝曰：冬脉太过与不及，其病皆可知？岐伯曰：太过则令人解㑊，脊脉痛而少气不欲言；其不及则令人心悬如病饥，眇中清[8]，脊中痛，少腹满，小便变[9]。帝曰：善。

【注释】

[1] 忽忽眩冒而颠疾：忽忽，恍惚。眩冒，头昏，眼前发黑，欲倒。颠疾，头顶部疾患。此病机为肝气上逆，故恍惚、头昏、眼前发黑、欲倒等症状均出现在厥阴肝经循行所过之处。

[2] 胠（qū）：腋下胁肋部。

[3] 浸淫：皮肤浸淫疮。因湿热浸淫肌肤，搔破而流黄水，以致迅速蔓延，浸淫成片。

[4] 气泄：即失气。王冰注："心少阴脉，起于心中，出属心系，下膈络小肠，又从心系却上肺。故心太过则身热肤痛而浸淫流布于形分，不及则心烦，上见咳唾，下为气泄。"

[5] 愠愠然：形容郁闷不舒的感觉。

[6] 下闻病音：指在喉下的胸中能听到喘息痰鸣之音。

[7] 营：指冬季合藏的沉石之脉。

[8] 眇中清：季胁下、夹脊两旁虚软处清冷。

[9] 小便变：小便有异常改变。

【译文】

黄帝问道：春脉如弦，弦脉是怎样的呢？岐伯回答说：春脉内应肝脏，属东方木气，像自然界万物出生之时，所以其脉来软弱轻虚而滑，端正而长，这即是弦脉，与此不同的，即是病脉。

黄帝问：反常的脉是怎样呢？岐伯说：若其脉来实而有力，叫作太过，主病在外；若其脉来微弱无力，叫作不及，主病在内。

黄帝问：春脉的太过与不及，会出现什么样的病变呢？岐伯说：太过使人健忘，精神恍惚，头昏目眩，眼前发黑欲倒；不及则使人胸痛牵引于背，两侧胁肋部胀满。黄帝说：讲得好。

夏脉如钩，钩脉是怎样的呢？岐伯说：夏脉内应心脏，属南方火气，像自然界万物盛长之时，所以其脉来时充盛去时轻微，这即是钩脉，与此不同的即是病脉。

黄帝问：反常的脉是怎样的呢？岐伯说：若其脉来时盛，去时亦盛，叫作太过，主病在外；若其脉来时不盛，去时反盛，叫作不及，病在内。

黄帝问：夏脉的太过与不及，会出现什么样的病变呢？岐伯说：太过则使人身热、肌肤痛而患浸淫疮；不及则使人心烦，上见咳吐涎沫，下见矢气。黄帝说：讲得好。

秋脉如浮，浮脉是怎样的呢？岐伯说：秋脉内应肺脏，属西方金气，像万物的收成之时，所以其脉来轻虚以浮，来急去散，这即是浮脉，与此不同的即是病脉。

黄帝问：反常的脉是怎样的呢？岐伯说：若其脉来毛而中央坚，两旁虚，叫作太过，主病在外；若其脉来毛而微弱，叫作不及，主病在内。

黄帝问：秋脉的太过与不及，会出现什么样的病变呢？岐伯说：太过则使人气逆，背痛，郁闷不舒；不及则使人气喘、气短、咳嗽，甚则咳血，喉间可闻及喘息痰鸣之声。黄帝说：讲得好。

冬脉如营，营脉是怎样的呢？岐伯说：冬脉内应肾脏，属北方水气，像万物的闭藏之时，所以其脉来沉而搏指，这即是营脉，与此不同的即是病脉。

黄帝问：反常的脉是怎样的呢？岐伯说：若其脉来坚硬如弹石，叫作太过，主病在外；若其脉去时虚数，叫作不及，主病在内。

黄帝问：冬脉的太过与不及，会出现什么样的病变呢？岐伯说：太过则使人懈怠乏力，脊背经脉疼痛，气短，懒言；不及则使人心中感到虚悬，好像饥饿一样，胁肋下空软的部位自觉清冷，脊柱作痛，少腹胀满，小便也有异常改变。黄帝说：讲得好。

【原文】

帝曰：四时之序，逆从之变异也，然脾脉独何主？岐伯曰：脾脉者土也，孤藏以灌四旁[1]者也。

帝曰：然则脾善恶[2]，可得见之乎？岐伯曰：善者不可得见，恶者可见。

帝曰：恶者何如可见？岐伯曰：其来如水之流者，此谓太过，病在外；如鸟之喙者，此谓不及，病在中。

帝曰：夫子言脾为孤藏，中央土以灌四旁，其太过与不及，其病皆何如？岐伯曰：太过则令人四肢不举；其不及，则令人九窍不通，名曰重强[3]。

帝瞿然而起，再拜而稽首[4]曰：善。吾得脉之大要，天下至数，五色脉变，揆度奇恒，道在于一，神转不回，回则不转，乃失其机[5]，至数之要，迫近以微[6]，著之玉版，藏之藏府，每旦读之，名曰《玉机》。

【注释】

[1] 孤藏以灌四旁：孤，特别。四旁，在季节上，指春夏秋冬；在脏腑上，指肝心肺肾。是说脾土居于中央，寄旺于四季，主运化水谷之精微，灌溉、营养脏腑及四肢百骸。

[2] 善恶：指脾脉的正常与不正常。

[3] 重强：病名。因脾虚所致，症见四肢不举、九窍不通等。王冰注："脾之孤脏，以灌四旁，今病则五脏不和，故九窍不通也。《八十一难经》曰：五脏不和则九窍不通。重，谓脏气重迭。强，谓气不和顺。"

[4] 稽首：古代行的大礼，跪地俯首，头至地多时。

[5] 神转不回，回则不转，乃失其机：王冰注："五气循环，不愆时叙，是谓神气流转不回。若却行衰王，反天之常气，是则却回而不转，由是却回而不转，乃失生气之机矣。"

[6] 迫近以微：王冰注："得至数之要道，则应用切近以微妙也。迫，切也。"

【译文】

黄帝问：脉象是随着四季的变化而有逆有从地发生变化，但独不谈及脾脉，脾脉在四时中主哪个时令呢？岐伯说：脾脉属土而位居中央，是一个独特的脏，主管把水谷精微运输到全身各处，营养脏腑及四肢百骸。

黄帝问：脾脏的正常与不正常，可以知道吗？岐伯说：正常的脾脉，不能诊察出来，但异常的病脉则可以诊察到。

黄帝问：异常的脾脉是怎样的呢？岐伯说：若其脉来如水之流，这是太过，主病在外；若其脉来坚锐如鸟之嘴，这是不及，主病在内。

黄帝问：先生说脾为孤脏，属土，位中央，营养脏腑及四肢百骸，其太过与不及的病变是怎样的呢？岐伯说：太过则使人肢体困重；不及则使人九窍不通利，叫作重强。

黄帝惊悟而起，行个大礼说：讲得好。我明白了诊脉的重要道理，这乃是天下最重要的理数，无论是察色按脉，还是揆度奇恒，关键在于患者是否还有神机。若神气旺盛，气血功能正常，则有生机；若神气衰败，气血运行逆乱，则丧失生机。这是最重要的深奥而微妙的道理，应该把它刻到玉版上，铭记在心中，每天早晨都要诵读，就把它叫《玉机》吧。

【原文】

五藏受气于其所生[1]，传之于其所胜[2]，气舍于其所生，死于其所不胜[3]。病之且死，必先传行至其所不胜，病乃死。此言气之逆行也，故死。肝受气于心，传之于脾，气舍于肾，至肺而死。心受气于脾，传之于肺，气舍于肝，至肾而死。脾受气于肺，传之于肾，气舍于心，至肝而死。肺受气于肾，传之于肝，气舍于脾，至心而死。肾受气于肝，传之于心，气舍于肺，至脾而死。此皆逆死也。一日一夜五分之[4]，此所以占死生之早暮[5]也。

黄帝曰[6]：五藏相通，移皆有次，五藏有病，则各传其所胜。不治，法三月若六月，若三日若六日[7]，传五藏而当死，是顺传所胜之次[8]。故曰：别于阳者，知病从来；别于阴者，知死生之期[9]。言知至其所困[10]而死。

是故风者百病之长[11]也，今风寒客于人，使人毫毛毕直，皮肤闭而为热，当是之时，可汗而发也；或痹不仁肿痛，当是之时，可汤熨及火灸刺而去之。弗治，病入舍于肺，名曰肺痹，发咳上气。弗治，肺即传而行之肝，病名曰肝痹，一名曰厥，胁痛出食，当是之时，可按若刺耳。弗治，肝传之脾，病名曰脾风，发瘅[12]，腹中热，烦心出黄[13]，当此之时，可按可药可浴。弗治，脾传之肾，病名曰疝瘕，少腹冤热而痛，出白[14]，一名曰蛊[15]，当此之时，可按可药。弗治，肾传之心，病筋脉相引而急，病名曰瘈，当此之时，可灸可药。弗治，满十日，法当死。肾因传之心，心即复反传而行之肺，发寒热，法当三岁[16]死，此病之次也。

然其卒发者，不必治于传，或其传化有不以次，不以次入者，忧恐悲喜怒，令不得以其次，故令人有大病矣。因而喜大虚则肾气乘矣，怒则肝气乘矣，悲则肺气乘矣，恐则脾气乘矣，忧则心气乘矣，此其道也。故病有五，五五二十五变，及其传化。传，乘[17]之名也。

【注释】

[1]五藏受气于其所生：受，收受；气，病气。其所生，己之所生之脏，即子来乘母。全句即五脏各自从己之所生之脏接受病气，如肝接受心传来的病气，心接受脾传来的病气等，因肝木生心火，心火生脾土。下文仿此。

[2]传之于其所胜：传，传变。其所胜，己之所克之脏。即以五行相克次序传变。如肝病传脾，因为肝木克脾土。

[3]死于其所不胜：所不胜，克己者也。即当邪气传到克己

之脏则死。

［4］一日一夜五分之：把一日一夜划分为五个阶段，配合
五脏，参以天干地支。以天干配，则朝主甲乙属肝木，昼主丙丁
属心火，四季土主戊己属脾土，晡主庚辛属肺金，夜主壬癸属肾
水；以地支配，则寅卯主平旦属肝木，巳午主日中属心火，申酉
主薄暮属肺金，亥子主夜半属肾水，辰、戌、丑、未分别主平
旦、旦中、薄暮、夜半之交。

［5］占死生之早暮：占，推测。即将一日一夜分为五段，再
配合五脏，用来预测五脏病死的时间。王冰注："肝死于肺，位秋
庚辛，余四仿此。然朝主甲乙，昼主丙丁，四季上主戊己，晡主
庚辛，夜主壬癸，由此则死生之早暮可知也。"

［6］黄帝曰：此三字，张琦等均疑为衍文。可从。

［7］法三月若六月，若三日若六日：指疾病传遍五脏所需的
时间不同。有的病三个月传遍五脏，有的病六个月传遍五脏，也
有的三天传遍五脏，还有的六天传遍五脏。

［8］是顺传所胜之次：新校正云："详上文'是顺传所胜之
次'七字，乃是次前注，误在此经文下，不唯无义，兼校之全元
起本《素问》及《甲乙经》并无此七字，直去之，虑未达者致
疑，今存于注。"

［9］别于阳者，知病从来；别于阴者，知死生之期：阳，脉
之胃气；阴，真脏脉。即能辨别脉中胃气，就能知病从何来；能
辨别真脏脉，就可知死生之期。

［10］困：指病邪传至所不胜之脏。

［11］风者百病之长：风为阳邪，善行而数变，常夹杂寒、
湿、热、燥等邪气侵入人体，为外感病的先导，为六淫之首，故
为百病之长。

[12] 发瘅：发黄瘅。王冰注："脾之为病，善发黄瘅，故发瘅也。"

[13] 出黄：指大小便色黄。肝病传脾，腹中热，烦心，故大小便色黄。

[14] 出白：尿中有白浊之物。

[15] 蛊（gǔ）：《说文解字》云："蛊，腹中虫也。"此形容病邪入阴，消烁精血，如虫之吸血。

[16] 三岁：滑寿注："三岁当作三日。"可从。

[17] 乘：以强凌弱。

【译文】

五脏各自从己之所生之脏接受病气，再传之于己之所克之脏，病气留止于生己之母脏，死于己所不胜之脏。病重临死时，邪气必先传到己所不胜的一脏才死，这就是疾病的逆传，所以导致死亡。例如，肝接受从心传来的病气，肝又将病气传给脾，病气留止于肾，最后传到肺脏则死。心接受脾传来的病气，心又将病气传给肺，病气留止于肝，最后传到肾脏则死。脾接受从肺传来的病气，脾将病气传给肾，病气留止于心，最后传到肝脏则死。肺接受从肾传来的病气，肺又将病气传给肝，病气留止于脾，最后传到心脏则死。肾接受从肝传来的病气，肾又将病气传给心，病气留止于肺，最后传到脾脏则死。这都是因逆传而致的死亡。将一日一夜划分为五个阶段，配上五脏，就可以推测死亡的时间了。

五脏之间是相互贯通的，疾病的传变也有一定的次序。五脏有病，则传给它所胜的一脏，若未及时治疗，则疾病慢的不过三至六个月，快的仅三至六日就传遍五脏，传遍五脏则死。所以说：

能辨别脉中胃气，就能知病从何来；能辨别真脏脉，就可知死生之期。也就是说知道了病气传至所不胜之脏，就可以断定必死。

所以说，风邪为百病之长，风寒之邪侵犯人体，使毛孔闭塞，毫毛竖立，卫阳郁表则发热，此时，可用发汗法治疗；若风寒之邪入侵经脉，可致麻痹不仁和肿痛，此时，可用汤熨、火灸及针刺法以祛邪气。若不及时治疗，病邪入舍于肺，发为肺痹，症见咳嗽上气。若不及时治疗，邪气由肺传之于肝，发为肝痹，又叫肝厥，症见胁痛、呕吐，此时，可用按摩或针刺疗法治疗。若不及时治疗，肝病传之于脾，发为脾风，症见发瘅，腹中热，心烦，大小便色黄，此时，可用按摩、药物及洗浴法治疗。若不及时治疗，脾病传之于肾，发为疝瘕，症见少腹痛，烦热，小便白浊，又叫蛊，此时，可用按摩及药物疗法。若不及时，肾病传之于心，症见筋脉相引而挛急，病名叫瘛，此时，可用艾灸及药物治疗。若不及时治疗，满十日，病邪传变五脏，必死。肾病传心，心又再一次传给肺，症见寒热，按规律三天即死亡，这即是疾病传变的一般次序。

但是，急暴病就不按传变规律，有些疾病的传变是没有次序的，如忧、恐、悲、喜、怒等情志过激，就不按规律传变，所以使人发生重病。因而，过喜则心气虚，肾气乘虚欺凌；过怒则肝气横逆伤脾；过悲则肺郁而乘肝；过恐则伤肾，而脾气乘虚欺凌；过忧则伤肺，心气乘虚欺凌。这就是邪气传变的规律。所以病有五种，其传化有五五二十五种变化。传，是以此传彼；乘，是以强凌弱。

【原文】

大骨枯槁，大肉陷下[1]，胸中气满，喘息不便[2]，其气动形，期六月死，真藏脉见，乃予之期日。大骨枯槁，大肉陷下，胸中气满，喘息不便，内痛引肩项，期一月死[3]，真藏见，乃予之期日。大骨枯槁，大肉陷下，胸中气满，喘息不便，内痛引肩项，身热脱肉破䐃[4]，真藏见，十月之内死。大骨枯槁，大肉陷下，肩髓内消，动作益衰，真藏来[5]见，期一岁死，见其真藏，乃予之期日。大骨枯槁，大肉陷下，胸中气满，腹内痛，心中不便，肩项身热，破䐃脱肉，目匡陷，真藏见，目不见人，立死，其见人者，至其所不胜之时[6]则死。急虚身中卒至[7]，五藏绝闭，脉道不通，气不往来，譬于坠溺，不可为期。其脉绝不来，若人一息五六至，其形肉不脱，真藏虽不见，犹死也。

真肝脉至，中外急，如循刀刃责责然[8]，如按琴瑟弦，色青白不泽，毛折，乃死。真心脉至，坚而搏，如循薏苡子累累然[9]，色赤黑不泽，毛折，乃死。真肺脉至，大而虚，如以毛羽中人肤，色白赤不泽，毛折，乃死。真肾脉至，搏而绝，如指弹石辟辟然[10]，色黑黄不泽，毛折，乃死。真脾脉至，弱而乍数乍疏，色黄青不泽，毛折，乃死。诸真藏脉见者，皆死不至也。

黄帝曰：见真藏曰死，何也？岐伯曰：五藏者皆禀气于胃，胃者五藏之本也，藏气者，不能自致于手太阴[11]，必因于胃气，乃至于手太阴也，故五藏各以其时，自为而至于手太阴也。故邪气胜者，精气衰也，故病甚者，胃气不能与之俱至于手太阴，故真藏之气独见，独见者病胜藏也，故曰死。帝曰：善。

【注释】

[1]大骨枯槁，大肉陷下：指肩脊腰及四肢的骨骼，皆枯槁暴露；腿臂臀等肌肉丰盛的地方，都消瘦干瘪。

[2]喘息不便：王冰注："胸中气满，喘息不便，是肺无

主也。"

　　[3]期一月死：王冰注："火精外出，阳气上燔，金受火灾，故内痛肩项。如是者，期后三十日内死。此心之脏也。"

　　[4]脱肉破䐃：䐃，筋肉结聚之处。即肌肉严重消瘦破败。

　　[5]来：新校正云："来当作未字之误也。"

　　[6]不胜之时：王冰注："不胜之时，谓于庚辛之月。"

　　[7]急虚身中卒至：即暴绝而又猝然中于邪气。

　　[8]责责然：指肝的真脏脉像锋利可畏如刀刃，弦细而硬急。

　　[9]累累然：指心的真脏脉像薏苡仁子那样短滑而坚实。

　　[10]辟辟然：指肾的真脏脉如弹石一样，沉而坚硬。

　　[11]手太阴：指寸口脉。

【译文】

　　若全身大的骨骼暴露，肌肉消瘦干瘪，胸中满闷，呼吸困难而身体随之前俯后仰，大约半年就死亡，若真脏脉已见，就可预知死期。若骨骼枯槁暴露，肌肉消瘦干瘪，胸中满闷，呼吸困难，心胸内痛牵引肩背，大约一个月就死亡，若真脏脉已见，就可预知死期。若骨骼枯槁暴露，肌肉消瘦干瘪，胸中满闷，呼吸困难，心胸内痛牵引肩项，身热，肌肉瘦削，若真脏脉已见，则十月之内就死亡。若骨骼枯槁暴露，肌肉消瘦干瘪，骨髓内消，背屈肩下垂，动作衰而无力，若真脏脉未见，大约一年后死亡，若真脏脉已见，就可预知死亡的日期。若骨骼枯槁暴露，肌肉消瘦干瘪，胸中满闷，腹中痛，心气不舒，肩、项、身发热，肌肉瘦削，眼眶深陷，若真脏脉已见，眼睛已看不见人，则立即死亡，若能看见人，则至己所不胜之时日死亡。若暴绝虚脱而又猝然中于邪气，则使五脏绝闭，经脉不通，气血闭阻，犹如坠堕、溺水，则不能预测死期。若脉绝不来，或一呼一息脉来五六次，未见肌肉瘦削，虽没见真脏脉也是死证。

　　肝的真脏脉脉象是内外急劲，弦细而硬，好像刀刃和琴弦一样，患者面色青白不泽，毛皮枯槁，必死。心的真脏脉脉象是坚硬搏指，如薏苡仁子那样短滑而坚实，患者面色赤黑不泽，毛皮枯槁，必死。肺的真脏脉脉象是大而空虚，如羽毛着人之皮肤，患者面色白赤不泽，毛发枯槁，必死。肾的真脏脉脉象是搏指坚硬不柔，如弹石一样，且不连续，患者面色黑黄不泽，毛皮枯槁，必死。脾的真脏脉脉象是软弱无力，忽快忽慢，患者面色黄青不泽，毛皮枯槁，必死。凡是见到五脏的真脏脉，都是死证。

　　黄帝问：为什么出现真脏脉就死亡呢？岐伯说：因为五脏的营养都来自胃的水谷精微，所以说胃是五脏的根本。五脏之脉气不能自行到达寸口，必须依赖于胃气的敷布，才能到达寸口，因此，五脏之气才能在所属之时出现在寸口。所以若邪气太盛，精气败绝，病情严重，胃气不能与五脏之脉气到达于寸口，脉中无胃气，所以就见到真脏脉，真脏脉标志着病气胜脏气，所以说将要死亡。黄帝说：讲得好。

【原文】

　　黄帝曰：凡治病，察其形气[1]色泽，脉之盛衰，病之新故，乃治之，无后其时[2]。形气相得[3]，谓之可治；色泽以浮[4]，谓之易已；脉从四时[5]，谓之可治；脉弱以滑[6]，是有胃气。命曰易治，取之以时[7]。形气相失[8]，谓之难治；色夭不泽[9]，谓之难已；脉实以坚，谓之益甚；脉逆四时，为不可治。必察四难[10]，而明告之。

所谓逆四时者，春得肺脉，夏得肾脉，秋得心脉，冬得脾脉，其至皆悬绝沉涩者，命曰逆四时。未有藏形[11]，于春夏而脉沉涩，秋冬而脉浮大，名曰逆四时也。病热脉静，泄而脉大，脱血而脉实，病在中脉实坚，病在外脉不实坚[12]者，皆难治。

黄帝曰：余闻虚实以决死生，愿闻其情。岐伯曰：五实[13]死，五虚[14]死。帝曰：愿闻五实五虚。岐伯曰：脉盛，皮热，腹胀，前后不通[15]，闷瞀[16]，此谓五实。脉细，皮寒，气少，泄利前后[17]，饮食不入，此谓五虚。帝曰：其时有生者何也？岐伯曰：浆粥入胃，泄注止，则虚者活[18]；身汗得后利，则实者活[19]。此其候也。

【注释】

[1]形气：形，指形体之肥瘦刚脆。气，言脏腑气血的功能强弱，即神气之谓。

[2]无后其时：王冰注："欲必先时而取之。"

[3]形气相得：指形体盛衰与正气盛衰表现相一致，即形盛气亦盛，形衰气亦弱。正气旺盛则形体强壮，正气虚衰则形体虚弱，是形气相符。形，指人体形貌之肥瘦刚脆。气，指脏腑气血之功能强弱。马莳注："气盛形盛，气虚形虚，谓之相得，其病可治。"

[4]色泽以浮：颜色明润。张介宾注："泽，润也。浮，明也。颜色明润者，病必易已也。"泽，润泽；浮，明亮。

[5]脉从四时：脉象变化与四时相应。王冰注："脉春弦、夏钩、秋浮、冬营，谓顺四时。从，顺也。"

[6]脉弱以滑：脉象柔和滑利。脉弱，与下文"脉实"相对而言，脉来柔和而不实。滑，滑利流畅。

　　[7]取之以时：王冰注："候可取之时而取之，则万举万全，当以四时血气所在而为疗尔。"吴崑注："取之以时，如春刺散俞，夏刺络俞，秋刺皮肤，冬刺俞窍于分理之类。"即在不同的时令针刺不同的部位。

　　[8]形气相失：指形体与神气盛衰表现不一致，如形盛气虚或形虚气盛。马莳注："若形盛气虚，气盛形虚，谓之相失，则难治矣。"

　　[9]色夭不泽：指颜色枯晦干燥而不润泽。王冰注："夭，谓不明而恶。不泽，谓枯燥也。"夭，谓晦暗之色。

　　[10]四难：即上文"形气相失""色夭不泽""脉实以坚""脉逆四时"四种难治的情况。滑寿注："形气相失，色夭不泽，脉实以坚，脉逆四时，是谓四难。"

　　[11]未有藏形：不见五脏应时的脉象，如春不见弦、夏不见钩等。

　　[12]病在中脉实坚，病在外脉不实坚：新校正云："按《平人气象论》云：'病在中脉虚，病在外脉涩。'与此相反，此经误，彼论为得。"可从。

　　[13]五实：指本文的五实证，即脉盛、皮热、腹胀、前后不通、闷瞀。

　　[14]五虚：指本文的五虚证，即脉细、皮寒、气少、泄利前后，饮食不入。

　　[15]前后不通：指大小便不通。

　　[16]闷瞀：胸中郁闷，眼目昏花。高世栻注："闷，郁也。瞀，目不明也。"《太素》作"悗瞀"，义同。《千金方》卷二十八第八"闷"作"悗"。

　　[17]泄利前后：指大小便失禁。

[18]浆粥入胃，泄注止，则虚者活：五脏之气皆由胃气所滋生，若病重之时饮食得入，泄泻得止，则为胃气来复之象，预示五虚证有转好之机。全元起注："胃气和调，其利渐止。"注，全元起本原作"利"。

[19]身汗得后利，则实者活：得身汗则表邪可解，得后利则里邪可除，表实解，里实除，预示五实证有好转之机。张琦注："得汗则表泄，得后则里和，邪滞一通，升降旋运，故实者活。"

【译文】

黄帝说：凡是诊治疾病之时，必须全面地诊察，如形体的盛衰，气的虚实，色泽的明暗，脉的盛衰，疾病的新旧，以进行及时治疗。若形与气的盛衰表现一致，是能够治愈的。面部色泽明润，病容易痊愈；脉与四时相应的，是可以治愈的；脉来虚弱而滑利，是有胃气的表现，是容易治愈的，要按四时的变化针刺不同的部位。形与气盛衰表现不相一致的，则难治。面色枯槁晦暗、无光泽的，难以治愈；脉来坚实有力而无柔和之象为病更重；脉与四时不相应的，不能治愈。在诊察时，必须详察以上这四种难治的病证，并明确地告诉其家人。

所谓的脉与四时相逆，就是春季见到肺之毛脉，夏季见到肾之石脉，秋季见到心之钩脉，冬季见到脾之软弱脉，皆为悬绝无根，或沉涩不起之脉，叫作脉逆四时。若不见主时之脏的脉象，如春夏反见脉沉涩，秋冬反见脉浮大，都是脉逆四时的表现。若病热证，脉反平静；泄利不止，脉反大；脱血证，脉反实；病在中，气虚于内，脉反坚实；病在外，脉应实却反涩。这些都是难治的病证。

　　黄帝说：我听说根据虚实可以判定死生，想听听其中的内容。岐伯说：患五实证，则死亡；患五虚证，也死亡。黄帝说：想听听什么是五实、五虚？岐伯说：脉盛大，皮肤热，腹胀满，二便不通，胸中闷乱而头目昏花，这就是五实。脉细小，皮肤发冷，短气，二便失禁，不能进食，这就是五虚。帝曰：其中也有不死的，这是为什么呢？岐伯说：若胃气渐渐恢复，能吃些米浆、米粥，泄利停止，则五虚证可以不死；若汗出热退，二便得以通利，则五实证也可以不死。这就是诊察五实五虚的方法。

三部九候论篇第二十

【篇解】

三部，人体的上、中、下三个诊脉部位。九候，三个部位的每一部又分天、地、人三候，三三共九候。因本篇全面地讨论了三部九候的诊察部位、诊察方法及临床应用，故篇名为"三部九候"。

本篇主要讨论了三部九候的部位、所属脏腑、诊察方法及临床应用，提出了"必先知经脉，然后知病脉，真藏脉见者胜死"的诊脉原则，强调了四诊合参的重要性。

本篇是论脉诊的重要篇章之一，是中医脉学理论的基础。三部九候是古代的诊脉方法之一，这种上中下遍体诊脉法，因应用起来不方便，故至今在临床上已不常用。但是，其中的寸口诊脉法流传至今，为临床常用。提醒注意的是《难经》所说的三部九候诊脉法，指的是寸口脉寸关尺的浮取、中取和沉取。

【原文】

黄帝问曰：余闻九针[1]于夫子，众多博大，不可胜数。余愿闻要道，以属[2]子孙，传之后世，著之骨髓，藏之肝肺，歃血[3]而受，不敢妄泄，令合天道，必有终始，上应天光星辰历纪[4]，下副四时五行，贵贱更立，冬阴夏阳，以人应之奈何？愿闻其方。岐伯对曰：妙乎哉问也！此天地之至数。帝曰：愿闻天地之至数，合于人形血气，通决死生，为之奈何？岐伯曰：天地之至数，始于一，终于九焉。一者天，二者地，三者人，因而三之，三三者九，以应九野。故人有三部，部有三候，以决死生，以处百病，以调虚实，而除邪疾。

帝曰：何谓三部？岐伯曰：有下部，有中部，有上部，部各有三候，三候者，有天有地有人也，必指而导之[5]，乃以为真。上部天，两额之动脉[6]；上部地，两颊之动脉[7]；上部人，耳前之动脉[8]。中部天，手太阴[9]也；中部地，手阳明[10]也；中部人，手少阴[11]也。下部天，足厥阴[12]也；下部地，足少阴[13]也；下部人，足太阴[14]也。故下部之天以候肝，地以候肾，人以候脾胃之气。

帝曰：中部之候奈何？岐伯曰：亦有天，亦有地，亦有人。天以候肺，地以候胸中之气，人以候心。帝曰：上部以何候之？岐伯曰：亦有天，亦有地，亦有人。天以候头角之气，地以候口齿之气，人以候耳目之气。三部者，各有天，各有地，各有人。三而成天，三而成地，三而成人。三而三之，合则为九，九分为九野，九野为九藏。故神藏五，形藏四[15]，合为九藏。五藏已败，其色必夭，天必死矣。

【注释】

[1] 九针：古代文献。

[2] 属：通"嘱"。

[3] 歃（shà）血：歃，饮。歃血，古代订盟时的一种仪式。口含牲畜之血，或以血涂口旁，以示信誓。

[4] 天光星辰历纪：王冰注："天光，谓日月星也。历纪，谓日月行历于天二十八宿三百六十五度之分纪也。言以人形血气荣卫周流合时候之迁移，应日月之行道。"

〔5〕指而导之：指必须接受先生的指导。

〔6〕两额之动脉：两额太阳穴处，属足太阳膀胱经。

〔7〕两颊之动脉：两颊巨髎穴处，属足阳明胃经。王冰注："在鼻孔下两旁，近于巨髎之分，动应于手，足阳明脉气之所行。"

〔8〕耳前之动脉：耳门穴处，属手太阳小肠经。

〔9〕手太阴：两手寸口部，属手太阴肺经。

〔10〕手阳明：两手合谷穴处，属手阳明大肠经。

〔11〕手少阴：两手神门穴处，属手少阴心经。

〔12〕足厥阴：大腿内侧上端五里穴处，女子取太冲穴，属足厥阴肝经。

〔13〕足少阴：两足内踝后太溪穴处，属足少阴肾经。

〔14〕足太阴：大腿内侧前上方箕门穴处，属足太阴脾经。

〔15〕神藏五，形藏四：神藏五，即肝藏魂，心藏神，脾藏意，肺藏魄，肾藏志。形藏四，即胃、大肠、小肠、膀胱。

【译文】

黄帝问道：我听先生讲了关于《九针》的内容，其理论众多而博大，不可胜数。我想听听其中最重要的道理，嘱咐子孙，传给后代，铭刻在心里，永世不忘，还要遵守誓盟，不随便告诉别人，使它合于天道，有始有终地上合日月运行之道，在下则符合四时五行之理。季节相互交替，冬阴夏阳，人体是怎样与之相应的，我想听听其中的道理。岐伯回答说：问的真妙啊！这是天地间最重要的道理。黄帝说：我想听听其中的道理，我想听听这些道理与人之形、血、气结合是怎样判断死生的。岐伯说：天地的至数，从一开始，到九结束。一是天，二是地，三是人，三而成天，三而成地，三而成人，三三得九，以应地之九野。所以，人有三部，每部有三候，在治病时，用以判断死生，用以处理各种疾病，调理虚实，祛除邪气。

黄帝问：什么叫三部？岐伯说：有下部，有中部，有上部，每部又各有三候。三候，就是天、地、人。但是，必须在老师的指导下，找到它的位置并指导临床应用。上部的天是两额的太阳穴，上部的地是鼻两旁的巨髎穴，上部的人是两耳前的耳门穴。中部的天是两手的寸口，中部的地是两手的合谷穴，中部的人是两手的神门穴。下部的天是大腿内侧的五里穴（女子取太冲穴），下部的地是足内踝后的太溪穴，下部的人是大腿内侧箕门穴。所以下部的天用以诊察肝，下部的地用以诊察肾，下部的人用以诊察脾胃。

黄帝问：中部用以诊察哪个部位呢？岐伯说：中部也有天、地、人。中部的天以诊察肺，中部的地以诊察胸中，中部的人以诊察心。黄帝问：上部用以诊察哪个部位呢？岐伯说：上部亦有天、地、人。上部的天可以诊察头部的情况，上部的地可以诊察口齿的病变，上部的人可以诊察耳目的病变。三部均各有天、地、人。三而合之，则成为九，以应地之九野，人的九脏又与九野相应。所以人有五个藏神之脏，即肝、心、脾、肺、肾；有四个形脏，即胃、大肠、小肠、膀胱，共合为九脏。若五脏功能败坏，其面色必然枯槁憔悴，最终必然导致死亡。

【原文】

帝曰：以候奈何？岐伯曰：必先度其形之肥瘦，以调其气之虚实，实则泻之，虚则补之。必先去其血脉而后调之，无问其病，以平为期。

帝曰：决死生奈何？岐伯曰：形盛脉细，少气不足以息者危。形瘦脉大，胸中多气者死。形气相得者生。参伍不调者病。三部九候皆相失者死。上下左右之脉相应如参舂[1]者病甚。上下左右相失不可数者死。中部之候虽独调，与众藏相失者死。中部之候相减者死。目内陷者死。

帝曰：何以知病之所在？岐伯曰：察九候独小者病，独大者病，独疾者病，独迟者病，独热者病，独寒者病[2]，独陷下者病[3]。以左手足上[4]，上去踝五寸按之，庶右手足[5]当踝而弹之，其应过五寸以上，蠕蠕然[6]者不病；其应疾，中手浑浑然者病；中手徐徐然者病；其应上不能至五寸，弹之不应者死。

是以脱肉身不去[7]者死。中部乍疏乍数者死。其脉代而钩者，病在络脉。九候之相应也，上下若一，不得相失。一候后[8]则病，二候后则病甚，三候后则病危。所谓后者，应不俱也。察其府藏，以知死生之期，必先知经脉，然后知病脉，真藏脉见者胜死，足太阳气绝者，其足不可屈伸，死必戴眼[9]。

【注释】

[1]参舂（chōng）：参差不齐。

[2]独热者病，独寒者病：热、寒，指滑脉、紧脉。

[3]独陷下者病：从"独小者病"，至"独陷下者病"，此七者皆为相失之候。王冰注："相失之候，诊凡有七者，此之谓也。然脉见七诊，谓参伍不调，随其独异，以言其病尔。"

[4]以左手足上：以左手放于足上。

[5]庶右手足：据《甲乙经》，庶，当作"以"，无"足"字，即以右手。从之。

[6]蠕蠕然：形容脉象软滑和缓且均匀。

　　[7]身不去：身体不能活动。王冰注："谷气外衰，则肉如脱尽。天真内竭，故身不能行。真谷并衰，故死之至矣。去，犹行去也。"

　　[8]后：脉不调。

　　[9]戴眼：两目上视，定而不动。

【译文】

　　黄帝问：怎样对三部九候进行诊察呢？岐伯说：必须先根据患者形体的肥瘦，调理气血的虚实，实证用泻法，虚证用补法。必须先去除血脉中的瘀滞，之后再调理气血，不论是什么病，都要调理到气血平和、阴阳协调为止。

　　黄帝问：根据什么判定死生呢？岐伯说：形体盛而脉细，气短，甚至呼吸困难者，属危险征象。形瘦而脉大，胸中满胀、闷塞者，因形气不相一致，故也是危象。参差不齐的脉是病脉。三部九候均不相协调者必死。上下左右之脉参差不齐，搏动不一致，是病重。上下左右之脉不相协调，混乱无律，是死证。中部之脉虽平调，但与其他经脉不相协调，是死证。中部之脉衰弱，是死证。两目深陷，为死证。

　　黄帝问：怎样知道病之所在呢？岐伯说：九候之脉若出现独小、独大、独急、独迟、独滑、独紧、独陷下者，都是病脉。医生把左手按放在患者足内踝上五寸的地方，再用右手按患者的足内踝太溪穴，左右手下都有脉搏动，若脉软且和缓均匀，则为正常；若脉应指疾急，为病脉；若脉应手较迟缓，为病脉；若医生的左手在患者内踝上五寸处觉不到脉的搏动，拍打之也不见脉搏应手，是死证。

　　因此，肌肉瘦削，身体不能活动者，是死证。中部之脉忽快忽慢者，是死证。脉来有间歇曰钩者，病在络脉。九候之脉当上下相应而协调，不得相失。若一候不调则病，二候不调则病甚，三候不调则病危。所说的后，就是脉搏搏动应手不一致。审察其脏腑，也可以知道死生之期，但必须首先掌握脏腑经脉的正常情况，而后才能通过正常察其异常，若见真脏脉，则在其所不胜之时日死。足太阳经气竭绝者，症见足不可屈伸，眼珠向上直视不动，是死证。

【原文】

帝曰：冬阴夏阳奈何？岐伯曰：九候之脉，皆沉细悬绝者为阴，主冬，故以夜半死[1]。盛躁喘数者为阳，主夏，故以日中死。是故寒热病者，以平旦死。热中及热病者，以日中死。病风者，以日夕死。病水[2]者，以夜半死。其脉乍疏乍数乍迟乍疾者，日乘四季死[3]。形肉已脱，九候虽调，犹死。七诊[4]虽见，九候皆从者不死。所言不死者，风气之病及经月之病，似七诊之病而非也，故言不死。若有七诊之病，其脉候亦败者死矣，必发哕噫。

必审问其所始病，与今之所方病，而后各切循其脉，视其经络浮沉，以上下逆从循之，其脉疾者不病，其脉迟者病，脉不往来者死[5]，皮肤著[6]者死。

帝曰：其可治者奈何？岐伯曰：经病者治其经，孙络病者治其孙络血，血病身有痛者治其经络。其病者在奇邪[7]，奇邪之脉则缪刺之。留瘦不移[8]，节而刺之。上实下虚，切而从之，索其结络脉，刺出其血，以见通之。瞳子高者太阳不足，戴眼者太阳已绝，此决死生之要，不可不察也。手指及手外踝上五指留针[9]。

【注释】

［1］夜半死：将一日一夜划分为四时，夜半为阴，主冬；日中为阳，主夏。阴病遇阴，阳病遇阳，各助其邪，故死。下文皆此义。

［2］病水：指阴寒之水肿病，或肾阳不足之病。

［3］日乘四季死：脾位中央，寄旺于四季，一日中的辰、戌、丑、未四个时辰，为脾脏主时，若脾虚而不能四布，故于所主的四个时辰时死亡。

［4］七诊：指前段原文中的脉之独大、独小、独迟、独疾、独寒、独热、独陷下。

［5］脉不往来者死：王冰注："精神去也。"

［6］皮肤著：指久病消瘦，皮肤贴着于骨。王冰注："骨干枯也。"

［7］奇邪：指客于大络之邪。

［8］留瘦不移：指病邪留滞不移。

［9］手指及手外踝上五指留针：此句文义不衔接，王冰等均认为错简，从之。

【译文】

黄帝问：冬阴夏阳是怎样主病的呢？岐伯曰：九候之脉都出现沉细悬绝者，为阴盛，主冬，故在夜半阴盛之时死亡。若脉出现盛大、急数者，为阳盛，主夏，故在日中阳盛之时死亡。寒热病，多在平旦时死亡。热中及热病，多在日中死亡。病风者，多在傍晚阳气衰时死亡。病水者，多在夜半阴盛之时死亡。若脉来乍疏乍数，乍迟乍疾，为脾气已绝，多在辰、戌、丑、未四个时辰时死亡。形体败坏，肌肉瘦削，九候虽调，但也是死证。七诊虽见，但九候相协调，所以不死。所说的不死，是指伤于风寒之邪的新病和慢性病，虽有些脉象似七诊，但实质完全不同，所以不死。若见到七诊，九候之脉又败绝，则是死证，死前有哕、噫之症状，这是胃气败绝、心气散乱的表现。

所以，在诊治疾病时，必须要详细询问其病之由来及目前症状表现，而后再切按各部之脉，察其经脉、络脉之浮沉，上下、左右之脉全部循察。其脉急者，为不病；脉迟缓，为有病；脉不往来者，是死证；皮肤枯瘪着于骨，是死证。

黄帝曰：其中可以治的，用什么办法呢？岐伯说：经病者，治其经；孙络病者，刺孙络放血；血瘀而痛者，宜疏通经络；病在奇邪的，即大的络脉，应用缪刺之法；邪气留滞不去的，应针刺其关节；上实下虚的，应沿着经脉之循行治疗，调节虚实，疏通气血，刺其出血以祛瘀邪。眼珠向上翻的，是太阳经气不足；目上直视不转动的，是太阳经气已绝。这是判断死生的关键，不可不察。

卷第七

经脉别论篇第二十一

【篇解】

别，区别，分别。因本篇所述的内容与通常论经脉循行的篇章有所不同，故篇名叫"经脉别论"。

本篇主要论述了情志不遂、劳逸过度、饮食失调等因素所致喘、汗的病变。论述了饮食入胃之后的转输过程，强调了肺、脾、膀胱及经脉在饮食转输过程中的重要作用，阐明了诊寸口决死生的道理。讨论了三阴三阳脉气独至的病变及脉象。

篇中"生病起于过用"的发病学观点，是对外感内伤疾病病因的概括，为中医病因学的发展奠定了基础。篇中饮食入胃后转输过程的理论，再一次说明了人是一个有机整体这一观点。篇中"肺朝百脉"及诊寸口决死生的理论，阐明了诊脉取寸口的道理；"通调水道"的理论，为后世用开宣肺气法治疗水肿奠定了理论和临床基础。

【原文】

黄帝问曰：人之居处动静勇怯[1]，脉亦为之变乎？岐伯曰：凡人之惊恐恚劳[2]动静，皆为变也。是以夜行则喘出于肾[3]，淫气[4]病肺。有所堕恐，喘出于肝，淫气害脾[5]。有所惊恐，喘出于肺，淫气伤心[6]。渡水跌仆，喘出于肾与骨[7]，当是之时，勇者气行则已，怯者则着而为病也。故曰：诊病之道，观人勇怯骨肉皮肤，能知其情，以为诊法也。

故饮食饱甚，汗出于胃[8]。惊而夺精，汗出于心[9]。持重远行，汗出于肾[10]。疾走恐惧，汗出于肝[11]。摇体劳苦，汗出于脾[12]。故春秋冬夏，四时阴阳，生病起于过用[13]，此为常[14]也。

【注释】

[1]居处动静勇怯：居处，居住环境；动静，即劳逸；勇怯，即体质的强弱。吴崑注："壮者谓之勇，弱者谓之怯。"

[2]恚劳：指情志过激和劳累过度。恚，怒也。

[3]夜行则喘出于肾：张志聪注："肾属亥子而气主闭藏，夜行则肾气外泄，故喘出于肾。""喘"自杨上善、王冰等注为"气喘"后，历代医家多从其说。然《素问·大奇病论》有"脉至如喘"，"喘"言脉之动疾，与岐伯以"脉喘"答帝问"脉变"较符合，可参。

[4]淫气：指妄行的逆乱之气。张介宾注："肺肾为母子之脏，而少阴之脉上入肺中，故喘出于肾则病苦于肺。"

[5]有所堕恐，喘出于肝，淫气害脾：王冰注："堕损筋血，因而奔喘，故出于肝也。肝木妄淫，害脾土也。"

[6]有所惊恐，喘出于肺，淫气伤心：吴崑注："惊则神越，气乱于胸中，故喘出于肺。心藏神，神乱则邪入，故淫气伤心。"

[7]渡水跌仆，喘出于肾与骨：王冰注："湿气通肾。骨，肾主之。故渡水跌仆，喘出肾骨矣。跌，谓足跌。仆，谓身倒也。"

[8]饮食饱甚，汗出于胃：饮食过饱，则胃满气蒸，逼迫津液外泄而为汗。马莳注："饮食入胃，太过于饱，食气蒸迫，故汗出于胃。"又，张琦注云："汗为心液，由于阳气外越，饮食胃满气溢，故胃液外出。"

[9]惊而夺精，汗出于心：指因惊恐而致心气散乱，心无所倚，神无所归，神气浮越，不能收摄，心液外泄而为汗。王冰注："惊夺心精，神气浮越，阳内薄之，故汗出于心。"

[10]持重远行，汗出于肾：持重则伤骨，远行则阳气内动，故汗出于肾。王冰注："骨劳气越，肾复过疲，故持重远行，汗出于肾也。"

[11]疾走恐惧，汗出于肝：张介宾注："肝主筋而藏魂，疾走则伤筋，恐惧则伤魂，故汗出于肝。"吴崑注："肝主筋而藏魂，疾走则伤筋，恐惧则伤魂，肝受其伤，故汗出于肝。"

[12]摇体劳苦，汗出于脾：张介宾注："摇体劳苦，则肌肉四肢皆动，脾所主也，故汗出于脾。"

[13]生病起于过用：泛指六淫、七情、劳逸、饮食等太过，而成为致病因素。张介宾注："五脏受气，强弱各有常度，若勉强过用，必损其真，则病之所由起也。"

[14]常：此处作规律解。

【译文】

黄帝问道：人的经脉之气也随着居住环境、劳逸、体质强弱的不同而发生变化吗？岐伯回答说：一般来说，脉是随着惊恐、恚怒、劳累及起居的变化而发生变化的。因此，夜远行则伤及于肾，使人喘促，若邪气浸淫，则伤及肺。堕坠、恐惧，伤及于肝，使人喘促，若邪气浸淫，则伤及脾。惊恐太过，伤及于肺，使人喘促，若邪气浸淫，则伤及心。渡水跌仆，伤及于肾及骨，使人喘促，此时，身体强壮者，因其气血盛，则能自愈，体质虚弱者，则邪气留着而发生疾病。所以说：诊病的关键是一定要观察患者的体质强弱及骨肉皮肤情况，以便测知内里脏腑的变化，这是诊病之大法。

所以饮食过饱时，出汗是因胃满气蒸；因惊恐，伤及精神而出汗，是因心神浮越；负重远行，劳伤于骨而出汗，是因肾气耗伤；奔跑恐惧，损伤于筋而出汗，是因肝气被伤；过度劳累，损伤肌肉而汗出，是因劳累伤脾。所以在春夏秋冬四时变化中，之所以生病，大都是因体力、劳累、起居、情志、饮食等过度所致，这是发病的常见情况。

【原文】

食气入胃，散精[1]于肝，淫气于筋[2]。食气入胃，浊气[3]归心，淫精于脉[4]。脉气流经，经气归于肺[5]，肺朝百脉[6]，输精于皮毛[7]。毛脉合精[8]，行气于府[9]。府精神明[10]，留于四藏[11]，气归于权衡[12]。权衡以平[13]，气口成寸，以决死生[14]。

饮入于胃，游溢精气[15]，上输于脾，脾气散精，上归于肺[16]，通调水道，下输膀胱[17]。水精四布，五经并行[18]，合于四时五藏阴阳[19]，揆度以为常也[20]。

太阳藏独至[21]，厥喘虚气逆，是阴不足阳有余也，表里[22]当俱泻，取之下俞[23]。阳明藏独至，是阳气重并也，当泻阳补阴，取之下俞。少阳藏独至，是厥气也，跷前卒大[24]，取之下俞。少阳独至者，一阳之过也。太阴藏搏者，用心省真[25]。五脉气少，胃气不平，三阴也，宜治其下俞，补阳泻阴。一阳独啸[26]，少阳厥也，阳并于上，四脉争张，气归于肾，宜治其经络，泻阳补阴。一阴至，厥阴之治也，真虚㾓心[27]，厥气留薄，发为白汗，调食和药，治在下俞。

帝曰：太阳藏何象？岐伯曰：象三阳而浮也。帝曰：少阳藏何象？岐伯曰：象一阳也，一阳藏者，滑而不实也。帝曰：阳明藏何象？岐伯曰：象大浮也，太阴藏搏，言伏鼓[28]也。二阴搏至，肾沉不浮也[29]。

【注释】

［1］精：水谷精微。

［2］淫气于筋：意为谷食之精气濡润滋养筋。淫，浸淫，此指滋养濡润。

［3］浊气：指水谷精微中稠厚的部分。张介宾注："浊言食气之厚者也。"

［4］淫精于脉：水谷精微中稠厚部分渗入脉内，化生为营血，并沿经脉运行全身。

［5］脉气流经，经气归于肺：意为经脉之气沿经脉输布运行，首先到肺。因肺经为十二经之始，起于中焦，下络大肠，还循胃口，故谓之。"脉气""经气"同义互词。

［6］肺朝百脉：意指经气通过经脉聚会于肺，又由肺通向全身的经脉，百脉中运行的气血有赖于肺的调节。朝，朝会、会聚；百脉，泛指全身的经脉。王冰注曰："言脉气流运，乃为大经，经气归宗，上朝于肺，肺为华盖，位复居高，治节由之，故受百脉之朝会也。"

［7］输精于皮毛：指肺通过经脉输布精气，内至脏腑，外达皮毛全身。皮毛，此指全身。

〔8〕毛脉合精：肺主气，外合皮毛，心主血脉，毛脉合精，即气血相合。张志聪注："夫皮肤主气，经脉主血，毛脉合精者，血气相合也。"

〔9〕行气于府：指毛脉所合的精气运行于经脉之中。府，指经脉而言。《素问·脉要精微论》云："夫脉者，血之府也。"王冰注："府，聚也，言血之多少，皆聚见于经脉之中也。"

〔10〕府精神明：指经脉中气血运行正常。府精，经脉中的精气；神明，运动正常不乱之意。张志聪注："府精神明者，六腑之津液相成，而神乃自生也。谷气入胃，淫精于脉，乃传之肺，肺气散精，行气于腑，腑精留于四脏，以养五脏之气，故曰谷入于胃，乃传之肺，五脏六腑皆以受气。"

〔11〕留于四脏：脉中精气输布于心、肝、脾、肾四脏。姚止庵注："脏本五而此言四者，盖指心、肝、脾、肾言。以肺为诸脏之盖，经气归肺，肺朝百脉，而行气于心、肝、脾、肾，故云留于四脏也。"

〔12〕气归于权衡：指精气输布要保持平衡协调的状态。权衡，即平衡。《管子明法解》云："权衡者，所以起轻重之数。"又，权衡指肺，清代孙鼎宜《黄帝内经章句》云："权衡，谓肺也……百脉既朝宗于肺，故独持寸口，可决百病之死生，故称曰权衡。"可参。

〔13〕权衡以平：脏腑之气平衡协调，则十二经脉之气亦随之盈满而平定。

〔14〕气口成寸，以决死生：气口乃手太阴肺经所过之处，长一寸九分，故曰气口成寸；肺朝百脉，为十二经脉之始终，脏腑之气皆显见于气口，所以诊气口可了解脏腑的气血盛衰与疾病的预后吉凶，故曰以决死生。

〔15〕游溢精气：指水饮精气从胃中浮游渗溢的状态。游，流动也；溢，渗溢，满溢。

〔16〕上输于脾，脾气散精，上归于肺：指水饮入胃，肠胃吸收人体所需的精微物质，经过脾的升清作用，上达于肺，由肺之宣发布散至全身。

〔17〕通调水道，下输膀胱：肺主宣发肃降，既可将脾上输之水液布散全身，又可将代谢后的浊液通过三焦水道下输膀胱。

〔18〕水精四布，五经并行：水精四布于周身，灌行于五脏之经脉。水精，指水饮之精微。五经，指五脏之经脉。张志聪注："水精四布者，气化则水行，故四布于皮毛。五经并行者，通灌于五脏之经脉也"。

〔19〕合于四时五脏阴阳：言饮食精微的生成与输布，气血津液的生化和运行，均与四时阴阳及人体五脏阴阳变化相适应。合，应也。

〔20〕揆度以为常也：言结合四时五脏的阴阳变化，综合分析水谷精气的输布代谢是常规。揆度，揣度、诊察之义；常，指常规。

〔21〕独至：独盛。

〔22〕表里：表里两经。

〔23〕下俞：足部的腧穴。

〔24〕跷前卒大：跷，阳跷脉。跷前，指阳跷脉前的足少阳经。即足少阳经气盛，则跷前猝然肿大。

〔25〕用心省真：省，省察。真，真脏脉。即用心仔细省察是否是真脏脉。

〔26〕一阳独啸：独啸，独盛。新校正云："疑此一阳乃二阴之误也。"可从。

［27］真虚㾓心：即真气虚，心酸痛。

［28］伏鼓：指脉象沉伏而按之搏指有力。

［29］肾沉不浮也：此处阙文明显，缺厥阴经脉象。

【译文】

食物入胃后，经过消化吸收，一部分精微物质布散到肝，滋养全身的筋膜。食物入胃，其浓稠的精微物质注于心，流注于百脉，百脉的气血流向大的经脉，朝会于肺，在肺气的作用下，气血又被推动到百脉中去，精气输布于皮毛。气血相合，流注于经脉，经脉的功能正常不乱，又将气血运送到肝、心、脾、肾四脏，气血的运行要保持正常平衡，这样，在寸口部就可以诊察到脉象的变化，从而可以判断疾病的死生。

水饮入于胃，浮游渗溢精气，使精气上输于脾，经脾的运化又上输到肺，肺有通调水道的作用，将废物下输膀胱，将精微之气布散于全身四肢百骸、周身皮毛，流行于五脏的经脉，并适应于四时阴阳的变化、五脏阴阳的特性，这种水谷精气的布散、平衡与调整，是正常的生理现象。

太阳经气偏亢，脉气独至，症见厥逆、喘息、气逆，是阴气不足、阳气有余所致，治宜表里两经同泻，刺两经足部的穴位。阳明经气偏亢，脉气独至，是阳邪盛于阳经，当泻足阳明，补足太阳，刺两经足部的穴位。少阳经气偏亢，脉气独至，是厥气上逆所致，症见阳跷脉前的足少阳之脉猝然肿大，取本经足部的穴位。少阳脉气独至，是少阳之气太过所致。太阴经气偏亢，其脉搏指有力，应用心省察是否是真脏脉。五脏脉气衰少，脉中胃气不足，是太阴气盛，刺表里两经足部的穴位，补足阳明、泻足太阴。少阴经气偏亢，足少阴热厥，阳气偏亢于上部，肝、心、脾、肺四脏经脉失其协调，其病气当责之于肾，当刺其经络，泻足太阳、补足少阴。厥阴经气偏亢，当治厥阴肝，症见真气虚，心酸痛，厥气留而不散，与真气相搏，则发生白汗，即不因于暑而出汗，治宜药物及饮食调养，还要刺足厥阴经足部的穴位。

　　黄帝问：太阳经的脉象是什么样？岐伯说：因阳气充足，故脉浮。黄帝问：少阳经的脉象是什么样？岐伯说：少阳象一阳，为阳气初生，故脉滑而不实。黄帝问：阳明经的脉象是什么样？岐伯说：脉象是大而浮。太阴经脉应手沉伏，但是搏指有力。少阴经脉搏指是沉而不浮。

藏气法时论篇第二十二

【篇解】

藏气，五脏之气。法，取法，效法。时，四时时令。因本篇主要论述了五脏之气与四时时令的关系，故名曰"藏气法时"。

本篇主要论述了五脏疾病须法四时五行而治的道理。讨论了五脏虚实病证及针刺治疗原则。论述了五味与五脏的关系及五脏病所宜的食物。

篇中五脏病宜法时而治的理论，是以天人相应的理论为基础的。由于人体存在于自然界中，故疾病的诊断、治疗及判断均要效法于四时阴阳。篇中论述了五脏虚实补泻的针刺治疗原则。篇中五脏所宜食物的理论，是早期的食物疗法，至今对养生保健仍有着重要的指导意义。

【原文】

黄帝问曰：合[1]人形以法四时五行而治，何如而从？何如而逆？得失之意，愿闻其事。岐伯对曰：五行者，金木水火土也，更贵更贱[2]，以知死生，以决成败，而定五藏之气，间甚[3]之时，死生之期也。

帝曰：愿卒闻之。岐伯曰：肝主春，足厥阴少阳主治，其日甲乙，肝苦[4]急，急食甘以缓之。心主夏，手少阴太阳主治，其日丙丁，心苦缓，急食酸以收之。脾主长夏，足太阴阳明主治，其日戊己，脾苦湿，急食苦以燥之。肺主秋，手太阴阳明主治，其日庚辛，肺苦气上逆，急食苦以泄之。肾主冬，足少阴太阳主治，其日壬癸，肾苦燥，急食辛以润之，开腠理，致津液，通气也[5]。

【注释】

［1］合：相应，相配合。

［2］更贵更贱：更，更替。五行之气的主时旺气为贵，不主时的衰气为贱。与五脏相配则是：肝属木，旺于春；心属火，旺于夏；脾属土，旺于长夏；肺属金，旺于秋；肾属水，旺于冬。

［3］间甚：即病之轻重。

［4］苦：厌恶之意。

［5］开腠理，致津液，通气也：滑寿认为疑是注文误入。可从。

【译文】

黄帝问道：人体的疾病，应该按着四时五行的变化规律来确立治疗原则，怎样来辨别疾病的逆从及得失呢？我想听听其中的道理。岐伯回答说：五行就是金、木、水、火、土。根据五行生克盛衰变化，就可以判定成败、死生，就可以用以判定五脏之气的盛衰、疾病的轻重及死生之日期。

黄帝说：我想详尽地听听。岐伯说：肝气旺于春，足厥阴足少阳主治，通于甲乙日，肝恶急，若病拘急，当立即服用甘味药物以缓和之。心气旺于夏，手少阴手太阳主治，通于丙丁日，心恶缓，若心气涣散不收，当立即服用酸味药物以收敛之。脾气旺于长夏，足太阴足阳明主治，通于戊己日，脾恶湿，若脾被湿困，当立即服用苦味药物以燥湿。肺气旺于秋，手太阴手阳明主治，通于庚辛日，肺恶气上逆，若肺气上逆，当立即服用苦寒药物以泄之。肾气旺于冬，足少阴足太阳主治，通于壬癸日，肾恶燥，若肾病则宜服用辛味以治之。

【原文】

病在肝，愈于夏[1]，夏不愈，甚于秋[2]，秋不死，持[3]于冬，起于春[4]，禁当风。肝病者，愈在丙丁[5]，丙丁不愈，加于庚辛，庚辛不死，持于壬癸，起于甲乙。肝病者，平旦慧，下晡甚，夜半静[6]。肝欲散，急食辛以散之[7]，用辛补之，酸泻之[8]。

病在心，愈在长夏，长夏不愈，甚于冬，冬不死，持于春，起于夏，禁温食热衣。心病者，愈在戊己，戊己不愈，加于壬癸，壬癸不死，持于甲乙，起于丙丁。心病者，日中慧，夜半甚，平旦静[9]。心欲耎，急食咸以耎之，用咸补之，甘泻之[10]。

病在脾，愈在秋，秋不愈，甚于春，春不死，持于夏，起于长夏，禁温食饱食湿地濡衣。脾病者，愈在庚辛，庚辛不愈，加于甲乙，甲乙不死，持于丙丁，起于戊己[11]。脾病者，日昳慧，日出甚，下晡静[12]。脾欲缓，急食甘以缓之，用苦泻之，甘补之[13]。

病在肺，愈在冬，冬不愈，甚于夏，夏不死，持于长夏，起于秋，禁寒饮食寒衣。肺病者，愈在壬癸，壬癸不愈，加于丙丁，丙丁不死，持于戊己，起于庚辛。肺病者，下晡慧，日中甚，夜半静。肺欲收，急食酸以收之，用酸补之，辛泻之[14]。

病在肾，愈在春，春不愈，甚于长夏，长夏不死，持于秋，起于冬，禁犯焠㶸热食温炙衣[15]。肾病者，愈在甲乙，甲乙不愈，甚于戊己，戊己不死，持于庚辛，起于壬癸。肾病者，夜半慧，四季甚[16]，下晡静。肾欲坚，急食苦以坚之，用苦补之，咸泻之[17]。夫邪气之客于身也，以胜相加[18]，至其所生而愈[19]，至其所不胜而甚[20]，至于所生而持[21]，自得其位而起[22]。必先定五藏之脉，乃可言间甚之时，死生之期也[23]。

【注释】

[1]愈于夏：按五行生克规律，则木能生火，火能克金，金能克木，若金被抑制则木气旺。应五脏则肝属木，夏属火，夏季火旺抑制金，则肝病缓解。

[2]甚于秋：按五行生克规律，金克木，因肝属木，秋属金，故肝病至秋加重。

[3]持：指病情持续。

[4]起于春：起，指病情好转。因肝木旺于春，故肝病在当令的季节好转。下文皆仿此。一说生病，得病。病复起于春。肝病又当至春而起，所谓自得其位而起者是也。可参。

[5]愈在丙丁：指病愈于丙丁日。以天干配五行，丙丁属火。马莳注："肝病者，愈于丙丁之日，以丙丁火旺，所制者金，而金不克木，木病自愈也。"

[6]肝病者，平旦慧，下晡甚，夜半静：此指肝病昼夜变化规律。吴崑注："平旦，寅卯也，时当木旺，故爽慧。下晡，申酉也，时当金旺，故甚。夜半，子也，时为母旺，故静。"

[7]肝欲散，急食辛以散之：吴崑注："肝木喜条达而恶抑郁，散之则条达，故食辛以散之。"

[8]用辛补之，酸泻之：吴崑注："顺其性为补，反其性为泻，肝木喜辛散而恶酸收，故辛为补而酸为泻也。"

[9]心病者，日中慧，夜半甚，平旦静：此指心病昼夜变化规律。吴崑注："日中，午也，时当火旺，故爽慧。夜半，子也，

时当水旺，水能胜火，故甚。平旦，寅卯也，时当木旺，木为火之母，故静。"

［10］心欲耎，急食咸以耎之，用咸补之，甘泻之：吴崑注："万物之生心皆柔软，故心欲软，心病则刚燥矣，宜食咸以软之。盖咸从水化，故能济其刚燥使软也。心火喜软而恶缓，故咸为补，甘为泻也。"

［11］脾病者，愈在庚辛……起于戊己：吴崑注："上以一岁之五行推之，此推以一旬之五行也。"上，指本段原文中"病在脾，愈在秋，秋不愈，甚于春，春不死，持于夏，起于长夏"，此段指脾病在一岁中的变化规律。文中，甲乙、丙丁、戊己，指脾病在一旬中的变化规律。

［12］脾病者，日昳慧，日出甚，下晡静：吴崑注："昳，音迭。此以一日之五行推也。日昳，戌也，时当土旺，故爽慧。日出，寅卯也，时当木旺，木能克土，故病甚。下晡，申酉也，时当金旺，能平其贼邪，故静。"

［13］脾欲缓，急食甘以缓之，用苦泻之，甘补之：吴崑注："脾以温厚冲和为德，故欲缓，病则失其缓矣，宜急食甘缓之。脾喜甘而恶苦，故苦为泻而甘为补。"

［14］肺欲收，急食酸以收之，用酸补之，辛泻之：吴崑注："肺以收敛为德，主秋令者也，故欲收，病则失其政矣，宜食酸以收之。肺金喜酸收而恶辛散，故酸为补而辛为泻也。"

［15］焠焑热食温炙衣：指肾病之人，不宜食烧烤煎炙的食物，不穿烤热的衣服，以免扰动闭藏的阳气。张介宾注："焠焑，烧爆之物也。肾恶燥烈，故当禁此。"

［16］四季甚：辰、戌、丑、未四个时辰为一日中的四季，为土旺之时，土克水，故病甚。四季，此指辰、戌、丑、未四个

时辰。

[17] 肾欲坚，急食苦以坚之，用苦补之，咸泻之：张介宾注："肾主闭藏，气贵周密，故肾欲坚，宜食苦以坚之也。苦能坚，故为补。咸能软坚，故为泻。"

[18] 以胜相加：指邪气常在所盛之时令侵犯五行相克之脏。如春季风气偏盛之时，易致脾病。

[19] 至其所生而愈：疾病到其所生的时日则愈。如肝病愈在夏及丙丁日等。

[20] 至其所不胜而甚：疾病到其所不胜的时日（即被克的时日）则加重。如肝病甚于秋及庚辛日等。

[21] 至于所生而持：疾病到其生己之时日则相对平稳。如肝病持于冬及壬癸日等。

[22] 自得其位而起：病气传至本脏气旺时日，病情减轻向愈。如肝病起于春，起于甲乙日。

[23] 必先定五藏之脉，乃可言间甚之时，死生之期也：必须掌握五脏病脉与五行生克关系，乃可知病之轻重，预知死生。张介宾注："欲知时气逆顺，必须先察脏气，欲察脏气，必须先定五脏所病之脉，如肝主弦，心主钩，肺主毛，肾主石，脾主代，脉来独至，全无胃气，则其间甚死生之期，皆可得而知之。"

【译文】

肝有病愈在夏，若夏不愈，至秋则加重，若在秋不死，持续在冬，至春季肝旺之时好转，要避免风邪侵袭。肝病一般是愈在丙丁之日，若丙丁日不愈，至庚辛日加重，若庚辛日不死，持续于壬癸日，至甲乙日好转。肝病之人，在早晨感到清爽，傍晚加重，半夜较平静。郁结之肝气当疏散，应立即用辛味药物以疏肝理气，即辛味补肝，酸味泻肝。

心有病愈在长夏，若长夏不愈，至冬则加重，若冬不死，持续在春，至夏季好转，患者要禁热性食物，衣服穿得不要过暖。心病一般是愈在戊己之日，若戊己不愈，至壬癸日加重，若壬癸日不死，持续于甲乙日，至丙丁日好转。心病之人，在中午感到清爽，半夜加重，早晨较平静。心病当软散之，应立即用咸味药物以软散，即咸味补心，甘味泻心。

脾有病愈在秋，若秋不愈，至春则加重，若春不死，持续在夏，至长夏好转，患者要禁热性食物，切勿吃得过饱，不要居潮湿之地，不要穿湿衣。脾病一般是愈在庚辛日，若庚辛日不愈，至甲乙日加重，若甲乙日不死，持续于丙丁日，至戊己日好转。脾病之人，午后感到爽快，早晨加重，傍晚较平静。脾病当缓之，应立即用甘味药物以缓之，即苦味泻脾，甘味补脾。

肺有病愈在冬，若冬不愈，至夏则加重，若夏不死，持续在长夏，至秋好转，患者要禁食寒凉，衣服要注意保暖。肺病一般是愈在壬癸之日，若壬癸日不愈，至丙丁日加重，若丙丁日不死，持续于戊己日，至庚辛日好转。肺病之人，傍晚感到爽快，中午加重，半夜较平静。肺气宜收敛，应立即用酸味药物收敛肺，即用酸味补肺，辛味泻肺。

肾有病愈在春，若春不愈，至长夏则加重，若长夏不死，持续在秋，至冬好转，患者要禁用灸法，禁服热性食物，禁穿烘烤过的衣服。肾病一般是愈在甲乙之日，若甲乙之日不愈，至戊己日加重，若戊己日不死，持续于庚辛日，至壬癸日好转。肾病之人，半夜感到舒适，在一日之中的辰、戌、丑、未四个时辰病情加重，傍晚较平稳。肾气宜坚实闭藏，应立即用苦味药物以坚固肾气，即苦以补肾，咸以泻肾。所以邪气侵犯人体，总是以胜相加，以强凌弱，至其所生的时日则病愈，至其所不胜之时日则病重，至其生己之时日则病情相对平稳，至本脏之气旺盛之时日则病好转。在诊治时，首先要确定五脏所主之脉，再根据四时五脏生克的规律，来判定疾病的轻重缓急及死生之时日。

【原文】

肝病者，两胁下痛引少腹，令人善怒，虚则目䀮䀮[1]无所见，耳无所闻，善恐如人将捕之，取其经，厥阴与少阳，气逆，则头痛耳聋不聪颊肿，取血者。

心病者，胸中痛，胁支满，胁下痛，膺背肩胛间痛，两臂内痛，虚则胸腹大，胁下与腰相引而痛，取其经，少阴太阳，舌下血者。其变病，刺郄中[2]血者。

脾病者，身重善肌[3]肉痿，足不收行，善瘛脚下痛，虚则腹满肠鸣，飧泄食不化，取其经，太阴阳明少阴血者。

肺病者，喘咳逆气，肩背痛，汗出，尻[4]阴股膝髀[5]腨[6]胻[7]足皆痛，虚则少气不能报息，耳聋嗌干[8]，取其经，太阴足太阳之外厥阴内血者。

肾病者，腹大胫肿，喘咳身重，寝汗出憎风，虚则胸中痛，大腹小腹痛，清厥[9]意不乐，取其经，少阴太阳血者。

【注释】

[1]目䀮（huāng）䀮：目昏花，视物不清。

[2]郄中：手少阴之阴郄穴。王冰注："其或呕变，则刺少阴之郄血满者也。手少阴之郄，在掌后脉中，去腕半寸，当小指之后。"

[3]善肌：《甲乙经》作"善饥"，可从。

　　［4］尻（kāo）：脊骨下端。

　　［5］髀（bì）：髋关节。

　　［6］腨（chuǎi）：小腿肚部位。

　　［7］胻（héng）：小腿。

　　［8］不能报息，耳聋嗌干：呼吸不能接续，耳聋咽干。肺气虚少，则呼吸不能接续；肺虚则肾气不足以上润于咽嗌及耳窍，故耳聋咽干。

　　［9］清厥：四肢厥冷。

【译文】

　　肝病之人，两胁下疼痛牵引少腹，易怒。若是虚证，则两目昏花，视物不清，耳聋，易恐惧，总觉得好像有人要来逮捕一样，治疗应取足厥阴与足少阳经。若患者肝气上逆，头痛、耳聋、两颊肿者，可用放血法。

　　心病之人，胸中疼痛，胁肋胀满，胁下疼痛，胸、背、肩胛间疼痛，两臂内侧痛。若是虚证，则胸腹胀大，胁下与腰相引而痛，治疗应取手少阴和手太阳两经的穴位，也可舌下放血。若疾病发生变化，可刺郄中放血。

　　脾病之人，身体困重，善饥，肌肉痿弱无力，两足不能随意运动，易抽搐，足疼痛。若是虚证，则腹满肠鸣，腹泻且完谷不化，治疗应取足太阴、足阳明及足少阴经的穴位，可刺之出血。

　　肺病之人，喘息咳嗽，肺气不降，肩背疼痛，出汗，尾骨部、阴部、膝关节、髋关节、小腿肚、足胫部均发生疼痛。若是虚证，则气短不足以息，耳聋，咽干，治疗应取手太阴经以及足太阳之前、足厥阴之后的足少阴经的穴位治疗，可刺之出血。

肾病之人，腹部胀大，足胫肿，喘息，咳嗽，身体困重，盗汗，恶风。若是虚证，则胸中疼痛，全腹疼痛，四肢厥冷，郁闷不乐，治疗应取足太阴和足太阳两经的穴位，可刺之出血。

【原文】

肝色青，宜食甘，粳米牛肉枣葵皆甘。心色赤，宜食酸，小豆犬肉李韭[1]皆酸。肺色白，宜食苦，麦羊肉杏薤[2]皆苦。脾色黄，宜食咸，大豆豕肉栗藿[3]皆咸。肾色黑，宜食辛，黄黍[4]鸡肉桃葱皆辛。辛散，酸收，甘缓，苦坚，咸耎。

毒药攻邪，五谷[5]为养，五果[6]为助，五畜[7]为益，五菜[8]为充，气味合而服之，以补精益气。此五者，有辛酸甘苦咸，各有所利，或散或收，或缓或急，或坚或耎，四时五藏，病随五味所宜也。

【注释】

[1] 韭：即韭菜。

[2] 薤：《本草纲目》云："薤，气如葱，根如小蒜，叶如韭。"俗称小根蒜。

[3] 藿：豆叶。

[4] 黄黍：即糯小米，又叫黄米。

[5] 五谷：即粳米、小豆、麦、大豆、黄黍。

[6] 五果：即桃、李、杏、栗、枣。

[7] 五畜：即牛、羊、豕、犬、鸡。

[8] 五菜：即葵、藿、薤、葱、韭。

【译文】

　　肝病之人，面色青，宜食甘味食物，粳米、牛肉、大枣、葵都是甘味。心病之人，面色赤，宜食酸味食物，小豆、犬肉、李、韭都是酸味。肺病之人，面色白，宜食苦味食物，麦、羊肉、杏、薤都是苦味。脾病之人，面色黄，宜食咸味食物，大豆、猪肉、栗、豆叶都是咸味。肾病之人，面色黑，宜食辛味食物，黄黍、鸡肉、桃、葱都是辛味。辛能宣散，酸能收敛，甘能缓和，苦能燥坚，咸能软润。

　　药物是用以攻除邪气的，邪退以后，当用五谷、五果、五畜、五菜合而服之，五谷是滋养五脏的，五果是其辅助的，五畜有益于五脏，五菜为补充，杂合并相互作用，以调理脏腑，补精益气。辛酸甘苦咸五味，各有所宜，或散或收，或缓或急，或坚或软，临证时除了根据四时五行的变化规律治疗外，还要根据五脏的盛衰选择所适宜的食物。

宣明五气篇第二十三

【篇解】

宣明，阐明之意。五气，五脏之气。因本篇主要阐明了五脏之气的正常与异常及相互之间的关系，故名"宣明五气"。

本篇以五行理论为基础，论述了五脏之气的正常与异常及其相互关系，并按五行法则加以详细分析归纳。

篇中五味入五脏的理论，为中药四气五味归经理论奠定了坚实的基础，后世医家在此基础上，创立了药物归经的理论，并指导临床运用不同气味的药物治疗不同脏腑的病证。篇中又提出了五味所禁，提示人们要注意药食气味对疾病正反两方面的影响。篇中五脏藏神的理论，是《内经》对人体精神活动的归纳，认为人的精神活动是总统于心而分属于五脏的；五脏的病变可导致神志失常，反之，长期情志不遂也可导致五脏功能失常。本篇理论对指导中医临床，尤其是治疗神志病变从五脏着手，有着重要的指导意义。

【原文】

五味所入：酸入肝，辛入肺，苦入心，咸入肾，甘入脾，是谓五入[1]。

五气所病：心为噫[2]，肺为咳，肝为语[3]，脾为吞[4]，肾为欠为嚏[5]，胃为气逆为哕为恐[6]，大肠小肠为泄，下焦溢为水，膀胱不利为癃[7]，不约[8]为遗溺，胆为怒，是谓五病。

五精所并^[9]：精气并于心则喜，并于肺则悲，并于肝则忧，并于脾则畏，并于肾则恐，是谓五并，虚而相并者也^[10]。

五藏所恶^[11]：心恶热，肺恶寒，肝恶风，脾恶湿，肾恶燥，是谓五恶。

五藏化液^[12]：心为汗，肺为涕，肝为泪，脾为涎，肾为唾，是谓五液。

五味所禁^[13]：辛走气，气病无多食辛^[14]；咸走血，血病无多食咸^[15]；苦走骨，骨病无多食苦^[16]；甘走肉，肉病无多食甘^[17]；酸走筋，筋病无多食酸^[18]。是谓五禁，无令多食。

【注释】

[1] 五入：五味入胃后，各归其所喜之脏。张介宾注："五味各从其类，同气相求也。"

[2] 噫：嗳气。张介宾注："噫，嗳气也。偏考本经，绝无嗳气一证，而唯言噫者，盖即此也。"

[3] 语：指多言。高世栻注："病气在肝，则为语。语，多言也。"

[4] 吞：吞咽。张志聪注："脾主为胃行其津液，脾病而不能灌溉于四脏，则津液反溢于脾窍之口，故为吞咽之证。"

[5] 为欠为嚏：欠，呵欠；嚏，喷嚏。张介宾注："阳未静而阴引之，故为欠。阳欲达而阴发之，故为嚏。阴盛于下，气化于水，所以皆属乎肾。故凡阳盛者不欠，下虚者无嚏，其由于肾也可知。"

[6] 为哕（yuě）为恐：哕，呃逆。为恐，丹波元简认为此二字为衍文，可从。

[7] 癃：小便不通。

〔8〕约：约束。

〔9〕五精所并：五精，五脏之精气；并，合或聚之意。吴崑注："并，合而入之也。五脏精气各藏其脏则不病，若合而并于脏，则邪气实之，各显其志。"

〔10〕虚而相并者也：此六字疑为注文误入正文。

〔11〕恶：讨厌、憎恶之意。

〔12〕五藏化液：五脏所藏水谷精微之气化为津液，输布于外窍。高世栻注："化液者，水谷入口，津液各走其道。五脏受水谷之精，淖注于窍，化而为液也。"

〔13〕五味所禁：五味各自有所禁忌。因五味各有偏盛，故禁多食。

〔14〕辛走气，气病无多食辛：辛味发散属阳，能散气，气虚者食辛则耗散而更虚。

〔15〕咸走血，血病无多食咸：咸入血分，血滞而不畅者，多食咸则更使血凝涩而不流畅。

〔16〕苦走骨，骨病无多食苦：张介宾注："苦性沉降，阴也；骨属肾，亦阴也。骨得苦，则沉阴益甚，骨重难举矣，故骨病者禁苦。"

〔17〕甘走肉，肉病无多食甘：甘味入脾而走肉，甘能滞中而壅气，若湿肿者，多食甘则尤易肿满。

〔18〕酸走筋，筋病无多食酸：酸入肝而走筋，酸主收敛，故筋病不宜多食酸。

【译文】

五味各入所喜之脏，酸入肝，辛入肺，苦入心，咸入肾，甘入脾，这就是五入。

　　五脏之气所发生的病变，各不相同。心气病为噫气；肺气病为咳嗽；肝气病为多言语；脾气病为吞酸；肾气病则多呵欠喷嚏；胃气病则胃气上逆发为呃逆；大肠小肠发病则为泄泻；下焦气化不利，水邪泛溢则为水肿；膀胱气化不利，则小便不通利；膀胱失约，则遗尿；胆病则善怒。这就是五脏病变的主要症状。

　　五脏精气相并所导致的病变是：精气并于心则喜笑，并于肺则悲哀，并于肝则忧愁，并于脾则畏惧，并于肾则惊恐。这就是五并，是因脏气虚才相并其脏的。

　　五脏各有所厌恶：心恶热，肺恶寒，肝恶风，脾恶湿，肾恶燥。这就是五恶。

　　五脏能化生五液：心之液为汗，肺之液为涕，肝之液为泪，脾之液为涎，肾之液为唾。这就是五液。

　　五味各有所禁：辛味入气分，故气病不可多食辛味；咸味入血分，故血病不可多食咸味；苦味走于骨，故骨病不可多食苦味；甘味入肌肉，故肌肉病变不可多食甘；酸味入于筋，故筋病不可多食酸。这就是五禁，不可多食。

【原文】

　　五病所发[1]：阴病发于骨[2]，阳病发于血[3]，阴病发于肉[4]，阳病发于冬[5]，阴病发于夏[6]，是谓五发。

　　五邪所乱[7]：邪入于阳则狂[8]，邪入于阴则痹[9]，搏阳则为颠疾[10]，搏阴则喑[11]，阳入之阴则静，阴出之阳则怒[12]，是谓五乱。

　　五邪所见[13]：春得秋脉，夏得冬脉，长夏得春脉，秋得夏脉，冬得长夏脉，名曰阴出之阳，病善怒不治[14]，是谓五邪，皆同命，死不治。

五藏所藏：心藏神[15]，肺藏魄[16]，肝藏魂[17]，脾藏意[18]，肾藏志[19]，是谓五藏所藏。

五藏所主：心主脉，肺主皮，肝主筋，脾主肉，肾主骨，是谓五主。

五劳所伤[20]：久视伤血，久卧伤气，久坐伤肉，久立伤骨，久行伤筋，是谓五劳所伤。

五脉应象[21]：肝脉弦，心脉钩，脾脉代[22]，肺脉毛，肾脉石，是谓五藏之脉。

【注释】

[1]五病所发：五脏疾病好发的部位与好发时令。

[2]阴病发于骨：骨属肾，肾属阴脏，故云"阴病发于骨"。

[3]阳病发于血：血属心，心为阳中之太阳，故云"阳病发于血"。

[4]阴病发于肉：肉属脾，脾为阴中之至阴，故云"阴病发于肉"。

[5]阳病发于冬：冬属阴，冬季阴气盛，阴盛则阳病，故云"阳病发于冬"。

[6]阴病发于夏：夏属阳，夏季阳气盛，阳盛则阴病，故云"阴病发于夏。"

[7]五邪所乱：五脏受邪气之扰乱，致使阴阳失调所导致的病证。

[8]邪入于阳则狂：阳热之邪入于心则为狂。张介宾注："邪入阳分，则为阳邪，邪热炽盛，故病为狂。《生气通天论》曰：阴不胜其阳，则脉流薄疾，并乃狂。"

[9]邪入于阴则痹：阴寒之邪过盛，血脉涩滞不通，则为

痹。张介宾注:"邪入阴分,则为阴邪,阴盛则血脉凝涩不通,故病为痹。"

[10]搏阳则为颠疾:王冰注:"邪内搏于阳,则脉流薄疾,故为上颠之疾。"邪搏于阳,则患头部、上部疾患,乃至于狂。

[11]搏阴则为喑:张介宾注:"邪搏于阴,则阴气受伤,故声为喑哑。阴者,五脏之阴也。盖心主舌,而手少阴心脉上走喉咙系舌本;手太阴肺脉循喉咙;足太阴脾脉上行结于咽,连舌本,散舌下;足厥阴肝脉循喉咙之后上入颃颡,而筋脉络于舌本;足少阴肾脉循喉咙系舌本,故皆主病喑也。"

[12]阳入之阴则静,阴出之阳则怒:张志聪注:"阳分之邪而入之阴则病者静,盖阴盛则静也。阴分之邪而出之阳则病者多怒,盖阳盛则怒也。"

[13]五邪所见:五脏受邪气之扰乱,致使阴阳失调所导致的病证。

[14]名曰阴出之阳,病善怒不治:张介宾注:"《阴阳别论》曰:所谓阴者,真脏也。所谓阳者,胃脘之阳也。凡此五邪,皆以真脏脉见而胃气绝,故曰阴出之阳。阴盛阳衰,土败木贼,故病当善怒,不可治也。"

[15]神:指人体生命活动的主宰,包括精神意识思维活动。

[16]魄:人的精神活动之一。魄,并先天之精而出入,人体本能的感觉和动作,如痛觉、温觉、听觉、视觉等都是魄的作用表现。

[17]魂:人的精神活动之一。魂随神往来,在神的支配下活动,如人的聪慧等。若脱离神的支配,则变成病态的无意识的思维和动作,如梦幻、夜游证、精神失常等。

[18]意:人的精神活动之一。意包括两个方面:一是记忆;

一是一念之生，但尚未决定者。

［19］志：人的精神活动之一。意念积累的最后决定，就是志，即志向。

［20］五劳所伤：五种过度的疲劳导致五脏的精气受到损伤。劳，太过，包括过劳和过逸两方面。即过劳或过逸均能损伤五脏之气。

［21］五脉应象：即五脏与四时相应的正常脉象。

［22］脾脉代：代，更代之意，并非"动而中止，不能自还"的代脉。张介宾注："代，更代也。脾脉和软，分王四季，如春当和软而兼弦，夏当和软而兼钩，秋当和软而兼毛，冬当和软而兼石，随时相代故曰代，此非中止之谓。"

【译文】

五脏病的发生，一般是阴病发生在骨，阳病发生在血，阴病发生在肉，阳病发生在冬，阴病发生在夏，这就是五病所发。

五脏之气被邪气扰乱所导致的病证是：邪入于阳则病狂，入于阴则发为痹，邪搏于阳则易患头顶部疾病，邪搏于阴则声音嘶哑，邪气由阳入于阴则安静，邪气由阴出之阳则易怒。这就是五乱。

邪气伤害五脏所表现的脉象是：春季见秋季的毛脉，夏季见冬季的石脉，长夏见春季的弦脉，秋季见夏季的洪脉，冬季见长夏的缓脉。这就是五邪之脉，其预后都相同，都是死证。

五脏各有所藏：心藏神，肺藏魄，肝藏魂，脾藏意，肾藏志。这就是五脏所藏。

五脏主五体：心主脉，肺主皮，肝主筋，脾主肉，肾主骨，这就是五主。

过度劳逸，可损伤五脏之气：久视伤血，久卧伤气，久坐伤肉，久立伤骨，久行伤筋。这就是五劳所伤。

五脏与四时相应的五种脉象是：肝脉弦，应春；心脉钩，应夏；脾脉代，应长夏；肺脉毛，应秋；肾脉石，应冬。这就是五脏之正常脉象。

血气形志篇第二十四

【篇解】

血气，六经之气血。形，形体。志，神志活动。因本篇重点论述了六经气血的多少及形志之苦乐，故名"血气形志"。又因篇内无问答之词，故名篇，而不称论。

本篇主要论述了三阴三阳六经气血多少，以及十二经表里配合的关系。论述了形志苦乐不同所产生的不同病证，以及采用的不同治法；讨论了背部五脏之俞的取穴方法。

篇中六经气血多少的理论是经络学说主要内容之一，是认识经脉及脏腑作用的基础，对临床治疗具有指导意义。篇中经脉气血多少的理论与《灵枢·九针》有出入，有待进一步考究。篇中十二经表里关系的理论，是经络学说主要内容之一，是藏象学说脏腑互为表里的理论基础。篇中形志苦乐的理论，是中医学辨证论治医学思想的体现，其情志太过也可致病的发病学思想，为后世中医病因学的完善奠定了基础。

【原文】

夫人之常数[1]，太阳常多血少气，少阳常少血多气，阳明常多气多血，少阴常少血多气，厥阴常多血少气，太阴常多气少血，此天之常数。

足太阳与少阴为表里，少阳与厥阴为表里，阳明与太阴为表里，是为足阴阳也。手太阳与少阴为表里，少阳与心主[2]为表里，阳明与太阴为表里，是为手之阴阳也。今知手足阴阳所苦[3]，凡治病必先去其血，乃去其所苦[4]，伺[5]之所欲，然后泻有余，补不足。

欲知背俞，先度[6]其两乳间，中折之，更以他草度去半已，即以两隅相拄[7]也，乃举以度其背，令其一隅居上，齐脊大椎，两隅在下，当其下隅者，肺之俞也。复下一度[8]，心之俞也。复下一度，左角肝之俞也，右角脾之俞也。复下一度，肾之俞也。是谓五藏之俞，灸刺之度也。

形乐志苦[9]，病生于脉，治之以灸刺。形乐志乐，病生于肉，治之以针石。形苦志乐[10]，病生于筋，治之以熨引[11]。形苦志苦，病生于咽嗌，治之以百药[12]。形数惊恐，经络不通，病生于不仁，治之以按摩醪药。是谓五形志也。

刺阳明出血[13]气，刺太阳出血恶气[14]，刺少阳出气恶血[15]，刺太阴出气[16]恶血，刺少阴出气恶血，刺厥阴出血恶气也。

【注释】

[1] 常数：正常的数量。指血气的正常之数。

[2] 心主：手厥阴心包经。

[3] 苦：病苦。

[4] 先去其血，乃去其所苦：先针刺血脉盛满之处，使其出血，以祛菀陈，解除痛苦。此乃急则治标之法。

[5] 伺：视察、观察之意。

[6] 度：度量、测量之意。王冰注："度，谓度量也，言以草量其乳间，四分去一，使斜与横等，折为三隅，以上隅齐脊大椎，则两隅下当肺俞也。"

　　[7]两隅（yú）相拄：隅，角也；拄，支也。即两角在下，一角在上，支成一个三角形。

　　[8]一度：一个三角形的高度。

　　[9]形乐志苦：形，形体；形乐，指过逸、不劳形体；志，精神情志；志苦，忧愁多虑。

　　[10]形苦志乐：形苦，指形体过于劳累。志乐，心情愉快。

　　[11]熨引：即古代的熨烙导引法。熨烙，即以药、葱、姜等温熨肌肤经络的方法。导引，即导引法。王冰注："形苦，谓修业就役也。然修业以为，就役而作，一过其用，则致劳伤，劳用以伤，故病生于筋。熨，谓药熨。引，谓导引。"

　　[12]百药：据新校正，"百药"当作"甘药"。可从。

　　[13]出血：针刺使其出血。

　　[14]恶气：恶，不宜。针刺时注意不要泄气。

　　[15]恶血：针刺时，注意不要出血。

　　[16]出气：针刺时，摇大针孔，使邪气外出。

【译文】

　　人身六经气血的多少，是有一定常数的。太阳经常是多血少气，少阳经常是少血多气，阳明经常是多气多血，少阴经常是少血多气，厥阴经常是多血少气，太阴经常是多气少血，这是大自然赋予人的气血常数。

　　足太阳膀胱经与足少阴肾经相表里，足少阳胆经与足厥阴肝经相表里，足阳明胃经与足太阴脾经相表里，这是足之三阴经与足之三阳经的表里关系。手太阳小肠经与手少阴心经相表里，手少阳三焦经与手厥阴心包经相表里，手阳明大肠经与手太阴肺经相表里，这是手之三阴经与手之三阳经的表里关系。知道了手足三阴三阳经的表里关系，就可知道这些部位的病变。一般在诊治疾病时，先针刺血脉盛满之处，使其出血，以去邪气，解除痛苦，之后再观察其病的虚实，施以补泻之法，实证则泻，虚证则补。

要想知道背部五脏之俞的部位，先用一根草棍量出两乳间的距离，之后对半折，再取一根草棍，长度是第一根的一半，这样第二根与第一根的两段就组成了一个等边三角形，用以测量背部的俞穴，将三角形的一个角朝上，两个角在下，上角对准脊柱的大椎穴，那么下两个角所对的部位就是肺俞。将三角形向下移一度，两下角所对的部位就是心俞。再将三角形向下移一度，左角之处就是肝俞，右角之处就是脾俞。继续将三角形向下移一度，两下角处就是肾俞。这就是五脏俞穴的部位，针刺灸疗时的尺度。

形乐志苦之人，疾病多发生在血脉，当以针刺、艾灸治之。形乐志乐之人，疾病多发生在肌肉，当以针刺、砭石治之。形苦志乐之人，疾病多发生在筋骨，当以熨烙、导引治之。形苦志苦之人，疾病多发生在咽部，当以甘药治之。屡遭惊恐之人，经络气血不通畅，常常肌肤麻木不仁，当以按摩、醪酒治之。这就是所说的五形志失调所导致的病变。

因三阴三阳经脉气血多少不同，故刺阳明经可出血泄气；刺太阳经可出血，不可泄气；刺少阳经可泄气，不可出血；刺太阴经可泄气，不可出血；刺少阴经可泄气，不可出血；刺厥阴经可出血，不可泄气。

卷第八

宝命全形论篇第二十五

【篇解】

　　宝命，以命为宝，即保护生命。全形，健全形体。因全篇强调了在自然界万事万物中，人的生命是最宝贵的，人要顺应天地四时之气的变化规律来保护生命，健全形体，所以篇名叫"宝命全形"。

　　本篇主要论述了在天地万物之中，人是最宝贵的，只有顺应自然四时阴阳变化规律，才能延长寿命，身体康健。阐明了治病之五法、针刺的适应证及注意事项等，特别强调了医生在针刺时要精心专一，如临深渊。

　　篇中五法之治神法，含义有二：一是调整病人精神，一是医生要精神专一。在针刺注意事项中，又强调医生要严肃认真，专心致志。

【原文】

　　黄帝问曰：天覆地载，万物悉备，莫贵于人。人以天地之气生，四时之法成，君王众庶，尽欲全形，形之疾病，莫知其情，留淫[1]日深，著于骨髓，心私虑之。余欲针除其疾病，为之奈何？岐伯对曰：夫盐之味咸者，其气令器津泄[2]；弦绝者，其音嘶败；木敷者，其叶发^[3]；病深者，其声哕。人有此三者，是谓坏府^[4]，毒药无治，短针无取，此皆绝皮伤肉，血气争黑^[5]。

帝曰：余念其痛，心为之乱惑反甚，其病不可更代，百姓闻之，以为残贼^[6]，为之奈何？岐伯曰：夫人生于地，悬命于天，天地合气，命之曰人。人能应四时者，天地为之父母；知万物者，谓之天子。天有阴阳，人有十二节^[7]；天有寒暑，人有虚实。能经天地阴阳之化者，不失四时；知十二节之理者，圣智不能欺也；能存八动^[8]之变，五胜更立^[9]；能达虚实之数者，独出独入，呿吟^[10]至微，秋毫在目^[11]。

【注释】

[1] 淫：邪气。

[2] 盐之味咸者，其气令器津泄：盐味咸，其性浸淫透物，存于器皿中，久之可使其器皿损坏。在此比喻邪气侵犯人体，由浅至深，危害严重。

[3] 木敷者，其叶发：木敷，木陈。发，《太素》作"落"，即木陈则叶落。

[4] 府：泛指脏腑。

[5] 争黑：气色晦暗，枯槁不泽。

[6] 残贼：残害损劫而不仁。

[7] 十二节：十二经脉。

[8] 八动：八风。王冰注："八动，谓八节之风变动。"

[9] 五胜更立：五行相互胜负，更替主时。

[10] 呿吟：口张不合而呻吟。

[11] 秋毫在目：王冰注："秋毫在目，言细必察也。"

【译文】

黄帝问道：天覆于上，地载于下，万物俱备，但是，人是最宝贵的。人依赖天地四时阴阳的变化规律而生长，不论是君王，还是百姓，都想身体健康，身体有了疾病，却不知其严重性，使邪气日渐深入，留着于骨髓，我很担心。我想若用针刺为他们治疗疾病，会怎样呢？岐伯回答说：盐是咸的，存放久了，就会损坏放置它的器皿；琴弦将要断时，其声音是嘶哑刺耳；树木陈腐，其叶也落；病情深重，则出现呃逆。若见以上三种情况，则说明脏腑已经衰败，此时再用药物、针刺治疗，已无济于事了，因为皮肤肌肉已衰败，气血已枯槁，气色也晦暗不泽。

黄帝说：我可怜患者的痛苦，并为此日益不安、疑惑，但又没有什么办法，百姓认为我们很残忍，该怎么做呢？岐伯说：人是依赖天地之气而生的，天气下流，地气上交，才有了人。人因顺应四时阴阳的变化规律，才得以生存，天地自然界是人类得以生存的根本；能掌握万事万物变化规律的人，叫作天子。天有阴阳消长的变化，人有十二经脉气血的盛衰；天有寒暑往来，人有气血虚实。能顺应天地阴阳变化的人，不违背四时的变化规律；掌握十二经脉道理的人，不论是圣人，还是智人，都不能欺骗他；能知道八风的变化规律，五行相互胜负的更迭变化，知道气血虚实多少之常数，则气血独立出入，运行正常，即便是很轻微的病变，也能察觉。

【原文】

帝曰：人生有形，不离阴阳，天地合气，别为九野，分为四时，月有小大，日有短长，万物并至，不可胜量，虚实呿吟，敢问其方？岐伯曰：木得金而伐，火得水而灭，土得木而达，金得火而缺，水得土而绝，万物尽然，不可胜竭。

故针有悬布[1]天下者五，黔首共余食[2]，莫知之也。一曰治神，二曰知养身，三曰知毒药为真[3]，四曰制砭石小大，五曰知府藏血气之诊。五法俱立，各有所先。今末世之刺也，虚者实之，满者泄之，此皆众工所共知也。若夫法天则地，随应而动，和之者若响，随之者若影[4]，道无鬼神[5]，独来独往[6]。

帝曰：愿闻其道。岐伯曰：凡刺之真，必先治神，五藏已定，九候已备，后乃存针，众脉不见，众凶弗闻，外内相得，无以形先[7]，可玩往来，乃施于人。人有虚实，五虚勿近，五实勿远[8]，至其当发，间不容瞚[9]。手动若务[10]，针耀而匀，静意视义[11]，观适之变，是谓冥冥[12]，莫知其形，见其乌乌，见其稷稷，从见其飞[13]，不知其谁，伏如横弩，起如发机[14]。

帝曰：何如而虚？何如而实？岐伯曰：刺实者须其虚，刺虚者须其实，经气已至，慎守勿失，深浅在志，远近若一[15]，如临深渊，手如握虎，神无营于众物[16]。

【注释】

[1] 悬布：公布。

[2] 黔首共余食：黔首，指百姓；共，通"供"。指老百姓种田交租纳税，余下的粮食供给生活。

[3] 真：指药物的气味性能。王冰注："毒药攻邪，顺宜而用，正真之道，其在兹乎。"

[4] 和之者若响，随之者若影：形容治疗的效果颇佳，如响应声，如影随形。

[5] 道无鬼神：道，用针之道，即针刺的理论是不相信鬼

神的。

〔6〕独来独往：指针刺得心应手，取效若神。

〔7〕无以形先：不能单独以诊察外形所得为依据。

〔8〕五虚勿近，五实勿远：五虚，即《素问·玉机真藏论》的脉细、皮寒、气少、泄利前后、饮食不入。五实，即《素问·玉机真藏论》的脉盛、皮热、腹胀、二便不通、闷瞀。全句是说针刺治疗难补而易泻，所以五虚的人不可轻易用针，五实的人不可远而不针。

〔9〕间不容瞚（shùn）：瞚，通"瞬"，眨眼的意思。指针刺要掌握时机，不可有瞬间的延误。

〔10〕手动若务：运针时，心要专务一事，精神要专一。

〔11〕静意视义：进针后，必须静其意志，潜视针下的变化。

〔12〕冥冥：无影无形。

〔13〕见其乌乌，见其稷稷，从见其飞：形容针刺时针下的感觉。气至时，好像乌之聚集；气盛时，好像稷禾一样茂盛；气之往来时，好像乌鸦飞来飞去。

〔14〕伏如横弩，起如发机：指当气未至之时，应该留针候气，如横弩待发；当气至时，应该立刻起针，如射箭发机。

〔15〕远近若一：不论穴位的远近，针刺时都要专心致志。

〔16〕神无营于众物：针刺时要全神贯注，不要因其他事情影响而分心。

【译文】

黄帝说：人的形体是离不开阴阳的。天地之气相合，在地分为九野，在时令分为四时，月份有大有小，白昼有长有短。万物并生，不可胜数。人体疾病的虚实变化是很微妙的，请问用什么方法来治疗呢？岐伯说：可用五行的变化规律来分析，如木遇金则折伐，火遇水则灭，木克土则土被夺，金遇火则熔化，水遇土则被遏止，万物都是这样，各有胜克，不胜枚举。

针刺的方法之所以流行天下，其关键有五，老百姓只顾种田、生活，而不知其中的道理所在。一是治神，即医生治病时要精神专一；二是知养身，即医生要通晓养生之道；三是知毒药为真，即医生要掌握药物的气味性能；四是制砭石小大，即医生要提前把治病的各种型号的砭石都制备好；五是知脏腑血气之诊，即掌握脏腑气血虚实的诊断方法。掌握了这五个要领，在临证时就可以灵活运用。而现今的针刺，就是一般的虚证用补法、实证用泻法这些大家都知道的一般法则。若能顺应天地变化规律而治疗，那么效果则更好，如响之应，如影随形，并没有什么神秘的，懂得这些道理，在治疗时就能得心应手了。

黄帝说：我想听听其中的道理。岐伯说：针刺的关键，在于首先要治神，确定了五脏的虚实，掌握了三部九候的变化情况，之后才可以用针，还要注意观察是否出现五脏之真脏脉、五脏之气败绝的症状及内外形气是否相得，不能只把外在的现象作为依据，要掌握气血往来的情况，这样才可以施针。病证有虚实之分，五虚证不要用针刺法，五实证必须用针刺法以泻之。针刺得气时，当立即出针，不可瞬间延误。针刺时要专心致志，针具要光洁而均匀。要心平意静地等待、观察针下的感觉及变化，血气的变化虽无影无形不可见，但气至时，好像鸟之聚集，气盛时，好像稷之茂盛，气往来时，好像乌鸦飞翔。粗工却不知这是怎么回事。针刺时，当气未至的时候，要留针候气，如横弩待发；当气至时，要立刻出针，如射箭发机。

黄帝问：怎样治疗虚证和实证？岐伯说：刺虚证，要用补法使其正气实；刺实证，要用泻法使其邪气去。若针下感觉经气已至，要既谨慎而又不失时机。不论针刺的深浅，也不论取穴的远近，都必须精神专一，要如临万丈深渊，慎重而小心；如握老虎，全神贯注，不要受其他的事情影响而分散注意力。

八正神明论篇第二十六

【篇解】

八正，即二分（春分、秋分）、二至（夏至、冬至）、四立（立春、立夏、立秋、立冬）八个节气。神明，指针法之灵验。篇中论述了只要掌握四时八正与人体气血盛衰的关系，针刺就能够取得神灵般的疗效，所以篇名叫作"八正神明"。

本篇主要讨论了四时八正、日月星辰的变化与人体气血虚实及针刺补泻的密切关系；论述了要望、闻、问、切四诊结合四时阴阳来诊断疾病；文中对形和神也进行了具体论述，指出早期诊断及早期治疗的重要性。

篇中"月生无泻，月满无补，月廓空无治"等针刺原则，是《内经》"人与天地相参"整体医学思想在针刺治疗中的体现，是古代针刺治疗的重要原则之一。古人已认识到日月变化对人体生命活动、疾病及治疗的影响，这种因时制宜的时间医学思想，对临床实践具有重要的指导意义。

【原文】

黄帝问曰：用针之服[1]，必有法则焉，今何法何则？岐伯对曰：法天则地，合以天光[2]。帝曰：愿卒闻之。岐伯曰：凡刺之法，必候日月星辰，四时八正[3]之气，气定乃刺之。是故天温日明，则人血淖液[4]而卫气浮，故血易泻，气易行；天寒日阴，则人血凝泣而卫气沉。

月始生，则血气始精，卫气始行；月郭[5]满，则血气实，肌肉坚；月郭空，则肌肉减，经络虚，卫气去，形独居。是以因天时而调血气也。是以天寒无刺，天温无疑[6]。月生无泻，月满无补，月郭空无治，是谓得时而调之。因天之序，盛虚之时，移光定位，正立而待之[7]。故曰月生而泻，是谓藏虚；月满而补，血气扬溢，络有留血，命曰重实[8]；月郭空而治，是谓乱经。阴阳相错，真邪不别，沉以留止，外虚内乱，淫邪乃起。

帝曰：星辰八正何候？岐伯曰：星辰者，所以制日月之行也。八正者，所以候八风之虚邪[9]以时至者也。四时者，所以分春秋冬夏之气所在，以时调之也。八正之虚邪，而避之勿犯也。以身之虚，而逢天之虚，两虚相感，其气至骨，入则伤五藏，工[10]候救之，弗能伤也，故曰：天忌[11]不可不知也。

【注释】

[1] 服：王冰注："服，事也。"指用针的技术。

[2] 天光：这里指日月星辰的运行规律。

[3] 四时八正：四时，即四季；八正，即二分（春分、秋分）、二至（夏至、冬至）、四立（立春、立夏、立秋、立冬）八个节气。

[4] 淖液：滋润之意。

[5] 郭：通"廓"，轮廓的意思。

[6] 疑：怀疑。

[7] 移光定位，正立而待之：移光定位，指古代用圭表测量日影的长短，以定时序的方法。正立而待之，指面南而立，认真观察，等待气至。

[8] 重实：重，重叠。指月满而补，实上加实。

[9] 八风之虚邪：张志聪注："八正者，八方之正位也。八方之气，以时而至，谓之八风。风从其所居之乡来为实风，主生长，养万物……从其冲后来谓虚风，伤人者也，主杀主害。"

[10] 工：指医生。

[11] 天忌：天时之忌。

【译文】

黄帝问道：针刺的技术，必须有一定的法则，其法则是什么呢？岐伯答道：要取法于天地阴阳的变化规律，还要配合日月星辰的运行规律。黄帝说：我想详尽地了解一下。岐伯说：大凡针刺之法，必须观察日月星辰的运行，四时八正的变化，根据这些变化，确定针刺的方法。所以在气候温和、天气晴朗之时，人的血液循行濡润畅通，卫气浮于表，所以血容易泻，气容易行；若气候寒凉，日色阴霾，人的血液则凝涩不畅，卫气沉伏于里。

新月初生之时，人的血气也开始充盈，卫气开始运行；月亮正圆之时，人的血气也已充实，肌肉坚实；月亮轮廓缺损时，人的肌肉也衰减，经络空虚，卫气消沉，形体独居。因此，要顺着天时的变化而调理气血。所以，在天气寒冷之时，不要针刺；天气温暖之时，不要迟疑；新月初生之时，不可用泻法；月正圆时，不可用补法；月亮轮廓缺损（即下弦）时，不要针刺。这就是所说的顺着天时变化来调理气血的法则。根据气候的寒暖、月亮的盈亏，再观察日影的长短，等待适宜针刺的补泻时日。所以说新月初生时用泻法，会使内脏虚弱；月正圆时用补法，会使血液浮扬散溢，以致络脉血液滞留，这叫重实；月亮轮廓缺损时进行针刺，就会扰乱经气，这叫乱经。这些做法，都会使阴阳相错，真气与邪气不分，邪气留而不去，卫气虚于外，邪气乱于内，淫邪乘虚而起。

黄帝说：怎么观察星辰八正呢？岐伯说：星辰是标志日月运行度数的，八正是用以测节气的，四时是用以区分四季的，必须顺应时序的变化而调和，防止八正之虚邪的侵袭，避而勿犯。若人体虚弱之时，又感受虚邪贼风，两虚相感，邪气侵至骨髓，进而深入五脏。高明的医生，懂得及时挽救，就不会受到伤害。所以说：天时的宜忌，不可不知。

【原文】

帝曰：善。其法星辰者，余闻之矣，愿闻法往古者。岐伯曰：法往古者，先知针经[1]也。验于来今者，先知日之寒温，月之虚盛，以候气之浮沉，而调之于身，观其立有验也。观于冥冥[2]者，言形气荣卫之不形于外，而工独知之，以日之寒温，月之虚盛，四时气之浮沉，参伍相合而调之，工常先见之，然而不形于外，故曰观于冥冥焉。通于无穷[3]者，可以传于后世也。是故工之所以异也，然而不形见于外，故俱不能见也。视之无形，尝之无味，故谓冥冥，若神仿佛[4]。虚邪者，八正之虚邪气也。正邪者，身形若用力汗出，腠理开，逢虚风，其中人也微，故莫知其情，莫见其形[5]。

上工[6]救其萌牙，必先见三部九候之气，尽调不败而救之，故曰上工。下工救其已成，救其已败。救其已成者，言不知三部九候之相失，因病而败之也。知其所在者，知诊三部九候之病脉处而治之，故曰守其门户焉，莫知其情而见邪形也。

【注释】

[1] 针经：即《灵枢》。

　　［2］冥冥：即无形无色。

　　［3］无穷：天地阴阳无穷之道。

　　［4］仿佛：好像。

　　［5］莫知其情，莫见其形：言上工能明察秋毫，在邪气伤人尚未出现明显病变时，就能察觉。

　　［6］上工：医术高明的医生。

【译文】

　　黄帝说：讲得好。针刺取法于星辰的道理我明白了，我还想听听怎样效法古人呢？岐伯说：要效法古人，必须先懂得《针经》。要想把古人的经验应用于现在，必须先知道气候的寒温，月亮的盈亏，观察四时气候的浮沉，而调治于患者之身，就可以立即看到灵验的效果。所谓观察冥冥，就是说人体的气血荣卫变化并不显露于外，只有医生能知道其中的道理，能根据气候的寒温，月亮的盈亏，四时气候的浮沉等，综合起来相互参照，进行调治。所以，对于疾病，医生能预先明察，而病并未显露于外，所以叫观于冥冥。通晓天地之道的医生，他的医术就可以流传后世，这就是医术高明的医生与一般人不同的地方。然而病情是不显露在表面的，所以一般人都看不见，看不到形状，尝不出味道，所以叫冥冥，好像神灵一般。虚邪，就是四时八节的虚邪贼风。正邪，就是人体在劳累时汗出，腠理开而受风，正邪伤人较轻微，尚未出现明显的症状，所以说一般的人察觉不到。

　　医术高明的医生，在疾病刚刚发生之时就给予治疗，即在三部九候之脉气都调和而尚未败坏时，给予救治，所以叫上工。医术差的医生，在疾病已经形成、正气已经衰败时，才给予治疗，之所以在此时治疗，是因为他们不懂得三部九候脉的相得相失，因而病情恶化。知道疾病的所在，必须懂得运用三部九候的诊察方法，进行早期治疗，就像看守门户一样，虽外表尚未见到病情，但是医生已察觉到疾病的形迹了。

【原文】

帝曰：余闻补泻，未得其意。岐伯曰：泻必用方[1]，方者，以气方盛也，以月方满也，以日方温也，以身方定也，以息方吸而内针，乃复候其方吸而转针，乃复候其方呼而徐引针，故曰泻必用方，其气乃行焉。补必用员[2]，员者行也，行者移也，刺必中其荣，复以吸排针[3]也。故员与方，非针[4]也。故养神者，必知形之肥瘦，荣卫血气之盛衰。血气者，人之神，不可不谨养。

帝曰：妙乎哉论也！合人形于阴阳四时，虚实之应，冥冥之期，其非夫子孰能通之。然夫子数言形与神，何谓形？何谓神？愿卒闻之。岐伯曰：请言形。形乎形，目冥冥[5]，问其所病，索[6]之于经，慧然在前，按之不得，不知其情，故曰形。

帝曰：何谓神？岐伯曰：请言神。神乎神，耳不闻，目明心开而志先，慧然独悟，口弗能言，俱视独见，适若昏，昭然独明，若风吹云，故曰神。三部九候为之原，九针之论不必存[7]也。

【注释】

[1] 泻必用方：方，方才，刚刚。泻法必须掌握"方"。例如：正气方盛，月亮方满，天气方温和等。

[2] 补必用员：员，通"圆"。补法必须掌握"圆"，即圆活气血，使之通行。本篇的泻必用方、补必用圆，与《灵枢·官

能》"泻必用圆""补必用方"正相反，然两者因所指不同，故不矛盾。此篇指运用补泻两法时，必须掌握的规律，彼篇介绍的是针刺的方法。

［3］排针：即出针。

［4］非针：此处不是指针的形状，而是指用针的方法。

［5］形乎形，目冥冥：张介宾注："形乎形，见乎外也。目冥冥，见粗者，不见其精也。所病有因，可问而知，所在有经，可索而察，则似乎慧然在前矣，然仍按之不得者，在见其形而不知其情耳。"

［6］索：探求。

［7］九针之论不必存：若以三部九候为诊察经脉的本源，就不必拘泥于《九针》的理论了。

【译文】

黄帝说：我听说针刺有补泻之法，但不知其意义。岐伯说：泻法必须用"方"，所说的"方"，是指患者正气方盛，月亮方满，天气方温和，身心方稳定之时，在患者方吸气的时候进针，等待其再方吸气时捻转针，再等他方呼气时把针慢慢地拔出，所以说泻必用方。这样邪气被祛除，正气得以运行。补法必须用"圆"，所说的"圆"，就是行气，行气就是导引其气移至病所，针刺时必须要达到荣分，等到患者吸气时出针。所以圆与方，并不是指针的形状，而是指用针的方法。因此，善于调养神气的医生，必须了解患者形体的肥瘦，营卫气血的盛衰。因血与气是神的物质基础，是神气所依附之处，不可不谨慎调养。

黄帝说：多么高明的理论啊！把人的形体与四时阴阳变化相配合，虚实相互通应，这些出神入化的道理，要不是先生，又有谁能弄懂呢？然而先生多次提到形和神，究竟什么叫形？什么叫神？我想听听其中的道理。岐伯说：请让我先讲形。所说的形，就是显露在外的，但见不到其中隐伏的病机奥妙，必须通过详细询问，再诊察经脉的变化，才能全面地掌握病情。单凭按脉是不能全面了解病情的，这就是形。

黄帝问：什么叫神？岐伯说：请让我再讲讲神。所说的神，是非常玄妙的，不用耳朵听患者的主诉，通过敏锐的目光和敏捷的思维，就能对病情有所掌握，能首先领悟其中的道理，这种领悟和认识是难以用语言表达的，大家都在观察这个患者，但只有他能察觉到病机的微妙变化，使非常复杂、模糊不清的病证变得昭然明了，若风吹云散、日丽天明一样，这就是神。三部九候诊察方法是使医术高明的根本，若掌握了它，就可以不必拘泥于《九针》的理论了。

离合真邪论篇第二十七

【篇解】

离，分离。合，结合。真，真气，即人身之正气。邪，邪气。因本篇主要论述了正气与邪气之间的离合问题，故名"离合真邪"。

本篇主要论述了人体经脉气血是随着自然界寒暑变化而发生变化的，人与自然息息相关。讨论了邪气侵犯人体与真气结合后，要详察三部九候，"早遏其路"，使之与正气分离的早期诊断、早期治疗的方法。论述了针刺补泻的原则、方法及禁忌。

篇中针刺补泻的理论，在《内经》多篇中均有论述，为针灸学的发展奠定了牢固的基础，后世医家在此基础上多有发挥，不论是理论还是临床治疗，都有了很大的发展，并一直有效地应用于临床实践。篇中强调把握时机，及时补泻，使正邪分离，均说明了早期治疗的重要性。

【原文】

黄帝问曰：余闻九针九篇，夫子乃因而九之，九九八十一篇，余尽通其意矣。经言气之盛衰，左右倾移[1]，以上调下，以左调右[2]，有余不足，补泻于荥输，余知之矣。此皆荣卫之倾移，虚实之所生，非邪气从外入于经也。余愿闻邪气之在经也，其病人何如？取之奈何？

岐伯对曰：夫圣人之起度数，必应于天地，故天有宿度[3]，地有经水[4]，人有经脉。天地温和，则经水安静；天寒地冻，则经水凝泣；天暑地热，则经水沸溢；辛风暴起，则经水波涌而陇[5]起。

夫邪之入于脉也，寒则血凝泣，暑则气淖泽，虚邪因而入客，亦如经水之得风也，经之动脉，其至也亦时陇起，其行于脉中循循然[6]，其至寸口中手也，时大时小，大则邪至，小则平，其行无常处，在阴与阳，不可为度，从而察之，三部九候，卒然逢之，早遏[7]其路。吸则内针，无令气忤[8]，静以久留，无令邪布，吸则转针，以得气[9]为故，候呼引针，呼尽乃去，大气[10]皆出，故命曰泻。

【注释】

[1]倾移：指阴阳的偏盛偏衰。

[2]以上调下，以左调右：是针刺治疗法则之一。即上病下治，左病右治，因人体的阴阳气血是上下左右表里相互贯通的。

[3]宿度：天之三百六十五度和二十八星宿。

[4]经水：指地之十二经水，即海水、渎水、渭水、湖水、沔水、汝水、江水、淮水、漯水、河水、漳水、济水。

[5]陇：通"隆"，盛大之意。

[6]循循然：按经脉次序循行。王冰注："循循然，顺动貌。"

[7]遏：阻遏，遏绝。

[8]忤（wǔ）：逆的意思。

[9]得气：指针刺时针下沉紧，局部出现酸、麻、胀、重等感应，以及这种感应沿着一定路线向远部传导。得气与否，直接关系到治疗的效果。

[10]大气：此处指邪气。

【译文】

黄帝问道：我听说九针有九篇文章，而先生从每篇中又发挥九篇，共演绎成九九八十一篇，我已经完全通晓其中的要领。《针经》上说人体气血的盛衰、阴阳的偏盛偏衰，可用以上调下、以下调上，以左调右、以右调左的方法治疗，有余、不足均可在荥输之间补泻，这些道理我也懂了，这些变化都是因荣卫的偏盛偏衰、气血的虚实变化所致，并不是邪气由外侵入经脉所导致的病变。我想听听邪气侵犯人体后，患者的症状表现和治疗的方法是怎样的。

岐伯回答说：大凡医术高明的医生在诊治疾病时，必定将人体与自然界变化相结合，因为天有三百六十五天度及二十八星宿，地有十二经水，人有十二经脉与之相通应。自然界气候温暖，江河之水平稳地流淌；天气寒冷，水冰地冻，江河之水则凝滞不畅；天气酷热时，江河之水沸腾外溢；风暴骤起之时，江河之水则波浪汹涌而隆起。以人应之也如此。

邪气入侵经脉之中，寒邪则使气血凝涩不畅，暑邪则使气血沸腾滑溢，虚邪贼风入侵经脉，就像江河之水遇到风暴一样，经脉的搏动也时起时伏，气血虽仍按次序循行，但在寸口部位就可诊到时大时小的变化。寸口脉大说明邪气盛，寸口脉小说明邪气已去。邪气在脉中循行无定处，或在阴，或在阳，难以测量，不易辨别，因此，必须用三部九候的方法诊察，一旦发现邪气所在，就及时用针刺之法阻止邪气传变的道路。用针时，要在患者吸气时进针，勿使气逆；进针后，留针静候，不使邪气扩散；待患者吸气时捻针，以得气为目的，再待患者呼气时慢慢地出针，呼气尽时，针出完毕，邪气也全部排除，所以叫泻法。

【原文】

帝曰：不足者补之奈何？岐伯曰：必先扪而循之[1]，切而散之[2]，推而按之[3]，弹而怒之[4]，抓而下之[5]，通而取之[6]，外引其门，以闭其神[7]，呼尽内针，静以久留，以气至为故，如待所贵，不知日暮，其气以[8]至，适而自护，候吸引针，气不得出，各在其处，推阖其门，令神气存，大气[9]留止，故命曰补。

帝曰：候气[10]奈何？岐伯曰：夫邪去络入于经也，舍于血脉之中，其寒温未相得，如涌波之起也，时来时去，故不常在。故曰方其来也，必按而止之，止而取之，无逢其冲[11]而泻之。真气者，经气也，经气太虚，故曰其来不可逢，此之谓也。

故曰候邪不审，大气已过，泻之则真气脱，脱则不复，邪气复至，而病益蓄，故曰其往不可追[12]，此之谓也。不可挂以发[13]者，待邪之至时而发针泻矣，若先若后者，血气已尽，其病不可下，故曰知其可取如发机[14]，不知其取如扣椎[15]，故曰知机道者不可挂以发，不知机者扣之不发，此之谓也。

【注释】

[1] 扪而循之：用手摸按穴位，使皮肤舒缓。
[2] 切而散之：用手指切捺穴位，使经气布散。
[3] 推而按之：用手指推按其穴，使进针容易。
[4] 弹而怒之：用手指弹其穴位，使经脉胀满充实。
[5] 抓而下之：用左手掐其穴位，右手持针刺入。
[6] 通而取之：待经气流通有针感时，出针。
[7] 外引其门，以闭其神：门，针孔；神，真气。即右手出

针，左手随即按闭进针的孔穴，不使真气外泄。

　　[8]以：通"已"。

　　[9]大气：此指人体正气。

　　[10]候气：候邪气的到来，以抓住时机进行治疗。

　　[11]无逢其冲：冲，邪气盛。即不要在邪气盛之时进行针刺。

　　[12]其往不可追：邪气已去，不可再用泻法。

　　[13]不可挂以发：在掌握治疗时机上，不可有毫发之差。

　　[14]发机：如射发弓箭，迅速而准。

　　[15]扣椎：椎，木椎。即把木椎放在弓弦上，因顽钝，故扣之不发。

【译文】

　　黄帝说：正气虚的怎样用补法呢？岐伯说：必须先用手摸按穴位，使皮肤舒缓；再用手指切捺穴位，使经气布散；继而用手指推按其穴，以便进针；再用手弹其穴位，使经脉胀满充实；然后用左手掐其穴位，右手持针刺入，待经气流通有针感时，出针。出针时，以右手出针，左手随即按闭进针的孔穴，以免真气外泄。要在呼气尽时进针，稍久留针，静以候气，直至得气为止。留针候气，要耐心，要像等待贵宾一样，不分早晚。得气时，要谨慎守护，出针时要在患者吸气的时候，这样正气不至于漏泄。出针后，用手指按闭针孔，使神气内存而不外泄，正气留于体内，所以叫补法。

　　黄帝问：怎样候邪气之至呢？岐伯说：邪气从络脉入经，留舍于血脉，正气与邪气相争，所以脉的搏动也时起时伏，邪气时来时去，没有定处，所以说，若发现邪气刚来，必须趁其未盛之时，按切之，以阻止邪气的发展，趁邪气被阻之时，用针刺其处，使邪气外泄。注意不要在邪气炽盛之时针刺祛邪。真气，是经脉之气，邪气太盛之时，也是经脉之气太虚之际，所以说不能在邪气太盛之时进行针刺，否则必伤正气，就是这个道理。

　　所以说若不仔细审察邪气，邪气已去仍用泻法，使真气虚脱，虚脱则难以恢复，邪气会乘虚再入，使病情加重，所以说在邪气已去之时，不可再用泻法，就是这个道理。要抓住邪气至的时机，及时用针泻之，不可有毫发之差。若没抓住时机，或先或后进针，都不适宜，这样不但邪气不能去，反而还会伤血气。所以说，知道其中的道理并能抓住时机的医生，其治疗效果就像发动弩机一样，迅速见效；相反，不能抓住时机治病的医生，其疗效就像发射圆钝的木椎，笨重而不灵活，难以见效。所以说，能掌握治疗时机的人，在时机到来时，毫不迟疑；不知时机的人，总是错过时机，就是这个道理。

【原文】

　　帝曰：补泻奈何？岐伯曰：此攻邪也，疾出以去盛血，而复其真气，此邪新客，溶溶未有定处也，推之则前，引之则止，逆而刺之，温血[1]也。刺出其血，其病立已。

　　帝曰：善。然真邪以合，波陇不起，候之奈何？岐伯曰：审扪循三部九候之盛虚而调之，察其左右上下相失及相减者，审其病藏以期之。不知三部者，阴阳不别，天地不分。地以候地，天以候天，人以候人，调之中府[2]，以定三部，故曰刺不知三部九候病脉之处，虽有大过且至，工不能禁也。

　　诛罚无过[3]，命曰大惑，反乱大经[4]，真不可复，用实为虚，以邪为真，用针无义，反为气贼，夺人正气，以从为逆，荣

卫散乱，真气已失，邪独内著，绝人长命，予人天殃，不知三部
九候，故不能久长。因不知合之四时五行，因加相胜[5]，释邪攻
正[6]，绝人长命。邪之新客来也，未有定处，推之则前，引之则
止，逢而泻之，其病立已。

【注释】

[1]温血：吴崑注："温血，毒血也。"

[2]中府：指中焦胃腑。

[3]诛罚无过：指不掌握泻法的应用时机，当泻不泻，或不
当泻而泻，克伐正气。

[4]大经：指十二经脉。

[5]因加相胜：指四时五行及五运六气的胜负，以及六气主
客加临的关系。

[6]释邪攻正：放过邪气，攻伐正气。

【译文】

黄帝说：究竟怎样掌握补泻的方法呢？岐伯说：这还是以
攻邪为主，应快出针，放出盛满之血，使邪气去，真气恢复。这
是因为邪气刚刚侵入，流动未有定处，若推之则前进，引之则
阻止，若不泻反补，则血热而为毒血。所以必须掌握时机刺其出
血，攻泻邪气，疾病就会立即痊愈。

黄帝说：讲得好。若到了邪气与真气相合的程度，脉气已
不起波动，怎样诊察呢？岐伯说：仔细审察三部九候脉的盛衰虚
实而调治，具体方法是：诊察其上下有无相失或相减的情况，详
细审察病变所在的脏腑，从而推断其死生之期。若不知道三部九
候的道理，阴阳不辨，上下不分，不知地以候地，天以候天，人

以候人，以及调理胃气是三部九候的根本等道理，不知用三部九候诊察病脉之所在，虽然有严重的邪气为害，他却没有办法加以制止。

若不当泻而泻之，损伤正气，这叫大惑，会使十二经脉气血紊乱，真气不能恢复。若诊治时，虚实不分，把实证当虚证，把邪气当正气，盲目用针，伤害更大，反助邪气，剥夺正气，使顺证变逆证，致使荣卫散乱，真气散失，邪气独存于内，因而绝人性命，给人带来预想不到的灾殃。因此，不懂三部九候的医生，是不能长久被人信任的。因为他不知四时五行因胜相加的道理，放过邪气，攻伐正气，使患者性命断绝。邪气刚侵犯人体时，邪气尚未有固定的着处，推之则向前，用针引之则邪出病止，掌握时机针刺而泻其邪气，病可立愈。

通评虚实论篇第二十八

【篇解】

通，广泛，全面。评，评论。因本篇对病证的虚实进行了广泛而全面的论述，所以篇名叫"通评虚实"。

本篇主要论述了虚实的概念，虚实病证的病因、病机、病证特点、治法及预后等内容。

辨虚实，是中医学八纲辨证的重要内容之一。"邪气盛则实，精气夺则虚"是虚实之证发生的根本原理。病证的虚实能反映正邪的盛衰。本篇虚实理论指导着后世审证求因，辨证论治；篇中补虚泻实及攻补兼施的治疗原则，数千年来，始终指导着中医学的临床实践。

【原文】

黄帝问曰：何谓虚实？岐伯对曰：邪气盛则实，精气夺则虚[1]。

帝曰：虚实何如？岐伯曰：气虚者肺虚也，气逆者足寒也，非其时则生，当其时则死[2]。余藏皆如此。

帝曰：何谓重实[3]？岐伯曰：所谓重实者，言大热病，气热脉满，是谓重实。

帝曰：经络俱实何如？何以治之？岐伯曰：经络皆实，是寸脉急而尺缓[4]也，皆当治之，故曰滑则从，涩则逆也。夫虚实者，皆从其物类始，故五藏骨肉滑利，可以长久也。

帝曰：络气不足，经气有余，何如？岐伯曰：络气不足，经气有余者，脉口热而尺寒也，秋冬为逆，春夏为从，治主病者。

帝曰：经虚络满何如？岐伯曰：经虚络满者，尺热满脉口寒涩也，此春夏死秋冬生也。

帝曰：治此者奈何？岐伯曰：络满经虚，灸阴刺阳；经满络虚，刺阴灸阳。

帝曰：何谓重虚？岐伯曰：脉气上虚尺虚[5]，是谓重虚。

帝曰：何以治之？岐伯曰：所谓气虚者，言无常[6]也。尺虚者，行步恇然[7]。脉虚者，不象阴[8]也。如此者，滑则生，涩则死也。

【注释】

[1] 邪气盛则实，精气夺则虚：邪气，泛指各种致病因素，例如，感受六淫之邪、七情不遂、饮食失节、起居失常及劳伤太过等。邪气侵入人体，正邪相争，正气不衰而邪气也亢盛，属实证。精气，泛指人体正气，如精、气、津、液、血、神等。夺，耗损。精气夺则虚，人体正气被耗损，属虚证。

[2] 非其时则生，当其时则死：其时，指克己之时。即非克己之时则病可愈，正值克己之时则病危，甚至死亡。

[3] 重（chóng）实：重，重复。即本有实证，又见实证，实而又实。指邪气盛极。

[4] 寸脉急而尺缓：寸脉，指气口脉；尺，指尺肤部。即寸口脉疾急而尺肤肌肉也热而弛缓，寸口脉为经在里，尺肤在表为络，故为经络俱实。

[5] 脉气上虚尺虚：新校正云："按《甲乙经》作'脉虚气虚尺虚'，是谓重虚。"观下文，可从。

［6］言无常：气虚懒言。

［7］㤭（kuāng）然：㤭，怯弱。即两腿软弱无力。王冰注："寸虚则脉动无常，尺虚则行步㤭然不足。"

［8］脉虚者，不象阴：血虚则脉象空大无力，而不像沉而有力的阴脉。王冰注："不象太阴之候也。"

【译文】

黄帝问道：什么叫虚证和实证？岐伯回答说：正气不衰，邪气壅盛的，叫实证；精气虚衰的，叫虚证。

黄帝问：虚实的病变是怎样的？岐伯说：举肺脏为例，肺主气，气虚的人首先出现肺气虚的表现，肺气上逆，两足必寒，假如不在克己的时令，其病可愈，若正值克己的时令，可致死亡。余脏皆仿此。

黄帝问：什么叫重实？岐伯说：所说的重实，如大热病，邪气甚热，又出现脉象盛满，实上加实，就叫作重实。

黄帝问：经络俱实会出现怎样的情况？怎样治疗？岐伯说：经络俱实之证，是指寸口脉疾急而尺肤部也热而弛缓，经络都要治。寸口脉和尺肤部滑润的为顺，涩滞的为逆。一般来说，虚实是与物象相类似的，若五脏骨肉滑利，则可以长寿。

黄帝问：络气不足、经气有余的情况怎样？岐伯说：络气不足，经气有余的人，寸口呈热病的脉象，而尺肤部反觉寒，若出现在秋冬阴气盛时则为逆象，若在春夏阳气盛时则为顺候，应将所主时令与病结合起来治疗。

黄帝问：经虚络满的情况怎样？岐伯说：经虚络满的人，尺肤部热满而寸口脉呈现涩迟寒盛的脉象，若逢春夏则死，逢秋冬可以治愈。

黄帝问：这两种情况，怎样治疗呢？岐伯说：络满经虚的，刺阳经灸阴经；经满络虚的，刺阴经灸阳经。

黄帝问：什么叫重虚？岐伯说：脉虚、气虚、尺虚，就叫作重虚。

黄帝问：怎样治疗呢？岐伯说：所说的气虚，症见少气懒言，语声低微；所说的尺虚，即尺肤脆弱，行动则下肢怯弱无力；所说的脉虚，即阴虚血少，脉虚大无力而不呈阴脉。这些情况，若脉象滑利，则可治愈；若脉象迟涩，则必死。

【原文】

帝曰：寒气暴上，脉满而实何如？岐伯曰：实而滑则生，实而逆则死。帝曰：脉实满，手足寒，头热，何如？岐伯曰：春秋则生，冬夏则死。脉浮而涩，涩而身有热者死。帝曰：其形尽满[1]何如？岐伯曰：其形尽满者，脉急大坚，尺涩而不应也，如是者，故从则生，逆则死。帝曰：何谓从则生，逆则死？岐伯曰：所谓从者，手足温也。所谓逆者，手足寒也。

帝曰：乳子[2]而病热，脉悬小者何如？岐伯曰：手足温则生，寒则死。帝曰：乳子中风热，喘鸣肩息者，脉何如？岐伯曰：喘鸣肩息者，脉实大也，缓则生，急则死。

帝曰：肠澼[3]便血[4]何如？岐伯曰：身热则死，寒则生。帝曰：肠澼下白沫何如？岐伯曰：脉沉则生，脉浮则死。帝曰：肠澼下脓血何如？岐伯曰：脉悬绝则死，滑大则生。帝曰：肠澼之属，身不热，脉不悬绝何如？岐伯曰：滑大者曰生，悬涩者曰死，以藏期之[5]。

帝曰：癫疾何如？岐伯曰：脉搏大滑，久自已；脉小坚急，死不治[6]。帝曰：癫疾之脉，虚实何如？岐伯曰：虚则可治，实则死。

帝曰：消瘅[7]虚实何如？岐伯曰：脉实大，病久可治；脉悬小坚，病久不可治[8]。

【注释】

［1］形尽满：形，形体；满，实满；尽，皆也。

［2］乳子：指哺乳之妇人。

［3］肠澼：又名滞下，今名痢疾。肠澼为痢疾的总称，包括赤痢、白痢、赤白痢。

［4］便血：大便下血。

［5］以藏期之：以五脏相克之时日决定死期，如肝见庚辛死、心见壬癸死、肺见丙丁死、肾见戊己死、脾见甲乙死。

［6］脉小坚急，死不治：王冰注：“脉小坚急为阴，阳病而见阴脉，故死不治。”

［7］消瘅：消，消耗。瘅，里热。即今之消渴病，为上、中、下三消之总称。

［8］脉悬小坚，病久不可治：王冰注：“久病血气衰，脉不当实大，故不可治。”

【译文】

黄帝问：寒气骤然上逆，脉盛满而实的病证，预后怎样？岐伯曰：脉实而滑的可愈，脉实而涩滞的是逆象，必死。黄帝问：脉象实而盛满，手足寒冷，头部发热，预后怎样？岐伯曰：若逢春秋则可愈，逢冬夏则死。若脉浮而涩且身热亦死。黄帝问：身形皆实满，预后怎样？岐伯曰：身形皆实满者，寸口脉急而大坚，尺肤部却反涩滞，与脉不相应，若是这样，从则生，逆则死。黄帝问：什么叫从则生、逆则死？岐伯说：所说的从，指手足温暖；所说的逆，指手足寒冷。

黄帝问：产妇患热病，脉弦而小，预后怎样？岐伯说：若手足温则可愈，手足寒则必死。黄帝问：产妇中风热，喘息抬肩，喉中喝喝有声，脉象怎样？岐伯说：喘息抬肩，喉中有声者，脉应实大，若实大而较缓和则可愈，若实大而疾急则死。

黄帝问：肠澼见便血的，预后怎样？岐伯说：若见身热则死，身寒则可愈。黄帝问：肠澼见下白沫的，预后怎样？岐伯说：若见脉沉则可愈，若脉浮则必死。黄帝问：肠澼见便下脓血的，预后怎样？岐伯说：若见脉弦绝则死，若脉滑大则可愈。黄帝问：肠澼这一类病，若身不热，脉不弦绝，预后怎样？岐伯说：若脉滑大则可愈，脉弦涩则死，其死期，以五脏相克之时日来决定。

黄帝问：癫这种病，预后怎样？岐伯曰：若脉搏大而滑，其病会慢慢地自愈；若脉小而坚急，为阳病见阴脉，是死证。黄帝问：从癫脉象虚实怎样断预后呢？岐伯说：脉虚可治，脉实则死。

黄帝问：从消瘅病脉象的虚实，怎样判断预后呢？岐伯说：若脉实大，虽病久也可治愈；若脉悬小而坚，并且病程很长的，则不可治。

【原文】

帝曰：形度骨度脉度筋度，何以知其度也[1]？帝曰：春亟[2]治经络，夏亟治经俞，秋亟治六府，冬则闭塞。闭塞者，用药而少针石[3]也。

所谓少针石者，非痈疽之谓也，痈疽不得顷时回[4]。痈不知所，按之不应手，乍来乍已，刺手太阴傍三痏[5]与缨脉[6]各二。掖[7]痛大热，刺足少阳五，刺而热不止，刺手心主三，刺手太阴经络者大骨之会[8]各三。暴痛筋緛，随分而痛，魄汗不尽，胞气[9]不足，治在经俞。腹暴满，按之不下，取手太阳经络者，胃之募[10]也，少阴俞[11]去脊椎三寸傍五，用员利针[12]。

霍乱，刺俞傍五，足阳明及上傍三。刺痫惊脉五，针手太阴各五，刺经太阳五，刺手少阴经络傍者一，足阳明一，上踝五寸刺三针。

凡治消瘅仆击[13]，偏枯痿厥，气满发逆，甘肥贵人，则高梁之疾也。隔塞闭绝，上下不通，则暴忧之病也。

暴厥而聋，偏塞闭不通，内气暴薄也。不从内外中风之病，故瘦留著也。跖跛[14]，寒风湿之病也。

黄帝曰：黄疸暴痛，癫疾厥狂，久逆之所生也。五藏不平，六府闭塞之所生也。头痛耳鸣，九窍不利，肠胃之所生也。

【注释】

[1]帝曰……何以知其度也：王冰认为此十六个字为错简。可从。

[2]亟（qì）：屡次，频繁。

[3]少针石：少用针刺、砭石之法。

[4]痈疽不得顷时回：回，通"徊"，徘徊，迟疑。王冰注："此病顷时回转之间，过而不泻，则内烂筋骨，穿通脏腑。"

[5]痏（wěi）：原指针刺后留下的针痕，此指针刺的次数。

[6]缨脉：缨，帽带，即帽带通过部位的动脉，即颈部的人迎、水突、气舍等穴位，属足阳明胃经。

[7]掖：通"腋"。

［8］大骨大会：即手太阳之肩贞穴。

［9］胞气：膀胱经气。

［10］胃之募：指足阳明胃经的募穴，即中脘穴。

［11］少阴俞：即肾俞。

［12］员利针：即圆利针，九针之一。

［13］仆击：猝然昏倒的中风。

［14］跖跛：因偏废而走路不平衡。

【译文】

黄帝说：春季治病常取经脉的络穴，夏季治病常取经脉的俞穴，秋季治病常取六腑的合穴，冬季是阳气闭藏的季节，用针刺易泄阳气，所以宜多用药物而尽量少用针刺砭石。

所说的少用针刺砭石，不包括痈疽等病在内，因为痈疽等病必须急用针石治疗，不能有顷刻迟疑。痈毒初起，不知发在何处，用手摸也摸不出，时痛时不痛，此时可针刺手太阴肺经脉穴位三次，以及颈部足阳明经脉穴位左右各二次。腋痈高热者，可刺足少阳经穴位五次，刺后热仍不退的，再刺手厥阴心包经穴位三次，以及手太阴肺经的络穴和大骨之会各三次。急性痈肿，筋脉挛缩，痈肿之处疼痛，自汗不止，是膀胱经气不足所致，应刺其经的俞穴。腹部突然胀满，按之不减，可取手太阳经的络穴，即中脘穴，以及肾俞穴，用圆利针刺五次。

霍乱证，应刺肾俞旁的志室穴五次，以及胃俞穴和胃仓穴三次。对于惊，应刺五条经脉的穴位，刺手太阴的穴位左右各五次，刺手太阳的穴位左右各五次，刺手少阴经络旁的支正穴左右各一次，刺足阳明经的解溪穴左右各一次，刺足踝上五寸的筑宾穴左右各三次。

　　大凡诊治消瘅、仆击、偏枯、痿厥、气急喘满等病证时，要详察病因。若是肥胖的贵人，多由于嗜食膏粱厚味所致；胸膈郁结不舒，上下之气闭塞不通的，多由于突然的忧郁所致。

　　突然厥逆，不省人事，耳聋，肢体一侧经络之气阻塞不通，是由于内里气血逆乱，突然上迫所致。有的病不是发于内，而是外中风邪，风邪化热，消烁肌肉，所以使人消瘦且邪气留着而不去。走路跛行的，多由于寒风湿邪所致。

　　黄帝说：黄疸、突然剧痛、癫、厥狂等病证，都是经脉之气长久逆乱所致。五脏不和，是因六腑闭塞所致。头痛，耳鸣，九窍不利，是肠胃的病变所致。

太阴阳明论篇第二十九

【篇解】

太阴，足太阴脾经。阳明，足阳明胃经。两者一脏一腑，一表一里。因本篇重点讨论了足太阴脾与足阳明胃两经的密切关系，所以篇名叫"太阴阳明"。

本篇主要论述了足太阴脾、足阳明胃两经的表里关系、疾病变化以及六经的发病规律，阐明了脾病四肢不用及脾不主时的道理。

脾胃为后天之本，气血生化之源。《内经》重视脾胃，对后世脾胃病的临床诊治具有重要影响，金元大医家李杲在此基础上创立补土派，著《脾胃论》。篇中"脾病而四肢不用"的理论，对临床治疗肢体萎废不用从脾胃着手具有重要指导意义。篇中脾不主时的理论，是《内经》重要学术观点之一，可与"脾主长夏"观点互参。

【原文】

黄帝问曰：太阴阳明为表里，脾胃脉也，生病而异者何也？岐伯对曰：阴阳异位[1]，更虚更实，更逆更从[2]，或从内，或从外[3]，所从不同，故病异名也。帝曰：愿闻其异状也。

岐伯曰：阳者，天气也，主外；阴者，地气也，主内[4]。故阳道实，阴道虚[5]。故犯贼风虚邪[6]者，阳受之；食饮不节起居不时者，阴受之。阳受之则入六府，阴受之则入五藏[7]。入六府则身热不时卧[8]，上为喘呼；入五藏则䐜满[9]闭塞，下为飧泄，久为肠澼[10]。

故喉主天气，咽主地气[11]。故阳受风气，阴受湿气[12]。故阴气从足上行至头，而下行循臂至指端；阳气从手上行至头，而下行至足。故曰阳病者上行极而下，阴病者下行极而上[13]。故伤于风者，上先受之；伤于湿者，下先受之。

【注释】

[1]阴阳异位：指足太阴脾经与足阳明胃经循行部位不同。王冰注："脾脏为阴，胃腑为阳，阳脉下行，阴脉上行。"

[2]更虚更实，更逆更从：此指太阴、阳明与季节的关系。杨上善注："春夏阳明为实，太阴为虚，秋冬太阴为实，阳明为虚，即更虚更实也。春夏太阴为逆，阳明为顺；秋冬阳明为逆，太阴为顺也。"

[3]或从内，或从外：张志聪注："或从内者，或因于饮食不节、起居不时，而为腹满飧泄之病；或从外者，或因于贼风虚邪而为身热喘呼。"

[4]阳者，天气也，主外；阴者，地气也，主内：属阳的经脉，犹如自然界的天气，主管人体的外部，起着保护机体的作用；属阴的经脉，犹如地气，主管人体的内部，起着滋养人体的作用。

[5]阳道实，阴道虚：六腑属阳，其病多外感而为实证；五脏属阴，其病多内伤而为虚证。道，指规律；阳，指胃；阴，指脾。张介宾注："阳刚阴柔也。又外邪多有余，故阳道实；内伤多不足，故阴道虚。"

[6]贼风虚邪：泛指外感邪气。高世栻注："凡四时不正之气，皆谓之虚邪贼风。"

[7] 阳受之则入六府，阴受之则入五藏：虚邪贼风从阳经传入六腑，饮食劳伤易损阴经而传入五脏。病邪性质不同，侵犯部位及传变途径不同，所致病变亦各异。杨上善注："六阳受于外邪，传入六腑；六阴受于内邪，传入五脏。"

[8] 不时卧：不得安卧。《甲乙经》作"不得卧"，是指因胃气上逆，平卧则呼吸困难或气喘气促。张志聪注："《下经》曰胃不和则卧不安，此之谓也。阳明气厥则上为喘呼。"

[9] 䐜满：胀满。

[10] 肠澼：病名，即痢疾。

[11] 喉主天气，咽主地气：指喉司呼吸，咽纳水谷的功能。高世栻注："喉司呼吸，肺气所出，故喉主天气；咽纳水谷，下通于胃，故咽主地气。"马莳注："喉咙者，气之所以上下者也，主乎天气；咽喉者，水谷之道路也，主乎地气。"

[12] 阳受风气，阴受湿气：人体阳分易感受属阳之风邪，人体阴分易感受属阴之湿邪，即同类相聚，同气相求之理。张介宾注："风，阳气也，故阳分受之。湿，阴气也，故阴分受之。各从其类也。"

[13] 阳病者，上行极而下；阴病者，下行极而上：阳经从手至头而后至足，邪犯阳经多上受，之后循经气而下行。阴经从足至头而下行至于指端，邪犯阴经多下受，之后循经气而上行。意指病邪侵犯人体后，可随经气的运行而发生传变。张志聪注："此言邪随气转也。人之阴阳出入，随时升降。是以阳病在上者，久而随气下行；阴病在下者，久而随气上逆。"

【译文】

黄帝问道：足太阴足阳明两经互为表里，是脾与胃的经脉，而所发生的病变却不相同，这是为什么呢？岐伯回答说：是因为两经的循行部位不同，四时的虚实顺逆不同，发病或从内生，或从外入，原因各不相同，所以病名也就不同。黄帝说：我想听一听它们的区别。

岐伯说：阳经，与天气相通应，主向外；阴经，与地气相通应，主向内。所以阳明胃腑的病变多实证，太阴脾脏的病变多虚证。因此，外来的虚邪贼风，常侵犯阳分；饮食不节，起居失常，常损伤阴分。阳分受病，常入侵六腑；阴分受病，常入侵五脏。邪入六腑则使人身热，不得安卧，气逆喘促；邪入五脏则使人胸膈胀满，胸膈之气不相交通，在下为完谷不化的泄泻，日久则为肠澼。

喉与天气相通应，咽与地所相通应。所以阳经易受风邪，阴经易受湿邪。因阴经的经脉之气是从足上行至头，再下行循上肢至指端；阳经的经脉之气是从手上行至头，再下行至足。所以邪气侵犯阳经，先向上至极点，再向下行；邪气侵犯阴经，先下行至极点，再向上行。所以伤于风邪，上部先受病，因风为阳邪；伤于湿邪的，下部先受病，因湿为阴邪。

【原文】

帝曰：脾病而四支不用[1]何也？岐伯曰：四支皆禀气于胃，而不得至经[2]，必因于脾，及得禀也。今脾病不能为胃行其津液[3]，四支不得禀水谷气，气日以衰，脉道不利，筋骨肌肉，皆无气以生，故不用焉。

帝曰：脾不主时何也？岐伯曰：脾者土也，治中央[4]，常以四时长[5]四藏，各十八日寄治，不得独主于时也[6]。脾藏者常著胃土之精也[7]，土者生万物而法天地，故上下至头足[8]，不得主时也。

帝曰：脾与胃以膜相连耳，而能为之行其津液何也？岐伯曰：足太阴者三阴[9]也，其脉贯胃属脾络嗌[10]，故太阴为之行气于三阴[11]。阳明者表也，五藏六府之海也，亦为之行气于三阳[12]。藏府各因其经而受气于阳明[13]，故为胃行其津液。四支不得禀水谷气，日以益衰，阴道不利，筋骨肌肉无气以生，故不用焉。[14]

【注释】

[1]四支不用：指四肢痿软不能随意活动。支，通"肢"。

[2]至经:《太素》作"径至"。径，径直，直接。张介宾注："四肢之举动，必须赖胃气以为用，然胃气不能自至于诸经，必因脾气之运行，则胃中水谷之气，化为精微，乃得及于四肢也。"

[3]津液：此指水谷精气。

[4]治中央：脾属土，土在五方居于中央，故曰"治中央"。治，主宰，掌管。

[5]长：通"掌"。马莳注："长，掌同，主也。"

[6]各十八日寄治，不得独主于时也：指土旺于四季末的十八日，而不独主一个时令。张志聪注："春夏秋冬，肝心肺肾之所主也。土位中央，灌溉于四脏，是唯四季月中，各旺十八日。是四时之中皆有土气，而不独主于时也。五脏之气，各主七十二日，以成一岁。"

[7]常著胃土之精也：著，明显，显现。脾运化于内深藏难觅，常助胃化生水谷精气。高世栻注："著，昭著也。胃土水谷之精，昭著于外，由脾脏之气运行，故脾脏者，常著胃土之精也。"

[8]上下至头足：指脾胃经脉上下至头足。张介宾注："脾胃为脏腑之本，故上至头，下至足，无所不及，又岂得独主一时而已哉？"

[9]三阴：即太阴。厥阴为一阴，少阴为二阴，太阴为三阴。

[10]嗌：咽喉。

[11]太阴为之行气于三阴：足太阴脾将胃中的水谷精气转输到太阴、少阴、厥阴三阴经。之，指胃。

[12]亦为之行气于三阳：指阳明经行气于三阳经，也赖脾气运化功能。为之，吴崑注"为脾"。

[13]藏府各因其经而受气于阳明：指脏腑都是通过脾经运行的胃气得以滋养。张介宾注："因其经，因脾经也。脏腑得禀于阳明者，以脾经贯胃，故能为胃行其津液也。"

[14]四支不得禀水谷气……故不用焉：丹波元简注："此下二十八字，与上文复，正是衍文。"可参。

【译文】

黄帝问：脾病而四肢功能失常，这是什么原因呢？岐伯说：四肢的功能活动禀受胃气的充养，但因胃的津液不能直接到达四肢及其他经脉，必须依赖脾的运化转输，营养才能到达四肢。现在脾气发生病变，不能为胃转输水谷精微，四肢得不到水谷精气的营养，经脉之气日益衰弱，血脉不畅通，筋骨肌肉丧失了营养而失去其功能活动，故痿废不用。

黄帝问：脾不主治一个季节，是什么道理呢？岐伯说：脾属土，位居中央，分旺于四时，而营养于四脏，寄旺于四时之末的各十八日，所以不独主于一个时令。脾为胃转输水谷精气，脾胃

之气犹天地之气生养万物一样，将水谷精微转输到全身上下无处
不到，所以不仅仅主一个时季。

黄帝问：脾与胃仅以一膜相连，脾能为胃行其津液，这是
为什么呢？岐伯说：足太阴，是三阴，其经脉贯通于胃，连属于
脾，上络于咽，所以能够为胃把水谷精微转输到手足三阴经；足
阳明，是足太阴脾经之表，是五脏六腑营养的源泉，所以也能为
脾经将精微输送于手足三阳经。五脏六腑都以脾气的转输而得到
胃水谷精微的营养，所以说脾能为胃运行津液。若脾病，四肢得
不到水谷精微的濡养，日益衰弱，脉道不利，筋骨肌肉失去营
养，所以失去正常的功能。

阳明脉解篇第三十

【篇解】

  阳明脉，足阳明胃经。解，解释。因本篇主要解释了足阳明经脉热盛的临床表现、预后，所以篇名叫"阳明脉解"。

  足阳明经之病，多实热证，扰于心神，则易出现狂证。该理论，在《灵枢·经脉》等篇均有较详细的论述。东汉张仲景在《内经》理论基础上，著《伤寒论》，其中，也对阳明病进行了系统论述，对指导后世临床诊治起到了重要指导作用。

【原文】

  黄帝问曰：足阳明之脉病，恶[1]人与火，闻木音则惕然而惊，钟鼓不为动，闻木音而惊何也？愿闻其故。岐伯对曰：阳明者胃脉也，胃者土也，故闻木音而惊者，土恶木也。

  帝曰：善。其恶火何也？岐伯曰：阳明主肉，其脉血气盛，邪客之则热，热甚则恶火。

  帝曰：其恶人何也？岐伯曰：阳明厥则喘而悗[2]，悗则恶人。

  帝曰：或喘而死者，或喘而生者，何也？岐伯曰：厥逆连[3]藏则死，连经则生。

  帝曰：善。病甚则弃衣而走，登高而歌，或至不食数日，踰垣[4]上屋，所上之处，皆非其素所能也，病反能者何也？岐伯曰：四支者诸阳之本也，阳盛则四支实，实则能登高也。

帝曰：其弃衣而走者何也？岐伯曰：热盛于身，故弃衣欲走也。

帝曰：其妄言骂詈^[5]不避亲疏而歌者何也？岐伯曰：阳盛则使人妄言骂詈不避亲疏而不欲食，不欲食故妄走也。

【注释】

[1] 恶：厌恶。

[2] 悗：丹波元简注："《甲乙》作'闷'。《集韵》悗、愠、宛、愳同，音郁，心所郁积也。"可从。

[3] 连：牵连。

[4] 踰（yú）垣：踰，超越；垣，墙也。即越墙。

[5] 詈（lì）：骂也。即诽谤骂诅之言。

【译文】

黄帝问道：足阳明经有病，恶见人和火，听到木音就惕然惊动，但听到钟鼓声却不为之惊动，这是为什么呢？我想听听其中的道理。岐伯回答说：足阳明经，是胃的经脉，胃属土，因木克土，所以听到木音就惕然而惊。

黄帝说：讲得好。那么为什么恶火呢？岐伯说：足阳明经主肌肉，其经多气多血，邪气入侵则多发热，热甚则恶火。

黄帝问：为什么恶人呢？岐伯说：阳明经气厥逆于上，则使人喘促，心中郁闷，因郁闷，故不喜欢见人。

黄帝问：有的呼吸喘促则死亡，有的不死，这是为什么呢？岐伯说：若厥逆之气牵连内脏就死亡，波及在外之经脉则不死。

黄帝说：讲得好。阳明病病重时，不知道穿衣服，而且到处乱跑乱走，登高而歌，甚至几天不吃东西，还能翻墙、上房，并且所上之处，都是在没病时不能攀上的，有病时却反能登上，这又是为什么呢？岐伯说：四肢是诸阳之本。阳气盛则四肢充实而力气异常，所以能登高。

黄帝问：为什么不穿衣服到处乱跑呢？岐伯说：阳明经之邪热太盛，充斥于形体，所以弃衣而到处乱跑。

黄帝问：其胡言乱语，随便骂詈，而且不避亲疏，乱唱乱喊，这是为什么呢？岐伯说：这是阳热太盛的缘故，所以胡言乱语，骂詈不避亲疏，不知吃东西，到处乱跑。

卷第九

热论篇第三十一

【篇解】

热，指热病，是一切外感发热性疾病的总称。由于本篇主要论述了热病的病因、主症、传变规律、治则、护理及预后等，所以篇名叫"热论"。

本篇对热病进行了系统又全面的论述。本篇是研究外感热病的专论之一，也是《内经》病证理论的重要篇章之一，是张仲景《伤寒论》六经传变理论的渊源。篇中所述伤于寒为外感热病病因的理论，奠定了外感病发病学基础。篇中所述外感病传变规律、外感病以祛邪为主的治疗原则，以及外感病饮食护理等理论，为后世外感病的诊断、辨证、治疗及后期调护奠定了基础。

【原文】

黄帝问曰：今夫热病者，皆伤寒之类[1]也，或愈或死，其死皆以六七日之间，其愈皆以十日以上者何也？不知其解，愿闻其故。岐伯对曰：巨阳者，诸阳之属[2]也，其脉连于风府[3]，故为诸阳主气[4]也。人之伤于寒也，则为病热，热虽甚不死；其两感于寒[5]而病者，必不免于死。

帝曰：愿闻其状。岐伯曰：伤寒一日[6]，巨阳受之，故头项痛，腰脊强[7]。二日阳明受之，阳明主肉，其脉挟鼻络于目，故身热[8]目疼而鼻干，不得卧也。三日少阳受之，少阳主胆[9]，其脉循胁络于耳，故胸胁痛而耳聋。三阳经络皆受其病，而未入于藏[10]者，故可汗而已。四日太阴受之，太阴脉布胃中络于嗌，故腹满而嗌干。五日少阴受之，少阴脉贯肾络于肺，系舌本，故口燥舌干而渴。六日厥阴受之，厥阴脉循阴器而络于肝，故烦满而囊缩[11]。三阴三阳，五藏六府皆受病，荣卫不行，五藏不通，则死矣。

其不两感于寒者，七日[12]巨阳病衰，头痛少愈；八日阳明病衰，身热少愈；九日少阳病衰，耳聋微闻；十日太阴病衰，腹减如故，则思饮食；十一日少阴病衰，渴止不满[13]，舌干已而嚏；十二日厥阴病衰，囊纵，少腹微下[14]，大气[15]皆去，病日已矣。

【注释】

[1]伤寒：是感受四时邪气引起的外感热病的统称，即指广义伤寒。伤寒有广义和狭义之分，《难经·五十八难》云："伤寒有五，有中风、有伤寒、有湿温、有热病、有温病。"其中的"有伤寒"，为狭义伤寒。

[2]巨阳者，诸阳之属：指太阳统率诸阳。巨阳，即太阳。张介宾注："太阳为六经之长，统摄阳分，故诸阳皆其所属。"

[3]风府：为督脉经穴位，为足太阳、督脉、阳维脉会合之处。杨上善注："诸阳者，督脉、阳维脉也。督脉，阳脉之海。阳维，维诸阳脉。总会风府，属于太阳，故足太阳脉为诸阳主气。"

[4]为诸阳主气：主持诸阳经之气。

[5]两感于寒：互为表里的阴阳两经同时感邪发病，如太阳

与少阴同感，阳明与太阴同感，少阳与厥阴同感。

〔6〕一日：一日与下文二日、三日……六日，均指热病传变的次序及发展的不同阶段，不能理解为具体日数。如高世栻注："一日受二日受者，乃循次言之，非一定不移之期日也。"

〔7〕头项痛，腰脊强：足太阳之脉从额交颠，下项，循肩膊内，夹脊抵腰中，太阳受邪，故头项痛，腰脊强。原文未言"发热"当系省文。以下各经同此。

〔8〕身热：指身体热甚。阳明主肌肉，邪传阳明所致。张介宾注："伤寒多发热，而独此云身热者，盖阳明主肌肉，身热尤甚也。"

〔9〕少阳主胆："胆"，《甲乙经》《太素》均作"骨"，可从。新校正云："按全元起本'胆'作'骨'。全元起注云：少阳者，肝之表，肝候筋，筋会于骨，是少阳之气所荣，故言主于骨。"《灵枢·经脉》也有"胆足少阳之脉……是主骨所生病者"，可证。

〔10〕未入于藏：指邪气仍在三阳之表，而未入三阳之里，故可汗而已。

〔11〕烦满（mèn）而囊缩：足厥阴脉环绕阴器，抵小腹，夹胃属肝络胆，故厥阴受病烦闷而囊缩。满，通"懑"，烦闷之意；囊缩，阴囊收缩。

〔12〕七日：七日与下文八日、九日、十日、十一日、十二日，均指热病过程中正气恢复、邪气渐退、病情转愈的次序规律，亦非具体日数。

〔13〕不满：丹波元简注："《甲乙经》《伤寒例》并无'不满'二字，上文不言腹满，此必衍文。"当从。

〔14〕囊纵，少腹微下：阴囊收缩及少腹拘急的症状逐渐缓解。

[15] 大气：指邪气。王冰注："大气，谓大邪之气。"

【译文】

黄帝问道：凡是外感所引起的各种发热病变，都属伤寒的范畴，其中有的病愈，有的死亡，死亡的多在六七日之间，病愈的大都在十天以上，这是为什么？我不能理解，想听听其中的道理。岐伯回答说：足太阳经能统摄诸阳经，它的经脉上连风府，风府为督脉通行之处，因督脉总督一身之阳，所以太阳能主一身之阳气。人体若被寒邪侵袭，则发热，发热虽然很重，但不会死亡。若表里两经同时感受寒邪而为病者，那就不免要死亡。

黄帝说：我想听听伤于寒的症状。岐伯说：伤寒的第一天，太阳经受邪，所以头项疼痛，腰脊强而不舒。第二天邪气传入阳明，阳明主肌肉，其经脉夹鼻络于目，所以身热、目痛、鼻干，不能安卧。第三天邪气传入少阳，少阳经属胆，其经脉循胁部，上络于耳，所以胸胁疼痛而耳聋。三阳经脉虽然都已受病，但未入于三阴时，说明邪气在表，所以用发汗法可使病愈。第四天，邪气传入太阴，太阴经布胃中，上络于咽，所以腹满、咽干。第五天，邪气传入少阴，少阴经贯肾络于肺，连系于舌根，所以口燥、舌干、口渴。第六天，邪气传入厥阴，厥阴脉循绕阴器而络于肝，所以心烦满闷，阴囊挛缩。三阴三阳五脏六腑的经脉都受到邪气的侵害，营卫之气运行不畅，五脏之气不相交通，于是则死亡。

若不是表里两经同时感受寒邪而发生的热病，第七天时，太阳经邪气开始衰退，头痛渐渐减轻。第八天时，阳明经邪气开始衰退，身热渐退。第九天时，少阳经邪气开始衰退，听觉有所恢复。第十天时，太阴经邪气开始衰退，腹满消失，想吃东西。第十一天时，少阴经邪气开始衰退，口渴止，腹不满，舌不干，阳

气和利，故打喷嚏。第十二天时，厥阴经邪气开始衰退，阴囊舒
缓，少腹部也觉舒适，此时，邪气已衰退，正气日渐恢复，疾病
日渐好转。

【原文】

帝曰：治之奈何？岐伯曰：治之各通其藏脉[1]，病日衰已
矣。其未满三日者，可汗而已；其满三日者，可泄而已[2]。

帝曰：热病已愈，时有所遗[3]者何也？岐伯曰：诸遗者，
热甚而强食之，故有所遗也。若此者，皆病已衰而热有所藏，因
其谷气相薄，两热相合，故有所遗也。

帝曰：善。治遗奈何？岐伯曰：视其虚实，调其逆从，可使
必已矣。

帝曰：病热当何禁之？岐伯曰：病热少愈，食肉则复，多食
则遗[4]，此其禁也。

帝曰：其病两感于寒者，其脉应与其病形[5]何如？岐伯曰：
两感于寒者，病一日则巨阳与少阴俱病，则头痛口干而烦满；二
日则阳明与太阴俱病，则腹满身热，不欲食谵言[6]；三日则少阳
与厥阴俱病，则耳聋囊缩而厥[7]，水浆不入，不知人，六日死[8]。

帝曰：五藏已伤，六府不通，荣卫不行，如是之后，三日乃
死，何也？岐伯曰：阳明者，十二经脉之长也，其血气盛，故不
知人，三日其气乃尽，故死矣。凡病伤寒而成温者，先夏至[9]
日者为病温[10]，后夏至日者为病暑，暑当与汗皆出，勿止[11]。

【注释】

[1] 各通其藏脉：疏通调治各脏腑经脉。杨上善注："量其
热病在何脏之脉，知其所在，即于脉以行补泻之法，病衰矣。"

[2]其未满三日者，可汗而已；其满三日者，可泄而已：张介宾注："凡传经络之邪，未满三日者，其邪在表，故可以汗已。满三日者，其邪传里，故可以下已。然此言表里之大体耳。"

[3]遗：热邪遗留，疾病迁延不愈。

[4]食肉则复，多食则遗：指热病之后，脾胃气虚，运化力若，食肉则不化，多食则谷气残留，与邪热相互搏结，故使病复发或余热缠绵不去。复，病愈而复发。张介宾注："复者病复作；遗则延久也。凡病后脾胃气虚，未能消化饮食，故于肉食之类皆当从缓，若犯食复，为害非浅，其有夹虚内馁者，又不可过于禁制，所以贵得宜也。"

[5]其脉应与其病形：指脉象与症状。

[6]谵言：妄言乱语，为外感病高热所致。

[7]厥：指四肢逆冷。

[8]水浆不入，不知人，六日死：水浆不入为胃气乏竭，神识不清，为神气已伤，属危症，预后不良。

[9]夏至：二十四节气之一。从这一天开始，阳气渐衰，阴气渐盛。

[10]温：指温热病。

[11]暑当与汗皆出，勿止：汗出有助于暑邪外泄，故不可止汗。高世栻注："暑，热之极也。暑热之病，汗出而散……故暑当与汗皆出勿止，汗虽多不可止之也。"

【译文】

黄帝问：怎样治疗呢？岐伯说：应根据病变所在的脏腑经脉疏通调治。一般来说，病未满三日的，说明邪在表，可用发汗法治疗；已满三日的，说明邪气已由表入里，可用泻下法治疗。

黄帝说：热病已经痊愈，但仍有余热稽留不去，这是为什么呢？岐伯说：这种情况是因为热邪很严重时，使其勉强进食，致使病情虽减轻，但内里热邪尚不能退去，这是因谷食之气与余热相互搏结，所以余热遗留不去。

黄帝说：讲得好。怎样治疗遗留的余热呢？岐伯说：应观察疾病的虚实，采用适当的治疗方法，调整其逆乱之气，就可以痊愈。

黄帝问：热病应当禁忌什么？岐伯说：热病渐愈，热邪渐退之时，若食肉则可使病复发，若多食则可使余热遗留不去，这就是热病所禁。

黄帝问：表里两经同时感受寒邪的患者，经脉受邪的次序和症状如何？岐伯说：表里两经同时感受寒邪的患者，第一天太阳与少阴两经同时受邪，症见头痛，口干，心烦满闷；第二天阳明与太阴两经同时感受寒邪，症见腹胀满，身热，不欲饮食，甚则神志不清，妄言乱语；第三天少阳与厥阴两经同时感受寒邪，症见耳聋，阴囊挛缩，四肢厥冷，甚则食饮不能进，神昏不识人，至第六天则死亡。

黄帝问：五脏已伤，六腑不通，营卫之气不行，这样持续三天之后便死亡，是为什么呢？岐伯说：阳明胃经，是十二经脉之长，五脏六腑的精气皆来源于胃，其经脉气血最盛，所以易使人昏迷，两感三日后，阳明经脉的气血衰竭，因此死亡。大凡伤寒所致的温热病，发生在夏至以前的叫温病，发生在夏至以后的叫暑病，暑病当用汗法，使其邪随汗而出，此时不要止汗。

刺热篇第三十二

【篇解】

刺，针刺。热，五脏热病。由于本篇主要论述了五脏热病的针刺方法。所以篇名叫作"刺热"。

本篇主要论述了五脏热病的主要症状、面色特征、针刺方法、预后及护理，指出热病应早期诊断、早期治疗，同时介绍了热病病甚应用五十九刺的针刺方法。

关于热病，在《内经》多篇均有记载，例如《素问·热论》《素问·评热病论》《灵枢·热病》《灵枢·寒热病》《灵枢·五邪》。本篇"治未病"的观点，是《内经》未病先防的一贯思想。"治未病"，包括未病先防和已病防变。文中强调对疾病要正确施治，医生千万不可误诊，更不能一误再误。篇中望面色诊察疾病的方法，对临床具有参考价值。

【原文】

肝热病者，小便先黄，腹痛多卧身热，热争则狂言及惊，胁满痛，手足躁，不得安卧，庚辛甚，甲乙大汗[1]，气逆则庚辛死，刺足厥阴少阳，其逆则头痛员员[2]，脉引冲头[3]也。

心热病者，先不乐，数日乃热，热争则卒心痛，烦闷善呕，头痛面赤无汗，壬癸甚，丙丁大汗，气逆则壬癸死，刺手少阴太阳。

脾热病者，先头重颊痛，烦心颜青，欲呕身热，热争则腰痛不可用俯仰，腹满泄，两颔[4]痛，甲乙甚，戊己大汗，气逆则甲乙死，刺足太阴阳明。

肺热病者，先淅然[5]厥，起毫毛，恶风寒，舌上黄身热。热争则喘咳，痛走胸膺背，不得大息[6]，头痛不堪，汗出而寒，丙丁甚，庚辛大汗，气逆则丙丁死，刺手太阴阳明，出血如大豆，立已[7]。

肾热病者，先腰痛骺酸，苦渴数饮身热，热争则项痛而强，骺寒且酸，足下热，不欲言，其逆则项痛员员淡淡然[8]，戊己甚，壬癸大汗，气逆则戊己死，刺足少阴太阳，诸汗者，至其所胜日汗出也。

肝热病者左颊先赤，心热病者颜先赤，脾热病者鼻先赤，肺热病者右颊先赤，肾热病者颐[9]先赤，病虽未发，见赤色者刺之，名曰治未病。热病从部所起者，至期[10]而已；其刺之反者，三周[11]而已；重逆[12]则死。诸当汗者，至其所胜日，汗大出也。

【注释】

[1]庚辛甚，甲乙大汗：病在肝，肝属木，庚辛日属金，金克肝木，甲乙日属木，肝当旺之日，故肝病逢庚辛日加重，逢甲乙日，汗大出，正胜邪去，疾病好转。余脏仿此。

[2]员员：张志聪注："员员，周转也。"此指头晕目眩。

[3]脉引冲头：逆气沿经脉上冲于头。

[4]颔：腮下的部位。

[5]淅然：寒冷的样子。

[6]大息：指深呼吸。

[7]出血如大豆，立已：高士宗将此七字移至"肾热病

者……刺足少阴太阳"之后。丹波元简云:"余脏热病,不言出血,独于肺热病而言之,实为可疑。高说近是。"可参考。

[8]员员淡淡然:淡淡,水摇貌。即头晕目眩,摇晃不定。

[9]颐:腮。

[10]至期:至其各脏所主之日期。如肝主甲乙日等。

[11]三周:指三遇所胜之日。

[12]重逆:重,重复。逆,指误治。即在治疗上一误再误。

【译文】

肝脏热病者,小便先发黄,腹痛,嗜卧,身热,热邪与正气相争,则出现狂言惊骇,胸胁胀满疼痛,手足躁动,不得安卧,逢庚辛日则病情加重,逢甲乙日则大汗出而热退,若邪气横逆,正不胜邪,逢庚辛日则死亡,针刺当取足厥阴和足少阳两经,若邪热沿肝脉上逆,则出现头晕目眩。

心脏热病者,患者先觉不愉快,数日后开始发热,邪热与正气相争,则会出现突然心痛,心烦满闷,时呕,头痛,面赤,无汗,逢壬癸日则病情加重,逢丙丁日则大汗出而热退,若邪气横逆,正不胜邪,逢壬癸日则死亡,针刺当取手少阴和手太阳两经的穴位。

脾脏热病者,先感觉头沉重,面颊疼痛,心烦,面色青,欲呕,身热,邪热与正气相争,则腰痛不能俯仰,腹满,泄泻,两颔疼痛,逢甲乙日则病情加重,逢戊己日则大汗出而热退,若邪气横逆,正不胜邪,逢甲乙日则死亡,针刺当取足太阴和足阳明两经的穴位。

肺脏热病者,先感觉冷,四肢发凉,皮肤粟起,汗毛竖立,怕风寒,舌苔黄,身热,邪热与正气相争,则喘息,咳嗽,胸膺背窜痛，不能深呼吸，头痛厉害，不堪忍受，汗出恶寒，逢丙丁日则病情加重，逢庚辛日则大汗出而热退，若邪气横逆，正不胜邪，逢丙丁日则死亡，针刺当取手太阴和手阳明，刺其出血如黄豆粒大小，则病愈。

肾脏热病者，先觉腰痛，胫酸，口渴甚而频频饮水，身热，邪热与正气相争，则项痛而强，胫寒而酸，足心热，懒言，若邪气横逆，正不胜邪，则项痛，头晕目眩，摇晃不定，逢戊己日则病情加重，逢壬癸日则大汗出而热退，若邪气横逆，逢戊己日则死亡，针刺当取足少阴与足太阳两经的穴位。诸脏热病汗出热退的时间，都在各脏所主的日期。

肝脏热病者，左颊先见赤色；心脏热病者，颜部先见赤；脾脏热病者，鼻头先见赤；肺脏病热者，右颊先见赤；肾脏热病者，颐部先见赤。热病虽尚未开始发作，但只要面部出现赤色，就应立即给予针刺治疗，这叫作治未病。五脏热病开始时表现在面部所主的部位，此时病情轻，病位浅，若及时治疗，那么到了各脏其所主的日期疾病即痊愈；若治法错误，则使病情加重，病程延长，须三遇本脏所主之日期才能愈；若治法一误再误，则必然死亡。诸脏热病汗出的时间，都是在各脏所主之日期，汗出热退则病愈。

【原文】

诸治热病，以饮之寒水乃刺之，必寒衣之，居止寒处，身寒而止也。热病先胸胁痛，手足躁，刺足少阳，补足太阴，病甚者为五十九刺[1]。热病始手臂痛者，刺手阳明太阴而汗出止。热病始于头首者，刺项太阳而汗出止。热病始于足胫者，刺足阳明而汗出止。热病先身重骨痛，耳聋好瞑，刺足少阴，病甚为五十九刺。热病先眩冒而热，胸胁满，刺足少阴少阳。

太阳之脉，色荣颧骨[2]，热病也，荣未交[3]，曰今且得汗，待时而已[4]。与厥阴脉争见[5]者，死期不过三日，其热病内连肾，少阳之脉色也[6]。少阳之脉，色荣颊前，热病也，荣未交，曰今且得汗，待时而已，与少阴脉争见者，死期不过三日。热病气穴[7]：三椎下间主胸中热，四椎下间主鬲中热，五椎下间主肝热，六椎下间主脾热，七椎下间主肾热，荣在骶[8]也。项上三椎，陷者中也[9]，颊下逆颧为大瘕[10]，下牙车[11]为腹满，颧后为胁痛，颊上者鬲上也。

【注释】

[1] 五十九刺：指针刺治疗热病的五十九穴。见《素问·水热穴论》。据王冰注解，五十九穴是：泻诸阳经上逆之热邪有二十五穴：上星、囟会、前顶、百会、后顶（计五穴）、五处、承光、通天、络却、玉枕、临泣、目窗、正营、承灵、脑空（左右计二十穴）。泻胸中之热邪：大杼、膺俞、缺盆、背俞（左右计八穴）。泻胃中之热邪：气街、三里、巨虚上下廉（左右计八穴）。泻四肢之热邪：云门、髃骨、委中、髓空（左右计八穴）。泻五脏之热邪：魄户、神堂、魂门、意舍、志室（左右计十穴）。

[2] 色荣颧骨：色，赤色；荣，荣显于外。足太阳之脉起于目内眦，上额，若额与内眦有赤色荣于颧骨者，是太阳热病。

[3] 荣未交：荣，即营血。指邪气仍在卫分，尚未交于营血，说明病邪尚轻浅。

[4] 待时而已：待其当旺之时则病愈。

[5] 与厥阴脉争见：厥阴，当作"少阴"。与少阴争见，表里两感，阴阳俱病，三日遍六经，故死。下文"与少阴脉争见"，

应为"与厥阴脉争见"。

［6］少阳之脉色也：新校正云："旧本无'少阳之脉色也'六字，乃王氏所添。"可从。

［7］热病气穴：气穴，孔穴。即热病当取的穴位。

［8］荣在骶：荣，营血。骶，脊椎末端的尾骶骨，此指其部位的长强穴。即营血为阴，主下，故荣血之热病取尾骶部位的长强穴。

［9］项上三椎，陷者中也：指大椎穴。

［10］大瘕：大瘕泄，泄泻的一种。以里急后重，数至圊而不能便，茎中痛为特征。

［11］牙车：颊车。

【译文】

大凡治疗热病，应先让患者喝些凉水之后再针刺，以解内热，让患者少穿衣服，居住之处也要凉快，这样，邪退身热乃解，则病愈。热病先出现胸胁疼痛、手足躁动不安的，应当用针刺法泻足少阳之热，补足太阴，若病情较重，用五十九刺的方法。如果热病开始时，手臂疼痛，应当针刺手阳明、手太阴两经的穴位，使其汗出则热止。如果热病开始于头部，应当针刺足太阳经在项部的穴位，使其汗出则热止。如果热病起于足胫，应当针刺足阳明经，使其汗出则热止。如果热病先感觉身体困重，骨节疼痛，耳聋嗜睡，应当针刺足少阴经，若病情较重，用五十九刺的方法。如果热病先头晕目眩，发热，胸胁胀满，应当针刺足少阴经和足少阳经的穴位。

太阳经脉之病，赤色显露于颧骨，是热病的象征，若邪气浅，尚未入于营血，在其当旺之时日，就可汗出而解，若与少阴

经的脉证俱见，不过三日则死亡，因邪热内伤于肾。少阳经脉
之病，赤色显露于颊前，是热病的象征，若邪气浅，尚未入于营
血，在其当旺之时日，就可汗出而解，若与厥阴经的脉证俱见，
不过三日则死亡。治疗热病的穴位是：第三椎下面的穴位主治胸
中之热，第四椎下面的穴位主治膈中之热，第五椎下面的穴位主
治肝热病，第六椎下面的穴位主治脾热病，第七椎下面的穴位主
治肾热病，尾骶部及颈项三椎之下凹陷中的大椎穴主荣分之热。
面颊赤色上逆到颧部，则为大瘕泄；赤色见于下颊车部，则为腹
满；赤色见于颧后，则为胁痛；赤色见于颊上，则病在膈上。

评热病论篇第三十三

【篇解】

评，评论。热病，此指热病中四种比较严重的病证，即阴阳交、风厥、劳风、肾风。因本篇主要论述了热病中四种比较严重的病证，故篇名叫"评热病论"。

本篇主要讨论了阴阳交、风厥、劳风、肾风四种热病的病因、病机、症状、治疗及预后吉凶，论述了正气与邪气的消长变化规律，提出了"邪之所凑，其气必虚"的重要观点。

篇中"邪之所凑，其气必虚"的发病学观点，强调了人体正气在发病过程中的重要作用，指出了正气尚未虚时，外邪不能伤人，之所以生病，是因为正虚邪盛，这一理论对养生保健、防病治病具有重要的指导意义。

【原文】

黄帝问曰：有病温者，汗出辄[1]复热，而脉躁疾[2]不为汗衰，狂言不能食，病名为何？岐伯对曰：病名阴阳交[3]，交者死也。帝曰：愿闻其说。岐伯曰：人所以汗出者，皆生于谷，谷生于精，今邪气交争于骨肉而得汗者，是邪却而精胜也，精胜则当能食而不复热。复热者邪气也，汗者精气也，今汗出而辄复热者，是邪胜也，不能食者，精无俾[4]也，病而留者[5]，其寿可立而倾也。且夫《热论》[6]曰：汗出而脉尚躁盛者死。今脉不与汗相应，此不胜其病也，其死明矣。狂言者是失志，失志者死。

今见三死^[7]，不见一生，虽愈必死也。

帝曰：有病身热汗出烦满，烦满不为汗解，此为何病？岐伯曰：汗出而身热者风也，汗出而烦满不解者厥^[8]也，病名曰风厥^[9]。帝曰：愿卒闻之。岐伯曰：巨阳主气，故先受邪，少阴与其为表里也，得热则上从之^[10]，从之则厥也。帝曰：治之奈何？岐伯曰：表里刺之^[11]，饮之服汤^[12]。

帝曰：劳风^[13]为病何如？岐伯曰：劳风法在肺下^[14]，其为病也，使人强上冥视^[15]，唾出若涕^[16]，恶风而振寒，此为劳风之病。帝曰：治之奈何？岐伯曰：以救俯仰^[17]。巨阳引^[18]精者三日，中年者五日，不精者七日^[19]。咳出青黄涕，其状如脓，大如弹丸，从口中若鼻中出，不出则伤肺，伤肺则死也。

【注释】

［1］辄（zhé）：常常的意思。

［2］躁疾：此指脉象躁动疾数。

［3］阴阳交：指阳热之邪入于阴分交结不解，阴精被夺所致的以脉躁疾、汗出复热、狂言不能食为主症的一种危重病候。

［4］精无俾：精气得不到补充。俾，益也。

［5］病而留者：邪气留恋不去。

［6］《热论》:《灵枢·热病》有"热病已得汗而脉尚躁盛，此阴脉之极也，死；其得汗而脉静者，生"等语，与本段义同。故张介宾、张志聪等皆认为"热论"即指此篇。一说指古代医学文献名。

［7］三死：指汗出复热而不能食、脉躁疾、狂言三症。杨上善注："汗出而热不衰，死有三候：一不能食，二犹脉躁，三者失志。汗出而热，有此三死之候，未见一生之状，虽差必死。又有

三分之死，未见一分之生也。"

［8］厥：气逆，此指少阴之气上逆。

［9］风厥：古病名。指太阳受风，精亏不足，少阴虚火上逆，而出现发热、汗出、烦闷不除的病证。马莳注："以其太阳感风，少阴气厥，名为风厥之证。"

［10］得热则上从之：指少阴经气随太阳经气上逆。太阳受邪而化热，少阴与太阳为表里，得热则从之而上逆，邪正交争于里。

［11］表里刺之：当针刺足太阳、足少阴表里两经的穴位。张介宾注："阳邪盛者阴必虚，故当泻太阳之热，补少阴之气，合表里而刺之也。"

［12］饮之服汤:《太素》《脉经》均无"服"字。王冰注："饮之汤者，谓止逆上之肾气也。"杨上善注："饮之汤液，以疗其内。""服"字疑系"饮之"的旁注字，后误入正文。

［13］劳风：古病名。指因劳而虚，因虚而感受风邪所产生的以恶风振寒、项强冥视、咳吐青黄痰为主症的病证。杨上善注："劳中得风为病，名曰劳中，亦曰劳风。"

［14］法在肺下：指劳风病的病位通常在肺部。法，常也。

［15］强上冥视：强上，指头项强急不舒；冥视，指视物不清。王冰注："膀胱气不能上荣，故使人头项强而视不明也。"

［16］若涕：指稠浊之痰。

［17］俯仰：指呼吸困难，张口抬肩，身体前俯后仰。尤在泾注："肺主气而司呼吸。风热在肺，其液必结，其气必壅，是以俯仰皆不顺利，故曰当救俯仰也。救俯仰者，即利肺气、散邪气之谓乎。"

［18］巨阳引：指在太阳经上取穴以引动经气的治疗方法。

[19]精者三日，中年者五日，不精者七日：精者与不精者相对而言。精者，指青壮年；不精者，指老年。三日、五日、七日，指病情缓解的大约日数。青壮年病情三日缓解，中年病情五日缓解，老年病情七日缓解。

【译文】

黄帝问道：有的温热病患者，虽汗出热退，但随即又发热，脉仍躁动疾促，不因汗出而缓解，甚至狂言乱语，不能进食，这叫什么病呢？岐伯回答说：病名叫阴阳交，是一种死证。黄帝说：我想听听其中的道理。岐伯说：人体所出的汗，都来源于水谷所化生的水谷精微，水谷精微之气旺盛，就能够战胜邪气而作汗，汗出则病解。现在虽汗出，但仍然发热，是邪气胜于精气；不能饮食，则精气又失掉水谷之气的补充，正衰邪盛，病留不退，是有生命危险的。况且《热论》上也说：汗出而脉仍躁盛的，是死证。现在脉象不因汗出而好转，是精气不胜邪气，死亡的征象已很明显了。狂言乱语，是神志失常；神志失常，必然死亡。现在出现了三种死亡的征象，而没有一丝生机，虽然一时的汗出热退，但必死无疑。

黄帝问：有些患者身热、汗出、烦闷，诸症不因汗出而解，这是什么原因呢？岐伯说：汗出仍身热是风邪侵袭的缘故，汗出而烦闷不解是厥气上逆的缘故，这种病叫风厥。黄帝说：请详尽地讲给我听听。岐伯说：太阳经主诸阳之气，为一身之表，所以邪气侵袭时太阳经先感受邪气，少阴与太阳相表里，所以少阴经气受太阳经热邪的影响，其气随之上逆，则成为厥。黄帝问：怎样治疗呢？岐伯说：刺足太阳、足少阴表里两经的穴位，同时内服汤药。

黄帝问：劳风病是怎样的？岐伯说：劳风病发于肺，其症状是头项强，视物不清，唾出浊痰，恶风怕冷而身体寒战，这就是劳风病。黄帝问：怎样治疗呢？岐伯说：首先要立即通利肺气，缓解呼吸困难。少壮之人，肾阴充足，太阳之气可引之以济火，经过治疗，三日可痊愈；中年人精气稍衰，五日可痊愈；老年人或精气不足之人，则七日方可治愈。这种患者，咳出的痰较稠，其状如脓，凝结成块，色青黄，大如弹丸，从口中或鼻中排出。若不能排出，则伤肺脏，其结果是必然死亡。

【原文】

帝曰：有病肾风[1]者，面胕痝然壅[2]，害于言，可刺不？岐伯曰：虚不当刺，不当刺而刺，后五日其气必至[3]。

帝曰：其至何如？岐伯曰：至必少气时热，时热从胸背上至头，汗出手热，口干苦渴，小便黄，目下肿，腹中鸣，身重难以行，月事不来，烦而不能食，不能正偃[4]，正偃则咳甚，病名曰风水[5]，论在《刺法》[6]中。帝曰：愿闻其说。岐伯曰：邪之所凑[7]，其气必虚。阴虚者阳必凑之，故少气时热[8]而汗出也。小便黄者，少腹中有热也。不能正偃者，胃中不和也。正偃则咳甚，上迫肺也。诸有水气者，微肿先见于目下也。

帝曰：何以言？岐伯曰：水者阴也，目下亦阴也[9]，腹者至阴之所居[10]，故水在腹者，必使目下肿也。真气[11]上逆，故口苦舌干，卧不得正偃，正偃则咳出清水也。诸水病者，故不得卧，卧则惊，惊则咳甚也。腹中鸣者，病本于胃也。薄脾则烦不能食，食不下者，胃脘隔也。身重难以行者，胃脉在足也。月事不来者，胞脉[12]闭也，胞脉者属心而络于胞中，今气上迫肺，心气不得下通，故月事不来也。帝曰：善。

【注释】

［1］肾风：古病名。肾虚受风所致，以颜面浮肿、目下如卧蚕状、恶风、多汗为主症的一种病证。风热伤肾，肾不能主水，水邪泛溢而出现面目浮肿，妨碍言语的病证。

［2］面胕疣（máng）然壅，害于言：指面目浮肿，妨害言语。胕，浮肿。疣然，肿起的样子。壅，指目下肿，形如卧蚕。王冰注："疣然，肿起貌。壅，谓目下壅，如卧蚕形也。肾之脉，从肾上贯肝膈，入肺中，循喉咙，夹舌本，故妨害于言语。"

［3］后五日其气必至：后，指不当刺而刺之后。脏气五日一周。若不当刺而刺，五日之后其邪气必复至于肾。气，此指病气。

［4］正偃：即仰卧。

［5］风水：是由肾风误治而致的水肿变证。与后世所言的伤于风邪而致的急性水肿有所不同。

［6］《刺法》：王冰注："篇名，今经亡。"一说指《素问·水热穴论》。

［7］凑：聚汇的意思，引申为侵袭。

［8］少气时热：张志聪注："风邪伤肾，精气必虚，阴虚则阳往乘之，故时时发热。肾为生气之原，故少气也。"

［9］目下亦阴也：目下约束由脾所主，脾属阴，故目下为阴。

［10］腹者至阴之所居：张志聪注："太阴者，至阴也。水邪上乘于腹，始伤胃而渐及于脾，故微肿先见于目下，脾主约束也。"

［11］真气：此指心脏之真气。张志聪注："真气者，脏真之心气也。心属火而恶水，邪水气上乘，则迫其心气上逆，是以口

苦舌干。"

[12]胞脉：即子宫的络脉。

【译文】

黄帝问：有的肾风患者，颜面浮肿，目下微壅如卧蚕之状，咽喉部微肿，影响说话，能否用针刺治疗？岐伯说：若属虚证不能用刺法，如果不应当针刺而使用针刺，五日之后，邪气复至于肾则病情加重。

黄帝问：加重会怎样呢？岐伯说：会引起呼吸气短，时常发热，热从胸背上至于头部，汗出，手热，口干，口苦，渴甚，小便色黄，目下浮肿，腹中肠鸣，身体沉重，难以行走，若是女性则出现闭经，心烦不欲饮食，不能仰卧，仰卧则咳甚，病名叫风水，在《刺法》中有详细的论述。黄帝说：想听听其中的道理。岐伯说：邪气之所以能侵袭人体，根源在于人体正气虚弱。阴气虚，阳邪必然乘虚而入，所以气短，时常发热，汗出。小便黄是因为少腹中有热，不能仰卧是因胃中不和，仰卧则咳甚是因水气上迫于肺。大凡水气病，目下先见微肿。

黄帝问：为什么这么说？岐伯说：水是阴邪，目下也属阴，腹部是至阴之处，故腹部水肿，必然出现目下微肿。心气上逆，所以口苦舌干；水邪上凌，则不得仰卧，仰卧则咳吐清水。大凡水气病的人，都不能仰卧，仰卧则惊悸不安，咳嗽也加剧。腹中肠鸣者，是胃中有水气。水湿困脾，则心烦不欲饮食，饮食不下是因胃脘发生阻滞。身重难以行走，是因足阳明胃之脉循行于足。月经不行者，是因为水湿阻滞，胞宫之脉闭塞不通，胞脉上通于心而下络于胞中，现在水气上逆，迫于心肺，心气不得下通，所以月经不行。黄帝说：讲得好。

逆调论篇第三十四

【篇解】

逆调，失于调和。因本篇主要讨论了人体阴阳、水火、营卫、气血、脏腑、经络失于调和所导致的几种病变，所以篇名叫作"逆调论"。

本篇主要论述了人体阴阳、水火、营卫、气血、脏腑、经络等功能逆乱、失于调和所引起的内热、里寒、肉烁、骨痹、肉苛、逆气等疾病的病因、病机及症状特点。

篇中提出的阴阳气血逆乱是疾病发生的关键这一观点，是中医发病学重要观点之一。篇中关于内热、里寒的论述，对临床治疗阴虚、阳虚所导致的病证具有指导意义。篇中"营气虚则不仁，卫气虚则不用"的理论，对于临床治疗肌肤麻木不仁、四肢萎废不用的病证而用补气血、调和营卫之法有指导意义。篇中关于五脏之气逆乱的理论，对临床治疗喘证从肺、胃、肾着手具有指导意义。

【原文】

黄帝问曰：人身非常温也，非常热也[1]，为之热而烦满者何也？岐伯对曰：阴气少而阳气胜[2]，故热而烦满也。

帝曰：人身非衣寒也，中非有寒气也[3]，寒从中生者何？岐伯曰：是人多痹气[4]也，阳气少，阴气多，故身寒如从水中出。

帝曰：人有四支热，逢风寒如炙如火[5]者何也？岐伯曰：

是人者阴气虚，阳气盛，四支者阳也，两阳相得[6]而阴气虚少，少水不能灭盛火[7]，而阳独治[8]，独治者不能生长也，独胜而止耳，逢风而如炙如火者，是人当肉烁[9]也。

帝曰：人有身寒，汤火不能热，厚衣不能温，然不冻栗[10]，是为何病？岐伯曰：是人者，素肾气胜，以水为事[11]，太阳气衰，肾脂枯不长[12]，一水不能胜两火[13]，肾者水也，而生于骨，肾不生则髓不能满，故寒甚至骨也。所以不能冻栗者，肝一阳也，心二阳也[14]，肾孤藏也[15]，一水不能胜二火[16]，故不能冻栗。病名曰骨痹[17]，是人当挛节[18]也。

【注释】

［1］人身非常温也，非常热也：非指通常感受外邪所致的温热病，而是由于人体自身阴阳失调所致。

［2］阴气少而阳气胜：体内阴阳失调，阴虚而阳盛，故出现热而烦满的症状。张介宾注："阴虚者阳必凑之，阳邪实于阴分，故热而烦满。"

［3］人身非衣寒也，中非有寒气也：人体寒冷不是因为衣服单薄，也不是因为人体内有寒邪。

［4］痹气：指气机闭滞不通。吴崑注："痹气者，气不流畅而痹着也。"

［5］如炙如火：新校正云："《太素》云：'如炙于火'。当从《太素》之文。"

［6］两阳相得：本已四肢发热，加之重感风邪，风为阳邪，以助热势，故曰两阳相得。张介宾注："四肢者，诸阳之本也。风者，阳气也，以四肢之热而逢风于外，是谓两阳相得。"

［7］少水不能灭盛火：灭，《太素》作"减"。指阴气衰少，

肾水不足，不能抵御两阳相并的盛火。少水，指阴气衰少。盛火，指阳气亢盛。

〔8〕阳独治：此指阴虚至极而阳气独旺。王冰注："治者，王也。"

〔9〕肉烁（shuò）：肌肉干枯消瘦。王冰注："烁，言消也。言久久此人当肉消削也。"

〔10〕冻栗：因寒冷而战栗。

〔11〕素肾气盛，以水为事：平素肾气旺盛之人恃肾气之盛，或多欲不节，或常在水中作业，或嗜饮茶酒，以致肾气耗损。

〔12〕肾脂枯不长：谓肾精枯竭不能充养。肾脂，指肾精。

〔13〕一水不能胜两火：高世栻注："'一水不能胜两火'七字在下，误重于此，衍文也。"

〔14〕肝一阳也，心二阳也：肝为阴中之阳，故称一阳；心为阳中之阳，故称二阳。高世栻注："肾水生肝木，肝为阴中之阳，故为一阳；少阴合心火，心为阳中之阳，故为二阳。"

〔15〕肾孤藏也：肾为阴中之阴，无阳匹配，故为孤脏。

〔16〕一水不能胜二火：肾为水脏，是谓一水；心为君火，肝胆内寄相火，是谓二火。肾精亏虚，一水已竭，二火犹在，故曰一水不能胜二火。张介宾注："肝有少阳之相火，心为少阴之君火，肾一水也，一水已竭，二火犹存，是阴气以虚于中，而浮阳独盛于外，故身虽寒而不至冻栗，病为骨痹。然水不胜火，则筋骨皆失所滋，故肢节多为拘挛。"

〔17〕骨痹：病名。寒邪伤及肾阳，不能填精生髓养骨，症见骨节拘挛而不冻栗。

〔18〕挛节：指筋脉骨节拘挛。挛，拘挛；节，骨节。

【译文】

黄帝问道：有的人并没有感受外邪，也出现发热烦满的症状，这是为什么呢？岐伯回答说：是阴气虚少，阳气偏盛的缘故，所以热而烦闷。

黄帝问：有的人不是因穿衣单薄，身体也没感受外来的寒邪，其寒冷像似从体内产生的，是什么原因呢？岐伯说：是因为气血闭阻不通，阳气衰少，阴气偏盛，所以身体发冷，像从冷水中出来一样。

黄帝问：有的人四肢发热，每遇风寒，热得更加厉害，热如火炙，这是什么缘故呢？岐伯说：这种人阴气虚少而阳气偏盛，四肢属阳，加之患者是阴虚阳盛之体，两阳相得而阴气更加虚少，阴虚不能制约阳盛之火，使阳气独盛于体内，阴阳失调，不能正常生化，达到一定程度就会自行停止（阳极似阴）。四肢热，遇风则如火炙的人，久则必然肌肉干枯消瘦。

黄帝问：有的人身体发冷，虽喝热汤或烤火，仍不能使其感到温暖，多穿衣服，也不能使其感到温暖，但却没有寒战，这是什么病呢？岐伯说：这种人平素肾气偏盛，又长期工作或生活在水湿的环境中，致使太阳气衰，肾脂枯槁不长，肾脏主水，主骨生髓，肾的脂膏不生，骨髓则不能充满，所以患者寒冷至骨。之所以不寒战，因为肝是一阳，内寄相火，心是二阳为君火，只有肾脏属阴，一阴不能制胜二阳，所以虽然觉冷但不寒战。这种病叫骨痹，这样的患者必然骨节拘挛。

【原文】

帝曰：人之肉苛[1]者，虽近衣絮，犹尚苛也，是谓何疾？

岐伯曰：荣气虚，卫气实也[2]，荣气虚则不仁，卫气虚则不用，荣卫俱虚，则不仁[3]且不用[4]，肉如故[5]也，人身与志不相有[6]，曰死。

帝曰：人有逆气不得卧而息[7]有音者，有不得卧而息无音者，有起居如故而息有音者，有得卧行而喘者，有不得卧不能行而喘者，有不得卧卧而喘者，皆何藏使然？愿闻其故。岐伯曰：不得卧而息有音者，是阳明之逆也，足三阳者下行[8]，今逆而上行，故息有音也。阳明者胃脉也，胃者六府之海，其气亦下行，阳明逆不得从其道，故不得卧也。

《下经》[9]曰：胃不和则卧不安[10]。此之谓也。夫起居如故而息有音者，此肺之络脉逆也，络脉不得随经上下，故留经而不行[11]，络脉之病人也微，故起居如故而息有音也。夫不得卧卧则喘者，是水气之客也，夫水者循津液而流也，肾者水藏，主津液，主卧与喘[12]也。帝曰：善。

【注释】

[1]肉苛：即肌肉顽麻沉重，行动不便的病证。因荣卫俱虚，肌肉失煦失濡所致。张介宾注："苛者，顽木沉重之谓。"

[2]荣气虚，卫气实也：丹波元简注："下文云：荣气虚则不仁，卫气虚则不用，荣卫俱虚，则不仁且不用。则此七字不相贯，恐是衍文。"可从。

[3]不仁：指皮肉不知寒热痛痒。

[4]不用：指肢体不能随意运动。

[5]肉如故：四肢肌肉如原来的样子，虽不仁不用，但无明显瘦削。《太素》作"肉如苛"，可参。

[6]人身与志不相有：指意志不能感觉身形受到刺激，意志

也不能支配身形的活动。张琦注："身动而意志不应，志动而身不遂。"

[7] 息：此指喘息。

[8] 足三阳者下行：足三阳经的循行是从头下行至足，其气以降为顺。

[9]《下经》：古代医学典籍，现已亡佚。

[10] 胃不和则卧不安：阳明经脉之气逆，致胃气失于和降，故睡眠不安。张琦注："卫气昼行于经则寤，夜行于脏则寐，而卫气之出入依乎胃气，阳明逆则诸阳皆逆，不得入于阴，故不得卧。"

[11] 留经而不行：指络脉之气留于本经，而不行于别经。马莳注："络脉不得随经上下，故留于本经而不能行之别经。"

[12] 主卧与喘：肾为水脏，主持津液，若肾病则不能主水，水气上逆犯肺，则气喘而不能安卧。章虚谷注："以肾为寒水之脏，其阳虚则下焦之气不化津液，水壅为患，卧则肺气归肾，以水壅逆肺，则喘不得卧。"

【译文】

黄帝问：有的患者皮肉麻木不仁，虽穿棉衣，但麻木并不因温暖而减轻，这是什么病呢？岐伯说：是因荣卫气虚。荣气虚则肌肤麻木不仁，卫气虚则肢体不能随意运动，若荣卫俱虚则即麻木不仁，又不能随意运动，而肌肉却如同原来的样子，无明显瘦削，但是它的动作却不受意念支配，发展下去则是死证。

黄帝问：气逆的患者，有的不能平卧而喘息有声；有的不能平卧而喘息无声；有的起居正常而喘息有声；有的能平卧但行动则喘；有的不能平卧、不能行动，仍喘息；有的不能平卧，卧则喘息。这都是哪些脏腑的病变所致呢？我想听听其中的缘故。岐伯说：不得卧而喘息有声者，是阳明经之气上逆，足之三阳经都是从头下行至足的，现在其气逆而上行，所以喘息有声。阳明是胃脉，胃是五脏六腑之海，其经气也下行，现在阳明经气逆于上而不下行，所以不能平卧。

《下经》说：胃不和则卧不安。就是这个意思。起居正常而喘息有声的，是肺的络脉之气不顺，络脉之气不能随着经脉之气上下循行而留着于经脉，但因络脉的病比较轻，所以起居正常，只是喘息有声。不能平卧，卧则喘息的患者，是水气侵犯，水邪随津液的循行而流动，肾主水，主津液，肾气不化，水邪上迫于肺，所以气喘而不能平卧。黄帝说：讲得好。

卷第十

疟论篇第三十五

【篇解】

疟，疟疾。疟疾，是以发热恶寒、休作有时为主症的一类疾病。因本篇主要论述了疟疾，所以篇名叫"疟论"。

本篇论述了疟疾的病因、病机、症状特点、证候分类、治疗原则及治疗方法。

疟疾，属于外感疾病的范畴。以感受风、寒、暑邪为主要病因，夏秋两季多发，以寒热交替、休作有时为特征。疟疾由于发作时间、证候等不同，又分不同类型。疟疾主要机理是邪气与卫气相合，虚实更作，阴阳相移，其治疗则以掌握时机、避其锐气、在未发之时及发作之后进行针刺为原则。

本篇是论疟专篇，历代医家在此基础之上，对疟疾的认识及治疗有所丰富和发展，确立了许多著名而有效的方剂，尤其是张仲景，其在《金匮要略》中对疟疾进行了专篇论述。明清时期温病学派的医家，对疟则有更深刻的认识及行之有效的治疗方法。

【原文】

黄帝问曰：夫痎疟[1]皆生于风，其蓄作[2]有时者何也？岐伯对曰：疟之始发也，先起于毫毛，伸欠乃作，寒栗鼓颔[3]，腰脊俱痛，寒去则内外皆热，头痛如破，渴欲冷饮。

　　帝曰：何气使然？愿闻其道。岐伯曰：阴阳上下交争，虚实更作，阴阳相移^[4]也。阳并于阴，则阴实而阳虚，阳明虚则寒栗鼓颔也，巨阳虚则腰背头项痛，三阳俱虚则阴气胜，阴气胜则骨寒而痛；寒生于内，故中外皆寒；阳盛则外热，阴虚则内热，外内皆热则喘而渴，故欲冷饮也。此皆得之夏伤于暑，热气盛，藏于皮肤之内，肠胃之外，此荣气之所舍也。此令人汗空^[5]疏，腠理开，因得秋气，汗出遇风，及得之以浴，水气舍于皮肤之内，与卫气并居^[6]。卫气者，昼日行于阳，夜行于阴^[7]，此气得阳而外出，得阴而内薄，内外相薄，是以日作。

　　帝曰：其间日而作^[8]者何也？岐伯曰：其气之舍深，内薄于阴，阳气独发，阴邪内著，阴与阳争不得出，是以间日而作也。

【注释】

　　[1] 痎疟：病名。泛指各种疟疾。

　　[2] 蓄作：不发作时谓蓄，发作时谓作。

　　[3] 寒栗鼓颔：颔，指上下颌骨。即寒冷颤抖，牙关鼓动。

　　[4] 阴阳上下交争，虚实更作，阴阳相移：此言疟病发病的机理。阳主上，阴主下，病则阴阳上下交争，阴盛则阳虚，阳盛则阴虚，阴阳虚实更替，谓虚实更作。虚实相互移易转化，谓阴阳相移。

　　[5] 汗空：即汗孔。

　　[6] 与卫气并居：即外邪与卫气相合。

　　[7] 卫气者，昼日行于阳，夜行于阴：指卫气一昼夜在人体运行的规律。白昼行于阳分二十五周，黑夜行于阴分二十五周，

一昼夜行于阴阳各二十五周次而大会一次，即夜半子时，大会于手太阴肺经。

[8]间日而作：隔日一发作。

【译文】

黄帝问道：一般来说，疟疾大都由感受风邪引起，其发作、休止都有一定的时间，这是为什么呢？岐伯回答说：疟疾开始发作时，先起于毫毛，表现为四肢不适，欲得伸引，呵欠连连，继之寒冷颤抖，牙关鼓动，腰脊俱痛，寒冷过去之后，接着身体内外皆热，头痛欲裂，口渴喜冷饮。

黄帝问：出现这些症状是什么原因呢？我想知道其中的道理。岐伯说：是因为阴阳邪气上下相争，虚实更替，阴阳交互胜负，虚实相互移易。阳气并于阴分，则阴气实而阳气虚，阳明经气虚则寒冷战抖，牙关鼓动；太阳经气虚则腰背头项疼痛；三阳俱虚则阴气更盛，阴气太盛则寒冷彻骨且疼痛，因寒从内生，故内外都觉寒冷。至阳热盛则外热，阳盛阴虚则生内热，外内皆热，所以气喘而口渴，欲喝冷饮。这主要是由于夏伤于暑邪，邪热气盛，留藏于皮肤之内，肠胃之外，即停留在荣气居留之处，使人汗孔疏松，腠理开泄，至秋感受秋凉之气，或汗出受风，或洗澡受风，水气、风邪侵留于皮肤之内，与卫气相合。人体的卫气是白昼行于阳分，黑夜行于阴分。因此，邪气也随着卫气外出于阳分，内搏于阴分，因而有规律地每日发作。

黄帝问：有的疟疾隔日发作一次，这是为什么呢？岐伯说：是因为邪气稽留之处较深，内搏于阴分，使阳气独行，邪气留着于内里之阴分，不能立即外出与卫气相交争，因此隔日发作一次。

【原文】

帝曰：善。其作日晏[1]与其日早者，何气使然？岐伯曰：邪气客于风府，循膂[2]而下，卫气一日一夜大会于风府，其明日日下一节[3]，故其作也晏，此先客于脊背也，每至于风府则腠理开，腠理开则邪气入，邪气入则病作，以此日作稍益晏也。其出于风府，日下一节，二十五日下至骶骨[4]，二十六日入于脊内，注于伏膂之脉[5]，其气上行，九日出于缺盆之中，其气日高，故作日益早也。其间日发者，由邪气内薄于五藏，横连募原也，其道远，其气深，其行迟，不能与卫气俱行，不得皆出，故间日乃作也[6]。

帝曰：夫子言卫气每至于风府，腠理乃发，发则邪气入，入则病作。今卫气日下一节，其气之发也不当风府，其日作者奈何？岐伯曰：此邪气客于头项循膂而下者也，故虚实不同，邪中异所，则不得当其风府也。故邪中于头项者，气至头项而病；中于背者，气至背而病；中于腰脊者，气至腰脊而病；中于手足者，气至手足而病。卫气之所在，与邪气相合，则病作。故[7]风无常府，卫气之所发，必开其腠理，邪气之所合，则其府也。

帝曰：善。夫风[8]之与疟也，相似同类，而风独常在，疟得有时而休者何也？岐伯曰：风气留其处，故常在；疟气随经络沉以内薄，故卫气应乃作。

帝曰：疟先寒而后热者何也？岐伯曰：夏伤于大暑，其汗大出，腠理开发，因遇夏气凄沧[9]之水寒，藏于腠理皮肤之中，秋伤于风，则病成矣。夫寒者阴气也，风者阳气也，先伤于寒而后伤于风，故先寒而后热也，病以时作，名曰寒疟[10]。

帝曰：先热而后寒者何也？岐伯曰：此先伤于风而后伤于

寒，故先热而后寒也，亦以时作，名曰温疟[11]。其但热而不寒者，阴气先绝，阳气独发，则少气烦冤[12]，手足热而欲呕，名曰瘅疟[13]。

【注释】

[1] 晏：晚也。

[2] 膂（lǚ）：背脊。

[3] 节：脊骨之节。

[4] 骶骨：尾骶骨。

[5] 伏膂之脉：指冲脉。

[6] 其间日发者……故间日乃作也：此四十四字，高士宗移前，置于"其气之舍深"之上。丹波元简亦云："此一节，乃前节答语，其为错简明矣。"可参。募原，又称膜原，指上焦心肺与中焦肠胃之间宽而平的膜状组织。

[7] 此邪气客于头项……则病作。故：新校正云："按全元起本及《甲乙经》《太素》，自'此邪客于头项'至下'则病作故'八十八字并无。"丹波元简认为疑古注文。可参。

[8] 风：指风证。

[9] 凄沧：亦作凄怆，寒冷之意。

[10] 寒疟：病名。寒气内伏，秋凉又感疟邪所致，以先寒后热、寒多热少或但寒不热、病以时作为特征的一种疟疾。

[11] 温疟：病名。因感风寒之邪所致，以先发热、继之寒热往来、病以时作为特征的一种疟疾。

[12] 冤：苦闷。

[13] 瘅疟：病名。因平素心肺阳盛有热，又感风寒之邪所致，以但热不寒、肌肉消烁为主症的一种疟疾。

【译文】

黄帝说：好。有的疟疾发作时间一天比一天晚，有的一天比一天早，这是为什么呢？岐伯说：邪气侵入风府，循背脊下行。人体的卫气一昼夜运行五十周次而大会于风府，邪气却沿脊椎每日下行一节，卫气与邪气相遇的时间逐日推迟，所以疟疾的发作时间一天比一天晚，这是因邪气先侵犯脊背的缘故。卫气每至于风府，则腠理开发，邪气乘虚而入，与卫气相争则发病，以使发作逐日推迟。邪气从风府下行，每日下行一节，二十五日邪气下行至骶骨，二十六日又入于脊内，留注于冲脉，并沿冲脉上行，约至第九日上至于缺盆，由于邪气日渐升高，所以疟疾的发作时间一天比一天早。其隔日一发的，是因邪气内迫于五脏，波及于膜原，其与卫气相争的距离较远，邪气所在部位较深，循行较迟缓，不能与卫气并行，两者不能同时出于阳分，所以隔日发作一次。

黄帝说：先生说因卫气每至于风府，则腠理开发，邪气乘机而入，则病发作。现在又说卫气与邪气相遇之处日下一节，发病的时候邪气并不恰当于风府，而仍是一日一发作，是什么道理呢？岐伯说：前者是邪气入侵头项，循脊背下行。而人体各部位都有虚实之不同，邪气所中之处也不相同，所以发病之时，邪气并不恰当于风府。所以邪气中于头项，待卫气行至头项时则发病；邪气中于背部，待卫气行于背部时则发病；邪气中于腰脊，待卫气行于腰脊时则发病；邪气中于手足，待卫气行于手足时则发病。凡是卫气所行之处的邪气，都能与邪气相合而发病，风邪侵袭是没有固定之处的，只要卫气所行之处腠理开发，邪气就乘机入合，邪气入合之处就是风邪之府。

黄帝说：好。风病与疟疾同属外感引起的一类疾病，但为什么风病的症状持续常在，而疟疾却发作有时呢？岐伯说：风病所中的风邪是稽留于所中之处的，所以症状持续常在，而疟邪是随着经络循行出入于阴阳经脉，遇到卫气则与之交争而发病。

黄帝问：有的疟病其发作是先寒后热，这是为什么呢？岐伯说：夏季感受了严重的暑邪，大汗出而腠理开泄，又遇寒凉之水湿之气，邪气留藏在腠理皮肤之中，至秋天又受风邪，则发为疟病。水寒之气属阴气，风邪属阳，因先伤于寒邪，而后伤于风邪，所以先寒而后热，发作有时，叫作寒疟。

黄帝问：有的疟疾其发作是先热后寒，是什么原因呢？岐伯说：因为先伤于风邪，后伤于寒邪，所以先热而后寒，也是发作有时，叫作温疟。有的疟疾，但发热而不恶寒，是因阴气竭绝于内，阳气独盛于外，症见气短、烦闷、手足热而恶心欲吐，这叫瘅疟。

【原文】

帝曰：夫经言有余者泻之，不足者补之。今热为有余，寒为不足。夫疟者之寒，汤火不能温也，及其热，冰水不能寒也，此皆有余不足之类。当此之时，良工不能止，必须其自衰乃刺之，其故何也？愿闻其说。

岐伯曰：经言无刺熇熇[1]之热，无刺浑浑[2]之脉，无刺漉漉[3]之汗，故为其病逆未可治也。夫疟之始发也，阳气并于阴，当是之时，阳虚而阴盛，外无气[4]，故先寒栗也。阴气逆极，则复出之阳，阳与阴复并于外，则阴虚而阳实，故先热而渴。夫疟气者，并于阳则阳胜，并于阴则阴胜，阴胜则寒，阳胜则热。疟者，风寒之气不常也，病极则复[5]。至病之发也，如火之热，如风雨不可当也。故经言曰：言其盛时必毁[6]，因其衰也，事必大昌。此之谓也。夫疟之未发也，阴未并阳，阳未并阴，因而调之，真气得安，邪气乃亡，故工不能治其已发，为其气逆也。

帝曰：善。攻之奈何？早晏何如？岐伯曰：疟之且[7]发也，阴阳之且移也，必从四末始也，阳已伤，阴从之，故先其时坚束其处[8]，令邪气不得入，阴气不得出，审候见之在孙络盛坚而血者皆取之，此真往而未得并者也[9]。

【注释】

[1] 熇（hè）熇：热势炽盛貌。

[2] 浑浑：混乱之意。

[3] 漉漉：形容汗出不断。王冰注："漉漉，言汗大出也。"

[4] 外无气：指卫气并入于阴而表虚。

[5] 病极则复：说明正邪交争，阴阳胜复是疟疾病的发病规律。阴气逆极则复出于阳，阳气逆极则复入于阴。

[6] 言其盛时必毁：盛，邪气盛；毁，正气被伤。即邪气正盛之时，正气也衰，不可攻邪，若攻之则正气必伤。

[7] 且：指疟疾发病与阴阳相移两者几乎同时发生。

[8] 坚束其处：指用细绳紧捆四肢末端，使邪气不得入，阳气不得出。

[9] 此真往而未得并者也：王冰注："言牢缚四肢，令气各在其处，则邪所居处必自见之，既见之则刺出其血尔。往，犹去也。"

【译文】

黄帝说：经书上说，病有余当用泻法，病不足当用补法。现在发热为有余，寒冷为不足。疟疾的寒冷，即使用热水温熨或烤火也不能使其温暖，其发热即使用冰块或冷水也不能使其退，这些寒热均属有余不足之类，但当寒冷或发热之时，医生却无法制止，而必须等到其症状自行衰退后才施用针刺，这是什么原因呢？我想知道其中的道理。

岐伯说：经书上说，热势炽盛之时不能针刺，脉象混乱时不能针刺，大汗出时不能针刺，这都属邪气亢盛之极、邪气横逆之时，所以不可刺之。疟病刚刚开始发作之时，阳气并于阴分，此时，阳气虚于外，阴气盛于内，表阳虚，所以先症见寒冷战栗。阴气逆乱至极之时，则复出于阳分，阳气与复出的阴气交争于外表，此时则阴虚于内而阳盛于外，所以又症见发热口渴。所以疟疾病是并于阳分则阳气盛，并于阴分则阴气盛，阴气盛则寒战，阳气盛则发热。疟病感受的是风寒之气，所以变化无常，阴气逆极则复出于阳，阳气逆极则复出于阴。正当疟疾发作之时，像火一样猛烈，像狂风暴雨一样势不可挡。所以经书上说：邪气正盛之时，不可攻邪，否则必伤正气，应抓住病邪衰退的时机给予治疗，一定会收到良好效果，道理就在于此。在疟疾未发之时，阴气未入于阳分，阳气未并于阴分，此时应抓紧时机进行治疗，使正气安定，邪气消亡，也就是说医生不应该在疟疾发作之时给予治疗，因为邪盛气逆。

黄帝说：讲得好！怎样治疗呢？怎样掌握治疗时间的早晚呢？岐伯说：疟疾将发之时，也正是阴阳之气相移之时，阴阳之气相移必从四肢末端开始，阳气受伤，必影响于阴，所以在未发病之前，先用细绳牢牢捆住四肢末端，使邪气不得内入，阴气不得外出。还要仔细观察络脉，若孙络充盛而有瘀血，则针刺放血，在邪气未与真气相并之时，抓住时机进行治疗。

【原文】

帝曰：疟不发，其应[1]何如？岐伯曰：疟气者，必更盛更虚，当气之所在也，病在阳，则热而脉躁；在阴，则寒而脉静；极则阴阳俱衰，卫气相离，故病得休；卫气集，则复病也。

帝曰：时有间二日或至数日发，或渴或不渴，其故何也？岐伯曰：其间日者，邪气与卫气客于六府[2]，而有时相失，不能相得，故休数日乃作也。疟者，阴阳更胜也，或甚或不甚，故或渴或不渴。

帝曰：论言夏伤于暑，秋必病疟[3]，今疟不必应者何也？岐伯曰：此应四时者也。其病异形者，反四时[4]也。其以秋病者寒甚，以冬病者寒不甚，以春病者恶风，以夏病者多汗。

帝曰：夫病温疟与寒疟而皆安舍？舍于何藏？岐伯曰：温疟者，得之冬中于风，寒气藏于骨髓之中，至春则阳气大发[5]，邪气不能自出，因遇大暑，脑髓烁，肌肉消，腠理发泄，或有所用力，邪气与汗皆出，此病藏于肾，其气先从内出之于外[6]也。如是者，阴虚而阳盛，阳盛则热矣，衰则气复反入[7]，入则阳虚，阳虚则寒矣，故先热而后寒，名曰温疟。

帝曰：瘅疟何如？岐伯曰：瘅疟者，肺素有热气盛于身，厥逆上冲，中气实而不外泄，因有所用力，腠理开，风寒舍于皮肤之内、分肉之间而发，发则阳气盛，阳气盛而不衰则病矣，其气不及于阴，故但热而不寒。气内藏于心，而外舍于分肉之间，令人消烁脱肉，故命曰瘅疟。帝曰：善。

【注释】

[1]应：此指证候表现。

〔2〕六府：丹波元简云："考上文并无客于六府之说，疑是风府之误。"可参。

〔3〕病疟：据《素问·生气通天论》"夏伤于暑，秋为痎疟"以及《素问·阴阳应象大论》"夏伤于暑，秋必痎疟"，故疑"病"为"痎"之误。

〔4〕反四时：与四时发病规律相反。

〔5〕阳气大发：春天万物生发，人体阳气活跃于体表。

〔6〕其气先从内出之于外：指邪气随汗自肾排出。

〔7〕衰则气复反入：衰，指盛极而变。即阳盛极则复入于阴，阴盛极则复出于阳。

【译文】

黄帝问：疟疾在不发作时，其症状表现是怎样的呢？岐伯说：疟气侵入人体，使阴阳虚实更替，邪气所在之处若是阳分，则身热而脉躁急；邪气若在阴分，则身体寒冷而脉静；病至极期，则阴阳二虚皆虚衰。邪气与卫气相分离，则病暂时休止；若卫气与邪气再相遇合，则病又复发作。

黄帝问：有的疟疾隔二日一发作或隔数日一发作，患者或渴或不渴，是什么原因呢？岐伯说：隔日发作一次的，是因为邪气和卫气相会于风府的时间不一定，因此有时不能相遇，所以间隔数日才发作一次。疟疾的发病，是因阴阳相互胜负，所以有的病重，有的病轻，有的渴，有的不渴。

黄帝问：医经上说，夏季伤于暑邪，秋季必病疟疾，而有些疟疾并不是这样，这是为什么？岐伯说：夏伤于暑邪，秋必病疟疾，这是应四时发病规律；有些疟疾的发病，异于四时发病的一般规律，这是反四时。例如：秋天病疟疾则寒冷较重，冬天病疟疾则寒冷较轻，春天病疟疾则恶风，夏天病疟疾则多汗。

黄帝问：温疟与寒疟是怎样发生的？稽留于何脏？岐伯说：温疟是冬季感受风寒之邪，邪气藏于骨髓之中，至春季阳气升发之时，邪气仍不能自行外出，又遇夏季之酷暑，使脑髓精气消烁，肌肉瘦削，腠理发泄，此时若过度用力，则邪气与汗一起从内而出外。此病是邪气久藏于肾，疾病发作时，邪气从内而出外。这样的病是阴虚阳盛，阳盛则发热，热盛至极点则复入于阴，入阴则阳气虚，阳气虚则症见恶寒，所以先热而后寒，叫作温疟。

黄帝问：瘅疟的表现是怎样的？岐伯说：瘅疟是肺脏平素有热，肺热壅盛，厥逆上冲，致使胸中气实而不能发泄，又因劳力之后腠理开泄，风寒之邪乘机侵于皮肤之内、肌肉之间，因而发病，发病时因阳气盛而不衰，故邪气不及于阴分，所以症见但热不寒。邪气内藏于心脏，外则流连于肌肉之间，邪气消烁则令人肌肉瘦削，所以名叫瘅疟。黄帝说：讲得好。

刺疟篇第三十六

【篇解】

本篇继上篇之后详细讨论了六经疟、五脏疟、胃疟等十二种疟疾的针刺治疗方法，所以篇名叫"刺疟"。

本篇主要论述了六经疟、五脏疟、胃疟等十二种疟的症状及针刺治疗方法。讨论了针刺治疟须根据其脉症的不同而采取不同的治疗措施。提出了对正气虚弱的病人"便宜用药，不宜用针"的观点。

篇中对疟疾的治疗强调辨证施治，对后世临床治疗各种疾病具有重要指导意义。古代针刺治疗疟疾，其经验十分宝贵，后世也较重视。

【原文】

足太阳之疟，令人腰痛头重，寒从背起，先寒后热，熇熇暍暍然[1]，热止汗出，难已，刺郄中[2]出血。足少阳之疟，令人身体解㑊，寒不甚，热不甚，恶见人，见人心惕惕然[3]，热多汗出甚，刺足少阳。足阳明之疟，令人先寒，洒淅洒淅，寒甚久乃热，热去汗出，喜见日月光火气乃快然，刺足阳明跗上。足太阴之疟，令人不乐，好大息[4]，不嗜食，多寒热汗出，病至则善呕，呕已乃衰，即取之[5]。足少阴之疟，令人呕吐甚，多寒热，热多寒少，欲闭户牖而处，其病难已[6]。足厥阴之疟，令人腰痛少腹满，小便不利如癃状，非癃也，数便，意恐惧气不足，腹中悒悒[7]，刺足厥阴。

肺疟者，令人心寒，寒甚热，热间善惊，如有所见者，刺手太阴阳明。心疟者，令人烦心甚，欲得清水，反寒多，不甚热，刺手少阴。肝疟者，令人色苍苍[8]然，太息，其状若死者，刺足厥阴见血。脾疟者，令人寒，腹中痛，热则肠中鸣，鸣已汗出，刺足太阴。肾疟者，令人洒洒然[9]，腰脊痛宛转[10]，大便难，目眴眴然[11]，手足寒，刺足太阳少阴。胃疟者，令人且病也，善饥而不能食，食而支满腹大，刺足阳明太阴横脉[12]出血。

【注释】

[1] 暍（yē）暍然：热气极盛的样子。王冰注："太阳不足，故先寒。寒极则生热，故后热也。"

[2] 郄（xī）中：即委中穴。

[3] 惕惕然：恐惧的样子。王冰注："胆与肝合，肝虚则恐，邪薄其气，故恶见人，见人心惕惕然也。"

[4] 大息：即太息，指深长呼吸。

[5] 即取之：《甲乙经》在此三字下有"足太阴"三字。可参。

[6] 其病难已：《甲乙经》在此四字下有"取太溪"三字。可参。

[7] 悒悒：不畅快的样子。

[8] 苍苍：苍，青色。

[9] 洒洒然：寒冷的样子。

[10] 宛转：腰脊疼痛，难以转侧。

[11] 眴眴然：目眩貌。

[12] 横脉：足踝前横过的络脉。王冰注："谓足内踝前斜过大脉，则足太阴之经脉也。"

【译文】

足太阳经的疟疾，使人腰痛头重，背部先感到寒冷，先寒后热，热势很盛，热止汗出，不易痊愈，可取委中穴针刺出血。足少阳经的疟疾，使人身体倦怠无力，发热恶寒都不太严重，怕见人，见人就感到恐惧，若热多汗出则病重，治疗时可针刺足少阳经。足阳明经的疟疾，使人先觉寒冷恶寒，寒甚而久则开始发热，热退时汗出，喜欢光亮及向火取暖，治疗时可取足阳明经足背上的穴位。足太阴经的疟疾，使人闷闷不乐，常叹息，不欲饮食，多发寒热，发作时频频呕吐，吐后感觉舒服，应及时予针刺治疗。足少阴经的疟疾，使人剧烈呕吐，多发寒热，热多寒少，喜欢关闭门窗而居，不易痊愈。足厥阴经的疟疾，使人腰痛，少腹胀满，小便不利如癃闭病，但不是癃闭，小便次数多但不爽快，感到恐惧，气力不足，腹中不适，可针刺足厥阴经。

肺疟，使人感觉心里发冷，冷甚则发热，热时易发惊，好像看见了可怕的东西，可针刺手太阴经和手阳明经。心疟，使人心烦得厉害，想喝冷水，而患者却表现寒多，不太热，可针刺手少阴经。肝疟，使人面色青，多叹息，病重时，如死人一样，可针刺足厥阴肝经，使其出血。脾疟，使人寒冷，腹中疼痛，寒极则热时，肠中鸣响，肠鸣后汗出，可针刺足太阴经。肾疟，使人洒淅恶寒，腰脊疼痛，难以转侧，大便涩滞不畅，两目昏眩，手足发凉，可针刺足太阳经和足少阴经。胃疟，发病时使人常常觉得饥饿，但又不能进食，进食则胁肋胀满，腹部胀大，可刺足阳明经和足太阴经在足踝前横过的络脉，并使其出血。

【原文】

疟发身方热，刺跗上动脉，开其空，出其血，立寒[1]。疟方欲寒，刺手阳明太阴、足阳明太阴。疟脉满大，急刺背俞，用中针傍伍胠俞[2]各一，适肥瘦出其血也。疟脉小实，急灸胫少阴，刺指井[3]。疟脉满大，急刺背俞，用五胠俞背俞各一，适行至于血也[4]。疟脉缓大虚，便宜用药，不宜用针。

凡治疟先发，如食顷[5]乃可以治，过之则失时也。诸疟而脉不见，刺十指间出血，血去必已，先视身之赤如小豆[6]者尽取之。十二疟[7]者，其发各不同时，察其病形，以知其何脉之病也。先其发时如食顷而刺之，一刺则衰，二刺则知，三刺则已，不已刺舌下两脉出血，不已刺郄中盛经出血，又刺项已下侠脊者必已。舌下两脉者，廉泉[8]也。

刺疟者，必先问其病之所先发者，先刺之。先头痛及重者，先刺头上及两额两眉间出血。先项背痛者，先刺之。先腰脊痛者，先刺郄中出血。先手臂痛者，先刺手少阴阳明十指间。先足胫酸痛者，先刺足阳明十指间出血。风疟，疟发则汗出恶风，刺三阳经背俞之血者。胻酸痛甚，按之不可，名曰胕髓病[9]，以镵针[10]针绝骨[11]出血，立已。身体小痛，刺至阴。诸阴之井[12]无出血，间日一刺。疟不渴，间日而作，刺足太阳。渴而间日作，刺足少阳。温疟汗不出，为五十九刺[13]。

【注释】

[1] 立寒：立刻退热。

[2] 伍胠（qū）俞：胠，胁下的部位。胠俞即脊背上五脏俞穴两旁靠近胁下的五个腧穴，即魄户、神堂、魂门、意舍、

志室。

　　[3]井：即井穴，在四肢指趾端。

　　[4]疟脉满大……至于血也：新校正认为，"疟脉满大……至于血也"二十二字，与前文重复，当删。可从。

　　[5]食顷：约一顿饭的时间。

　　[6]身之赤如小豆：指皮下有像赤小豆大小的出血点。

　　[7]十二疟：即上文六经疟、五脏疟及胃疟。

　　[8]廉泉：穴名，在舌下舌根处。

　　[9]胕髓病：胕，通"附"。邪气深伏于骨髓，故名胕髓病。

　　[10]镵针：九针之一，头大而锐。

　　[11]绝骨：即阳辅穴。

　　[12]阴之井：手足三阴经之井穴。

　　[13]五十九刺：参见《素问·刺热》。

【译文】

　　在疟疾刚要发作，身体刚要发热时，就刺足背上的动脉，摇大针孔，使其出血，能使热立退。在疟疾刚要发作，身体刚觉恶寒时，就应刺手阳明、手太阴、足阳明、足太阴。若疟疾患者，脉满而大，应急刺背部的俞穴，再用中等针刺五胠俞中的各一穴，还要根据患者体质的胖瘦，决定刺其出血的多少。若疟疾患者脉小而实，应急灸足少阴在胫部的穴位，并针刺足少阴趾端的井穴。疟疾患者脉缓大而虚，应该用药，不宜用针刺。

　　凡是治疗疟疾，应该在疾病未发作之前大约一顿饭的工夫给予治疗，错过了这个时间，就失去了治疗的时机。各种疟疾，若脉沉伏于里，可刺十指间的穴位并使其出血，血出病愈。在用针之前，若见到患者皮肤有如小豆大小的红点，应给予针刺。十二种疟疾，其发作的时间各不相同，应详细审察患者的病情，以确定其病之所在经脉。若能在疟疾发作前大约一顿饭的工夫及时针刺的话，刺一次，病就减轻；刺两次，病就明显好转；刺三刺，病就痊愈。若不愈，就刺舌下两脉出血，再不愈，就刺委中穴附近比较充盈的脉络，使其出血，还要刺颈项下夹脊的穴位，这样，就一定能痊愈。舌下两脉，指的是廉泉穴。

　　凡针刺治疗疟疾，必须先问明患者发病时最先出现的症状，给予针刺。若先出现头痛、头重，就先刺头上及两额、两眉间，令其出血。若先出现项背疼痛，就先刺项背部。若先出现腰脊疼痛，就先刺委中穴。若先出现手臂疼痛，就先刺手少阴、手阳明十指间的穴位。若先出现足胫酸痛，就先刺足阳明十趾间的穴位。风疟，在发作时汗出恶风，应当刺三阳经背部的腧穴，令其出血。小腿酸痛剧烈，按之不得，叫胕髓病，应当用镵针刺绝骨，令其出血，其疼痛可立即停止。若身体感觉微微疼痛，就刺至阴穴。凡刺阴经的井穴，都不要令其出血，并应隔一天刺一次。若疟疾口不渴，隔日发作一次的，应当刺足太阳经。若口渴，隔日发作一次的，应当刺足少阳。温疟而汗不出的，应当用五十九刺之法。

气厥论篇第三十七

【篇解】

气，脏腑之气。厥，逆也。因本篇主要讨论了脏腑之气逆乱所导致的疾病，所以篇名"气厥论"。

本篇主要论述了脏腑之气逆乱、寒热相移所致的十几种病证的病机及症状特点，指出了脏腑疾病的传变规律。

篇中论述了脏腑疾病以五行生克之序传变的一般规律，这对于指导临床疾病辨证及判断预后具有指导意义。疾病的传变千变万化，临证时应知常达变。

【原文】

黄帝问曰：五藏六府，寒热相移[1]者何？岐伯曰：肾移寒于肝[2]，痈肿[3]少气。脾移寒于肝，痈肿筋挛。肝移寒于心，狂隔中[4]。心移寒于肺，肺消[5]，肺消者饮一溲二，死不治。肺移寒于肾，为涌水[6]。涌水者，按腹不坚，水气客于大肠，疾行则鸣濯濯[7]如囊裹浆，水之病也。

脾移热于肝，则为惊衄。肝移热于心，则死。心移热于肺，传为鬲消[8]。肺移热于肾，传为柔痓[9]。肾移热于脾，传为虚，肠澼死，不可治。胞[10]移热于膀胱，则癃溺血。膀胱移热于小肠，鬲肠[11]不便，上为口糜。小肠移热于大肠，为虙瘕[12]，为沉[13]。大肠移热于胃，善食而瘦人，谓之食亦[14]。胃移热于胆，亦曰食亦。胆移热于脑，则辛頞鼻渊[15]，鼻渊者，浊涕下不止也，传为衄蠛^[16]瞑目，故得之气厥也。

【注释】

[1] 相移：相传。

[2] 肝：新校正为"脾"。可从之。

[3] 痈肿：痈，通"壅"。痈肿，此处可理解为浮肿。

[4] 隔中：中焦隔塞不通。

[5] 肺消：又名上消、膈消，即消渴病中以饮一溲二、多饮多尿为主症者。

[6] 涌水：病名。因肺移寒于肾，水气停留大肠所致，以腹部胀满、按之不甚坚、疾走时肠中濯濯鸣响为主症的一种病证。

[7] 濯濯：水声。

[8] 鬲消；即上文之肺消。鬲，通"膈"。

[9] 柔痉：痉病的一种，以筋脉拘挛强直为主症。

[10] 胞：指男子精室和女子胞宫。

[11] 鬲肠：肠道隔塞不通。鬲，通"隔"。

[12] 虙（fú）瘕：病名。虙，同"伏"。虙瘕，又作伏瘕、虙疝、密疝。因大肠热结所致，以大肠秘涩不通、小腹可触及结块为主症的一种病证。

[13] 沉：高士宗认为"沉"下有"痔"字。可参。

[14] 食亦：病名。因大肠移热于胃，胃热消谷所致，以善饥、消瘦为主症。亦，易也。食入胃，移易于大肠，而不充养肌肤，故名食亦。

[15] 辛頞鼻渊：辛頞，鼻根内有辛辣的感觉。鼻渊，鼻液如渊之流，浊涕下流不止。

[16] 衄蠛（miè）：蠛，污血。即鼻出血。

【译文】

黄帝问道：五脏六腑寒热的互相传变是怎样的呢？岐伯说：肾移寒于脾，则浮肿，气短。脾移寒于肝，则痈肿，筋挛。肝移寒于心，则发狂，中焦隔塞不能饮食。心移寒于肺，则成为肺消，症状是饮水一分，小便要排出二分，是死证。肺移寒于肾，则成为涌水。涌水病症状是腹胀，但按之并不坚硬，因水气客于大肠之间，所以走得快时，腹中肠鸣，感觉如皮囊裹水，这是水气病。

脾移热于肝，则患惊风和鼻衄。肝移热于心，则死。心移热于肺，则病膈消。肺移热于肾，则病柔痉。肾移热于脾，日久成为虚损，若又出现肠澼，则是死证。胞移热于膀胱，则病小便不利及尿血。膀胱移热于小肠，则病肠道隔塞，大便不通，邪热上行，则患口疮糜烂。小肠移热于大肠，则病虑瘕，或为痔疮。大肠移热于胃，使人饮食量增多，反而消瘦，叫食亦。胃移热于胆，也病食亦。胆移热于脑，使人鼻根内有辛辣的感觉，病鼻渊，鼻渊的症状是流腥臭浊涕不止，久之则发展为鼻中流血，眼睛视物不清。以上就是脏腑之气逆乱、寒热之气相移所引起的各种病证。

咳论篇第三十八

【篇解】

咳，即咳嗽。本篇论述了咳嗽的病因、分类、症状、传变及治疗，所以篇名为"咳论"。

本篇讨论了咳嗽的病因病机，指出咳是由外感、内伤所致，并指出五脏六腑的病变皆可影响至肺，引起咳嗽；论述了咳嗽的症状特点及传变，确立了针刺治咳的原则。

本篇是论咳专篇，是古代论咳的重要文献。篇中"外内合邪"致咳的发病学观点，丰富了中医病因学内容。篇中"五脏六腑皆令人咳，非独肺也"的观点，对临床治咳从整体观念出发、辨证治疗诸咳具有重要指导意义。篇中咳与肺胃关系密切的论述具有重要的临床参考价值。篇中"五脏各以其时受病"的理论，基于"人与天地相参"的整体观。本篇对中医学理论及临床的发展有深远的影响，对后世咳嗽的辨证、分类及治疗极具有启发性。

【原文】

黄帝问曰：肺之令人咳何也？岐伯对曰：五藏六府皆令人咳[1]，非独肺也。帝曰：愿闻其状。岐伯曰：皮毛者肺之合也，皮毛先受邪气，邪气以从其合也。其寒饮食入胃，从肺脉上至于肺[2]则肺寒，肺寒则外内合邪，因而客之，则为肺咳。五藏各以其时受病[3]，非其时各传以与之[4]。人与天地相参[5]，故五藏各以治时感于寒则受病，微则为咳，甚者为泄为痛[6]。乘[7]秋则肺先受邪，乘春则肝先受之，乘夏则心先受之，乘至阴[8]则脾先受之，乘冬则肾先受之。

帝曰：何以异之？岐伯曰：肺咳之状，咳而喘息有音，甚则唾血。心咳之状，咳则心痛，喉中介介如梗状[9]，甚则咽肿喉痹[10]。肝咳之状，咳则两胁下痛，甚则不可以转，转则两胠[11]下满。脾咳之状，咳则右胁下痛阴阴[12]引肩背，甚则不可以动，动则咳剧。肾咳之状，咳则腰背相引而痛，甚则咳涎[13]。

帝曰：六府之咳奈何？安所受病？岐伯曰：五藏之久咳，乃移于六府。脾咳不已，则胃受之，胃咳之状，咳而呕，呕甚则长虫[14]出。肝咳不已，则胆受之，胆咳之状，咳呕胆汁。肺咳不已，则大肠受之，大肠咳状，咳而遗失[15]。心咳不已，则小肠受之，小肠咳状，咳而失气[16]，气与咳俱失。肾咳不已，则膀胱受之，膀胱咳状，咳而遗溺。久咳不已，则三焦受之，三焦咳状，咳而腹满，不欲食饮，此皆聚于胃，关于肺[17]，使人多涕唾而面浮肿气逆也。

帝曰：治之奈何？岐伯曰：治藏者治其俞，治府者治其合，浮肿者治其经[18]。帝曰：善。

【注释】

[1]五藏六府皆令人咳：因百脉朝会于肺，故五脏六腑的病变，都能影响到肺，而引起咳嗽。

[2]其寒饮食入胃，从肺脉上至于肺：杨上善注："人肺脉手太阴，起胃中焦，下络大肠，还循胃口，上膈属肺。寒饮寒食入胃，寒气循肺脉上入肺中。"

[3]五藏各以其时受病：五脏在其所主的时令感邪发病。其

时，五脏之气当旺之时令，即下文之"治时"。姚止庵注："王不受邪，五脏之常也。五脏不虚则已，虚则应王不王，邪乘虚入，是五脏之受病，反在应王之时，故云各以其时受病也。"

[4]非其时各传以与之：若不在肺所主之时令受病，是他脏传至于肺。非其时，指非肺所主的秋季。之，指肺。

[5]参：即相应、相合。

[6]微则为咳，甚者为泄为痛：咳为肺之证候，咳兼痛为五脏受邪的症状，咳兼泄为六腑受邪的症状。张介宾注："邪微者浅而在表，故为咳。甚者深而入里，故为泄为痛。"

[7]乘：趁也，此指"当……之时"。

[8]至阴：此指长夏。

[9]喉中介介如梗状：形容咽喉部如有物阻塞的感觉。梗，《太素》作"哽"。

[10]喉痹：咽喉肿痛，吞咽阻塞不利。

[11]两胠（qū）：左右腋下胁肋部。

[12]阴阴：通"隐隐"。即隐隐疼痛。

[13]咳涎：指咳出涎沫稀痰。姚止庵注："咳久则肾虚水泛，脾不受湿，反归于肾，故咳涎也。"

[14]长虫：蛔虫，或称蛕、蛕。

[15]遗失：大便失禁。《甲乙经》《太素》均作"遗矢"。矢，通"屎"。

[16]失气：指肛门排气。

[17]此皆聚于胃，关于肺：水饮困聚于胃，上犯于肺而为咳。张介宾注："此下总结诸咳之证而并及其治也。诸咳皆聚于胃、关于肺者，以胃为五脏六腑之本，肺为皮毛之合，如上文所云皮毛先受邪气及寒饮食入胃者，皆肺胃之候也，阳明之脉起于

鼻，会于面，出于口，故使人多涕唾而面浮肿。肺为脏腑之盖而主气，故令人咳而气逆。"

[18] 治藏者……治其经：俞、合、经，指十二经脉分布在肘膝关节以下的五输穴中的输穴、合穴、经穴。

【译文】

黄帝问道：肺脏有病，使人咳嗽，这是为什么？岐伯回答说：五脏六腑有病，都可影响肺而发生咳嗽，不单是肺脏。黄帝说：想听听各种咳嗽的情况。岐伯说：皮毛在表，内合于肺，外邪伤人，先侵犯皮毛，继之内传于肺。寒凉饮食入胃后，寒气循手太阴肺经上行于肺，则肺受寒，这样，外寒与内寒相合，停留于肺，肺气上逆，则为肺咳。一般来说，五脏各在其所主的时令受病，若不在它所主的时令受病，则是其他脏腑的病变传化来的，肺脏也如此。人与自然界息息相关，所以五脏各在其所主的时令感邪受病，感邪较轻的则咳嗽，较重的，则为腹痛、泻泄。所以秋季感邪则肺先受之，春季感邪则肝先受之，夏季感邪则心先受之，长夏感邪则脾先受之，冬季感邪则肾先受之。

黄帝问：怎样区别呢？岐伯说：肺咳的症状，咳而喘息有声，甚则唾血。心咳的症状，咳则心痛，喉中如有物梗塞，甚则咽喉红肿疼痛。肝咳的症状，咳则两胁肋下疼痛，甚至痛而不能转侧，转侧则两胁下胀满。脾咳的症状，咳则右胁肋下疼痛，并牵引肩背隐隐疼痛，甚至不可以动，动则咳嗽加剧。肾咳的症状，咳则腰背相互牵引疼痛，甚至咳吐痰涎。

黄帝问：六腑咳的症状如何？是怎样受病的？岐伯说：五脏咳日久不愈，就传移于六腑。脾咳日久不愈，则传至胃，胃咳的症状，咳而呕吐，呕吐严重时，有时能呕出蛔虫。肝咳日久不愈，则传至胆，胆咳的症状，咳而呕吐胆汁。肺咳日久不愈，则传至大肠，大肠咳的症状，咳而大便失禁。心咳日久不愈，则传至小肠，小肠咳的症状，咳而矢气，咳与矢气同时发生。肾咳日久不愈，则传至膀胱，膀胱咳的症状，咳而小便失禁。上述咳嗽日久不愈，则影响三焦，三焦咳的症状，咳而腹部胀满，不思饮食。总之，咳嗽的发生与肺胃关系密切，常出现咳而多涕、多唾、颜面浮肿、气上逆等症状。

黄帝问：怎样治疗呢？岐伯说：五脏咳，取本经的输穴；六腑咳，取本经的合穴；有浮肿症状的，再分别取各脏腑经脉之经穴。黄帝说：讲得好。

卷第十一

举痛论篇第三十九

【篇解】

举，列举。痛，疼痛。因本篇论述了各种疼痛的病因病机，所以篇名叫"举痛论"。

本篇主要讨论了十四种疼痛的病因病机，指出疼痛的主要病因是寒邪，主要机理是气血凝涩。论述了九气为病的机理及症状，提出了"百病生于气"的重要发病学观点，强调了诊治疾病要望、问、切诊相互参合。

《内经》认为引起疼痛的原因很多，但以寒邪为主，本篇所论之痛，为后世痛证的辨证施治奠定了基础。篇中"百病生于气"的著名观点，对后世具有深远影响。气机逆乱是百病发生的根源，导致气机逆乱的原因很多，但本篇突出强调了精神因素在发病中的重要地位。本篇是《内经》论病因、病机、病证的重要篇章之一，为后世疾病诊断、鉴别诊断及审因论治奠定了基础。

【原文】

黄帝问曰：余闻善言天者，必有验于人；善言古者，必有合于今；善言人者，必有厌[1]于己。如此，则道不惑而要数[2]极，所谓明也。今余问于夫子，令言而可知，视而可见，扪而可得，令验于己而发蒙解惑[3]，可得而闻乎？岐伯再拜稽首[4]对曰：何道之问也？帝曰：愿闻人之五藏卒痛，何气使然？岐伯对曰：经脉流行不止，环周不休，寒气入经而稽迟[5]，泣而不行，客于脉外则血少，客于脉中则气不通[6]，故卒然而痛。

【注释】

[1] 厌：《说文解字·厂部》云：厌，"一曰合也"。此与上文"验""合"之义相通。

[2] 要数：指重要的道理。数，理也。杨上善注："得其要理之极，明达故也。"

[3] 发蒙解惑：指启发蒙昧，解除疑惑。

[4] 稽首：古代跪拜礼，即五体投地。

[5] 稽迟：指经脉气血运行不畅。稽，留止也；迟，徐行也。

[6] 客于脉外则血少，客于脉中则气不通：此句为互文，即寒气客于脉外、脉中则血气少，客于脉外、脉中则血气不通。前句为气血不荣致痛，后句为气血不通致痛。

【译文】

黄帝道：我听说善于讨论天地运动规律的，必须结合于人体；善于谈论古代养生之道的，必须结合当前的情况；善于讨论人体生命规律及其疾病变化的，自己必须具有这方面的足够知识，这样，才能明白道理而不致疑惑，能够掌握一切事物的关键，这才算是深明事理。现在我请问先生，能不能把问、望、切的道理，使人听了能启发蒙昧、解除疑惑的道理告诉我呢？岐伯又行了一个大礼说：您想问哪方面的问题呢？黄帝说：我想知道人体五脏猝然发生疼痛，是什么邪气引起的？岐伯回答说：人体经脉气血是周流不息、环行不休的，若寒邪侵入经脉，则使经脉中气血涩滞不畅，因寒邪客于经脉内外，因而致血行减少、气血不得流通，所以猝然发生疼痛。

【原文】

帝曰：其痛或卒然而止者，或痛甚不休者，或痛甚不可按者，或按之而痛止者，或按之无益者，或喘动应手[1]者，或心与背相引而痛者，或胁肋与少腹相引而痛者，或腹痛引阴股[2]者，或痛宿昔[3]而成积者，或卒然痛死不知人，有少间复生者，或痛而呕者，或腹痛而后泄者，或痛而闭不通者，凡此诸痛，各不同形，别之奈何？

岐伯曰：寒气客于脉外则脉寒，脉寒则缩蜷，缩蜷则脉绌急[4]，绌急则外引小络，故卒然而痛，得炅[5]则痛立止，因重中于寒，则痛久矣。

寒气客于经脉之中，与炅气相薄则脉满，满则痛而不可按也，寒气稽留，炅气从上[6]，则脉充大而血气乱，故痛甚不可按也。寒气客于肠胃之间，膜原之下，血不得散，小络急引故痛，按之则血气散，故按之痛止。寒气客于侠脊之脉[7]，则深按之不能及，故按之无益也。寒气客于冲脉，冲脉起于关元，随腹直上，寒气客则脉不通，脉不通则气因之，故喘动应手矣。寒气客于背俞之脉[8]则脉泣，脉泣则血虚，血虚则痛，其俞注于心，故相引而痛，按之则热气至，热气至则痛止矣。寒气客于厥阴之脉，厥阴之脉者，络阴器系于肝，寒气客于脉中，则血泣脉急，故胁肋与少腹相引痛矣。厥气[9]客于阴股，寒气上及少腹，血泣在下相引，故腹痛引阴股。寒气客于小肠膜原之间，络血之中，血泣不得注于大经，血气稽留不得行，故宿昔而成积矣。寒气客于五藏，厥逆上泄[10]，阴气竭，阳气未入[11]，故卒然痛死不知人，气复反则生矣。寒气客于肠胃，厥逆上出，故痛而呕也。寒气客于小肠，小肠不得成聚，故后泄腹痛矣。热气留于小肠，肠中痛，瘅热[12]焦渴则坚干不得出，故痛而闭不通矣。

【注释】

［1］喘动应手：此处指腹中血脉的搏动，揣之急促应手。《灵枢·百病始生》云："其著于伏冲之脉者，揣之应手而动。"喘，疑是"揣"之误。

［2］阴股：指大腿内侧近前阴处。杨上善注："股外为髀，髀内为股，阴下之股为阴股也。"

［3］宿昔：指经久不愈之意。张志聪注："稽留久也。"宿，留着。昔，久远。

［4］绌急：指屈曲拘急。绌，屈曲。急，拘急。张介宾注："绌，屈曲也。"

［5］炅：指热而言。王冰注："炅，热也。"《尔雅》云："灵素之炅，当与热同。"

［6］上：郭霭春注："'上'误，似应作'之'。"当从。

［7］侠脊之脉：脊柱两侧深部的经脉。张介宾注："夹脊者，足太阳经也。其最深者，则伏冲、伏膂之脉。"

［8］背俞之脉：指足太阳膀胱经脉。因其行于背部的部分有五脏六腑的俞穴，故名之。

［9］厥气：指寒厥之气。张介宾注："寒逆之气也。"

［10］厥逆上泄：指厥逆之气向上泄越。

［11］阴气竭，阳气未入：指阴气阻隔于内，阳气上逆泄越于外，阴阳之气暂时处于离决状态。

［12］瘅热：指热甚。瘅，热盛之意。

【译文】

黄帝说：疼痛，有的突然停止，有的痛甚不休止，有的痛甚拒按，有的经揉按疼痛能停止，有的揉按不起作用，有的痛处急剧跳动，扪之应手，有的前胸与后背相引而痛，有的胁肋与少腹相引而痛，有的腹痛牵引阴股，有的痛久不愈而成为积块，有的因猝然疼痛而昏厥，不省人事，片刻又苏醒，有的痛兼呕，有的腹痛兼泄泻，有的腹痛兼大便燥结不通，所有这些疼痛，症状表现均不相同，怎样区别呢？

岐伯说：寒气侵于脉外，致使经脉受寒而引起经脉屈曲不伸，进而经脉拘急，牵引外在小的络脉，所以发生突然疼痛，但只要得热气，则疼痛立刻停止。若屡次感受寒邪，疼痛的时间就长。

寒邪侵入经脉之中，与人体的热气相交争，则经脉盛满，所以痛而拒按。寒气稽留，热气与之交争，沿经脉上迫，使经脉充盈满大，脉中气血混乱，所以疼痛厉害，拒按。寒气侵于肠胃之间，膜原之下，血气不得布散，小络脉急引，所以疼痛，按之则血气得以布散，所以按之疼痛停止。寒气侵入夹脊的经脉，因其经脉位置很深，按之不能及，所以按之无效。寒气侵入冲脉，冲脉起于关元，循腹里上行，寒气侵之则脉不通，脉不通则气也随之不通，所以腹痛，以手扪痛处则鼓动应手。寒气侵入背俞之脉，使血脉流行凝涩，脉凝涩则血虚，血虚则发生疼痛，因背俞之气血注于心，所以心与背相引而痛，按之则觉得有热气，有热气则疼痛马上停止。寒气侵于厥阴之脉，厥阴之脉络于前阴，系于肝，寒气侵入脉中，则气血凝涩，筋脉拘急，所以胁肋与少腹相互牵引疼痛。厥逆之气侵于大腿内侧，寒气上逆少腹，血涩滞于下，相互牵引，所以腹痛引阴股。寒气侵入小肠膜原之间，络血之中，使络脉气血凝涩而不能流入大的经脉，血气瘀滞日久而成为积块。寒气侵入于五脏，使五脏之气厥逆上行，阴气竭于内，阳气不得入，阴阳相离，所以猝然痛死，不省人事，若阳气来复则苏醒。寒气侵入肠胃，厥逆之气上行，所以疼痛兼呕吐。寒气侵入小肠，小肠不能分清泌浊，所以疼痛兼泄泻、腹痛。若热邪留滞于小肠，则肠中痛，发热，口渴甚，大便燥结不得出，所以腹痛兼大便秘结。

【原文】

帝曰：所谓言而可知者也，视而可见，奈何？岐伯曰：五藏六府固尽有部[1]，视其五色，黄赤为热，白为寒，青黑为痛，此所谓视而可见者也。

帝曰：扪而可得，奈何？岐伯曰：视其主病之脉，坚而血及陷下者[2]，皆可扪而得也。

帝曰：善。余知百病生于气[3]也，怒则气上，喜则气缓，悲则气消，恐则气下，寒则气收，炅则气泄，惊则气乱，劳则气耗，思则气结，九气不同，何病之生？岐伯曰：怒则气逆，甚则呕血及飧泄[4]，故气上矣。喜则气和志达，荣卫通利，故气缓[5]矣。悲则心系[6]急，肺布叶举[7]，而上焦不通，荣卫不散，热气在中，故气消矣。恐则精却[8]，却则上焦闭，闭则气还，还则下焦胀，故气不行矣。寒则腠理闭，气不行，故气收[9]矣。炅则腠理开，荣卫通，汗大泄，故气泄。惊则心无所倚，神无所归，虑无所定，故气乱矣。劳则喘息汗出，外内皆越[10]，故气耗矣。思则心有所存，神有所归，正气留而不行，故气结矣。

【注释】

[1]固尽有部：指五脏六腑在面部有固定的望诊部位。张志

聪注："五脏六腑之气色，皆见于面，而各有所主之部位。"

　　〔2〕坚而血及陷下者：坚而血，指邪气所侵之脉络按之坚实，充血盈满。陷下，指血气不足，脉络塌陷空虚。对疼痛部位按诊，若按之坚硬，为邪气盛实；血脉壅盛，为实证；按之陷下，濡软空虚，为虚证。张介宾注："脉坚者，邪之聚也。血留者，络必盛而起也。陷下者，血气不足，多阴候也。"

　　〔3〕百病生于气：许多疾病的发生都是各种因素导致气机失调所致。气，指气机失调，此指病机。张介宾注："气之在人，和则为正气，不和则为邪气，凡表里虚实，逆顺缓急，无不因气而至，故百病皆生于气。"

　　〔4〕飧泄：大便泻下清稀并含有不消化的食物残渣，又称完谷不化。

　　〔5〕气缓：气机涣散不收。张介宾注："气脉和调，故志畅达。荣卫通利，故气徐缓。然喜甚则气过于缓而暂至涣散，故《调经论》曰：喜则气下。《本神》篇曰：喜乐者，神惮散而不藏。义可知也。"

　　〔6〕心系：指以心为中心及其联系其他脏腑百骸的脉络。

　　〔7〕肺布叶举：指肺叶布举。姚止庵注："布者，胀也。举者，起也。"

　　〔8〕精却：肾精却而不能上奉。张介宾注："恐惧伤肾则伤精，故致精却。却者，退也。精却则升降不交，故上焦闭。上焦闭则气归于下，病为胀满而气不行，故曰恐则气下也。"

　　〔9〕寒则腠理闭……故气收：气不行，新校正云："当作'气下行'也。"与上文帝问相合，可从。王冰注："腠，谓津液渗泄之所；理，谓纹理逢会之中；闭，谓密闭；气，谓正气；行，谓流行；收，谓收敛也。身寒则卫气沉，故皮肤纹理及渗泄之

处，皆闭密而气不流行，卫气收敛于中而不发散也。"

[10]外内皆越：过劳则喘息而内气越，汗出则外气越。马莳注："夫喘则内气越，汗出则外气越，故气以之而耗散也。"

【译文】

黄帝说：这确实是通过问诊可以知道的，望诊是什么呢？岐伯说：五脏六腑在颜面部都有固定的望诊部位，观察面部五色的变化，就可知疾病的性质和部位，如色黄赤为热，色白为寒，色青黑为痛，这就是所说的望诊。

黄帝问：什么是切诊呢？岐伯说：仔细观察主病之脉是坚实、充盈的，还是陷下的，这些都可通过切诊而得知。

黄帝说：讲得好。我知道许多疾病的发生都是由气机逆乱所致，如暴怒则气上逆，大喜则气涣散，悲哀则气消沉，恐惧则气下却，遇寒则气收敛，遇热而气耗泄，大惊则气混乱，过劳则气耗散，思虑则气郁结，九种气机的不同变化，能导致什么病呢？岐伯说：暴怒则气上逆，甚至引起呕血及飧泄，所以说怒则气上。喜则气机调和，荣卫通利，所以说过喜则气涣散。悲哀太过则心系急，肺叶胀大布举，上焦之气不能宣通，荣卫之气不能布散，热郁于胸中，消耗气血，所以说悲则气消。恐惧则精气下却，精气下却则上焦闭塞不通，上焦闭则气还至下焦，使下焦胀，所以说气不行矣。寒邪能使腠理闭塞，荣卫之气不行，所以说寒则气收。热则腠理开泄，荣卫通利，大汗出，气随汗泄，所以说炅则气泄。大惊则心神无所依附，神不守舍，思绪混乱，所以说惊则气乱。过劳则喘息汗出，使气从内外泄越，所以说劳则气耗。思虑过度，心神专思一物，凝于一事，使神归留于一处，正气留结而不运行，所以说思则气结。

腹中论篇第四十

【篇解】

因本篇主要讨论了鼓胀、血枯、伏梁、热中、消中、厥逆等几种腹中疾病，所以篇名叫"腹中论"。

本篇主要论述了鼓胀、血枯、伏梁、热中、消中、厥逆的病因、病机、症状、治法及注意事项，提出了鸡矢醴、四乌鲗骨一蘆茹丸这两个古代方剂。

本篇对中医内科、妇科临床诊治具有指导意义。篇中两方，今多不用，古代医家对此应用及论述较多。查两方，前者属攻伐实邪之剂，后者属养血行血之剂，这是古人的宝贵经验，应予重视。

【原文】

黄帝问曰：有病心腹满，旦食则不能暮食，此为何病？岐伯对曰：名为鼓胀[1]。帝曰：治之奈何？岐伯曰：治之以鸡矢醴[2]，一剂知，二剂已。帝曰：其时有复发者何也？岐伯曰：此饮食不节，故时有病也。虽然其病且已，时故当病，气聚于腹也。

帝曰：有病胸胁支满者，妨于食，病至则先闻腥臊臭，出清液，先唾血，四支清，目眩，时时前后血，病名为何？何以得之？岐伯曰：病名血枯[3]，此得之年少时，有所大脱血，若醉入房中，气竭肝伤，故月事衰少不来也。帝曰：治之奈何？复以何术？岐伯曰：以四乌鲗骨一蘆茹[4]二物并合之，丸以雀卵[5]，大如小豆，以五丸为后饮，饮以鲍鱼汁[6]，利肠中及伤肝也。

帝曰：病有少腹盛，上下左右皆有根，此为何病？可治不？岐伯曰：病名曰伏梁[7]。帝曰：伏梁何因而得之？岐伯曰：裹大脓血，居肠胃之外，不可治，治之每切按之致死。帝曰：何以然？岐伯曰：此下则因阴，必下脓血，上则迫胃脘，生鬲，侠胃脘内痈，此久病也，难治。居脐上为逆，居齐下为从，勿动亟夺[8]。论在《刺法》中。帝曰：人有身体髀股胻皆肿，环脐而痛，是为何病？岐伯曰：病名伏梁，此风根[9]也。其气溢于大肠而著于肓[10]，肓之原在脐下，故环脐而痛也。不可动之，动之为水溺涩之病。

【注释】

[1]鼓胀：病名。以腹部胀大、腹皮青黄、青筋暴露、全身肿胀为主症。

[2]鸡矢醴：方名。鸡矢（晒干，焙黄）一两，米酒三碗，渍泡，煎数沸，取汁去渣，空腹温服，一日二次。下气消积，通利二便。今民间多将其晒干焙黄，为末或丸，用以治疗小儿消化不良之腹胀，有良效。

[3]血枯：病名。因少年脱血，房事过度所致，以胸胁支满、纳差、咳血、目眩、流涕、二便出血、经闭等为主症。

[4]四乌鲗骨一藘茹：乌鲗骨，即乌贼骨，一名海螵蛸，主治女子血闭、血枯。藘茹，即茜草，通经脉，行血活血。四、一，指份数。

[5]雀卵：即麻雀卵，能补精益血。

[6]鲍鱼汁：马莳注："俗谓之腌鱼卤，味辛臭，温平，无毒，主治瘀血，血痹在四肢不散者。"

　　〔7〕伏梁：病名。以腹腔有脓血包块为主证的病证。

　　〔8〕勿动亟夺：亟，急也；夺，去也。即勿用急切按摩法治疗。若不当急夺妄夺则死。

　　〔9〕风根：此指风寒之邪不去，潜藏于腹部所形成的病根。

　　〔10〕肓（huāng）：即膏肓，心下膈上处。

【译文】

　　黄帝问道：有一种病，心腹胀满，早上吃了东西，晚上便不能再吃，这是什么病呢？岐伯回答说：这种病叫鼓胀。黄帝问：怎样治疗呢？岐伯说：用鸡矢醴治疗，一剂见效，二剂就痊愈。黄帝说：此病有时复发，这是为什么呢？岐伯说：这是因饮食不节，所以有时就复发。此病经治疗虽能痊愈，但还时常发病，这是因为病气残留聚于腹中的缘故。

　　黄帝说：有一种病，胸胁支撑胀满，妨碍饮食，发病时先闻到腥臊气味，口流清水，唾血，四肢发冷，目眩，大小便时常有血，这是什么病呢？是什么原因引起的？岐伯说：此病叫血枯，是在少年时曾有过大出血留下的病根，加之醉酒后行房事，精气耗竭，损伤于肝，所以月经量少或闭经。黄帝问：怎样治疗呢？怎样能使他恢复呢？岐伯说：用四分乌鲗骨一分蘆茹，二物混合，用雀卵和以为丸，如小豆大小，饮前服五丸，用鲍鱼汁送下，可通利肠中，补益肝脏。

　　黄帝问：有一种病，少腹部胀满坚硬，上下左右按之皆有根，这是什么病？可以治疗吗？岐伯说：此病叫伏梁。黄帝问：伏梁是什么原因引起的？岐伯说：病处裹藏着大量的脓血，位于肠胃之外，不能治疗，若切按过重必导致死亡。黄帝问：为什么会这样呢？岐伯说：少腹之下就是前后二阴，按之必致脓血下出。少腹之上是胃脘，若按之则引起膈、胃脘内痛。此病经久缠绵，很难治愈。病位在脐上较危重，在脐下稍轻一些，切不可急切地给予按摩，此病在《刺法》一书中有详细的记载。黄帝问：有的人髀、股等部位全都浮肿，脐周疼痛，这是什么病？岐伯说：此病叫伏梁，是因感受风寒之邪而留下的病根。这种邪气，溢于大肠而留着于肓膜，肓之原在脐下，所以绕脐疼痛，不可按摩，按之则易引起小便涩滞之病。

【原文】

帝曰：夫子数言热中消中，不可服高梁[1]芳草[2]石药[3]，石药发瘨[4]，芳草发狂。夫热中消中者，皆富贵人也，今禁高梁，是不合其心，禁芳草石药，是病不愈，愿闻其说。岐伯曰：夫芳草之气美，石药之气悍，二者其气急疾坚劲，故非缓心和人，不可以服此二者。帝曰：不可以服此二者，何以然？岐伯曰：夫热气慓悍[5]，药气亦然，二者相遇，恐内伤脾，脾者土也而恶木，服此药者，至甲乙日更论[6]。

帝曰：善。有病膺肿颈痛胸满腹胀，此为何病？何以得之？岐伯曰：名厥逆。帝曰：治之奈何？岐伯曰：灸之则瘖，石之则狂，须其气并，乃可治也。帝曰：何以然？岐伯曰：阳气重上，有余于上，灸之则阳气入阴，入则瘖；石之则阳气虚，虚则狂。须其气并而治之，可使全也。帝曰：善。何以知怀子之且生也？岐伯曰：身有病而无邪脉也。

帝曰：病热而有所痛者何也？岐伯曰：病热者，阳脉也，以三阳之动也，人迎一盛少阳，二盛太阳，三盛阳明，入阴也[7]。夫阳入于阴，故病在头与腹，乃膜胀而头痛也。帝曰：善。

【注释】

[1] 高粱：高，通"膏"；粱，通"粱"。指肥腻精细的食物。
[2] 芳草：指气味芳香、药性燥烈的植物药。
[3] 石药：指矿物药，其性慓悍沉猛。
[4] 瘨：通"癫"。
[5] 慓悍：暴急猛峻的意思。
[6] 更论：《甲乙经》作"当愈甚"二字，可参。
[7] 入阴也：新校正云："《甲乙》无入阴也三字。"可参。

【译文】

黄帝说：你多次说患热中、消中之病，不可吃肥甘厚味，不可用芳香辛燥的草药以及矿物药，因矿物药可使人病癫，芳香的草药可使人病狂。热中、消中的病多发生在富贵之人，现在不让他们吃肥甘厚味，他们不能接受，不用芳草、矿物类药，又难以使其病治愈，这可怎么办呢？岐伯说：芳香的药物气味多辛散走窜，矿物类药物其气多猛悍，两者其气都有急疾坚劲的特性。不是性情和缓的人，是不可以服用的。黄帝问：不用这两种药，其原因是什么？岐伯说：热气是悍烈慓疾的，药物也是一样，若病热再遇药热，则内伤脾气，脾属土，土恶木克，若服此药，至肝木所主的克脾土的甲乙日，病情则加重。

黄帝说：讲得好。有一种病，膺肿、颈痛、胸满、腹胀，这是什么病呢？是怎么发生的呢？岐伯说：此病叫厥逆。黄帝问：怎样治疗呢？岐伯说：若用灸法便会引起失音，若用砭石则会使其发狂，必须等待其阴阳之气上下交合，才可以治疗。黄帝问：为什么？岐伯说：阳气重逆于上，则上部有余，若再用灸法则使阳更盛而伤阴，致使失音；若用砭石则使阳气虚，阳气虚则病狂。须待阴阳之气上下交合，才可以治疗并能治愈。黄帝说：讲得好。怎样能知道妇人怀孕和将要生产呢？岐伯说：看其身体不舒适，好像有病，但脉象正常。

黄帝问：有一种病，发热而疼痛，是为什么？岐伯说：热病是阳经的病变，三阳之脉动甚。若人迎脉比寸口脉盛大一倍，病在少阳；比寸口脉盛大二倍，病在太阳；盛大三倍，病在阳明。若病邪由阳入阴，则病又波及头部与腹部，症见胀、头痛。黄帝说：讲得好。

刺腰痛篇第四十一

【篇解】

因本篇主要讨论了腰痛的针刺方法，所以篇名叫"刺腰痛"。

本篇论述了足之三阴三阳、奇经八脉、支脉、络脉受邪所导致的腰痛特点、针刺部位、针刺方法以及腰痛兼证的治法。

篇中指出各种腰痛要以循经取穴为主要原则，还要根据季节、月亮盈亏，来决定能否刺其出血及针刺次数的多少，从而揭示腰痛不独属虚证，不独属肾脏，对临床针刺治疗各种腰痛具有指导意义。

【原文】

足太阳脉令人腰痛，引项脊尻背如重状，刺其郄中。太阳正经出血，春无见血。少阳令人腰痛，如以针刺其皮中，循循然[1]不可以俯仰，不可以顾，刺少阳成骨[2]之端出血，成骨在膝外廉之骨独起者，夏无见血。阳明令人腰痛，不可以顾，顾如有见者，善悲，刺阳明于骭前三痏[3]，上下和之出血，秋无见血。足少阴令人腰痛，痛引脊内廉，刺少阴于内踝上二痏，春无见血，出血太多，不可复也。厥阴之脉令人腰痛，腰中如张弓弩弦[4]，刺厥阴之脉，在腨踵鱼腹之外[5]，循之累累然，乃刺之，其病令人善言默默然不慧，刺之三痏。

【注释】

　　[1]循循然：形容因腰痛而行动不便。

　　[2]成骨：指胫骨。

　　[3]三痏：痏，本指疮后之瘢痕，在此引申为针刺的穴位。即针刺三个穴位。

　　[4]张弓弩弦：形容腰部疼痛强硬非常严重。

　　[5]腨踵鱼腹之外：腨，腿肚；踵，足跟。即腿肚与足跟之间的鱼腹突出地方的外侧。

【译文】

　　足太阳经脉发生病变，使人腰痛，其痛牵引项脊及臀背部，并且背部有沉重之感，应刺足太阳经的委中穴，并刺其出血，但春天不要刺其出血。足少阳经脉发生病变，使人腰痛，其痛如针刺皮肤中，行动不便，不可俯仰及左右顾盼，应刺足少阳经在胫骨上端外侧突起部位的穴位，并刺出其血，但夏天不要刺其出血。足阳明经脉发生病变，使人腰痛，其痛不可以转顾，则眼花缭乱如有所见，容易悲伤，应刺足阳明经在前的三个穴位，刺三穴中的上巨虚和下巨虚调和其气，并刺三穴出血，但秋天不要刺其出血。足少阴经脉发生病变，使人腰痛，其痛牵引背部深处，应刺足少阴在内踝上的两个穴位，但春天不要刺其出血，否则出血太多，疾病不易恢复。足厥阴经脉发生病变，使人腰痛，其痛处有紧急强硬感，如弓弦弩张，应刺足厥阴经，在腿肚与足跟之间的外侧、用手摸之有累累硬结的地方针刺，若患者喃喃自语，精神抑郁，应刺三个穴位。

【原文】

解脉[1]令人腰痛，痛引肩，目䀮䀮然，时遗溲，刺解脉，在膝筋肉分间郄外廉之横脉出血，血变而止。解脉令人腰痛如引带，常如折腰状，善恐，刺解脉，在郄中结络如黍米，刺之血射以黑，见赤血而已。同阴之脉[2]，令人腰痛，痛如小锤居其中，怫然[3]肿，刺同阴之脉，在外踝上绝骨之端，为三痏。阳维之脉令人腰痛，痛上怫然肿，刺阳维之脉，脉与太阳合腨下间，去地一尺所。衡络之脉[4]令人腰痛，不可以俯仰，仰则恐仆，得之举重伤腰，衡络绝，恶血归之，刺之在郄阳、筋之间，上郄数寸，衡居为二痏出血。会阴之脉[5]令人腰痛，痛上漯漯然[6]汗出，汗干令人欲饮，饮已欲走，刺直阳之脉[7]上三痏，在跷上郄下五寸横居，视其盛者出血。飞阳之脉[8]令人腰痛，痛上拂拂然，甚则悲以恐，刺飞阳之脉，在内踝上五寸，少阴之前，与阴维之会[9]。昌阳之脉[10]令人腰痛，痛引膺，目䀮䀮然，甚则反折，舌卷不能言，刺内筋[11]为二痏，在内踝上大筋前太阴后，上踝二寸所。散脉[12]令人腰痛而热，热甚生烦，腰下如有横木居其中，甚则遗溲，刺散脉，在膝前骨肉分间，络外廉，束脉为三痏。肉里之脉[13]令人腰痛，不可以咳，咳则筋缩急，刺肉里之脉为二痏，在太阳之外，少阳绝骨之后。腰痛侠脊而痛至头几几然，目䀮䀮欲僵仆，刺足太阳郄中出血。

腰痛上寒，刺足太阳阳明；上热，刺足厥阴；不可以俯仰，刺足少阳；中热而喘，刺足少阴，刺郄中出血。腰痛，上寒不可顾，刺足阳明；上热，刺足太阴；中热而喘，刺足少阴。大便难，刺足少阴。少腹满，刺足厥阴。如折不可以俯仰，不可举，刺足太阳。引脊内廉，刺足少阴。腰痛引少腹控䏚[14]，不可以仰，刺腰尻交者[15]，两髁胂[16]上，以月生死为痏数[17]，发针立已，左取右，右取左。

【注释】

[1] 解脉：指足太阳膀胱经脉行至项时，分为两支夹脊下行，如绳之解股。

[2] 同阴之脉：指足少阳之别络。

[3] 怫然：怒胀貌。

[4] 衡络之脉：衡，横也。即带脉。

[5] 会阴之脉：指督脉。会阴，穴名，位于前后二阴之间，冲、任、督三脉同起于胞中，出于会阴，督脉由此上行脊背。

[6] 漯漯然：形容不断地出汗。

[7] 直阳之脉：指会阴之脉，也即督脉。

[8] 飞阳之脉：《灵枢·经脉》云："足太阳之别，名曰飞阳，去踝七寸，别走少阴。"

[9] 少阴之前，与阴维之会：指足少阴筑宾穴。

[10] 昌阳之脉：据马莳注，当指足少阴肾经。

[11] 内筋：指复溜穴附近。

[12] 散脉：即足太阴之别络。

[13] 肉里之脉：王冰注："肉理之脉，少阳所生，则阳维之脉气所发也。"张介宾云："肉里，谓分肉之理。足少阳脉之所行，阳辅穴也。"

[14] 控䏚（miǎo）：控，牵引。䏚，季胁下空软处。

[15] 腰尻交者：指足太阴之络，从髀合阳明上贯尻骨，与厥阴、少阳交结于下髎穴。

[16] 两髁胂（shēn）：髁，通"髋"。胂，坚起之肌肉。王

冰注："两髁肿，谓两髁骨下坚起肉也……髁骨，即腰脊两旁起骨
也。夹脊两旁，腰髁之下，各有胂肉陇起，而斜趋于髁骨之后，
内承其髁，故曰两髁肿也。"

　　[17] 以月生死为痏数：月之上弦谓月生，月之下弦谓月死。
月生一日刺一穴，二日刺两穴，月生所刺穴位渐多，直到十五日
刺十五穴。月死一日减一穴，即第十六日刺十四穴，月死所刺穴
位渐少。

【译文】

　　解脉发生病变，使人腰痛，其痛牵引肩部，两眼视物不清，
时常遗尿，应刺解脉，在膝部筋肉分界处、委中穴外廉的横脉处
刺出其血，待血由紫黑变红为止。解脉所致的腰痛，其痛拘急如
用带子牵引，时常自觉腰痛如折，易恐惧，当刺解脉在委中穴部
有络脉结聚的如黍米样的地方，刺之则有黑血射出，至血变红色
为止。同阴之脉发生病变，使人腰痛兼腰部沉重，腰内如有铁
锤，经脉怒张而肿起，应刺同阴之脉，在外踝上绝骨之端处，刺
三穴。阳维之脉发生病变，使人腰痛，痛处经脉怒张而肿，应刺
阳维之脉，在阳维脉与太阳经在腨下的交会处，距地大约一尺的
部位。衡络之脉发生病变，使人腰痛，其痛使人不可以俯仰，后
仰则恐怕要跌倒，这是因用力举重损伤腰部，衡络不通，瘀血留
滞，应刺委阳、殷门两穴，两穴横居郄中上，当刺两穴出血。会
阴之脉发生病变，使人腰痛，腰痛并持续出汗，汗止时，欲饮
水，饮水后又坐立不安，当刺直阳之脉上的三个穴，在跻上、郄
下五寸横居之处，在充血之处刺出其血。飞阳之脉发生病变，使
人腰痛，其痛处筋络肿胀怒起，病甚则易悲伤恐惧，应刺飞阳脉
在内踝上五寸、足少阴脉之前与阴维交会之处。昌阳之脉发生病

变，使人腰痛，其痛牵引胸膺部，两眼视物不清，病甚则腰部后折，不能前屈，舌卷缩，不能言语，应刺内筋处两个穴位，内筋在内踝上二寸的大筋之前、足太阴经之后。散脉发生病变，使人腰痛，疼痛且发热，热甚则心烦不安，腰之下如有横木塞其中，甚至遗尿，应刺散脉，在膝前骨肉分间，太阴外侧的束脉处，刺三个穴。肉里之脉发生病变，使人腰痛，其痛使人不敢咳嗽，若咳则致使筋脉挛缩，应刺肉里之脉二个穴，在足太阳经的外侧，少阳经绝骨处之后。腰痛牵引背部脊柱两侧疼痛，上至头项强急不舒，两眼视物不清，昏眩欲仆，应刺足太阳经之委中穴，刺出其血。

　　若腰痛，上身感到寒冷，应刺足太阳、足阳明两经；若发热，应刺足厥阴经。若腰痛不能俯仰，刺足少阳经。若腰痛兼内热而喘，应刺足少阴经，并在委中刺出其血。若腰痛兼上半身寒冷，不可以转顾，应刺足阳明经；若觉上部发热，应刺足太阴。若腰痛兼内热而喘，应刺足少阴。若腰痛兼大便难，应刺足少阴。若腰痛兼小腹胀满，应刺足厥阴。若腰痛如折，不能俯仰，不能举动，应刺足太阳。若腰痛牵引脊背内里，应刺足少阴。若腰痛牵引少腹、季胁处，使人不能仰，应刺下髎穴，即两髁坚起的肌肉上。针刺的方法是以月之盈亏来计算所取穴位的多少，并应采取左痛刺右、右痛刺左的缪刺法。

卷第十二

风论篇第四十二

【篇解】

风邪，为六淫之首，百病之长。风邪侵犯人体可导致多种疾病。本篇主要讨论了风邪伤人所致的不同病变、机理及诊断要点等，所以篇名"风论"。

本篇主要论述了风邪伤人所致多种风证的病机、证候特点、诊断方法及分类原则，指出感邪的季节、部位不同，就会导致不同的病机，出现不同的病证；提出了"风为百病之长""风者善行而数变"的重要理论观点。

本篇是外感风邪致病的专论，是中医古代论风证的重要文献，为后世对风证的认识奠定了牢固基础。篇中因人因时制宜的观点，为后世对风证的辨证论治奠定了坚实基础。篇中对疠风即麻风病的认识，对后世医家认识此病也奠定了一定基础。

【原文】

黄帝问曰：风之伤人也，或为寒热，或为热中，或为寒中，或为疠风[1]，或为偏枯[2]，或为风也，其病各异，其名不同，或内至五藏六府，不知其解，愿闻其说。岐伯对曰：风气藏于皮肤之间，内不得通，外不得泄，风者善行而数变[3]，腠理开则洒然寒[4]，闭则热而闷，其寒也则衰食饮，其热也则消肌肉，故使人怢慄[5]而不能食，名曰寒热。风气与阳明入胃，循脉而上至目内眦，其人肥则风气不得外泄，则为热中而目黄；人瘦则外泄而寒，则为寒中而泣出。风气与太阳俱入，行诸脉俞，散于分肉之间，与卫气相干，其道不利，故使肌肉愤膹[6]而有疡，卫气有所凝而不行，故其肉有不仁也。疠者，有荣气热胕[7]，其气不清，故使其鼻柱坏而色败，皮肤疡溃，风寒客于脉而不去，名曰疠风，或名曰寒热[8]。

以春甲乙伤于风者为肝风[9]，以夏丙丁伤于风者为心风，以季夏戊己伤于邪者为脾风，以秋庚辛中于邪者为肺风，以冬壬癸中于邪者为肾风。风中五藏六府之俞，亦为藏府之风，各入其门户[10]所中，则为偏风[11]。风气循风府而上，则为脑风[12]。风入系头[13]，则为目风[14]，眼寒。饮酒中风，则为漏风[15]。入房汗出中风，则为内风[16]。新沐[17]中风，则为首风[18]。久风入中，则为肠风飧泄[19]。外在腠理，则为泄风[20]。故风者百病之长也，至其变化乃为他病也，无常方[21]，然致有风气也。

【注释】

[1]疠风：又名大风、癞风、大风恶疾、大麻风。即今之麻风病。因暴疠风毒内侵血脉而成。具有传染性。初见寒热，患处麻木不仁，形成红斑，继之肌肉溃烂，久之则蔓延全身肌肤，出现眉落、目损、鼻崩、唇裂、足底穿等。

[2]偏枯：因下文有"各入其门户，所中则为偏风"，故此当指偏风。风邪偏中于人体某脏某部。

[3]风者善行而数变：此以自然界的风来类比，说明风邪致病有急骤多变、游走不定的特点。善行，游走不定；数变，变化

多端。姚止庵注:"善行者,无处不到;数变者,证不一端。风之为邪,其厉矣哉。"

〔4〕洒(xiǎn)然寒:形容恶风怕冷的样子。王冰注:"洒然,寒貌。"

〔5〕怢(tū)栗(lì):突然发生的寒冷颤抖。栗,因寒冷而颤动。王冰注:"卒振寒貌。"

〔6〕愤䐜:愤然高起而肿胀。

〔7〕胕:通"腐",指痈肿。邪热炽盛,血肉为之腐败。

〔8〕或名曰寒热:《读素问钞》删去此五字,《素问识》云:"此衍文,诸注属强解。"可从。

〔9〕以春甲乙伤于风者为肝风:春季属木,甲乙日亦属木,配五脏则均分属于肝,故春季或甲乙日感受风邪,为肝风。其他四脏以此类推。

〔10〕门户:此指五脏六腑之腧穴。因其内通脏腑,为脏腑之气出入的门户而名。姚止庵注:"人身之有穴腧也,犹室之有门户,风邪中人,必由穴腧,故云入其门户也。"

〔11〕偏风:一指偏枯,即风邪随某一腧穴而偏中于人体,发生半身不遂的病证。又指风邪偏于某脏某部,即后文所指的多种风证。

〔12〕脑风:指风邪犯脑导致的以脑部疼痛为主的病证。

〔13〕系头:指目系,即眼球联系于脑的脉络。丹波元简注:"今据《甲乙经》注改头系。头系,乃头中之目系。"

〔14〕目风:指风邪伤于目系,发生目痛眼冷的病证。杨上善注:"邪气入于目,系在头,故为目风也。"

〔15〕漏风:指饮酒后感受风邪所致的以汗多如漏为主的病证。张介宾注:"酒性温散,善开玄府,酒后中风,则汗漏不止,

故曰漏风。《病能论》谓之酒风。"

[16]内风：内，指房事。因入房汗出，气精两虚，风邪乘虚入中，故名内风。王冰注："内耗其精，外开腠理，因内风袭，故曰内风。经具名曰劳风。"

[17]新沐：沐，此指洗头；新沐，指刚刚洗过头。

[18]首风：指沐浴时毛孔开张，风邪适时入侵所导致的病证。

[19]肠风飧泄：指风邪入侵肠道导致的以完谷不化为特征的泄泻。王冰注："风在肠中，上熏于胃，故食不化而下出焉。飧泄者，食不化而出也。"

[20]泄风：指风邪入侵腠理所致汗出不止的病证。

[21]无常方：风邪致病变化多端，证候错综复杂，并非一成不变。

【译文】

黄帝问道：风邪侵犯人体，有的发为寒热，有的发为热中，有的发为寒中，有的发为疠风，有的发为偏枯，有的发为风病，因其表现各不相同，所以名称也不同，有的甚至内侵五脏六腑，不知其原因，想听你讲一讲。岐伯回答说：风邪袭人，留滞于皮肤之中，内不得通于经脉，外不得发泄，但因其善于走窜，变化多端，所以使腠理开，则令人恶寒发冷，使腠理闭，则令人发热烦闷。恶寒则饮食减少，发热则消烁肌肉，使人消瘦，所以使人恶寒而不能食，叫作寒热病。若风邪由阳明经入胃，循脉而上至目内眦，假如其人肥胖，则风邪不能向外发泄，邪气稽留，则病热中而两目发黄；假如其人瘦弱，则阳气发泄于外，使人恶寒，发为寒中，泪自出。若风邪由太阳经入侵，邪气经过各脏腑经脉的腧穴，布散于全身分肉之间，与卫气相搏结，使经脉之道不通利，所以使肌肉肿胀高起而生疮疡；卫气凝涩而不能运行，所以肌肉麻木而不知痛痒。疠病，是因风邪入侵，荣气因热腐坏，血气污浊不清所致，使人鼻骨损坏，气色衰败，皮肤生疡溃烂，此乃风寒客于经脉，久留不去，名叫疠风，或叫寒热。

在春季和甲乙日伤于风邪的，为肝风；在夏季和丙丁日伤于风邪的，为心风；在长夏和戊己日伤于风邪的，为脾风；在秋季和庚辛日伤于风邪的，为肺风；在冬季和壬癸日伤于风邪的，为肾风。风邪侵入到五脏六腑的腧穴，并向内传入脏腑，也就是五脏六腑之风；风邪从各脏腑的腧穴入侵于内，偏着于某处，则为偏风。风邪从风府穴向上入于脑，则为脑风。风邪从目系上入于头，则为目风，症见两眼恶风寒。饮酒后风邪入侵，则为漏风。入房汗出时受风，则为内风。刚洗过头就受风邪，则为首风。风邪久留体内，入于肠中，则为肠风、飧泄。外留腠理，则为泄风。所以说风邪是百病的根源，入侵人体后，变化多端，可引起各种疾病，没有一定规律，但其致病的根源，都是因风邪侵入。

【原文】

帝曰：五藏风之形状不同者何？愿闻其诊及其病能[1]。

岐伯曰：肺风之状，多汗恶风，色皏然白[2]，时咳短气，昼日则差，暮则甚，诊在眉上，其色白。

心风之状，多汗恶风，焦绝[3]，善怒嚇[4]，赤色，病甚则言不可快，诊在口，其色赤。

肝风之状，多汗恶风，善悲，色微苍，嗌干善怒，时憎女子，诊在目下，其色青。

脾风之状，多汗恶风，身体怠堕，四支不欲动，色薄微黄，不嗜食，诊在鼻上，其色黄。

肾风之状，多汗恶风，面庞然浮肿，脊痛不能正立，其色炲，隐曲不利，诊在肌上，其色黑。

胃风之状，颈多汗恶风，食饮不下，鬲塞不通，腹善满，失衣^[5]则䐜胀，食寒则泄，诊形瘦而腹大。

首风之状，头面多汗恶风，当先风一日则病甚，头痛不可以出内，至其风日则病少愈。

漏风之状，或多汗，常不可单衣，食则汗出，甚则身汗，喘息恶风，衣常濡，口干善渴，不能劳事。泄风之状，多汗，汗出泄衣上，口中干，上渍^[6]，其风不能劳事，身体尽痛则寒。帝曰：善。

【注释】

[1] 病能：即病态。

[2] 骈（pián）然白：骈，浅白色。指面色淡白。

[3] 焦绝：舌唇焦燥，津液干绝。

[4] 嚇：诸注不一，或云为怒之声，或云为衍文，或云为惊吓等。待考。

[5] 失衣：衣服穿得少。

[6] 上渍：腰以上汗出如水渍。

【译文】

黄帝问：五脏风病的表现有什么不同？希望听你说说五脏风的诊断要点及症状表现。

岐伯说：肺风的症状，多汗恶风，面色淡白，时有咳嗽气短，白天较轻，夜晚较重，诊察的重点在眉上，眉上当见白色。

心风的症状，多汗恶风，舌唇焦燥，好发怒，病严重时言语不流利，诊察的重点在唇舌，唇舌当见红色。

肝风的症状，多汗恶风，易悲伤，面色微青，咽干易怒，有时憎恶女性，诊察的重点在目下，目下当见青色。

脾风的症状，多汗恶风，身体倦怠，四肢懒于活动，面色淡黄，不思饮食，诊察的重点在鼻头，鼻头当见黄色。

肾风的症状，多汗恶风，面部庞然而浮肿，脊柱疼痛不能直立，面色黑如烟灰，小便不利，诊察的重点在肌上，当见黑色。

胃风的症状，颈部多汗恶风，饮食不下，胸膈痞塞不通畅，腹部胀满，如衣服穿得少，则脘腹胀满更重，如饮食寒凉，则大便泻泄，诊察的重点在腹部，当见身体消瘦而腹部胀大。

首风的症状，头面部多汗恶风，每当刮风的前一天病就加重，头痛严重不能外出，到刮风的这一天病情稍有好转。

漏风的症状，有时汗出甚多；因恶风，故衣服不能穿得单薄，进食则汗出，甚至全身汗出，喘息，恶风，衣服常被汗浸湿，口干易渴，不能劳动。泄风的症状，多汗，汗出湿衣，口中干燥，腰以上湿如水渍，患此风病之人，不能劳动，周身疼痛而发冷。黄帝说：说得好。

痹论篇第四十三

【篇解】

本篇系统论述了痹证的病因、分类、病机、症状特点、治法及预后，所以篇名叫"痹论"。

本篇讨论了痹证的病因及分类，认为痹证的病因主要是风寒湿三气杂至及体内的营卫运行失常；痹证，由于感受邪气及受邪部位不同，又分许多种类。论述了各种痹证的主要症状、机理及辨证要点。阐明了痹证应随经随病取穴的治疗大法，以及根据病程长短来判断预后善恶。

此篇是《内经》论痹专篇，其理论观点对后世影响颇大，至今仍具有重要的学术价值，并始终有效地指导着临床实践。《内经》论痹，还散见于《灵枢·周痹》《素问·五脏生成》《素问·玉机真藏》等篇。

【原文】

黄帝问曰：痹[1]之安生？岐伯对曰：风寒湿三气杂至，合而为痹也。其风气胜者为行痹[2]，寒气胜者为痛痹[3]，湿气胜者为著痹[4]也。

帝曰：其有五者何也？岐伯曰：以冬遇此者为骨痹[5]，以春遇此者为筋痹，以夏遇此者为脉痹，以至阴遇此者为肌痹，以秋遇此者为皮痹。

帝曰：内舍[6]五藏六府，何气使然？岐伯曰：五藏皆有合[7]，病久而不去者，内舍于其合也。故骨痹不已，复感于邪，内舍于肾。筋痹不已，复感于邪，内舍于肝。脉痹不已，复感于邪，内舍于心。肌痹不已，复感于邪，内舍于脾。皮痹不已，复感于邪，内舍于肺。所谓痹者，各以其时[8]重感于风寒湿之气也。

凡痹之客五藏者，肺痹者，烦满[9]喘而呕。心痹者，脉不通，烦则心下鼓[10]，暴上气而喘，嗌干[11]善噫，厥气[12]上则恐。肝痹者，夜卧则惊[13]，多饮数小便，上为引如怀[14]。肾痹者，善胀[15]，尻以代踵，脊以代头[16]。脾痹者，四支解堕[17]，发咳呕汁[18]，上为大塞[19]。肠痹者，数饮而出不得，中气喘争[20]，时发飧泄。胞痹[21]者，少腹膀胱按之内痛，若沃以汤[22]，涩于小便，上为清涕。

阴气[23]者，静则神藏，躁则消亡[24]。饮食自倍，肠胃乃伤。淫气[25]喘息，痹聚在肺；淫气忧思，痹聚在心；淫气遗溺，痹聚在肾；淫气乏竭[26]，痹聚在肝；淫气肌绝[27]，痹聚在脾。诸痹不已，亦益内也[28]。其风气胜者，其人易已也。

帝曰：痹，其时有死者，或疼久者，或易已者，其故何也？岐伯曰：其入藏者死，其留连筋骨间者疼久，其留皮肤间者易已。

【注释】

［1］痹：此指由风、寒、湿三邪杂至，致使经络闭阻，营卫凝涩，脏腑气血运行不畅的痹证。

［2］行痹：又称风痹。风邪引发的以肢体关节酸痛、其痛游走无定处为特点的痹证。

［3］痛痹：又称寒痹。寒邪引发的以肢体关节疼痛剧烈、其痛处固定不移为特点的痹证。

［4］著痹：又称湿痹。湿邪引发的以肢体关节沉重或顽麻不仁为特点的痹证。

［5］骨痹：与下文筋痹、脉痹、肌痹、皮痹，统称五体痹。五脏应于四时，合于五体，风寒湿邪气在不同季节侵袭主时之脏所合的五体，可形成五体痹。楼英《医学纲目》云："皆以所遇之时，所客之处命名，非此行痹、痛痹、着痹之外，又别有骨痹、筋痹、脉痹、肌痹、皮痹也。"

［6］舍：稽留之义。吴崑注："邪入而居之也。"

［7］五藏皆有合：指五脏皆有外合之五体。王冰注："肝合筋，心合脉，脾合肉，肺合皮，肾合骨。久病不去，则入于是。"

［8］各以其时：指五脏所主的季节。

［9］烦满：即烦闷。满，通"懑（mèn）"。《说文解字》云："懑，烦也。"《广韵》云："懑，烦闷。"

［10］心下鼓：指心悸。鼓，动词，击鼓。形容心跳如击鼓。

［11］嗌（yì）干，善噫：即咽干、嗳气。《释名》曰："咽，又谓之嗌，气所流通，厄要之处也。"

［12］厥气：指逆气。

［13］夜卧则惊：张介宾注："肝藏魂，肝气痹则魂不安，故主夜卧惊骇。"

［14］上为引如怀：形容腹部胀大，如怀孕之状。马莳注："上引少腹而痛，如怀妊之状也。"

［15］肾痹者，善胀：张介宾注："肾者胃之关，肾气痹则阴邪乘胃，故腹善胀。"

［16］尻（kāo）以代踵，脊以代头：尻以代踵，足不能行，以尻代之。脊以代头，谓背驼甚，头俯不能仰。尻，即尾骨。踵，足跟也。

［17］四支解堕：指四肢懈怠，无力。解，通"懈"。

［18］发咳呕汁：张介宾注："其脉属脾络胃，上膈夹咽，今其气痹不行，故发咳呕汁，甚则上焦痞隔，为大塞不通也。"

［19］大塞：痞塞。大，"不"字之形误。不，通"否"。否，通"痞"。

［20］中气喘争：指腹中攻冲雷鸣，即肠鸣。《广雅·释诂》云："斡，喘，转也。"争，《三因方》卷三叙论引"争"作"急"。

［21］胞痹：即膀胱痹。胞，脬，即膀胱。

［22］若沃以汤：形容少腹内里热痛，好像灌了热水一样。

［23］阴气：指五脏之精气。

［24］静则神藏，躁则消亡：张介宾注："人能安静，则邪不能干，故精神完固而内藏。若躁扰妄动，则精气耗散，神志消亡，故外邪得以乘之，五脏之痹因而生矣。"

［25］淫气：指内脏淫乱之气。

［26］乏竭：指疲乏力竭，由气血衰败所致。马莳注："邪气浸淫，阴血乏竭，正以肝主血，唯痹聚在肝，故乏竭若是。"

［27］肌绝：指甚饥不能食，是邪闭脾胃的症状。按《太素》作"饥绝"，杨上善注："饥者，胃少谷也。饥过绝食则胃虚，故痹聚。"

［28］益内：病甚逐渐向内发展。益，通"溢"，蔓延之意。

【译文】

黄帝问道：痹证是怎样产生的？岐伯回答说：是因风、寒、湿三气杂合侵犯人体而成。其中风气偏盛的，叫行痹；寒气偏盛的，叫痛痹；湿气偏盛的，叫著痹。

黄帝问：痹证又分为五种，为什么呢？岐伯说：冬季伤于风寒湿之邪而病者，为骨痹；春季伤于风寒湿之邪者，为筋痹；夏季伤于风寒湿之邪者，为脉痹；长夏伤于风寒湿之邪者，为肌痹；秋季伤于风寒湿之邪者，为皮痹。

黄帝曰：痹邪还可内侵五脏六腑，这是什么原因呢？岐伯说：五脏与五体内外相合，邪气留于五体日久不去，则内侵其所相合的内脏。因此，骨痹日久不愈，又重感于邪气，邪气则内侵于肾。如果筋痹日久不愈，又重感于邪气，邪气则内侵于肝。若脉痹日久不愈，又重感于邪气，邪气则内侵于心。若肌痹日久不愈，又重感于邪气，邪气则内侵于脾。若皮痹日久不愈，又重感于邪气，邪气则内侵于肺。所以说，各种痹证，都是在各脏所主的季节里，屡次感受风寒湿三气所致的。

大凡痹邪侵犯到五脏，其症状各不相同。肺痹，心烦满闷，喘息而呕。心痹，血脉不通畅，心烦，心下动悸不宁，突然逆气上冲则喘息，咽干，噫气，厥气上逆则恐惧不安。肝痹，夜眠时多惊骇，饮水多，小便次数多，腹部胀满如怀孕。肾痹，易致腹部胀满，骨痿弱不能行走，行动时以尻着地，脊弯，头不能抬，脊部高于头。脾痹，四肢倦怠乏力，咳嗽，呕吐清汁，甚则胸膈胀满闭塞。肠痹，饮水多而小便又不能排出，肠中雷鸣，时有泻泄。膀胱痹，少腹膀胱处按之感觉内里疼痛，局部灼热，像刚刚被灌了热水一样，小便涩滞，鼻流清涕。

五脏之气，清静则精神内藏，躁动则易耗散消亡。若饮食不节，则损伤肠胃。邪气浸淫引起喘息，是痹聚在肺；邪气浸淫引起忧愁思虑，是痹聚在心；邪气浸淫引起遗尿，是痹聚在肾；邪气浸淫引起乏力衰竭，是痹聚在肝；邪气浸淫引起肌肉瘦削，是痹聚在脾。各种痹证，日久不愈，都可以由外渐渐入内。其中，风邪偏盛的，容易治愈。

黄帝问：痹证，有的死亡，有的日久不愈，有的容易痊愈，这是什么缘故？岐伯说：痹证传入五脏则死；稽留在筋骨间，则日久不愈；稽留在皮肤，则容易痊愈。

【原文】

帝曰：其客于六府者何也？岐伯曰：此亦其食饮居处，为其病本也。六府亦各有俞，风寒湿气中其俞，而食饮应之，循俞而入，各舍其府也。帝曰：以针治之奈何？岐伯曰：五藏有俞，六府有合[1]，循脉之分，各有所发[2]，各随其过，则病瘳[3]也。

帝曰：荣卫之气亦令人痹乎？岐伯曰：荣者，水谷之精气也，和调于五藏，洒陈于六府[4]，乃能入于脉也，故循脉上下，贯五藏，络六府也。卫者，水谷之悍气[5]也，其气慓疾滑利[6]，不能入于脉也，故循皮肤之中，分肉之间，熏于肓膜[7]，散于胸腹，逆其气则病，从其气则愈，不与风寒湿气合，故不为痹。

帝曰：善。痹或痛，或不痛，或不仁，或寒，或热，或燥，或湿，其故何也？岐伯曰：痛者，寒气多也，有寒故痛也。其不痛不仁者，病久入深，荣卫之行涩，经络时疏[8]，故不通[9]，皮肤不营，故为不仁。其寒者，阳气少，阴气多，与病相益[10]，故寒也。其热者，阳气多，阴气少，病气胜，阳遭阴[11]，故为痹热[12]。其多汗而濡者，此其逢湿甚也，阳气少，阴气盛，两气相感[13]，故汗出而濡也。

帝曰：夫痹之为病，不痛何也？岐伯曰：痹在于骨则重，在于脉则血凝而不流，在于筋则屈不伸，在于肉则不仁，在于皮则寒，故具此五者，则不痛也。凡痹之类，逢寒则虫[14]，逢热则纵。帝曰：善。

【注释】

［1］五藏有俞，六府有合：此为互文。言五脏六腑各有腧穴与合穴。

［2］各有所发：各经受邪，均在经脉循行的部位上出现症状。

［3］各随其过，则病瘳（chōu）也：各随其病变部位而治之则病愈。过，指病变。瘳，指病愈。

［4］和调于五脏，洒陈于六府：指营气运行于全身上下表里内外，无处不到。姚止庵注："和调者运行无间，洒陈者遍满不遗，然唯和调，故能洒陈也。"

［5］悍气：指卫气。因其具有慓悍、急疾、滑利之性，故名悍气。

［6］慓疾滑利：形容卫气运行急速滑利，不受脉道约束。

［7］肓膜：指胸腹肉理之间、上下空隙之处的脂膜。张介宾注："凡腔腹肉理之间，上下空隙之处，皆谓之肓。""盖膜犹幕也，凡肉理脏腑之间，其成片联络薄筋，皆谓之膜。"

［8］疏：空虚。张介宾注："疏，空虚也。"

［9］不通：《太素》《甲乙经》均作"不痛"。张介宾注："荣卫之行涩而经络时疏，则血气衰少，血气衰少则滞逆亦少，故为不痛。"

［10］阳气少，阴气多，与病相益：指阳虚阴盛之体，又感风寒湿邪，故寒更甚。

［11］阳气多，阴气少，病气胜，阳遭阴：阳盛阴虚之体，感受风寒湿邪后，邪气从阳化热，故为痹热。

［12］阳遭阴，故为痹热：阴邪不胜阳体，邪气从阳化热，

故发为痹热。遭,《甲乙经》作"乘",指战而胜之也。

[13]两气相感:人体之阴气与外来湿气相感。

[14]逢寒则虫:虫,指拘急而痛。《甲乙经》《太素》均作"急"。急,拘急。与下句"纵"字相对。作"急"为是。

【译文】

黄帝问:痹邪侵犯六腑,是什么原因呢?岐伯说:饮食不节,起居失常,是痹证发病的根本原因。六腑也各有腧穴,风寒湿邪侵入其腧,加之饮食失节,邪气从其腧内入,分别入侵于本腑。黄帝问:用针刺怎样治疗?岐伯说:五脏六腑各有腧穴和合穴,循着经脉的循行部位,找出发病之处,在其病变之处进行针刺,病就可以痊愈。

黄帝问:营卫二气功能失常,亦能使人发生痹证吗?岐伯说:营气,是水谷之精气所化,能和调于五脏,联络贯通于五脏六腑、四肢百骸。卫气,是水谷精气中的悍气,此气急速而滑利,不能入于脉中,所以循行于皮肤肌肉之间,熏蒸于肓膜,布散于胸腹。即营行脉中,卫行脉外,若失去这个正常规律则病,顺应这个规律则病就痊愈。只要营卫之气不与风寒湿之气相合,就不发生痹证。

黄帝说:讲得好!痹证,有的疼痛,有的不痛,有的麻木不仁,有的恶寒,有的发热,有的皮肤干燥,有的皮肤湿润,其原因是什么呢?岐伯说:疼痛的,是寒气偏多,有寒气所以疼痛。不痛而肌肤麻木不仁的,是邪气稽留日久,病邪深入,营卫运行不利,经络之气时常空虚,所以不痛;皮肤失去营养,所以麻木不仁。恶寒的,是因阳气少,阴气多,阴气与病气相逢,则病加重,所以恶寒。发热的,是因阳气多,阴气少,病气与阳气相

结，遭遇阴气，阴不胜阳，所以为痹热。多汗皮肤湿润的，这是
因感受湿邪太甚，阳气少，阴气盛，人体的阴气与外来的湿气相
合，所以汗出而湿润。

　　黄帝问：痹证，有的无明显疼痛，这是为什么？岐伯说：痹
证，若发在骨则身重，若发在脉则血凝而不流畅，若发在筋则屈
曲不伸，若发在肌肉则麻木不仁，若发在皮肤则恶寒，如果有以
上五种情况，则不感到明显疼痛。总之，大凡痹证，遇寒气则挛
急，遇热气则纵缓。黄帝说：讲得好！

痿论篇第四十四

【篇解】

痿，指痿证。痿证，即肌肉枯萎，筋骨关节萎废不用，肢体痿软无力，甚至不能随意运动的一类病证。本篇对各种痿证的病因、病机、症状、辨证及治疗进行了全面论述，所以篇名叫"痿论"。

本篇论述了痿证的病因、病机，认为痿证的主要病因是情志不遂、形劳过度、房事过度、外感热邪及湿邪浸渍等，主要机理是五脏气热、肺热叶焦、阳明虚衰、湿邪困阻等。阐明了各种痿证的辨证要点。本篇以五脏与五体相合的理论为出发点，指出治疗痿证应以"独取阳明""补其荥而通其俞""各以其时受月"为原则。

本篇是《内经》论述痿证的专篇，为后世痿证的治疗奠定了理论基础，尤其是"治痿独取阳明"的观点，至今仍有效地应用于临床，不仅对临床治疗痿证有重要指导意义，而且对临床治疗其他病证从脾胃着手，也有一定的指导意义。

【原文】

黄帝问曰：五藏使人痿[1]何也？岐伯对曰：肺主身之皮毛，心主身之血脉，肝主身之筋膜，脾主身之肌肉，肾主身之骨髓，故肺热叶焦[2]，则皮毛虚弱急薄[3]，著[4]则生痿躄[5]也。心气热，则下脉厥而上，上则下脉虚，虚则生脉痿，枢折挈[6]，胫纵而不任地也。肝气热，则胆泄口苦筋膜干，筋膜干则筋急而挛，发为筋痿。脾气热，则胃干而渴，肌肉不仁，发为肉痿。肾气热，则腰脊不举，骨枯而髓减，发为骨痿。

帝曰：何以得之？岐伯曰：肺者，藏之长也[7]，为心之盖也，有所失亡[8]，所求不得，则发肺鸣[9]，鸣则肺热叶焦。故曰：五藏因肺热叶焦[10]，发为痿躄。此之谓也。悲哀太甚，则胞络绝[11]，胞络绝则阳气内动，发则心下崩[12]，数溲血也。故《本病》[13]曰：大经空虚，发为肌痹[14]，传为脉痿。思想无穷，所愿不得，意淫于外，入房太甚，宗筋[15]弛纵，发为筋痿，及为白淫[16]。故《下经》曰：筋痿者，生于肝，使内[17]也。有渐[18]于湿，以水为事，若有所留，居处相湿[19]，肌肉濡渍，痹而不仁，发为肉痿。故《下经》曰：肉痿者，得之湿地也。有所远行劳倦，逢大热而渴，渴则阳气内伐[20]，内伐则热舍于肾，肾者水藏也，今水不胜火[21]，则骨枯而髓虚，故足不任身，发为骨痿。故《下经》曰：骨痿者，生于大热也。

帝曰：何以别之？岐伯曰：肺热者色白而毛败，心热者色赤而络脉溢[22]，肝热者色苍而爪枯，脾热者色黄而肉蠕动[23]，肾热者色黑而齿槁。

【注释】

[1] 痿：此指痿证，是肢体痿软无力甚则不能随意运动的一类病证。痿，有痿弱和枯萎两种含义，包括四肢萎废不用和肌肉枯萎不荣两个方面。

[2] 肺热叶焦：形容肺叶受热、灼伤津液的病理状态。《太素》《甲乙经》"肺"下并有"气"字，可参。

[3] 皮毛虚弱急薄：肺合皮毛，肺中津液亏虚则皮肤干枯不

润，肌肉消瘦。

［4］著：留着不去。

［5］痿躄：指四肢萎废不用，包括下文的脉痿、筋痿、肉痿、骨痿等各种痿证。躄，两腿行动不便。

［6］枢折挈：关节弛缓，不能提举，如折断之枢轴不能活动。枢，转轴，此指关节。折，断也。挈，提也。王冰注："如膝腕枢纽如折去而不相提挈。"疑"挈"上脱"不"字。

［7］肺者，藏之长也：肺位最高，又主气而朝百脉，故称为脏之长。

［8］有所失亡：心情不畅，若所爱之物丢失。

［9］肺鸣：呼吸喘息有声。

［10］故曰五脏因肺热叶焦：《甲乙经》无此九字，可参。

［11］胞络绝：心包之络脉阻绝不通。

［12］心下崩：指心血下崩之尿血。崩，大量出血。姚止庵注："包络所以卫心，悲哀太甚，则气急迫而胞络伤，络伤则心病。盖心属火而主血，心病火发，血不能静，遂下流于溲溺也。"

［13］《本病》：古医经名，已亡佚。王冰注："《本病》，古经论篇名也。"

［14］肌痹：《太素》作"脉痹"。按下文有"肌肉濡渍，痹而不仁，发为肉痿"之论述，此乃言经脉空虚，渗灌不足，血行涩滞，痹而不通，故当发为脉痹。

［15］宗筋：筋之聚集处，此指男子前阴。《素问·厥论》云："前阴者，宗筋之所聚。"

［16］白淫：指男子滑精，女子带下。

［17］使内：指入房。杨上善："使内者，亦入房。"

［18］渐（jiān）：浸渍之义。杨上善注："渐，渍也。"

［19］相湿：《甲乙经》作"伤湿"，可从。

［20］阳气内伐：谓阳热邪气内侵，耗伤津液。伐，侵也。
张介宾注："阳盛则内伐真阴，水不胜火，故主于肾。"

［21］水不胜火：谓肾之阴精受损，不能制约于火热之邪。

［22］络脉溢：指表浅部位的脉络充血。

［23］肉蠕动：蠕，《太素》作"濡"，动。郭霭春《黄帝内
经素问校注》疑"蠕"为旁记，误入正文。

【译文】

黄帝问道：五脏病变可以使人发生痿证，是什么原因呢？
岐伯回答说：肺主一身之皮毛，心主一身之血脉，肝主一身之筋
膜，脾主一身之肌肉，肾主一身之骨髓。所以肺脏有热，灼伤肺
津，肺叶焦枯，皮毛也虚弱枯燥，若燥热久留不去，则发生痿躄
之病。心脏有热，则下部经脉的气血因热而上行，则上脉盛而下
脉虚，虚则脉失濡养，便产生脉痿，使肢体关节不能随意运动，
足胫弛纵，不能着地行走。肝脏有热，则胆汁外溢而口苦，筋膜
失养而干，甚至筋脉拘急挛缩，发生筋痿。脾脏有热，耗伤胃津
而口渴，肌肉麻木不仁，发生肉痿。肾脏有热，灼伤精髓，腰脊
不能俯仰，骨髓枯减，发生骨痿。

黄帝问：痿证是怎样发生的呢？岐伯说：肺是五脏之长，又
覆盖于心之上，若在情志上有所失意，或愿望不能满足，心郁化
热熏肺，则发喘鸣，肺叶受热灼伤津液，则肺叶焦枯。所以说五
脏因肺热叶焦而发生痿躄，就是这个道理。如果过度悲哀，则心
包络之脉阻绝不通，不通则阳气妄动于内，病发血下崩，症见经
常尿血。所以《本病》上说：大的经脉空虚，开始时肌肉麻痹，
病久则传为脉痿。如果思欲无穷，愿望得不到满足，意志淫佚不

收，房劳太过，则宗筋弛纵，就发为发筋痿，在男则遗精，在女子则白带过多。所以《下经》上说：筋痿生于肝气不疏和房劳过度。如果长期感受湿邪，或水中作业，水湿之邪留于体内，或久居湿地，肌肉受到湿邪的浸渍，则肌肉麻木不仁而发为肉痿。所以《下经》上说：肉痿生于久居湿地。如果远行劳倦过度，又逢天气炎热，则口渴，渴则阳气内伐于阴气，阴虚邪热内侵于肾，肾为水脏，现在水不胜火，热伤津液，则骨骼枯槁，精髓空虚，所以两足痿弱不能支撑身体，发为骨痿。所以《下经》上说：骨痿生于大热。

黄帝问：怎样区别五种痿证呢？岐伯说：肺脏有热，则面色白而毛发衰败；心脏有热，则面色红赤而脉络盈满；肝脏有热，则面色青而爪甲枯槁；脾脏有热，则面色黄而肌肉蠕动；肾脏有热，则面色黑而牙齿枯槁。

【原文】

帝曰：如夫子言可矣，论[1]言治痿者独取阳明何也？岐伯曰：阳明者，五藏六府之海，主闰宗筋[2]，宗筋主束骨而利机关[3]也。冲脉者，经脉之海也，主渗灌溪谷[4]，与阳明合于宗筋，阴阳揔宗筋之会[5]，会于气街[6]，而阳明为之长[7]，皆属于带脉，而络于督脉。故阳明虚则宗筋纵，带脉不引，故足痿不用也。帝曰：治之奈何？岐伯曰：各补其荥而通其俞[8]，调其虚实，和其逆顺，筋脉骨肉。各以其时受月[9]，则病已矣。帝曰：善。

【注释】

[1] 论：指《灵枢·根结》。《灵枢·根结》云："痿疾者，

取之阳明。"

[2]主闰宗筋：闰，通"润"，滋养也。《太素》《甲乙经》均作"润"。吴崑注："闰，润同。"主润宗筋，指阳明能滋养宗筋。

[3]主束骨而利机关：指筋具有约束骨骼、滑利关节的作用。

[4]溪谷：指肌肉分腠。《素问·气穴论》云："肉之大会为谷，肉之小会为溪。"

[5]阴阳揔宗筋之会：指阴阳经脉汇聚于宗筋。阴阳，指阴经、阳经。揔，通"总"，聚也。张介宾注："宗脉聚于前阴，前阴者，足三阴、阳明、少阳及冲、任、督、跷九脉之所会也。九者之中，则阳明为五脏六腑之海，冲为经脉之海，此一阴一阳，总乎其间，故曰阴阳总宗筋之会也。"

[6]气街：穴名，又名气冲，位于横骨两端鼠蹊上一寸，属足阳明经。即脐下五寸，旁开二寸处。

[7]阳明为之长：指阳明在主润宗筋方面发挥主导作用。

[8]各补其荥而通其俞：针刺荥穴和输穴，以调补疏通气血。吴崑注："十二经有荥有输，所溜为荥，所注为输。补，致其气也。通，行其气也。"

[9]各以其时受月：在各脏所主的季节及时日进行针刺治疗。王冰注："时受月，谓受气时月也。如肝王甲乙，心王丙丁……皆王气法也。"《太素》"月"作"日"。

【译文】

黄帝问：你以上说的确实是正确的，可是《论》上为什么说治痿者独取阳明呢？岐伯说：阳明是五脏六腑营养的源泉，能滋养宗筋，而宗筋能约束骨骼，滑利关节。冲脉是十二经气血汇聚之处，其气血能渗透灌溉全身的溪谷，与阳明会合于宗筋，凡阴经阳经都总汇于宗筋，交会于气街，而其中的阳明是诸经脉的统领，这些经脉均连属于带脉而系络于督脉。所以，若阳明经气虚，则宗筋失养而弛纵，带脉失其约束收引的功能，所以两足萎废不用。黄帝问：怎样治疗呢？岐伯说：补益各经的荥穴，通利各经的输穴，调整虚实，调其逆气，使之和顺，无论是筋痿、脉痿、骨痿、肉痿，都根据各脏腑所应之时日，来选择相应的腧穴治疗，病就会痊愈。黄帝说：讲得好。

厥论篇第四十五

【篇解】

厥，即厥证。厥证，指阴阳失调、脏腑经络气血逆乱所致的以四肢厥冷、厥热、猝然昏倒、不省人事等为主症的一类病证。本篇讨论了多种厥证的病因、病机、症状、治疗及预后，所以篇名叫"厥论"。

本篇主要论述了寒厥、热厥的病因、病机及症状，阐述了六经厥的症状、治疗及预后。

《内经》论厥的篇章较多，本篇是论述厥证较完整的一篇。综观《内经》所述厥证，可分为三类：一是阴阳之气衰于下的寒厥和热厥；二是猝然昏仆不知人的昏厥；三是六经之厥逆。本篇所述理论，对后世临床辨证治疗厥证具有指导意义。厥证虽然临床表现各异，但均以气机逆乱为其基本病机，本篇厥证理论对临床治疗具有指导意义。

【原文】

黄帝问曰：厥之寒热[1]者何也？岐伯对曰：阳气衰于下，则为寒厥[2]；阴气衰于下，则为热厥[3]。帝曰：热厥之为热也[4]，必起于足下者何也？岐伯曰：阳气起于足五指之表[5]，阴脉者集于足下而聚于足心[6]，故阳气胜[7]则足下热也。帝曰：寒厥之为寒也[8]，必从五指而上于膝者[9]何也？岐伯曰：阴气起于五指之里[10]，集于膝下[11]而聚于膝上，故阴气胜则从五指至膝上寒，其寒也，不从外，皆从内也[12]。

帝曰：寒厥何失[13]而然也？岐伯曰：前阴者，宗筋之所聚，太阴阳明之所合[14]也。春夏则阳气多而阴气少，秋冬则阴气盛而阳气衰。此人者质壮，以秋冬夺于所用[15]，下气上争，不能复[16]，精气溢下[17]，邪气因从之而上[18]也，气因于中[19]，阳气衰，不能渗营其经络[20]，阳气日损，阴气独在，故手足为之寒也。

帝曰：热厥何如而然也？岐伯曰：酒入于胃，则络脉满而经脉虚[21]，脾主为胃行其津液[22]者也，阴气虚则阳气入[23]，阳气入则胃不和，胃不和则精气竭[24]，精气竭则不营其四支也。此人必数醉若饱以入房，气[25]聚于脾中不得散，酒气与谷气相薄[26]，热盛于中，故热遍于身，内热而溺赤也。夫酒气盛而慓悍，肾气有衰[27]，阳气独胜，故手足为之热也。

帝曰：厥或令人腹满，或令人暴不知人[28]，或至半日远至一日乃知人者[29]何也？岐伯曰：阴气盛于上则下虚[30]，下虚则腹胀满，阳气盛于上则下气重上而邪气逆[31]，逆则阳气乱，阳气乱则不知人也。

【注释】

[1] 厥之寒热：即厥有寒热之分。"之"乃"有"之义。

[2] 阳气衰于下，则为寒厥：足三阳经之气虚衰，阴寒内盛，表现为以足下寒为主要症状的寒厥。王冰注："阳，谓足之三阳脉……下，谓足也。"

[3] 阴气衰于下，则为热厥：足三阴经之气虚衰，虚热外扰，表现为以足下热为主要症状的热厥。王冰注："阴，谓足之三阴脉。"

[4]热厥之为热也:《甲乙经》卷七第三、《千金方》卷十四第五热厥下无"之为热也"四字。

[5]阳气起于足五指之表:足三阳经均走于足趾之外侧端。起,新校正云:"按《甲乙经》阳气'起于足'作'走于足'。'起'当作'走'。"指,通"趾"。表,指外侧,外也。

[6]阴脉者集于足下而聚于足心:足之三阴经脉集于足下而聚于足心。《太素》《诸病源候论》《千金方》"集于"上无"阴脉者"三字。

[7]阳气胜:《太素》《甲乙经》《诸病源候论》《千金方》"阳"下无"气"字。

[8]寒厥之为寒也:《甲乙经》《千金方》无"之为寒也"四字。

[9]必从五指而上于膝者:《甲乙经》《千金方》"从"并作"起"。《太素》《诸病源候论》"而上于膝者"并作"始上于膝下"。

[10]阴气起于五指之里:足三阴经均起于足趾之内侧端。里,内也。

[11]集于膝下:《千金方》"膝"下无"下"字。

[12]其寒也,不从外,皆从内:此寒厥之寒,非为外感之寒,乃阳虚阴盛之内寒。姚止庵注:"阳虚则阴胜,阴胜则寒矣。然寒本于阳虚,故云从内。"

[13]失:当据下文"热厥何如而然也"句改作"如"。另,张志聪认为"失",为丢失、不足,其注云:"寒厥因失其所藏之阳,故曰失。"可参。

[14]前阴者,宗筋之所聚,太阴阳明之所合:足太阴脾经和足阳明胃经俱行于腹,聚于前阴附近,故言所合。前阴周围有

九脉会聚，包括足之三阴、阳明、少阳及冲、任、督、跷脉等，此仅言脾胃二经，是因脾胃为气血生化之源、五脏六腑之海、主润宗筋之故。宗筋，《甲乙经》"宗"作"众"。合，聚也。

[15]秋冬夺于所用：指在秋冬收藏之时违逆收藏之道，纵欲过度，强力劳作，耗伤肾之阴精。杨上善注："其人形体壮盛，从其所欲，于秋冬阳气衰时，入房太甚有伤，故曰夺于所用。"夺，强取也。

[16]下气上争，不能复：高世栻注："在下之阴气，上争于阳，致阳气不能复。复，内藏也。"争，引取也。《说文解字》段玉裁注："凡言争者，谓引之使归于己也。"

[17]精气溢下：此言肾气亏虚，精关不固，肾精因而滑泄。溢下，即溢泄。

[18]邪气因从之而上：肾气亏虚，阴寒内盛，下焦阴寒之气乘虚上逆。邪气，此指阴寒之气。

[19]气因于中：阴寒之气盛于内。因，《太素》作"居"，可从。

[20]不能渗营其经络：肾阳虚衰，不能温养手足经脉。杨上善注："夫阳气者，卫气也。卫气行于脉外，渗灌经络，以营于身，以寒邪居上，卫气日损，阴气独用，故手足冷，名曰寒厥也。"

[21]络脉满而经脉虚：酒入于胃，先随卫气行于皮肤而充于络脉，则络脉充盈而经脉空虚。李中梓注："酒者熟谷之液，其气悍疾为阳，故先充络脉。"《灵枢·经脉》亦曰："饮酒者，卫气先行皮肤，先充络脉，络脉先盛。"

[22]津液：此指水谷精气。

[23]阴气虚则阳气入：酒热伤阴则阴虚，阴虚阳亢则阳实。

入，作"实"解。

[24] 精气竭：此指水谷精气虚少。

[25] 气：此指酒食之气。姚止庵注："醉饱入房，气何以聚于脾中耶？脾主运化，然必资气于命门，而后能运行而不滞。今醉饱入房，则肾大虚，命门无气以资脾，故气聚而不散也。"

[26] 相薄：指相互搏结。

[27] 肾气有衰：《甲乙经》作"肾气日衰"，可从。

[28] 暴不知人：指突然昏倒，不省人事。王冰注："暴，犹卒也。言卒然冒闷不醒觉也。不知人，谓闷甚不知识人。或谓尸厥。"

[29] 或至半日远至一日乃知人者：或至半日，《诸病源候论》"或"下无"至"字。孙鼎宜曰："厥病中之骤起者，气血皆不虚，不过阴气障塞，乃如尸耳，一日经气一周，故即平复如常人。"

[30] 阴气盛于上则下虚：高世栻注："阴寒之气盛于上，则上下皆阴，而阳气虚于下，下虚则腹胀满。以明腹满而为寒厥之意。"

[31] 下气重上而邪气逆：谓下焦阴虚所生之热邪上逆与上焦亢盛之阳气合并。重，并也。

【译文】

黄帝问道：为什么厥证有寒厥热厥之分？岐伯回答说：阳气衰竭于下，则发为寒厥；阴气衰竭于下，则发为热厥。黄帝问：热厥的发热，必先起于足底，这是为什么？岐伯说：阳经之气起于足五趾之外侧，阴经之气集于足底而聚于足心，所以，若阳经之气偏盛，则足下先热。黄帝问：寒厥的厥冷，必先从足五趾开始，渐至膝部，这是为什么？岐伯说：阴经之气起于足五趾内侧，集于膝下而聚于膝上，所以，若阴经之气偏盛，则足下至膝上先逆冷，这种厥冷，不是因感受外邪所致，而是因内里阳气虚衰。

黄帝问：寒厥是因为缺少什么所致的？岐伯说：前阴是宗筋聚集之处，也是太阴、阳明两经会合之处。在四时之中，春夏两季阳气多而阴气少，秋冬两季阴气多而阳气少。若体质强壮的人，在秋冬过度耗伤肾中精气，肾精虚而肾气向上浮越，与上焦阳气相争，而阳气不能自复。肾精之气漏泄下夺，阴寒之气从下逆上，损伤中焦阳气，中焦气虚，不能化生精微渗营全身脉络，阳气日渐衰弱，阴气独盛，所以手足厥冷。

黄帝问：热厥是怎样形成的呢？岐伯说：酒入于胃，因酒性猛悍，所以使络脉盈满而经脉空虚。脾是为胃转输津液的，若饮酒过多，则脾无所输而阴气虚，阴气虚则阳邪入侵，阳邪入则使胃气不和，胃气不和则精气化生无源，精气无从化生，不能营养四肢。这种人，必定是经常醉酒，饱食后行房纵欲，气机阻滞，邪郁于脾中而不得散，酒气与谷食之气相搏结，热盛于中，所以遍身发热，小便黄赤。酒性气盛而悍烈，经常醉酒纵欲，则肾气日渐虚衰，阳热偏盛，所以手足发热。

黄帝问：厥证，有的腹部胀满，有的突然昏厥，不省人事，待半日或一日后乃苏醒，这是为什么？岐伯说：阴寒之气偏盛于上则下虚，下虚则腹部胀满。阳气偏盛于上，则下焦之气、邪气均由下而逆上，使头部阳气逆乱，阳气逆乱则突然昏厥，不省人事。

【原文】

帝曰：善。愿闻六经脉之厥状病能[1]也。

岐伯曰：巨阳之厥，则肿首头重[2]，足不能行，发为眴仆[3]。阳明之厥，则癫疾[4]欲走呼，腹满不得卧[5]，面赤而热，妄见而妄言。少阳之厥，则暴聋颊肿而热[6]，胁痛，胻不可以运[7]。太阴之厥，则腹满䐜胀，后不利[8]，不欲食，食则呕，不得卧。少阴之厥，则口干溺赤，腹满心痛。厥阴之厥，则少腹肿痛，腹胀泾溲不利[9]，好卧屈膝，阴缩肿[10]，胻内热。盛则泻之，虚则补之，不盛不虚，以经取之[11]。

太阴厥逆，胻急挛，心痛引腹，治主病者[12]。少阴厥逆，虚满呕变，下泄清，治主病者。厥阴厥逆，挛腰痛，虚满前闭[13]谵言，治主病者。三阴俱逆，不得前后，使人手足寒，三日死。太阳厥逆，僵仆呕血善衄，治主病者。少阳厥逆，机关不利[14]，机关不利者，腰不可以行，项不可以顾，发肠痈不可治，惊者死。阳明厥逆，喘咳身热，善惊衄呕血。手太阴厥逆，虚满而咳，善呕沫，治主病者。手心主少阴厥逆，心痛引喉，身热，死不可治。手太阳厥逆，耳聋泣出，项不可以顾，腰不可以俯仰，治主病者。手阳明少阳厥逆，发喉痹，嗌肿，痓[15]，治主病者。

【注释】

[1] 厥状病能：即厥证的病态。"病能"二字疑衍，似为"厥状"之旁注，传写误入正文。

[2] 肿首头重：即头肿而沉重。《太素》"肿"作"踵"。

[3] 眴仆：即眩晕仆倒。眴，音义同"眩"。

[4] 癫疾：癫狂之疾。张琦注："经热入腑，阳邪炽甚，故发狂癫。"

[5] 腹满不得卧：足太阴厥则脾不运化，使胃不和则卧不安，故不得卧。《太素》"得"作"能"。

〔6〕颊肿而热：指颊部肿胀而感觉发热。《诸病源候论》"而"作"胸"。

〔7〕骭（háng）不可以运：小腿不能行走。骭，指胻骨。

〔8〕后不利：大便不爽快。

〔9〕泾溲不利：《太素》无"泾"字。此指小便不利。

〔10〕阴缩肿：《甲乙经》无"肿"字，可从。即阴囊收缩。

〔11〕以经取之：即刺本经的腧穴。马莳注："若不盛不虚，则在胆取胆而不取之肝，在肝取肝而不取之胆，所谓自取其经也，即名之曰经治，又曰经刺。"

〔12〕治主病者：治疗时，当取其主病之经的穴位。

〔13〕前闭：小便不通。

〔14〕机关不利：筋骨关节活动不利。

〔15〕痓：新校正云："全元起本，痓作痉。"当作痉为是。

【译文】

黄帝说：讲得好。我愿听你讲一下六经厥证的症状。

岐伯说：太阳经的厥证，头肿而沉重，足部不能行动，发作时眩晕昏倒。阳明经的厥证，发作时，如癫疾，欲狂走呼叫，腹部胀满，不得安卧，面部赤热，神志不清，出现幻觉，胡言乱语。少阳经的厥证，突然耳聋，两颊肿而热，胁肋疼痛，两腿不能运动。太阴经的厥证，胸腹胀满，大便不爽，不欲饮食，食则呕吐，不能安卧。少阴经的厥证，口干，小便黄赤，腹部胀满，心痛。厥阴经的厥证，少腹部肿痛而胀，小便不利，喜欢屈膝而睡，阴囊收缩，足胫内侧发热。这些厥证，总的治则是：经气盛的，用针泻之；经气虚的，用针补之；不盛不虚的，取本经穴位调理。

　　太阴厥逆，小腿拘急痉挛，心痛牵引腹部，治疗应取主病之经穴。少阴厥逆，腹部因虚而满，呕吐，泄利清谷，治疗应取主病之经穴。厥阴厥逆，腰部挛急而痛，腹部因虚而满，小便不通，胡言乱语，治疗应取主病之经穴。太阴、少阴、厥阴三阴俱厥逆，则见二便不通，手足逆冷，三日死。太阳厥逆，筋骨关节活动不得，并且腰部活动也不灵活，颈项部不能左右回顾。若并发肠痈，则是不治之症；若发惊，则死。阳明厥逆，咳喘，身热，易惊，鼻衄，呕血。手太阴厥逆，胸部因虚而满，咳嗽，经常呕吐涎沫，治疗应取主病之经穴。手厥阴心包和手少阴经厥逆，心痛牵引咽喉部，身热，是死证，不可治。手太阳厥逆，耳聋，流泪，颈项不可以转动，腰部不可以俯仰，治疗应取主病之经穴。手阳明和手少阳经厥逆，病喉痹，咽肿，颈项强急，治疗应取主病之经穴。

卷第十三

病能论篇第四十六

【篇解】

能，同"态"。病能，即病态。本篇主要论述了胃脘痈等七种病证的病态，所以篇名叫作"病能论"。

本篇主要论述了胃脘痈等七种病的症状、脉象、发病机理及治疗，并记录了生铁落饮、泽泻术麋衔两首古代方剂。介绍了《上经》等五部古医经的主要内容。

本篇突出辨证治病，强调治疗应以病态表现为依据，并提出了"同病异治"的重要治疗原则，对后世影响颇大。篇中所述上古医经，今已亡失，由此可窥见《内经》时代以前的医学发展水平。

【原文】

黄帝问曰：人病胃脘痈者，诊当何如？岐伯对曰：诊此者当候胃脉，其脉当沉细，沉细者气逆，逆者人迎甚盛，甚盛则热，人迎者胃脉也，逆而盛，则热聚于胃口而不行，故胃脘为痈也。

帝曰：善。人有卧而有所不安者何也？岐伯曰：藏有所伤及，精有所之寄，则安[1]，故人不能悬[2]其病也。

帝曰：人之不得偃卧者何也？岐伯曰：肺者藏之盖也，肺气盛则脉大，脉大则不得偃卧，论在《奇恒阴阳》^[3]中。

帝曰：有病厥者，诊右脉沉而紧，左脉浮而迟，不然^[4]，病主安在？岐伯曰：冬诊之，右脉固当沉紧，此应四时，左脉浮而迟，此逆四时，在左当主病在肾，颇关在肺，当腰痛也。帝曰：何以言之？岐伯曰：少阴脉贯肾络肺，今得肺脉，肾为之病，故肾为腰痛之病也。

帝曰：善。有病颈痈者，或石治之，或针灸治之，而皆已，其真安在？岐伯曰：此同名异等者也。夫痈气之息者，宜以针开除去之，夫气盛血聚者，宜石而泻之，此所谓同病异治也。

【注释】

[1] 精有所之寄，则安：《太素》作"精有所倚则不安。"吴崑认为应是"精有所倚则卧不安。"可从吴说。

[2] 悬：悬置。

[3]《奇恒阴阳》：王冰注："上古经篇名，世本厥。"可从。

[4] 不然：《甲乙经》作"不知"，从之。

【译文】

黄帝问道：患了胃脘痈，应当怎样来诊断呢？岐伯回答说：诊断这种病，应当切其胃脉，其脉当沉而细，沉细表明胃气逆，胃气逆则人迎脉过盛，过盛则说明有热。人迎属足阳明胃经，若气逆脉盛，则热聚于胃口而不得散发，所以，久之则发胃脘痈。

黄帝说：讲得好。有的卧而不能安睡，这是为什么呢？岐伯说：因易为七情劳倦等损伤五脏，使精气偏倚，则睡眠不得安宁，所以，若有七情、劳倦所伤，则人不能不患睡眠不安之病。

黄帝问：有的人不能仰卧，这是为什么？岐伯说：肺是脏腑之华盖，若肺气壅盛则脉大，脉大则肺气逆而不能仰卧。在《奇恒阳明》中有关于这方面的论述。

黄帝问：有病厥逆的人，诊其右脉沉而紧，左脉浮而迟，不知道其主要病变部位在哪里？岐伯说：若在冬季诊之，右脉固然沉而紧，这是脉应四时的表现，但左脉浮而迟，这是逆四时的表现，在左手出现，其主病当在肾，关联于肺，当见腰痛。黄帝问：为什么这么说？岐伯说：足少阴脉贯肾络于肺，今诊得浮迟之肺脉，是肾病，肾气不足，所以出现腰痛。

黄帝说：讲得好。有颈痈病的人，或用砭石治之，或用针灸治之，都能使病痊愈，其道理何在？岐伯说：这是因病名虽相同，而病变的性质及机理不同，如果是气郁停滞所致的颈痈，宜用针刺开泄其郁滞；如果是邪气盛而气血凝聚的，宜用砭石泻其血气。这就是所说的同病异治的道理。

【原文】

帝曰：有病怒狂者，此病安生？岐伯曰：生于阳也。帝曰：阳何以使人狂？岐伯曰：阳气者，因暴折而难决[1]，故善怒也，病名曰阳厥。帝曰：何以知之？岐伯曰：阳明者常动[2]，巨阳少阳不动，不动而动大疾，此其候也？帝曰：治之奈何？岐伯曰：夺其食即已，夫食入于阴，长气于阳，故夺其食即已。使之服以生铁落[3]为饮，夫生铁落者，下气疾也。

帝曰：善。有病身热解墯，汗出如浴，恶风少气，此为何病，岐伯曰：病名曰酒风[4]。帝曰：治之奈何？岐伯曰：以泽泻、术各十分，麋衔五分，合以三指撮为后饭。所谓深之细者，其中手如针也，摩之切之，聚者坚也，博者大也。

《上经》者，言气之通天也。《下经》者，言病之变化也。

《金匮》者，决死生也。《揆度》者，切度之也。《奇恒》者，言奇病也。所谓奇者，使奇病不得以四时死也。恒者，得以四时死也。所谓揆者，方切求之也，言切求其脉理也。度者，得其病处，以四时度之也。

【注释】

[1]因暴折而难决：因其精神突然遭受挫折，而情志抑郁难以解决。

[2]阳明者常动：指足阳明经人迎、大迎、冲阳等处脉搏搏动明显。

[3]生铁洛：铁洛，《甲乙经》作"铁落"。生铁落，即锤落之铁屑，其气寒而重，能坠热开结。可用水浸煮为饮。

[4]酒风：饮酒中风，即漏风。王冰注云："夫极饮者，阳气盛而腠理疏，玄府开发，阳盛则筋痿弱，故身体解堕也。腠理疏则风内攻，玄府发则气外泄，故汗出如浴也。风气外薄，腠理复开，汗多内虚，瘅热熏肺，故恶风少气也。因酒而病，故曰酒风。"

【译文】

黄帝问：有一种怒狂病，是怎样产生的？岐伯曰：是因阳气逆乱。黄帝问：阳气逆乱为什么能使人发狂？岐伯说：阳气因精神突然遭受挫折而难以控制，所以容易发怒，病名叫阳厥。黄帝问：怎么知道的呢？岐伯说：阳明经脉的搏动比较明显，太阳经、少阳经搏动不明显，现在，搏动不明显的脉却反而盛大急疾，这就是阳厥的证候。黄帝问：如何治疗？岐伯说：减少饮食就可痊愈。因为食物入胃后，所化生的水谷精微能助长其阳气，所以减少饮食就可使其痊愈。也可以让患者服生铁落饮，生铁落饮能降逆气，泻热，开结。

黄帝说：讲得好。有的人病身热，倦怠乏力，汗出如洗，恶风短气，这是什么病？岐伯说：这病名叫酒风。黄帝问：如何治疗？岐伯说：用泽泻、白术各十分，麋衔草五分，共研为末，每次服三指撮，饭前服用。所说的深按之而细的脉象，是指手指下的脉象如细针；若摩之按之，其脉象仍聚而不散的，是坚脉；搏击指下的，是大脉。

《上经》是论述人的生命活动之气与自然界的关系的。《下经》是论述疾病的发展变化的。《金匮》是论述疾病的生死预后的。《揆度》是论述切脉而测度其病的。《奇恒》是论述异于寻常疾病的。所说的奇，就是其死亡不与四时相适应；恒，就是其死亡与四时变化相适应。所说的揆，就是通过切脉而推求之，即根据脉象的变化，推求其病变机理及部位；度，就是根据病变的部位，再结合四时，分析判断疾病的预后。

奇病论篇第四十七

【篇解】

奇，异也；奇病，即异乎寻常的病，指少见又异于一般的病。本篇对重身而喑等十余种奇病进行了专门的论述，所以篇名叫"奇病论"。

本篇主要论述了重身而喑、息积、伏梁、疹筋、厥逆、脾瘅、胆瘅、厥、胎病、肾风等病的病因、病机、症状、治疗及预后。

本篇所述病证，是古人长期临床经验的总结，对后世临床医学的发展具有指导意义。篇中"无损不足，益有余"的观点，是中医治疗学重要原则之一，不单是指刺法，临床用药也须遵守这一原则。篇中提出孕期要注意卫生保健、心情舒畅，这是早期的优生学观点。

【原文】

黄帝问曰：人有重身[1]，九月而喑，此为何也？岐伯对曰：胞之络脉绝也。帝曰：何以言之？岐伯曰：胞络者系于肾，少阴之脉，贯肾系舌本，故不能言。帝曰：治之奈何？岐伯曰：无治也，当十月复。《刺法》曰：无损不足，益有余[2]，以成其疹[3]，然后调之[4]。所谓无损不足者，身羸瘦，无用镵石也。无益其有余者，腹中有形而泄之，泄之则精出而病独擅[5]中，故曰疹成也。

帝曰：病胁下满气逆，二三岁不已，是为何病？岐伯曰：病名曰息积[6]，此不妨于食，不可灸刺，积为导引服药，药不能独治也。

帝曰：人有身体髀股䯒皆肿，环脐而痛，是为何病？岐伯曰：病名曰伏梁，此风根也。其气溢于大肠而著于肓，肓之原在脐下，故环脐而痛也。不可动之，动之为水溺涩之病也。

帝曰：人有尺脉数甚，筋急而见，此为何病？岐伯曰：此所谓疹筋[7]，是人腹必急，白色黑色见，则病甚[8]。

帝曰：人有病头痛以数岁不已，此安得之，名为何病？岐伯曰：当有所犯大寒，内至骨髓，髓者以脑为主，脑逆[9]故令头痛，齿亦痛，病名曰厥逆。帝曰：善。

【注释】

[1] 重身：即怀孕。

[2] 无损不足，益有余：无，勿也；损，指泻法；益，指补法。即对于身体虚弱的人，不要用泻法；对于邪气有余（即邪气盛）的人，不要用补法。

[3] 疹：指疾病。

[4] 然后调之：新校正云："《甲乙经》及《太素》无此四字。……则此四字全元起注文，误书于此，当删去之。"可从。

[5] 擅：占据、盘踞的意思。

[6] 息积：病名。因气滞胁下，积而不散所致的以喘促、呼吸困难、胁下胀满、饮食如常等为主症的一种病证。

[7] 疹筋：筋脉之病。

[8] 人腹必急，白色黑色见，则病甚：王冰注："腹急，谓夹脐竖筋俱急。以尺里候腹中，故见尺中筋急，则必腹中拘急

矣。色见，谓见于面部也。夫相五色者，白为寒，黑为寒，故二色见，病弥甚也。"

［9］脑逆：大寒之邪至髓，上入于脑。

【译文】

黄帝问道：妇人怀孕至九个月时，说话发不出声音，这是为什么？岐伯回答说：是因胞宫的络脉被胎儿压迫，胞络受阻所致。黄帝问：为什么这么说呢？岐伯说：胞宫的脉络连于肾，足少阴肾之脉贯肾系舌，所以胞宫脉络受阻，则声音嘶哑。黄帝问：怎样治疗呢？岐伯说：无须治疗。待到十月分娩后，就能恢复。《刺法》说：对于形体虚弱的人，不要用泻法，对于邪气有余的人，不要用补法，以免造成虚者更虚、邪气更盛的病证。所说的无损不足，就是说对于形体虚弱羸瘦的患者，不要用针石治疗。所说的无益其有余，就是说对于孕妇不要用泻法，若用泻法，必使精气耗散，邪气独踞体内，导致疾病的发生。

黄帝问：有病胁下胀满，气逆喘促，二三年也不痊愈的，这是什么病？岐伯说：病名叫息积。此病不妨碍饮食，治疗时不可用针灸，应该用导引法，再配合药物治疗，不能单独用药物治疗。

黄帝问：有的患者，身体髀部、大腿、小腿都肿胀，绕脐腹痛，这是什么病呢？岐伯说：病名叫伏梁，是因风邪久留所致。其风寒之邪溢于大肠而著于肓膜，肓之源在脐下，所以绕脐腹痛，不可轻易用按摩或攻下法，否则会导致小便涩滞不利的病证。

黄帝问：有的患者，尺脉跳动得特别快，筋脉拘急明显可见，这是什么病？岐伯说：这就是疹筋，这种患者腹部也必拘急，若见面色白或黑，则说明病情很严重。

黄帝问：有的人病头痛，多年不愈，这是什么病？病因是什么？岐伯说：一定是感受了严重的寒邪，寒邪侵至骨髓，髓与脑相连，邪气上逆于脑，所以使人头痛，牙亦痛，病名叫厥逆。黄帝说：讲得好。

【原文】

帝曰：有病口甘者，病名为何？何以得之？岐伯曰：此五气[1]之溢也，名曰脾瘅[2]。夫五味入口，藏于胃，脾为之行其精气，津液[3]在脾，故令人口甘也，此肥美[4]之所发也，此人必数食甘美而多肥也，肥者令人内热，甘者令人中满，故其气上溢，转为消渴[5]。治之以兰[6]，除陈气[7]也。

帝曰：有病口苦[8]，取阳陵泉，口苦者病名为何？何以得之？岐伯曰：病名曰胆瘅[9]。夫肝者，中之将也，取决于胆，咽为之使[10]。此人者，数谋虑不决，故胆虚[11]气上溢而口为之苦，治之以胆募俞[12]，治在《阴阳十二官相使》[13]中。

帝曰：有癃者，一日数十溲，此不足也。身热如炭，颈膺如格[14]，人迎躁盛，喘息气逆，此有余也。太阴脉微细如发者，此不足也。其病安在？名为何病？岐伯曰：病在太阴，其盛在胃，颇在肺，病名曰厥，死不治，此所谓得五有余二不足[15]也。帝曰：何谓五有余二不足？岐伯曰：所谓五有余者，五病之气有余也，二不足者，亦病气之不足也。今外得五有余，内得二不足，此其身不表不里，亦正死明矣。

帝曰：人生而有病颠疾[16]者，病名曰何？安所得之？岐伯曰：病名为胎病[17]，此得之在母腹中时，其母有所大惊，气上而不下，精气并居[18]，故令子发为颠疾也。

帝曰：有病庞然如有水状，切其脉大紧，身无痛者，形不瘦，不能食，食少，名为何病？岐伯曰：病生在肾，名为肾风。肾风而不能食善惊，惊已心气痿者死。帝曰：善。

【注释】

[1] 五气：张志聪注："五气者，土气也。土位中央，在数为五，在味为甘，在臭为香，在藏为脾，在窍为口。"

[2] 脾瘅（dān）：瘅，热的意思。脾胃有热，则五脏之气皆热。邪热上蒸，使五脏之气亦上溢，名叫脾瘅。王冰注："瘅，谓热也。"

[3] 津液：此指水谷精气，即上句之"精气"。

[4] 肥美：肥甘厚味之物。

[5] 消渴：病名，由于中焦有热，热久伤阴所致，以多饮、多食、多尿为特点的一种病证。新校正云："按《甲乙经》，'消渴'作'消瘅'。"可从。

[6] 兰：指兰草，如佩兰等具有芳香化湿、醒脾辟秽作用的药物。

[7] 陈气：陈久肥甘不化之气，即为湿浊之邪。

[8] 口苦，取阳陵泉：新校正云："按全元起本及《太素》无'口苦，取阳陵泉'六字，详前后文势，疑此为误。"

[9] 胆瘅：病名。因胆热，其气上溢而口苦，故名胆瘅。

[10] 咽为之使：张介宾注："足少阳之脉上夹咽，足厥阴之脉循喉咙之后上入颃颡，是肝胆之脉皆会于咽，故咽为之使。"使，役使。

[11] 胆虚：《甲乙经》卷九第五无"虚"字，"胆"字连下句读。

〔12〕胆募俞：即胆募穴和俞穴。胆的募穴，即日月穴。胆俞，在背部第十胸椎棘突下旁开 1.5 寸处。

〔13〕《阴阳十二官相使》：古医经篇名，已亡佚。

〔14〕颈膺如格：膺，指胸部；格，格拒。阳明之气盛，阻塞气道，使颈、胸之气上下不通，若有物格拒。

〔15〕五有余二不足：五有余，指身热如炭、颈膺如格、人迎躁盛、喘息、气逆等症状；二不足，指癃而一日数十溲、太阴脉微细如发等症状。

〔16〕颠疾：指癫痫。颠，《甲乙经》《太素》均作"癫"。

〔17〕胎病：即先天性疾病，俗称"胎里疾"。

〔18〕精气并居：指精气与逆乱之气相并。气，此指因大惊而逆乱之气。张介宾注："惊则气乱而逆，故气上不下。气乱则精亦从之，故精气并及于胎，令子为癫痫疾也。"

【译文】

黄帝问：有的患者中口发甜，病名是什么？是怎样产生的？岐伯说：这是五脏之气上溢所致，病名叫脾瘅。食物入口，贮藏于胃，脾能为胃转输水谷之精微，今脾病而不能为胃转输，津液停留于脾而不布，所以使人口中发甜。这是因过食肥甘美味的食物。过食肥厚，能使人生内热，过食甜味，可使人胸腹胀满，脾失健运，脾热上溢，日久伤阴，而成消渴。治疗应用佩兰，以去除郁积陈腐之气。

黄帝问：有的患者口中发苦，病名是什么？是怎样产生的？岐伯说：病名叫胆瘅。肝是将军之官，主谋虑，然其决断则取决于胆，咽喉是肝的役使。这种患者，因经常思虑不决，致使胆气虚，其气向上泛溢，所以出现口苦，治疗应针刺胆的募穴和胆俞穴，其治法记载在《阴阳十二官相使》中。

黄帝说：有的患者小便淋沥不畅，一天小便数十次，这是正气不足的症状。如果身热如火炭，咽喉与胸部气机阻塞不通，如物阻格，人迎脉躁盛，喘促气逆，这是邪气有余的表现。若寸口脉细微如发丝，这是正气不足，此病病在何处？病名叫什么？岐伯说：病在太阴，因胃气亢盛波及于肺所致，病名叫厥，是不治之死证。这就是所说的"五有余、二不足"的病证。黄帝问：什么是五有余、二不足呢？岐伯说：所说的五有余，就是上述五种邪气有余的病态表现，二不足，就是上述两种正气不足的病态表现。现在，在外有五余的表现，在内有二不足的症状，治疗时既不能从表攻其邪，又不能从里补其虚，这也是明显的死证。

黄帝问：有的人生下来就有癫疾，这是什么病？是怎么得的？岐伯说：病名叫胎病，此病是胎儿在母腹中时，其母亲受到很严重的惊吓所致，使气逆于上而不下，精气聚而不散，使胎儿出生后发为癫疾。

黄帝问：有病面目浮肿如有水状，其脉象大而紧，身体不疼痛，形体不消瘦，不能饮食，或吃得少，这是什么病？岐伯说：病生在肾，病名叫肾风。患此病的人，不能进食，易惊骇，若受惊后心气衰竭，则死亡。黄帝说：讲得好。

大奇论篇第四十八

【篇解】

大，扩大；奇，奇病。本篇继前篇之后，又继续论述各种奇病的症状、脉象，所以篇名叫"大奇论"。

本篇主要论述了疝、瘕等各种奇病的脉象、症状、病机及预后。讨论了十二经脉气衰的脉象特征及死期。

本篇所述的二十余种病证及二十余种脉象，对于中医临床辨证及诊断具有参考价值。篇中对于偏枯的机理及预后介绍得较详细，对临床具有一定的指导意义。

【原文】

肝满肾满肺满皆实，即为肿。肺之雍，喘而两胠满。肝雍，两胠满，卧则惊，不得小便。肾雍，脚[1]下至少腹满，胫有大小，髀胻大跛，易偏枯。心脉满大，痫瘛筋挛[2]。

肝脉小急，痫瘛筋挛。肝脉骛暴[3]，有所惊骇，脉不至若喑，不治自己。肾脉小急，肝脉小急，心脉小急，不鼓皆为瘕[4]。肾肝并沉为石水，并浮为风水，并虚为死，并小弦欲惊。肾脉大急沉，肝脉大急沉，皆为疝。心脉搏滑急为心疝[5]，肺脉沉搏为肺疝[6]。三阳[7]急为瘕，三阴[8]急为疝，二阴[9]急为痫厥，二阳[10]急为惊。脾脉外鼓，沉为肠澼，久自已。

肝脉小缓为肠澼，易治。肾脉小搏沉，为肠澼下血，血温身热者死。心肝澼亦下血，二藏同病者可治，其脉小沉涩为肠澼，其身热者死，热见七日死。胃脉沉鼓涩，胃外鼓大，心脉小坚急，皆鬲偏枯，男子发左，女子发右。不喑舌转，可治，三十日起，其从者喑，三岁起，年不满二十者，三岁死。脉至而搏，血衄身热者死，脉来悬钩浮为常脉。脉至如喘，名曰暴厥，暴厥者不知与人言。脉至如数，使人暴惊，三四日自已。

【注释】

[1] 脚：据新校正，"脚"当作"肱"。

[2] 痫瘈筋挛：痫，癫；瘈，抽搐；挛，拘挛。癫痫抽搐，筋脉拘挛。

[3] 骛（wù）暴：骛，乱驰。形容脉象急疾暴乱而无规律。

[4] 瘕：病名。瘀血凝滞所致的腹中积块。《内经》中的瘕，就是后世所谓的癥；《内经》中的疝，包括后世所谓的瘕。

[5] 心疝：古病名。因寒邪侵犯心经所致。症见腹部疼痛，腹皮隆起，自觉有气上冲于胸，心暴痛等。

[6] 肺疝：古病名。因寒邪侵犯肺经所致。以脉沉为主要特点。

[7] 三阳：指足太阳膀胱经和手太阳小肠经。

[8] 三阴：指足太阴脾经和手太阴肺经。

[9] 二阴：指足少阴肾经和手少阴大肠经。

[10] 二阳：指足阳明胃经和手阳明大肠经。

【译文】

肝脉、肾脉、肺脉因邪气而壅满，都属实证，可发生肿的病变。肺脉壅满，喘息而两肱胀满。肝脉壅满，睡卧而惊骇，小便不通。肾脉壅满，两肱下至少腹胀满，两胫大小不同，以至髀胻行动不便，行走时严重跛行，日久则易成为偏枯。心脉满大，则癫痫抽搐，筋脉拘挛。

肝脉小而急疾且杂乱而无规律，这是因受了惊吓，有时脉不至，不用治疗就能自愈。肾、肝、心脉小而急，浮取不应于指，皆为腹部有积块。肾肝二脉并沉，为石水；二脉均浮，为风水；二脉均虚，为死象；均小而弦，为将要发生惊病。肾肝二脉均大而疾急且沉，皆为疝病。心脉搏击指下急疾而滑，为心疝；肺脉应指沉，为肺疝。膀胱脉和小肠脉急疾为瘕；脾脉和肺脉急疾，为疝；肾脉和心脉急疾，为厥；胃脉和大肠脉急疾，为病惊。脾脉沉而有向外鼓动之象，为肠澼，因有里邪出表的脉象，故日久则自愈。

肝脉小而缓为肠澼，容易治疗。肾脉搏击下小而沉，为肠澼便血，若血分有热，身热不退，则是死证。心肝二脏病变引起的肠澼亦见便血，若二脏同病，则可以治疗。若脉小沉而涩，或胃脉鼓指盛大，或心脉小坚而急疾，皆属气血阻隔的偏枯证，男子多发在左侧，女子多发在右侧。言语正常，舌头活动正常的，可以治疗，大约三十日可治愈；若讲话时发不出声音，大约三年可治愈；若年龄不满二十岁，发病后大约三年则死。若脉来搏击指下，失血、衄血、身热者，是死证。若脉来浮如悬钩，为常脉。若脉来急疾，则病暴厥，发作则不省人事。若脉数，则因突然受惊吓所致，三四日后可自愈。

【原文】

脉至浮合[1]，浮合如数，一息十至以上，是经气予不足也。微见九十日死。脉至如火薪然，是心精之予夺也，草干而死。脉至如散叶，是肝气予虚也，木叶落而死。脉至如省客[2]，省客者脉塞而鼓，是肾气予不足也，悬去枣华[3]而死。脉至如丸泥，是胃精予不足也，榆荚落而死。脉至如横格，是胆气予不足也，禾熟而死。脉至如弦缕[4]，是胞精予不足也，病善言，下霜而死，不言，可治。

脉至如交漆[5]，交漆者左右傍至也，微见三十日死。脉至如涌泉，浮鼓肌中，太阳气予不足也，少气味，韭英而死[6]。脉至如颓土[7]之状，按之不得，是肌气予不足也，五色先见黑白，垒[8]发死。脉至如悬雍[9]，悬雍者浮揣切之益大，是十二俞之予不足也，水凝而死。脉至如偃刀，偃刀者浮之小急，按之坚大急，五藏菀熟[10]，寒热独并于肾也，如此其人不得坐，立春而死。脉至如丸滑不直手，不直手者按之不可得也，是大肠气予不足也，枣叶生而死。脉至如华[11]者，令人善恐，不欲坐卧，行立常听，是小肠气予不足也，季秋而死。

【注释】

[1]浮合：形容脉象如水的波浪，一浪合于一浪，难以分辨。

[2]省客：形容脉来如客，时至时不至。

[3]悬去枣华：华，通"花"。张介宾注："枣华之候，初夏时也。悬者，华之开，去者，华之落。言于枣华开落之时，火王而水败不敛，肾虚者死也。"

[4]弦缕：形容脉象如弓弦，如细线，弦急细小。

[5]交漆：交，通"绞"。形容脉象如绞滤漆汁，四面散流，缠绵不清。

[6]少气味，韭英而死：少气，气不足；少味，阴液不足；英，即花。韭英而死，即在韭菜开花时死亡。

[7]頽土：形容脉象如松散如朽土，虚大无力。

[8]絫：絫，同"蔂"。指藤葛一类。

[9]悬雍：即悬雍垂，俗名小舌头。其形上大下小，下无根。形容脉象浮取尚大，重取则小而无根。

[10]菀熟：熟，疑当为"热"；菀，同"郁"。即郁热。

[11]华：通"花"。

【译文】

脉来如波浪之后浪推前浪，分辨不清，一呼一吸跳动十次以上，是经脉之气不足的表现，从开始见到此脉，大约经过九十日便死亡。脉来如燃烧之薪火，焰势虽盛，但燃尽而灭，是心脏精气衰竭的表现，到秋季草木枯黄之时便死亡。脉来如风吹叶散，是肝脏精气虚极的表现，在秋季树木落叶时便死亡。脉来如省亲之客，时来时不来，指下感觉欲绝，而忽又应指，是肾脏精气衰竭的表现，到枣花开落的时节便死亡。脉来如泥丸，坚硬而涩，是胃中精气不足的表现，到榆荚脱落时便死亡。脉来如物横格指下，长而坚硬，是胆腑精气不足的表现，到稻禾成熟时便死亡。脉来急如弦，细如线，是胞络精气不足的表现，病狂言乱语，到下霜时节便死亡；不狂言乱语者，则可以治疗。

脉来如绞漆，四面流散，从开始见到此脉象时起，大约过三十日便死亡。脉来如泉水之涌，有升无降，鼓动于肌中，是太阳精气不足的表现，气阴两虚，到韭菜开花时便死亡。脉来如散土，虚大无力，重按则无，是脾脏精气败绝的表现，若面色先见黑白，到藤葛类发芽时便死亡。脉来如悬雍，上大下小无根，浮取轻按则觉大，是十二俞穴精气不足的表现，到结冰的时节便死亡。脉来如仰放的刀，浮取小而急，重取坚大而急疾，是五脏郁热，寒热并于肾的缘故。这种患者只能躺卧，不能坐起，到立春时便死亡。脉来如弹丸，小而滑，重按则无，是大肠精气不足的表现，到枣树叶初生的时节便死亡。脉来如按花朵，轻浮软弱，其患者易恐惧，坐卧不安，行走时常出现幻听，是小肠精气不足的表现，到深秋时便死亡。

脉解篇第四十九

【篇解】

脉，指三阴三阳经脉；解，即解释。本篇解释了三阴三阳经脉之气各有主时，以及三阴三阳经脉病变的机理及症状，所以篇名叫"脉解"。

本篇主要阐述了自然界阴阳消长变化对三阴三阳经脉的影响，提出了太阳为首配以正月、阳明配合五月、少阳配合九月、太阴配合十一月、少阴配合十月、厥阴配合三月的六经配月份的方法。论述了三阴三阳经脉病变的机理及症状。

本篇认为三阴三阳经脉之气与自然界气候变化息息相关，提示临床辨证时，应考虑气候对疾病的影响这一因素。篇中三阴三阳配月份的方法，对于研究"人与天地相参"具有重要参考价值。

【原文】

太阳所谓肿腰脽[1]痛者，正月太阳寅[2]，寅太阳也，正月阳气出在上而阴气盛，阳未得自次[3]也，故肿腰脽痛也。病偏虚为跛者，正月阳气冻解地气而出也，所谓偏虚者，冬寒颇有不足者，故偏虚为跛也。所谓强上引背者，阳气大上而争，故强上也。所谓耳鸣者，阳气万物盛上而跃，故耳鸣也。所谓甚则狂颠疾者，阳尽在上而阴气从下，下虚上实，故狂颠疾也。所谓浮[4]为聋者，皆在气也。所谓入中为喑者，阳盛已衰，故为喑[5]也。

内夺[6]而厥，则为喑俳[7]，此肾虚也，少阴不至者，厥也。

少阳所谓心胁痛者，言少阳盛也，盛者心之所表[8]也，九月阳气尽而阴气盛，故心胁痛也。所谓不可反侧者，阴气藏物也，物藏则不动，故不可反侧也。所谓甚则跃者，九月万物尽衰，草木毕落而堕，则气去阳而之阴[9]，气盛而阳之下长[10]，故谓跃。

【注释】

[1] 脽（shuī）：即臀部。

[2] 正月太阳寅：《黄帝内经素问译释》注："正月为一年之首，太阳为三阳主气，故三阳以太阳为首，所以正月属太阳。正月月建在寅，所以说正月太阳寅。古人以十二辰分配地平方位，观斗纲所指之方位以定时令。正月斗纲指寅、二月指卯、三月指辰、四月指巳、五月指午、六月指未、七月指申、八月指酉、九月指戌、十月指亥、十一月指子、十二月指丑，称为月建。北斗星由七星组成，第一星名为魁，第五星名为衡，第七星名为杓。魁、衡、杓星指寅位。夜半衡星指向寅位，平旦魁星指向寅位，其余月份仿此。"

[3] 自次：即自己主令的位次。

[4] 浮：逆气上浮。

[5] 喑：不能言。王冰注："阳气盛，入中而薄于胞肾，则胞络肾络气不通，故喑也。胞之脉系于肾，肾之脉夹舌本，故喑不能言也。"

[6] 内夺：因色欲过度而使精气耗散。

[7] 俳：通"痱"，废也，指四肢软弱，不能运动。

[8] 盛者，心之所表：盛，指足少阳胆脉。表，标也。少阳属木，木以生火。邪气盛者，其本在胆，其标在心。

[9] 气去阳而之阴：张介宾注："九月万物尽衰，草木毕落，是天地之气去阳而之阴也。人身之气亦然。"

[10] 气盛而阳之下长：阴气盛于上，阳气往下，循足少阳之经下行于两足。

【译文】

太阳经有所谓腰、臀肿胀疼痛的病证，因为正月是一年之首，正月建寅，太阳为诸阳之首，所以，正月属太阳。正月阳气始生，然阴气尚盛，阳气尚未盛，所以出现腰、臀部肿胀疼痛的病证。有因阳气偏虚而病跛足的，是因为正月阳气使大地解冻，地之阴寒之气上出，阴寒之气较盛，人体阳气亦偏虚，所以发生跛足。颈项强硬牵引背部的，是因为阳气上升与邪气互相争扰所致，所以颈项强痛。症见耳鸣的，是因为人体的阳气如自然界的万物向上盛长一样，所以发生耳鸣。阳气亢盛严重时，则出现癫狂之证，这是因为阳气独盛于上，阴气乘于下，下虚上实，所以发生癫狂。阳气上浮会出现耳聋，这都是因为气机失调。阳气入中出现失音的。是因为太阳阳气虚衰，无力内助少阴，所以发生失音。劳伤过度，精气耗散，则发为厥。出现失音和四肢萎废不用的喑痱证，这是因为肾气虚极的缘故。少阴之气不至四肢，所以发生厥证。

少阴经有所谓心胁疼痛的病证，是因为少阳邪气盛所致，其本在胆，其标在心。自然界的九月是阳气将尽阴气渐盛之时，所以心胁部疼痛。不能转侧的，是因阴气渐盛，万物开始收藏，静而不动，在人则为不能转侧。严重时跳跃，是因为九月万物始衰，草木凋零，人身的阳气也由表入里，阳气循足少阳经下行于两足，所以时有跳跃。

【原文】

阳明所谓洒洒振寒者，阳明者午也[1]，五月盛阳之阴[2]也，阳盛而阴气加之，故洒洒振寒也。所谓胫肿而股不收者，是五月盛阳之阴也，阳者衰于五月，而一阴气上，与阳始争，故胫肿而股不收。所谓上喘而为水者，阴气下而复上，上则邪客于藏府间，故为水也。所谓胸痛少气者，水气在藏府也，水者阴气也，阴气在中，故胸痛少气也。所谓甚则厥，恶人与火，闻木音则惕然而惊者，阳气与阴气相薄，水火相恶，故惕然而惊也。

所谓欲独闭户牖[3]而处者，阴阳相薄也，阳尽而阴盛，故欲独闭户牖而居。所谓病至则欲乘高而歌，弃衣而走者，阴阳复争，而外并于阳，故使之弃衣而走也。所谓客孙脉则头痛鼻鼽[4]腹肿者，阳明并于上，上者则其孙络太阴也，故头痛鼻鼽腹肿也。

太阴所谓病胀者，太阴子也，十一月万物气皆藏于中，故曰病胀。所谓上走心为噫者，阴盛而上走于阳明，阳明络属心，故曰上走心为噫也。所谓食则呕者，物盛满而上溢，故呕也。所谓得后与气[5]则快然如衰者，十二月阴气下衰，而阳气且出，故曰得后与气则快然如衰也。

【注释】

[1] 阳明者午也：阳明为阳之极，相当于五月，五月月建在午，故阳明者午也。

[2] 五月盛阳之阴也：五月阳气盛极，但从夏至起阴气始生。

[3] 牖（yǒu）：窗也。

[4] 鼽：鼻塞。

[5]得后与气：后，排便；气，排气。

【译文】

阳明经有所谓恶寒战栗的病证，是因为阳明经旺于五月，月建于午，五月阳气盛极而阴气始生，阳气盛极而阴气加之，所以恶寒战栗。足胫肿，大腿不能随意活动的，是因五月阳气盛极而阴气始生，阳气盛极始衰，一阴始生，阴阳之气相争，所以足胫肿，大腿不能随意运动。喘息而水肿的，是因为阴气从下而上行，水气停于脏腑之间，所以发生水肿。胸痛气短的，是因为水气停留脏腑之间，水为阴气，阴气停于中，所以出现胸痛气短的症状。严重的则发生厥证，讨厌见到人与火，听到击木之声则惊惕不宁，是因阳气与阴气相争，水火不容的缘故，所以惊惕不宁。

喜欢独自关闭门窗而居的，是因阴阳之气相搏，阳气始衰，阴气始盛的缘故，所以喜欢独自关闭门窗而居。发病时登高而歌，弃衣而走的，是因阴阳二气反复相争，阳盛于外，邪气并于阳，所以出现弃衣而走的症状。邪气侵入孙脉出现头痛、鼻塞、腹部肿胀的，是因阳明经的邪气上并于孙络及足太阴脾经，所以出现头痛、鼻塞、腹部肿胀的症状。

太阴经有所谓腹部胀满的病证，是因足太阴脾经的经气盛于十一月，月建在子，十一月是万物收藏的季节，人体阳气也收藏于内，脾失健运，所以出现腹部胀满。邪气上走心而为噫气的，是因阴气盛而上走于足阳明胃经，阳明的络经上属于心，所以邪气上注于心则噫气。食入即吐的，是因进入食物过多，满而上溢的缘故，所以出现呕吐。得大便和矢气就觉得腹部舒服，胀满减轻的，是因为十二月阴气盛极后始衰于下，阳气始盛而出动，所以得大便和矢气后，感觉舒服，腹胀减轻。

【原文】

少阴所谓腰痛者，少阴者肾也，十月万物阳气皆伤，故腰痛也。所谓呕咳上气喘者，阴气在下，阳气在上，诸阳气浮，无所依从，故呕咳上气喘也。所谓色色[1]不能久立，久坐起则目䀮䀮无所见者，万物阴阳不定未有主也，秋气始至，微霜始下，而方杀万物，阴阳内夺，故目䀮䀮无所见也。所谓少气善怒者，阳气不治，阳气不治则阳气不得出，肝气当治而未得，故善怒，善怒者，名曰煎厥[2]。

所谓恐如人将捕之者，秋气万物未有毕去，阴气少，阳气入，阴阳相薄，故恐也。所谓恶闻食臭[3]者，胃无气，故恶闻食臭也。所谓面黑如地色者，秋气内夺，故变于色也。所谓咳则有血者，阳脉伤也，阳气未盛于上而脉满，满则咳，故血见于鼻也。

厥阴所谓癩疝[4]，妇人少腹肿者，厥阴者辰也，三月阳中之阴，邪在中，故曰癩疝少腹肿也。所谓腰脊痛不可以俯仰者，三月一振[5]荣华，万物一俯而不仰[6]也。所谓癩癃疝肤胀者，曰阴亦盛而脉胀不通，故曰癩癃疝也。所谓甚则嗌干热中者，阴阳相薄而热，故嗌干也。

【注释】

[1]色色：《甲乙经》作“邑邑”，可从。邑，通“悒”，指心神不定。

[2]煎厥：参见《素问·生气通天论》。

[3]食臭：食物的气味。

[4]癩疝：疝气的一种，症见睾丸肿大坚硬，重坠胀痛。

[5]一振：阳气振发。

〔6〕一俯而不仰：指腰脊疼痛，只能俯屈，不能仰伸。指俯仰不能自如。

【译文】

少阴经有所谓腰痛的病证，足少阴经属肾，十月阴气盛，万物之阳气皆衰，少阴经阳气衰，所以出现腰痛。呕吐、咳嗽、气喘，是因阴气盛于下，阳气无从依附而浮越于上，所以出现呕吐、咳嗽、气喘。心神不定，不能久立久坐，起立则眩晕，视物不清，是因自然界阴阳正处于阴阳交替之时，尚没有一定的主持，秋气始至，微霜下降，秋季肃杀之气使万物开始凋落，人体阴阳之气被伤，所以出现眩晕、视物不清的症状。少气善怒，是因阳气失调，阳气失调则内郁不得疏通，肝气郁结而不得疏泄，所以容易发怒，病名叫煎厥。

内心恐惧如人将捕之，是因秋季阳气尚未衰尽，阴气少，阳气入内，阳阳之气相争，所以出现恐惧。讨厌闻到食物气味，是因胃的功能衰弱，所以不欲食，并且讨厌闻食物的气味。面黑如泥土，是因秋气使阴精内伤，表现于面部则出现面色黑。咳而鼻出血，是因阳脉被伤，阳气并未盛于上，而是上部脉满，所以出现咳嗽、鼻出血的症状。

厥阴经有所谓癫疝和妇人少腹胀的病证，是因厥阴经气盛于三月，月建在辰，三月阳气始盛，阴气将尽，为阳中之阴，阴邪积聚于中，所以出现癫疝和少腹肿。腰脊疼痛，不能仰府，是因三月阳气振奋，自然界草木茂盛，但阴气尚未衰尽，留滞体内则使人仰俯不能自如。出现疝、癫、癃、肤胀，是因阴邪盛，厥阴脉胀满不通，所以出现疝、癫、癃、肤胀的病证。严重则出现咽干、热中，是因阴阳相争的缘故，所以出现内热、咽干。

卷第十四

刺要论篇第五十

【篇解】

刺，针刺；要，要领。刺要，即针刺的要领，所以篇名叫"刺要论"。

本篇主要论述了针刺深浅的要领，以及深浅不得所致的五脏四时之病。

篇中强调针刺要掌握深浅，既不要太过，也不要不及，太过则内伤脏腑之气，不及则不能中病，要做到"各至其理，无过其道"，此理论对临床极具有指导意义。

【原文】

黄帝问曰：愿闻刺要。岐伯对曰：病有浮沉[1]，刺有浅深，各至其理，无过其道[2]。过之则内伤，不及则生外壅，壅则邪从之。浅深不得，反为大贼[3]，内动五藏，后生大病，故曰：病有在毫毛腠理者，有在皮肤者，有在肌肉者，有在脉者，有在筋者，有在骨者，有在髓者。是故刺毫毛腠理无伤皮，皮伤则内动肺，肺动则秋病温疟，溯溯然[4]寒栗。刺皮无伤肉，肉伤则内动脾，脾动则七十二日四季之月[5]，病腹胀烦不嗜食。刺肉无伤脉，脉伤则内动心，心动则夏病心痛。刺脉无伤筋，筋伤则内动肝，肝动则春病热而筋弛。刺筋无伤骨，骨伤则内动肾，肾动则冬病胀腰痛。刺骨无伤髓，髓伤则销铄胻酸，体解㑊然不去^[6]矣。

【注释】

[1] 浮沉：指病位的深浅。

[2] 各至其理，无过其道：理、道，指毫毛腠理、皮肤、肌肉、脉、筋、骨、髓的深浅程度。即针刺的深浅要掌握准确，不要太过或不及。

[3] 大贼：严重的损害。

[4] 溯溯然：怕冷貌。

[5] 脾动则七十二日四季之月：脾不独主于一个时令，而主每季最后的十八天，一年四季共七十二天。故脾伤则在其所主的七十二天中出现腹胀、不欲饮食等症状。

[6] 不去：不能消失。

【译文】

黄帝问道：请给我讲讲针刺的要领。岐伯回答说：病位有表里深浅不同，所以针刺也有深浅之别，针刺时要恰如其分，不要比病位深，也不要比病位浅。若刺得比病位深，则损伤脏腑之气；若刺得比病位浅，则使浅表气血被扰而发生壅滞，使邪气趁机侵袭。所以针刺的深浅若不适度，反而会导致更严重的损害，扰动五脏而发生严重的疾病。所以说：疾病有在毫毛腠理的，有在皮肤的，有在肌肉的，有在血脉的，有在筋的，有在骨的，有在髓的。因此，应该针刺毫毛腠理，就不要伤及皮肤，皮肤受伤则影响于肺，肺脏被扰，则秋季易患温疟，表现为怕冷、恶寒战栗。应该针刺皮肤，就不要伤及肌肉，肌肉受伤则影响于脾，脾脏被扰,则在其所主的每季最后十八天发生腹胀、烦闷、不思饮食。应该针刺肌肉,就不要伤及血脉,血脉受伤则影响于心,心脏被扰,在夏季容易发生心痛。应该针刺血脉,就不要伤及筋,筋被伤则影响于肝,肝脏被扰,在春季容易患热性病,而且筋脉弛缓。应该针刺筋,就不要伤及骨,骨被伤则影响于肾,肾脏被扰,则至冬季易患腹胀、腰痛。应该针刺骨,就不要伤及髓,髓被伤,其骨髓日渐消减,骨骼失养,所以出现胫酸软无力、身体倦怠乏力、四肢不能举动的症状。

刺齐论篇第五十一

【篇解】

　　刺，针刺；齐，一也，在此引申为法则、规则。本篇论述了针刺深浅的法则，所以篇名叫作"刺齐论"。

　　本篇继前篇之后，又再次强调了针刺要掌握深浅的重要性，阐明针刺深浅的具体方法及违反此原则所导致的后果。

　　本篇着重强调针刺手法，与前篇《刺要论》前后呼应，均指出针刺不可太过，也不可不及，否则会造成伤害。提示医生在针刺时，务必对此引起重视。

【原文】

　　黄帝问曰：愿闻刺浅深之分。岐伯对曰：刺骨者无伤筋，刺筋者无伤肉，刺肉者无伤脉，刺脉者无伤皮，刺皮者无伤肉，刺肉者无伤筋，刺筋者无伤骨。

　　帝曰：余未知其所谓，愿闻其解。岐伯曰：刺骨无伤筋者，针至筋而去，不及骨也。刺筋无伤肉者，至肉而去，不及筋也。刺肉无伤脉者，至脉而去，不及肉也。刺脉无伤皮者，至皮而去，不及脉也。所谓刺皮无伤肉者，病在皮中，针入皮中，无伤肉也。刺肉无伤筋者，过肉中筋也。刺筋无伤骨者，过筋中骨也。此之谓反也。

【译文】

　　黄帝问道：我想听听针刺深浅的不同法则。岐伯回答说：应针刺骨就不要伤及其浅部的筋，应针刺筋就不要伤及其浅部的肌肉，应针刺肌肉就不要伤及其浅部的脉，应针刺脉就不要伤及其浅部皮肤。应刺皮肤就不要深刺伤及肌肉，应刺肌肉就不要深刺伤及筋，应刺筋就不要深刺伤及骨。

　　黄帝说：我不知道其中的道理，想听你解释一下。岐伯说：刺骨不伤及筋，就是说要针刺骨的，不可刚刚达到筋，还没有刺到骨的深度，就把针拔去；刺筋不伤及肉，就是说要针刺筋的，不要刚刚刺到肌肉，还没有刺到筋的深度，就把针拔去；刺肌肉不伤及脉，就是说要针刺肌肉的，不可刚刚刺到脉，还没有刺到肌肉的深度，就把针拔去；刺脉不伤及皮肤，就是说要针刺脉的，不可刚刚刺到皮肤，还没有深刺到脉的深度，就把针拔去。所说的刺皮不伤及肉，就是说病在皮肤，就应刺至皮肤，而不要深刺伤及肌肉。刺肌肉不伤及筋，就是说病在肌肉，就应刺至肌肉，而不要深刺伤及于筋。刺筋不伤及骨，就是说病变在筋，不要深刺伤及于骨。这就是所说的违反原则的错误治法。

刺禁论篇第五十二

【篇解】

刺，针刺；禁，禁忌。本篇重点讨论了针刺禁忌的要点，所以篇名叫"刺禁论"。

本篇指出人体某些要害部位不宜针刺，以及人处于情志过激、饮食失节、过劳等情况下不宜针刺，并指出人体某些部位应浅刺。

篇中所述针刺禁忌，对临床有重要指导意义，至今仍指导临床实践。归纳原文，针刺禁忌要点有三：一、脏腑部位禁刺；二、情志过激、身体过劳等情况下禁刺；三、某些部位不可深刺。这是临床针刺禁忌的纲要，须严格遵守，否则会造成死亡以及聋、盲等严重后果。

【原文】

黄帝问曰：愿闻禁数[1]。岐伯对曰：藏有要害，不可不察，肝生于左，肺藏于右[2]，心部于表[3]，肾治于里[4]，脾为之使，胃为之市[5]。鬲肓[6]之上，中有父母[7]。七节之傍，中有小心[8]。从之有福，逆之有咎。

刺中心，一日死，其动为噫。刺中肝，五日死，其动为语。刺中肾，六日死，其动为嚏。刺中肺，三日死，其动为咳。刺中脾，十日死，其动为吞。刺中胆，一日半死，其动为呕。

刺跗上中大脉，血出不止死。刺面中溜脉[9]，不幸为盲。刺头中脑户，入脑立死。刺舌下中脉太过，血出不止为喑。刺足下布络中脉，血不出为肿。刺郄中大脉，令人仆脱色。刺气街中脉，血不出，为肿鼠仆[10]。刺脊间中髓，为伛[11]。刺乳上，中乳房，为肿根蚀[12]。刺缺盆中内陷，气泄，令人喘咳逆。刺手鱼腹内陷，为肿。

无刺大醉，令人气乱。无刺大怒，令人气逆。无刺大劳人，无刺新饱人，无刺大饥人，无刺大渴人，无刺大惊人。

刺阴股中大脉，血出不止死。刺客主人[13]内陷中脉，为内漏[14]为聋。刺膝髌出液，为跛。刺臂太阴脉，出血多立死。刺足少阴脉，重虚[15]出血，为舌难以言。刺膺中陷中肺，为喘逆仰息。刺肘中内陷，气归之，为不屈伸。

刺阴股下三寸内陷，令人遗溺。刺掖[16]下胁间内陷，令人咳。刺少腹中膀胱溺出，令人少腹满。刺腨肠内陷，为肿。刺匡[17]上陷骨中脉，为漏[18]为盲。刺关节中液出，不得屈伸。

【注释】

[1] 禁数：张志聪注："数，几也，言所当禁刺之处，有几也。"

[2] 肝生于左，肺藏于右：指肝肺两脏的脏气主治特点。人面南而立，左东右西，自然界之气是左升右降。肝主春升之气，位居东方，故曰肝生于左；肺主秋收之气，位居西方，故曰肺藏于右。

[3] 心部于表：部，主的意思。心为阳脏，主火，其性主向上向外向表，故曰心部于表。

[4] 肾治于里：治，治理，调节。肾为阴脏，主水，其性主向下向内向里，故曰肾治于里。

[5] 胃为之市：形容胃受纳水谷的功能好像百物聚集的市场。

[6] 鬲盲：鬲，通"膈"，横膈；盲，即"肓"之误写，"肓膜，膜原。鬲盲，指上焦心肺与中焦肠胃之间广而平的膜状组织。

[7] 父母：指心肺。心为阳，为父；肺为阴，为母。

[8] 小心：指心包络。

[9] 溜脉：溜，通"流"。即流通于面部的经脉。

[10] 鼠仆：比喻血肿之状如鼠伏。

[11] 伛：即伛偻，指脊背弯曲，身体蜷曲。

[12] 根蚀：乳根溃烂化脓。

[13] 客主人：穴名，又名上关，属足少阳胆经，位于耳前颧骨弓上缘，张口凹陷处。

[14] 内漏：耳内有脓水流出。

[15] 重虚：指肾脏本来就虚弱，又予针刺，使之更虚。

[16] 掖：通"腋"。

[17] 匡：通"眶"，眼眶。

[18] 漏：指泪流不止。

【译文】

黄帝问道：我想听听哪些部位应当禁刺？岐伯回答说：内脏各有要害之处，不可不了解。肝气上升在左，肺气肃降在右，心主在表的阳气，肾治理在里的阴气，脾为胃运化水谷精微，胃主受纳水谷，好像百物聚集的市场，膈肓之上有重要的内脏心和肺，第七椎旁的内里有心包络，上述这些部位应该禁刺。遵守这个原则就不会有危险，若违背了就会造成灾祸。

若刺中心脏，一日即死，其病变可出现嗳气。若刺中肝脏，五日即死，其病变可出现独自言语。若刺中肾脏，六日即死，其病变可出现喷嚏。若刺中肺脏，三日即死，其病变可出现咳嗽。若刺中脾脏，十日即死，其病变可出现频繁吞咽。若刺中胆，一日半即死，其病变可出现呕吐。

若刺中脚背上大的血脉，则血出不止而死亡。若刺中面部通向眼睛的脉络，则使人失明。若刺头部穴时，误入脑髓，则使人立即死亡。若刺舌下经脉，而刺得过深，则血出不止使人失音。若刺足部时，误伤足下散布的络脉，则血瘀于内而肿。若刺中委中的大经脉，则使人仆倒，面色苍白。若刺中气街的经脉，则血瘀于内而发生如鼠伏样的肿胀。若刺脊间，误伤脊髓，则使人背曲不能伸。若刺乳部，伤及乳房，则发生乳房肿胀，乳根溃烂流脓。若在缺盆中央刺得过深，则使肺气外泄，肺气上逆，则发生咳喘等症状。若刺手鱼际而刺得过深，则使局部发生肿胀。

不要给醉酒的人进行针刺，若刺之则使气血逆乱。不要给大怒的人进行针刺，若刺之使气上逆。不要给过度疲劳的人进行针刺，不要给刚吃饱饭的人进行针刺，不要给饥饿的人进行针刺，不要给极度口渴的人进行针刺，不要给受到严重惊吓的人进行针刺。

若刺大腿内侧时伤及大的血脉，则血出不止会死亡。若刺客主人时刺得过深伤及经脉，则耳内流脓淌水，使人耳聋。若刺膝时流出液体，则使人跛足。若刺臂部太阴脉时误伤血脉，血出不止则死。若刺足少阴脉，则使肾气更虚，出现出血、舌强硬、难以说话的症状。若刺胸膺时刺得过深，刺中肺脏，则发生喘息气逆、呼吸困难、身体前俯后仰的症状。若刺肘弯部时刺得过深，气结于其处，致使手臂不能屈伸。

若刺大腿内侧下三寸之处时刺得过深，则使人小便失禁。若刺腋下胁肋部刺得过深，则发生咳嗽。若刺少腹部时刺得过深，刺中膀胱，则使小便溢入腹中，而致少腹胀满。若刺小腿肚时刺得过深，则使局部肿胀。若刺眼眶上陷骨时刺得过深，伤及经脉，则泪流不止，甚至失明。若刺关节时刺得过深，使局部液体流出，会导致关节不能屈伸。

刺志论篇第五十三

【篇解】

志者，记也，意指对篇中的虚实之要、补泻之法，要牢记不忘，所以篇名叫"刺志论"。

本篇主要讨论了虚实的要领，论述了虚实相反的症状表现及机理，讨论了针刺补泻的方法。

本篇重点论述虚实之要，并从正反两方面论述了气与形、谷与气、脉与血的密切关系，指出一般的虚实是不难区分的，但是，复杂的反常的现象则不易鉴别，临床上必须认真辨证，掌握虚实错综复杂的变化。

【原文】

黄帝问曰：愿闻虚实之要。岐伯对曰：气实形实，气虚形虚，此其常也，反此者病[1]。谷盛气盛，谷虚气虚，此其常也，反此者病[2]。脉实血实[3]，脉虚血虚，此其常也，反此者病。

帝曰：如何而反？岐伯曰：气虚身热[4]，此谓反也。谷入多而气少，此谓反也。谷不入而气多，此谓反也。脉盛血少，此谓反也。脉小血多，此谓反也。气盛身寒，得之伤寒。气虚身热，得之伤暑。谷入多而气少者，得之有所脱血，湿居下也。谷入少而气多者，邪在胃及与肺也。脉小血多者，饮中热[5]也。脉大血少者，脉有风气，水浆不入，此之谓也。夫实者，气入也。虚者，气出也。气实者，热也。气虚者，寒也。入实者，左手开针空也。入虚者，左手闭针空也。

【注释】

[1] 气实形实……反此者病：气，指人身之气；形，指形体；实，指正常无病。即气实则形实，气虚则形亦虚，两者的变化相应相称，这是一般的变化。反此者则为特殊的变化。

[2] 谷盛气盛……反此者病：谷，指纳谷；气，人身之气。即谷盛则气盛，谷虚则气虚，二者变化相应相称，这是一般的变化。反此者则为特殊的变化。

[3] 脉实血实：脉大有力则血气充实。脉与血两者关系同气与形、谷与气。

[4] 气虚身热：新校正云："按《甲乙经》云：气盛身寒，气虚身热，此谓反也。当补此字。"可从。气虚则阳不足，当身寒而反身热，所以说气盛身寒、气虚身热，此谓反也。

[5] 饮中热：病因，指饮酒而生热。酒性发散，饮酒后，血液充于络脉，使经脉血少，故脉小。

【译文】

黄帝问道：我想知道有关虚实的要领。岐伯回答说：气充实，形体也相应充实；气虚少，形体也相应虚弱。这是正常的现象及一般的病机变化。若与此相反，就是反常的病机变化。纳谷充足，则气也旺盛；纳谷少，则气也虚少。这是正常的现象及一般的病机变化。若与此相反，就是反常的病机变化。脉大有力，说明血气充足；脉小虚弱，说明血气不足。这是正常的现象及一般的病机变化。若与此相反，就是反常的病机变化。

黄帝问：反常的病机变化是怎样的？岐伯说：气旺盛而身体

反觉寒冷，气虚少而身体反而发热，这就是反常的病机变化。纳谷充足而气反虚少，纳谷少而气反充盛，这是反常的病机变化。脉搏充盛而血反少，脉搏小弱而血反多，这也是反常的病机变化。气旺盛而身体反觉寒冷的，是因感受了寒邪。气虚少而身体反发热的，是因感受了酷暑。纳谷充足而气反虚少的，是因曾有失血，或脾虚不运，湿居下部。纳谷少而气旺盛的，是因邪气侵犯肺胃。脉小而血多，是因大量饮酒，络脉充盈而经脉血少。脉大而血少，是因风邪入侵血脉，致使不能食饮，这就是虚实反常所引起的病变。所说的实证，就是邪气入侵人体所导致的病证。所说的虚证，就是人体正气耗散。气实的，多表现为热象。气虚的，多表现为寒象。针刺实证，出针时以左手摇大针孔，使邪气外泄。针刺虚证，出针时以左手按闭针孔，以免正气耗散。

针解篇第五十四

【篇解】

本篇主要解释了用针的道理，所以篇名叫"针解"。

本篇主要论述了针刺补泻的手法及注意事项。本篇根据"人与天地相参"的道理，阐述了九针之用各有所宜。

针刺补泻是用针治病的基本原则。本篇所述补泻手法主要有二：一是徐疾补泻，二是迎随补泻。在《素问·离合真邪论》和《灵枢·官能》中，还分别介绍了呼吸补泻和提插补泻。这些补泻手法，至今仍有效地应用于临床实践。后世医家在此基础上又有所发挥。篇中强调针刺时医生与病人都要精神集中，其观点与《素问·宝命全形论》相一致，反映了古代医生严谨的医疗作风，以及聚精会神对治疗效果的影响。篇中用针重视人与自然相应及各有所宜的原则，对临床针刺具有指导意义。本篇与《灵枢·小针解》互有补充。

【原文】

黄帝问曰：愿闻九针之解，虚实之道。岐伯对曰：刺虚则实之[1]者，针下热也，气实乃热也。满而泄之[2]者，针下寒也，气虚乃寒也。菀陈则除之者，出恶血也。邪胜则虚之[3]者，出针勿按。徐而疾则实者，徐出针而疾按之。疾而徐则虚者，疾出针而徐按之。

言实与虚者，寒温气多少[4]也。若无若有者，疾不可知也。

察后与先者，知病先后也。为虚与实者，工勿失其法。若得若失者，离其法也。虚实之要，九针最妙者，为其各有所宜也。补泻之时者，与气开阖相合[5]也。

九针之名，各不同形者，针穷其所当补泻也。刺实须其虚者，留针阴气隆至，乃去针也。刺虚须其实者，阳气隆至，针下热乃去针也。经气已至，慎守勿失者，勿变更也。深浅在志者，知病之内外也。近远如一者，深浅其候等也。如临深渊者，不敢堕也。手如握虎者，欲其壮也。神无营于众物者，静志观病人，无左右视也。义无邪下者，欲端以正也。必正其神者，欲瞻病人目制其神，令气易行也。所谓三里者，下膝三寸也。所谓跗之[6]者，举膝分易见也。巨虚[7]者，跷足䯒独陷者。下廉[8]者，陷下者也。

【注释】

[1] 实之：指补法。

[2] 满而泄之：满，指邪气盛满。即邪气盛满的当用泻法。

[3] 虚之：指泻法。

[4] 寒温气多少：指针刺时针下寒感和热感的多少。针下寒而气少者为虚，说明邪气已去；针下热而气多者为实，说明正气已复。

[5] 与气开阖相合：马莳注："其针入之后，若针下气来谓之开，可以迎而泻之；气过谓之阖，可以随而补之，针与气开阖相合也。"

[6] 跗之：当作"跗上"，即足阳明经的冲阳穴，位于足背上第二、三趾骨间。

[7] 巨虚：穴名，即上巨虚，在足三里直下三寸。

[8]下廉：穴名，即下巨虚，在上巨虚直下三寸。

【译文】

黄帝问道：我想听听九针的内容，以及虚实补泻的方法。岐伯说：针刺治疗虚证，应该用补法，针下当有热感，因为正气充实才能有热感。针刺治疗邪气盛满的实证，应该用泻法，针下当有凉感，因为邪气衰退，所以才能有凉感。郁积已久的邪气要去除，应该用放出恶血的方法。邪气盛满应用泻法的，出针时不要按闭针孔。徐而疾则实，就是缓慢地出针，出针后迅速按闭针孔，使正气充实而不外泄。疾而徐则虚者，就是迅速出针，出针后慢按针孔，使邪气得以外出。

所说的实和虚，是指针刺时针下寒感和热感的多少。若有若无，感觉不明显者，其病的虚实则难以判定。仔细审察针下寒热之感的先与后，便可以知道正气来复和邪气退却的情况。虚则补，实则泻，医生在应用时一定要遵守这个法则。若治疗效果不明显，说明没有很好地掌握这个法则。补虚泻实的关键，是熟练而灵活地运用九针，因为九针各有适应证。要掌握好补泻的时间，气来时为开，可以泻之；气去时为阖，可以补之。即与气的开阖相配合。

九针的名称，是根据其形状及作用的不同来确定的，所以能发挥其补泻的功用。刺实证，要达到泄邪的目的，就要进针后留针，待邪气至，针下有凉感时，再出针。刺虚证，要达到补益的目的，就要待阳气至，针下有热感时，再出针。针下得气后，要谨慎守候，不可错过时机，不可随便变更手法。深浅在志者，就是根据疾病的在里在表，来决定针刺的深与浅。如临深渊者，就是指针刺时，思想一刻也不能放松。手如握虎者，就是指握针要坚定有力。神无营于众物者，就是要专心观察患者，不可东张西望。义无邪下者，就是进针的姿势要端正。必正其神者，就是注视患者的双目，控制患者的精神活动，以使经气通畅。足三里穴，在膝下三寸处。跗上穴，在足背，上举膝易见处。上巨虚穴，在小腿外侧足三里下三寸处。下廉穴，在上巨虚的下三寸处。

【原文】

帝曰：余闻九针，上应天地四时阴阳，愿闻其方，令可传于后世以为常也。岐伯曰：夫一天、二地、三人、四时、五音、六律、七星、八风、九野，身形亦应之，针各有所宜，故曰九针。人皮应天[1]，人肉应地[2]，人脉应人[3]，人筋应时，人声应音，人阴阳合气应律，人齿面目应星，人出入气应风，人九窍三百六十五络应野。

故一针皮，二针肉，三针脉，四针筋，五针骨，六针调阴阳，七针益精，八针除风，九针通九窍，除三百六十五节气，此之谓有所主也。人心意应八风，人气应天，人发齿耳目五声应五音六律，人阴阳脉血气应地，人肝目应之九。九窍三百六十五，人一以观动静天二以候五色七星应之以候发毋泽五音一以候宫商角徵羽六律有余不足应之二地一以候高下有余九野一节俞应之以候闭节三人变一分人候齿泄多血少十分角之变五分以候缓急六分不足三分寒关节第九分四时人寒温燥湿四时一应之以候相反一四方各作解[4]。

【注释】

[1] 人皮应天：人之皮象天覆盖万物一样。王冰注："覆盖

于物，天之象也。"

　　[2]人肉应地：马莳注："人之肉也应地，地以厚德载物，而肉则柔厚安静者象之也。"

　　[3]人脉应人：指人有虚实变易，故脉也有盛衰变化。

　　[4]九窍三百六十五……四方各作解：自"九窍三百六十五"至"四方各作解"，共一百二十三字，历代注家多认为属蠹简残缺，待考。

【译文】

　　黄帝说：我听说九针上应天地四时阴阳，我想听听其中的道理，以便流传后世。岐伯说：一天、二地、三人、四时、五音、六律、七星、八风、九野，人的形体与之相应，九针也是根据它所适应的不同病证而制成的，所以叫作九针。人的皮肤与天气相应，人的肌肉与地气相应，血脉与人相应，筋与四时相应，人的声音与五音相应，人的阳阳变化与律吕的变化相应，人的牙齿面目七窍与七星相应，人的呼吸与风相应，人的九窍三百六十五脉络与九野相应。

　　所以，九针之中的一针，即镵针，可针刺皮肤的疾病；二针，即圆针，可针刺肌肉的疾病；三针，即锟针，可针刺经脉的疾病；四针，即锋针，可针刺筋的疾病；五针，即铍针，可针刺骨的疾病；六针，即圆利针，可以调理阴阳；七针，即毫针，可以补益精气；八针，即长针，可以除风邪；九针，即大针，可以通利九窍，去除三百六十五节的邪气。这就是所说的不同的针有不同的功用。人心之意志与八风相通应，人身之气与天气相通应，人的发齿耳目五声与五音律相通应，人的阴阳经脉气血与地气相通应，人之肝目与九数相通应。

长刺节论篇第五十五

【篇解】

长，推广的意思。刺节，指针刺经穴的方法。《素问·刺节真邪》云："刺有五节。"《灵枢·官针》云："刺有十二节。"本篇主要是研讨"五节"和"十二节"的针刺方法，所以篇名叫"长刺节论"。

本篇主要论述了头痛、寒热等十二种病证的针刺治疗方法，包括针刺的部位、针刺的深浅及针下的感觉等。

本篇强调了不同的病因、病证，其针刺的部位及深浅是不同的，提示后人临证时应因病而异，辨证施治。

【原文】

刺家不诊[1]，听病者言，在头头疾痛，为藏[2]针之，刺至骨病已，上无伤骨肉及皮，皮者道也[3]。阴刺[4]，入一傍四处[5]。治寒热深专者，刺大藏[6]，迫藏刺背，背俞也，刺之迫藏，藏会[7]，腹中寒热去而止，与刺之要，发针而浅出血。

治腐肿[8]者刺腐上，视痈小大深浅刺，刺大者多血，小者深之，必端内针为故止。病在少腹有积，刺皮𦟛[9]以下，至少腹而止，刺侠脊两傍四椎间，刺两髂髎[10]季胁肋间，导腹中气热下已。病在少腹，腹痛不得大小便，病名曰疝，得之寒，刺少腹两股间，刺腰髁骨间，刺而多之，尽炅病已。

【注释】

〔1〕刺家不诊：张景岳注："善刺者不必待诊，但听病者之言，则发无不中，此以得针之神者为言，非谓刺家概不必诊也。……《九针十二原》篇又曰：'凡将用针，必先诊脉，视气之剧易，乃可以治。'其义为可知矣。"

〔2〕藏：新校正云："按全无起本无'藏'字。"当从之。

〔3〕皮者道也：指皮肤是针刺必须通过的道路。

〔4〕阴刺：新校正根据《甲乙经》"阳刺者，正内一，旁内四；阴刺者，左右卒刺之"的记载，认为"阴刺"当为"阳刺"之误。《灵枢·官针》也有与《甲乙经》同样的记载，所以"阴刺"当作"阳刺"。

〔5〕入一傍四处：即正中刺入一针，其上下左右各一针。

〔6〕大藏：指五脏。即刺五脏的募穴。

〔7〕藏会：指俞穴是各脏腑精气聚集之处。

〔8〕腐肿：新校正根据全无起本及《甲乙经》，认为"腐，当作'痈'"。可从之。

〔9〕皮䐃：指皮肉肥厚的地方。

〔10〕两髂髎：马莳注："髂为腰骨，两髂髎者，居髎穴也。"

【译文】

精通针术的医生，通常不必进行一般的诊察，只要听取患者的主诉，就可给予相应的治疗。如病在头，而且疼痛剧烈，可针刺头部，刺至骨，即能痊愈，但深浅要适当，不要伤及骨肉及皮肤，因为皮肤是针刺必须通过的道路。阳刺，就是正中刺入一针，其上下左右再各刺入一针，用以治疗寒热病。若邪气深入，攻于内脏，应该针刺五脏，即邪气迫近五脏，应刺背部的五脏俞穴，因为俞穴是各脏腑精气聚集之处，针刺时以腹中寒热消除为标准，针刺的要领是拔针时稍微有一点出血。

治疗痈肿，要刺在痈肿上，应根据痈的大小决定针刺的深浅。刺大的痈肿要多出脓血，刺小的痈肿要刺得深一些，并且要将针端直刺入，直达病所为止。病在少腹而有积块的，应针刺腹部皮肉较厚处以下至少腹的部位，再刺第四椎两旁的穴位和两侧的居髎穴，以及季胁肋间的穴位，引导腹中热气下行，积聚消散，则病痊愈。病在少腹，腹痛而大小便不通的，病名叫疝，是因感寒而得之，应该刺少腹和大腿内侧的穴位，再刺腰部骨突间的穴位，针刺的穴位要多，直到少腹部有热感，说明寒气散去，则病痊愈。

【原文】

病在筋，筋挛节痛，不可以行，名曰筋痹，刺筋上为故，刺分肉间，不可中骨也，病起筋炅，病已止。

病在肌肤，肌肤尽痛，名曰肌痹，伤于寒湿，刺大分小分[1]，多发针而深之，以热为故，无伤筋骨，伤筋骨，痈发若变[2]，诸分尽热，病已止。

病在骨，骨重不可举，骨髓酸痛，寒气至，名曰骨痹，深者刺无伤脉肉为故，其道大分小分，骨热，病已止。

病在诸阳脉，且寒且热，诸分且寒且热，名曰狂，刺之虚脉[3]，视分尽热，病已止。病初发，岁一发，不治，月一发，不治，月四五发，名曰癫病。刺诸分诸脉，其无寒者以针调之，病已止。

病风且寒且热，炅汗出，一日数过，先刺诸分理络脉；汗出且寒且热，三日一刺，百日而已。病大风，骨节重，须眉堕，名曰大风[4]，刺肌肉为故，汗出百日，刺骨髓，汗出百日，凡二百日，须眉生而止针。

【注释】

[1]大分小分：肌肉的会合处为分，较多肌肉会合处为大分，较少肌肉会合处为小分。

[2]痈发若变：发为痈肿一类的病变。

[3]刺之虚脉：指用泻法针刺，使脉中邪气衰退。

[4]大风：又叫疠风、癞风，即大麻风病。

【译文】

病变在筋，则筋脉挛急，骨节疼痛，不能行动，病名叫筋痹，应针刺疼痛之筋，筋在分肉之间，因此应注意不要刺伤骨。当有病的筋出现热感时，说明疾病好转，至痊愈时，则停针。

病变在肌肤，则周身肌肤疼痛，病名叫肌痹，因伤于寒湿所致，应针刺大小分肉，针刺时，取穴要多，进针要深，以针下有热感为标准，不要损伤筋骨，若损伤筋骨，就会导致痈肿一类的病变。若大小分肉都有热的感觉，说明疾病好转，至痊愈时，则停针。

病变在骨，则肢体感觉沉重，举动不灵活，骨中酸痛，病变部位感到寒冷，病名叫骨痹，应当深刺，以不伤害筋脉肌肉为宜。针刺入针之处，应选在大小分肉之间，当骨部有热感时，说明疾病好转，至痊愈时，则停针。

病变在手足三阳经脉，则或寒或热，所有的大小分肉也有或寒或热的症状，病名叫狂，应当用泻法刺之，使脉中邪气衰退，待大小分肉都有热感，说明疾病好转，至痊愈时，则停针。狂病，初发时一年发一次，如果不治疗，就发展成为每月发一次，如果再不治疗，就发展为一月发四五次，这叫作癫病。应当针刺大小分肉和各条经脉，其中，没有寒象的，用针刺调理阴阳虚实，病即痊愈。

风邪袭人，则出现寒或热的症状，热则汗出，一日发作多次，应先针刺分肉腠理及络脉，若仍有汗出，有寒或热的症状，应三天针刺一次，一百天后就能痊愈。疠风袭人，骨节沉重，胡须眉毛渐渐脱落，病名叫大风，应当针刺肌肉，使之汗出，治疗一百天后，再针刺骨髓，使之汗出，再治疗一百天，前后共计二百天，直至胡须眉毛长出，就可以停针。

卷第十五

皮部论篇第五十六

【篇解】

皮部，指十二经脉在皮肤上的分部。本篇主要论述了十二经脉在皮肤上的分部、划分原则，以及皮部与脏腑、皮部与经络的密切联系，所以名篇叫"皮部论"。

本篇论述了十二经脉在皮肤上的分部及划分原则，指出了十二皮部与脏腑经络的密切联系。讨论了百病始生必由表入里的传变规律及早期治疗的重要意义，说明了内里脏腑异常变化也可通过经络反映于相应的皮部。

本篇认为十二皮部是十二经脉功能活动反映于皮表的部位，十二皮部是人体的屏障，邪气入侵则由表及里地传变。这些理论至今对临床仍有重要的指导意义。

【原文】

黄帝问曰：余闻皮有分部，脉有经纪[1]，筋有结络[2]，骨有度量，其所生病各异，别其分部，左右上下，阴阳所在，病之始终，愿闻其道。

岐伯对曰：欲知皮部以经脉为纪者，诸经皆然。阳明之阳，名曰害蜚[3]，上下同法[4]，视其部中有浮络者，皆阳明之络也，其色多青则痛，多黑则痹，黄赤则热，多白则寒，五色皆见，则寒热也，络盛则入客于经，阳主外，阴主内。

少阳之阳，名曰枢持[5]，上下同法，视其部中有浮络者，皆少阳之络也，络盛则入客于经，故在阳者主内，在阴者主出[6]，以渗于内，诸经皆然。

太阳之阳，名曰关枢[7]，上下同法，视其部中有浮络者，皆太阳之络也，络盛则入客于经。

少阴之阴，名曰枢儒[8]，上下同法，视其部中有浮络者，皆少阴之络也，络盛则入客于经，其入经也，从阳部注于经，其出者，从阴内注于骨。

心主之阴，名曰害肩[9]，上下同法，视其部中有浮络者，皆心主之络也，络盛则入客于经。

太阴之阴，名曰关蛰[10]，上下同法，视其部中有浮络者，皆太阴之络也，络盛则入客于经。凡十二经络脉者，皮之部也。

【注释】

[1]脉有经纪：人体的经脉，纵行者为经，横行者为纪。指人体的经络有纵横交错的规律。

[2]筋有结络：指筋脉能够联结络属骨骼、关节、肌肉。

[3]害蛰：害，通"阖"。蛰，通"扉"。任应秋注："害蛰，即阖扉，关门的意思。用以说明阳明经脉的生理病理特点。阳明处二阳之间，故主阖，阖太少二阳之气也。使太少之气并于一经，谓之'二阳合明'。阳明多气多血，病则阳盛大热。"

[4]上下同法：上，指手经；下，指足经。同法，相同的方法。

[5]枢持：指少阳主持转枢出入之机的作用。

〔6〕在阳者主内，在阴者主出：阳，指阳络；阴，指经脉。指邪气侵犯阳络，由表入内传入经脉，进一步发展，邪气从经脉，传入脏腑。

〔7〕关枢：太阳为诸阳之表，关枢，指太阳能约束少阳的转枢出入之机。

〔8〕枢儒：儒，柔软的意思。张景岳注："少阴为三阴开阖之枢，而阴气柔顺，故名曰枢儒。"

〔9〕害肩：害，通"阖"。害肩，即阖肩。厥阴为三阴之阖，其脉上抵肩腋，故曰"阖肩"。

〔10〕关蛰：张景岳注："关者，固于外。蛰者，伏于中。"指太阴阴气盛而不外泄。

【译文】

黄帝问道：我听说皮肤上有十二经脉分属的部位，经脉的循行有一定的规律，筋脉有固定的系结、联络部位，骨骼各有一定长度，其所生的疾病各不相同，怎样通过十二经脉在皮肤的分部及上下左右阴阳之所在，来判别疾病的病因及预后呢？我想听听其中的道理。

岐伯回答说：要想知道十二皮部的划分，就必须要知道经脉循行的规律，各经都是这样的。阳明经的阳络，叫"害蜚"，手足阳明经都是这样，在其所主的皮部中观察到的浮络，都是阳明经的络脉。浮络多青色，则病痛；多黑色，则病痹；多黄赤色，则病热；多白色，则病寒；若五色同时出现，则是寒相兼之病。络脉的邪气盛，则内传于本经；络属阳，主外；经属阴，主内。

少阳经的阳络，叫"枢持"，手足少阳经都是这样，在其所主的皮部中观察到的浮络，都是少阳经的络脉。络脉的邪气盛，则内传于本经，络脉在表属阳，邪气由络脉内传经脉，经脉在里属阴，邪气由经脉内渗于脏腑，所有的经脉都是这样。

太阳经的阳络，叫"关枢"，手足太阳经都是这样，在其所主的皮部中观察到的浮络，都是太阳经的络脉。络脉的邪气盛，则内传于本经。

少阴经的阴络，叫"枢儒"，手足少阴经都是这样，在其所主的皮部中观察列的浮络，都是少阴经的络脉。络脉的邪气盛，则内传于本经。邪气从皮表的络脉流注于经脉，又从经脉向内注于骨。

心包经的阴络，叫"害肩"，手足厥阴经都是这样，在其所主的皮部中观察到的浮络，都是厥阴经的络脉。络脉的邪气盛，则内传于本经。

太阴经的阴络，叫"关蛰"，手足太阳经都是这样，在其所主的皮部中观察到的浮络，都是太阴经的络脉。络脉的邪气盛，则内传于本经。十二经脉的络脉，在皮肤都有相应部位，这就是十二皮部。

【原文】

是故百病之始生也，必先于皮毛，邪中之则腠理开，开则入客于络脉，留而不去，传入于经，留而不去，传入于府，廪[1]于肠胃。邪之始入于皮也，溯然起毫毛，开腠理；其入于络也，则络脉盛色变；其入客于经也，则感虚乃陷下[2]；其留于筋骨之间，寒多则筋挛骨痛，热多则筋弛骨消，肉烁䐃破，毛直而败。

帝曰：夫子言皮之十二部，其生病皆何如？岐伯曰：皮者脉之部也，邪客于皮则腠理开，开则邪入客于络脉，络脉满则注于经脉，经脉满则入舍于府藏也，故皮者有分部，不与[3]而生大病也。帝曰：善。

【注释】

[1] 廪：王冰注："廪，积也，聚也。"
[2] 感虚乃陷下：邪气入侵于经，经脉之气虚，邪气内陷。
[3] 不与：《甲乙经》作"不愈"。从之。

【译文】

所以，百病的发生，必先从皮毛开始，邪气侵犯肌表，则腠理开，腠理开则邪气入侵于络脉，久留而不去，邪气传入经脉，久留而不去，邪气传入六腑，聚集于肠胃。邪气开始侵入皮毛时，使人恶寒，腠理开泄，邪气侵入络脉，使络脉盛满，皮肤颜色有改变。邪气向内传入经脉，是因经脉气虚邪气才陷于内的。邪气向内留着于筋骨之间，若寒气多则筋脉挛急，骨节疼痛。若热气多则筋脉弛缓，骨髓消减，皮肉消瘦破败，毛发枯槁。

黄帝问：先生说的十二皮部，它们发生病变是怎样的？岐伯说：经脉在皮肤上按照一定规律分布，邪气入侵于皮肤则腠理开，腠理开则邪气入于络脉，络脉邪盛满，则入注于经脉，经脉邪气盛满，则邪内舍于脏腑，所以，皮肤上有十二经的分布，邪气在皮毛时，如不治愈，则循经内传脏腑，发生严重的病变。黄帝说：讲得好！

经络论篇第五十七

【篇解】

　　本篇主要论述了通过经络的五色变化，来判断内里五脏的病变，所以篇名叫"经络论"。

　　经脉与脏腑相通，所以经脉的色泽变化，能反映内里五脏的变化。篇中指出阳络的色泽变化，是随四时而变的。提示临床诊察疾病时，尤其是望小儿指纹，既要观察络脉色泽变化，又要注意自然四时季节变化对其的影响。本篇望诊的阐述，对临床诊断具有意义。在临床诊察疾病时，还要做到四诊合参，辨证施治。

【原文】

　　黄帝问曰：夫络脉之见也，其五色各异，青黄赤白黑不同，其故何也？岐伯对曰：经有常色而络无常变也。帝曰：经之常色何如？岐伯曰：心赤，肺白，肝青，脾黄，肾黑，皆亦应其经脉之色也。帝曰：络之阴阳，亦应其经乎？岐伯曰：阴络[1]之色应其经，阳络[2]之色变无常，随四时而行也。寒多则凝泣，凝泣则青黑。热多则淖[3]泽，淖泽则黄赤。此皆常色，谓之无病[4]。五色具[5]见者，谓之寒热。帝曰：善。

【注释】

　　[1] 阴络：深而在内者，为阴络。阴络近经。

　　[2] 阳络：浅而在外者，为阳络。阳络浮显。

452   《黄帝内经素问》译注

［3］淖（nào）：在此作"濡润"解。

［4］此皆常色，谓之无病：皆，《甲乙经》作"其"。又，马莳等认为，"此皆常色，谓之无病"八字当在"随四时而行也"之下。供参考。

［5］具：通"俱"。

【译文】

黄帝问道：络脉显见于外，其颜色各不相同，有青、黄、赤、白、黑之别，其原因是什么呢？岐伯回答说：经脉的颜色通常不变，而络脉的颜色变化无常。黄帝问：经脉的常色怎样？岐伯说：心主赤，肺主白，肝主青，脾主黄，肾主黑，都是在其所主的经脉上表现出相应的颜色。黄帝问：阴络、阳络的颜色也和其经脉的主色相应吗？岐伯说：阴络的颜色和其所主经脉相一致，阳络的颜色变化无常，是随着四时的变化而变化的。寒气多则气血运行凝涩，凝涩则显见青黑色；热气多则血气濡润滑利，濡润滑利则显见黄赤色。这些都属于正常的颜色变化，叫作无病。若五色同时出现，叫作寒热病。黄帝说：讲得好！

气穴论篇第五十八

【篇解】

气穴，即脏腑经络之气输注出入的穴位。本篇主要论述了人体三百六十五个穴位所在的部位，以及荣卫之气与孙络之会、溪谷之会的关系，所以篇名叫"气穴论"。

本篇重点介绍了三百六十五气穴的名称及部位。论述了孙络、溪谷与营卫的关系，邪入孙络及邪入溪谷使营卫之气发生异常变化，以及针刺方法。

篇内"凡三百六十五穴"，与文中所述数目并不相符，致使历代各家注释说法不一，可能因原文脱简及传抄讹误所致，存疑待考。本篇认为孙脉及络脉是经络的一部分，位于人体最表层；溪谷是肌肉会合之处；孙脉、络脉、溪谷均是营卫之气运行的通道，与经脉之气、脏腑之气相互贯通，与三百六十五穴关系密切。

【原文】

黄帝问曰：余闻气穴三百六十五以应一岁，未知其所，愿卒闻之。岐伯稽首再拜对曰：窘乎哉问也！其非圣帝，孰能穷其道焉，因请溢意尽言其处。帝捧手逡巡[1]而却曰：夫子之开余道也，目未见其处，耳未闻其数，而目以明，耳以聪矣。岐伯曰：此所谓圣人易语，良马易御也。

帝曰：余非圣人之易语也，世言真数[2]开人意，今余所访问者真数，发蒙解惑，未足以论也。然余愿闻夫子溢志尽言其处，令解其意，请藏之金匮，不敢复出。

岐伯再拜而起曰：臣请言之，背与心相控而痛[3]，所治天突与十椎[4]及上纪[5]，上纪者胃脘也，下纪者关元也。背胸邪[6]系阴阳左右，如此其病前后痛涩，胸胁痛而不得息，不得卧，上气短气偏痛，脉满起斜出尻脉，络胸胁支心贯鬲，上肩加天突，斜下肩交十椎下。

藏俞五十穴[7]，府俞七十二穴[8]，热俞[9]五十九穴，水俞[10]五十七穴，头上五行行五，五五二十五穴，中膂[11]两旁各五，凡十穴，大椎上两傍各一[12]，凡二穴，目瞳子浮白[13]二穴，两髀厌分中[14]二穴，犊鼻二穴，耳中多所闻[15]二穴，眉本[16]二穴，完骨[17]二穴，顶中央[18]一穴，枕骨[19]二穴，上关[20]二穴，大迎二穴，下关二穴，天柱二穴，巨虚上下廉四穴，曲牙[21]二穴，天突一穴，天府二穴，天牖[22]二穴，扶突二穴，天窗[23]二穴，肩解[24]二穴，关元一穴，委阳二穴，肩贞二穴，喑门[25]一穴，脐[26]一穴，胸俞十二穴[27]，背俞[28]二穴，膺俞十二穴[29]，分肉二穴，踝上横二穴[30]，阴阳跻[31]四穴，水俞在诸分，热俞在气穴[32]，寒热俞在两骸厌中[33]二穴，大禁二十五[34]，在天府下五寸，凡三百六十五穴，针之所由行也。

【注释】

[1] 逡巡：愿意为有所顾虑而徘徊不前或退却。形容恭敬谦虚的样子。

[2] 真数：指穴位的数目。

[3] 背与心相控而痛：心，指心胸部；控，牵引。即背部与胸部相互牵引疼痛。

〔4〕十椎：张景岳注："十椎，督脉之中枢也。此穴诸书不载，唯气府论督脉气所发条下，王氏注曰：中枢在第十椎节下间。与此相合，可无疑也。"

〔5〕上纪：《太素》"上纪"下有"下纪"二字。可参。

〔6〕邪：通"斜"。

〔7〕藏俞五十穴：藏，即肝、心、脾、肺、肾五脏。俞，即井、荥、输、经、合之五输穴。每脏有五穴，五脏共二十五穴，左右共计五十穴。

〔8〕府俞七十二穴：府，即胆、小肠、胃、大肠、膀胱、三焦六腑；俞，即井、荥、输、原、经、合六穴。每腑有六穴，六腑共三十六穴，左右共七十二穴。

〔9〕热俞：指治疗热病的腧穴，共五十九穴。详见《素问·水热穴论》。

〔10〕水俞：指治疗水肿病的穴位，共五十七穴。详见《素问·水热穴论》。

〔11〕中膂：指脊椎。

〔12〕大椎上两傍各一：张志聪认为是大杼穴。可从。

〔13〕目瞳子浮白：目瞳子，指瞳子髎穴。浮白，王冰："浮白，在耳后入发际同身寸之一寸，足太阳少阳二脉之会。"

〔14〕两髀厌分中：即环跳穴。

〔15〕耳中多所闻：即听宫穴。

〔16〕眉本：指攒竹穴。

〔17〕完骨：王冰注："在耳后入发际同身寸之四分，足太阳少阳之会。"

〔18〕顶中央：顶，《太素》作"项"，从之。项中央，即风府穴。

［19］枕骨：即头窍阴穴。

［20］上关：即客主人穴。

［21］曲牙：即颊车穴。

［22］天牖：王冰注："在颈筋间缺盆上天容后天柱前完骨下发际上，手少阳脉气所发。"

［23］天窗：马莳注："一名窗笼，属手太阳小肠经，颈大筋间前曲颊下，扶突后应手陷中。"

［24］肩解：即肩井穴。

［25］喑门：即哑门穴。

［26］脐：神厥穴。

［27］胸俞十二穴：王冰注："谓俞府、彧中、神藏、灵墟、神封、步廊，左右则十二穴也。"

［28］背俞：即膈俞穴。

［29］膺俞十二穴：即云门、中府、周荣、胸乡、天溪、食窦，左右共十二穴。

［30］分肉二穴，踝上横二穴：《素问今释》认为，分肉当为阳维脉所发穴，踝上横当为阴维脉所发穴。可从。

［31］阴阳跷：指阴跷的照海穴，阳跷的申脉穴，左右共四穴。

［32］水俞在诸分，热俞在气穴：治水者当取诸阴分，治热者当取诸阳分。即前文水俞五十七穴，热俞五十九穴。

［33］两骸厌中：张景岳认为指足少阳阳关穴，张志聪等认为指阳陵泉穴，高士宗认为指环跳穴，诸注不一，待考。

［34］大禁二十五：大禁，指五里穴。即五里穴不可针至二十五次。参见《灵枢·玉版》。

【译文】

黄帝问道:我听说人身有三百六十五个气穴,以应一年的日数,不知这些气穴所在的部位,想听你详尽地讲一讲。岐伯稽首再拜回答说:您问得真高明啊!如果不是圣帝又有谁肯来研究这些道理呢,请让我把我所知道的气穴部位详尽地讲给你。黄帝捧手非常谦逊地说:先生对我讲的话,总是非常有道理,虽然我的眼睛没看到你所讲的地方,耳朵虽未听完治疗的技巧,但是已经使我耳聪目明、心领神会啦。岐伯说:这就是所说的圣人一听就明白,好马容易驾驭的原因啊。

黄帝说:我并不是那种一听就懂的圣人。常言说懂得了真数就能开拓人的思路,现在我向你询问的就是气穴的真数,主要是想启发蒙昧,解除疑惑,还谈不上研究它的精深道理。然而我希望你能详尽地告诉我它们的部位,使我明白它的大意,并将这些理论藏在金匮中,绝不随便拿出来。

岐伯再拜后回答说:请让我说吧。背与胸互相牵引而痛,治疗当取天突穴、督脉的中枢穴和上纪穴。上纪穴就是中脘穴,下纪穴就是关元穴。背与胸的经脉斜系着前后左右,因此其病背与胸相互牵引疼痛而痹涩,胸胁疼痛,不得呼吸,不能平卧,喘息,气短,或一侧偏痛,经脉盛满,这是因其经脉斜出尻部,联络胸胁,支脉入心贯膈,上肩至天突,又斜向下经过肩交十椎下。

五脏之俞,左右共有五十个穴;六腑之俞,左右共有七十二个穴。治热病的腧穴有五十九个,治水肿病的腧穴共有五十七个。在头上有五行,每行有五个穴位,五五共二十五个穴;脊椎两侧各有五穴,左右共十穴;大椎之上两旁左右各一个大杼穴,共二穴;目瞳子、浮白左右各一,共四穴;两髀厌中的环跳穴,左右共两穴；犊鼻左右共二穴，耳中多听闻左右共二穴，眉本左右共二穴，完骨左右共二穴，项中央一穴，枕骨左右共两穴，上关左右共二穴，大迎左右共二穴，下关左右共二穴，天柱左右共二穴，巨虚的上下廉左右共四穴，曲牙左右共二穴，天突一穴，天府左右共二穴，天牖左右共二穴，扶突左右共二穴，天窗左右共二穴，肩解左右共二穴，关元一穴，委阳左右共二穴，肩贞左右共二穴，喑门一穴，脐中央一穴，胸俞左右共十二穴，背俞左右共二穴，膺俞左右共十二穴，分肉左右共二穴，踝上横左右共二穴，阴跷、阳跷左右共四穴。治水疾的五十七穴在诸经分肉之间，治热病的五十九穴在经脉之气聚会之处。治寒热的腧穴在骸厌中，左右共二穴；大禁穴禁二十五刺，其穴在天府下五寸处。以上三百六十五穴，都是针刺时所用的穴位。

【原文】

帝曰：余已知气穴之处，游针之居，愿闻孙络溪谷，亦有所应乎？岐伯曰：孙络三百六十五穴会，亦以应一岁，以溢奇邪，以通荣卫，荣卫稽留，卫散荣溢，气竭血著，外为发热，内为少气，疾泻无怠，以通荣卫，见而泻之，无问所会。帝曰：善。愿闻溪谷之会也。

岐伯曰：肉之大会为谷，肉之小会为溪，肉分之间，溪谷之会，以行荣卫，以会大气[1]。邪溢气壅，脉热肉败，荣卫不行，必将为脓，内销骨髓，外破大䐃[2]，留于节凑，必将为败。积寒留舍，荣卫不居，卷肉缩筋，肋肘不得伸，内为骨痹，外为不仁，命曰不足，大寒留于溪谷也。溪谷三百六十五穴会，亦应一岁。其小痹[3]淫溢，循脉往来，微针所及，与法相同。

帝乃辟左右而起，再拜曰：今日发蒙解惑，藏之金匮，不

敢复出。乃^[4]藏之金兰之室，署曰气穴所在。岐伯曰：孙络之
脉别经者，其血盛而当泻者，亦三百六十五脉，并注于络，传注
十二络脉^[5]，非独十四络脉^[6]也，内解^[7]泻于中者十脉^[8]。

【注释】

[1] 大气：即宗气。

[2] 䐃：指肌肉突起之处。

[3] 小痹：张景岳："邪在孙络，邪未深也，是为小痹。"

[4] 辟左右而起……不敢复出。乃：《素问吴注》自"辟"
至"乃"共二十三字删去。可参。

[5] 十二络脉：当为十四络脉，即十二经之络脉加上任、督
二经之络脉。

[6] 十四络脉：当为十二络脉，即十二经之络。

[7] 解：解散。

[8] 十脉：指五脏之经脉，左右五，共十脉。

【译文】

黄帝说：我已经知道气穴的部位和用针之处，我还想听听
孙络、溪谷是否也与一岁相应？岐伯说：孙络与三百六十五穴相
会，所以与一岁相应。孙络能驱散邪气，使荣卫畅通。若邪气侵
犯，荣卫留滞，则卫气外散，荣血内溢，卫气散竭而荣血留着，
所以在外表现为发热，在内表现为少气。此时，当赶快用针泻
之，不要迟疑，使荣气通畅。见到瘀血就用针泻之，不要问其是
否是穴位所在。黄帝说：讲得好。我想听溪谷的会合情况。

岐伯说：肌肉大的会集之处叫谷，肌肉小的会集之处叫溪，
分肉之间，溪谷会合之处，能够通行荣卫之气，能够与宗气会

合。若邪气侵入此处，则气机壅塞，脉络热，肌肉败坏，荣卫之气不行，必定成为痈脓，在内使骨髓销铄，在外使大肉破溃，若邪气留于关节，必定使筋骨败坏。如果寒邪留滞，使荣卫之气运行不畅，则筋脉肌肉挛缩，肋、肘不能伸展，在内发为骨痹，在外为肌肉麻木不仁，属于不足的病证，这是因大寒留于溪谷所致。溪谷与三百六十五穴相会，也与一岁相应。若是较轻的痹证，邪气随络脉往来无定，用微针治疗即可，方法与一般刺孙络之法相同。

黄帝遣开左右，再拜说：今日你启发蒙昧，解除疑惑，我要把这精深的理论藏在金匮之中，不轻易拿出来，于是，随即将其藏于金兰之室，题名为"气穴所在"。岐伯说：孙络之脉别出于经脉，经脉的血气盛就能够泄注于络脉，络脉也有三百六十五脉，都贯注于十四络脉，而不是十二络脉，在内散解泄注于五脏之脉。

气府论篇第五十九

【篇解】

气府，指经脉之气所发的穴位，也是各经脉之气交会之处。本篇主要论述了各经脉之气所发的穴位，所以篇名叫"气府论"。

本篇主要论述了手足三阳经脉、督脉、任脉及冲脉脉气所发穴位的数目及部位。

篇中所论经脉之气所发的穴位，就是腧穴，但是，它们不同于一般的腧穴，它们既是脉气所发之处，又是各经脉之气交会之处，既有本经的腧穴，又有他经的腧穴，可见经脉之间还存在着经气交会。关于经气交会，虽有待进一步研究，但是，由于俞穴是经脉之气汇聚之处，能反映脏腑经络气血的病变，故针刺此穴能调整脏腑经络气血的病变。

【原文】

足太阳脉气所发[1]者七十八穴[2]：两眉头[3]各一，入发至项[4]三寸半，傍五，相去三寸，其浮气[5]在皮中者凡五行[6]，行五，五五二十五，项中大筋两傍[7]各一，风府两傍各一，侠背[8]以下至尻尾二十一节十五间各一[9]，五藏之俞各五，六府之俞各六，委中以下至足小指傍各六俞[10]。

足少阳脉气所发者六十二穴：两角上各二[11]，直目上发际内各五[12]，耳前角上各一[13]，耳前角下各一[14]，锐发下各一[15]，客主人各一，耳后陷中各一[16]，下关各一，耳下牙车之后各一[17]，缺盆各一，腋下三寸，胁下至胠，八间各一[18]，髀枢中，傍各一[19]，膝以下至足小指次指各六俞[20]。

足阳明脉气所发者六十八穴：额颅发际傍各三[21]，面鼽骨空[22]各一，大迎之骨空各一，人迎各一，缺盆外骨空各一，膺中骨间各一[23]，侠鸠尾之外，当乳下三寸，侠胃脘各五[24]，侠脐广三寸各三[25]，下脐二寸侠之各三[26]，气街动脉各一，伏菟上各一[27]，三里以下至足中指各八俞[28]，分之所在穴空。

【注释】

[1] 脉气所发：经脉之气所发的穴位，也是各经经脉之气交会之处，其穴位既有本经的，也有他经的。

[2] 七十八穴：历代注家诸说不一，王冰作九十三穴，《太素》作七十三穴，吴崑作九十一穴，待考。

[3] 两眉头：即攒竹穴。

[4] 项：高士宗注："顶，旧本讹项，今改顶，前顶穴也。"可从。

[5] 浮气：吴崑注："阳气浮于颠顶之上者也。"张景岳注："言脉气之浮于顶也。"

[6] 凡五行：指行于头部的经脉有五行，中行囟会、前顶、百会、后顶、强间、五穴，次夹旁两行有五处、承光、通天、络却、玉枕五穴，再次夹旁两行有临泣、目窗、正营、承灵、脑空五穴。

[7] 项中大筋两傍：即天柱穴。

[8] 背：《太素》作"脊"。可从。

[9] 十五间各一：指由大椎以下至骶骨的二十一节中，有十五椎间左右各有一穴，即附分、魄户、膏肓、神堂、谚语、膈

关、魂门、阳纲、意舍、胃仓、肓门、志室、胞肓、秩边、承扶，左右共三十穴。

[10] 委中以下至足小指傍各六俞：即委中、昆仑、京骨、束骨、通谷、至阴，左右共十二穴。

[11] 两角上各二：即两侧头角上的天冲、曲鬓，左右共四穴。

[12] 直目上发际内各五：即瞳孔直上发际内的临泣、目窗、正营、承灵、脑空，左右共十穴。

[13] 耳前角上各一：即颔厌穴，左右各一。

[14] 耳前角下各一：即悬厘穴，左右各一。

[15] 锐发下各一：锐发，即鬓发，指和髎穴，左右各一。

[16] 耳后陷中各一：即翳风穴，左右各一。

[17] 耳下牙车之后各一：即颊车穴，左右各一。

[18] 掖下三寸，胁下至胠，八间各一：腋下，指渊腋、辄筋、天池三穴；胁下至胠，指日月、章门、带脉、五枢、维道、居髎六穴。王冰等均如上注释，但与"八间各一"并不符，待考。

[19] 髀枢中，傍各一：指环跳穴，左右各一。

[20] 膝以下至足小指次指各六俞：即阳陵泉、阳辅、丘墟、临泣、侠溪、窍阴六穴，左右共十二穴。

[21] 额颅发际傍各三：即悬颅、阳白、头维三穴，左右共六穴。

[22] 面鼽骨空：面鼽即颧骨。指四白穴。

[23] 膺中骨间各一：即气户、库房、屋翳、膺窗、乳中、乳根六穴，左右共十二穴。

[24] 侠胃脘各五：即不容、承满、梁门、关门、太乙五穴，

左右共十穴。

　　[25]侠脐广三寸各三：王冰注："广，谓去脐横广也。广三寸者，各如太乙之远近也。各三者，谓滑肉门、天枢、外陵也。"

　　[26]下脐二寸侠之各三：王冰注："下脐二寸，则外陵下同身寸之一寸大巨穴也。各三者，谓大巨、水道、归来也。"

　　[27]伏菟上各一：即髀关穴，左右各一。

　　[28]三里以下至足中指各八俞：即三里、上廉、下廉、解溪、冲阳、陷谷、内庭、厉兑八穴，左右共十六穴。

【译文】

　　足太阳经脉之气所通达的穴位，有七十八个。两眉头陷中左右各一。自眉头上行入发际，至前顶穴，其中有神庭、上星、囟会三穴，共长三寸半。前顶穴居央一行，两旁各分二行，共五行，中行至外行相距三寸，也就是说，太阳之气浮于头部的经脉有五行，每行有五个穴位，五五共二十五个穴位。颈项大筋两旁各有一个穴位，即天柱穴。风府穴两旁各有一个穴位，即风池穴。从大椎循脊椎向下至尾骨共有二十一节，其中有十五个椎间左右各有一个穴位，其中五脏的俞穴左右各五个，六府的俞穴左右各有六个。从委中穴向下至足小趾左右各有六个穴位。

　　足少阳经脉之气所通达的穴位，有六十二个。两头角上各有二穴。从目直上至发际内左右各有五个穴位。耳前角上左右各有一个穴位。耳前角下左右各一个穴位。鬓发下左右各有一个穴位。客主人穴左右各一。耳后凹陷中左右各一个穴位。下关穴左右各一。颊车之后左右各一穴。缺盆左右各一。腋下三寸，从胁下至胠，八个肋骨之间各有一穴。髀枢中左右各有一穴。从膝下至足小趾、次趾左右各有六个穴位。

足阳明经脉之气所通达的穴位，有六十八个。额颅发际旁左右各有三个穴位。颧骨骨空之中左右各有一个穴位。大迎穴在骨空陷中左右各一个穴位。人迎穴左右各一个。缺盆穴外之骨空中左右各有一穴。膺中肋骨间每肋间左右各有一穴位。在鸠尾之外，正当乳下三寸处，夹胃脘部左右各五个穴位，夹脐旁开三寸左右各有三个穴位，夹脐下左右各有三个穴位。气街穴左右各一。伏菟穴之上有髀关穴，左右各一。从足三里穴往下至足中趾左右各有八个穴位。每个穴都有一定的部位分布。

【原文】

手太阳脉气所发者三十六穴：目内眦各一[1]，目外各一[2]，颧骨下各一[3]，耳郭上各一[4]，耳中各一[5]，巨骨穴各一，曲掖上骨穴各一[6]，柱骨上陷者各一[7]，上天窗四寸各一[8]，肩解各一[9]，肩解下三寸各一[10]，肘以下至手小指本各六俞[11]。

手阳明脉气所发者二十二穴：鼻空外廉项上各二[12]，大迎骨空各一，柱骨之会各一[13]，髃骨之会各一[14]，肘以下至手大指次指本各六俞[15]。

手少阳脉气所发者三十二穴：颧骨下各一，眉后各一[16]，角上各一[17]，下完骨后各一[18]，项中足太阳之前各一[19]，侠扶突各一[20]，肩贞各一，肩贞下三寸分间各一[21]，肘以下至手小指次指本各六俞[22]。

督脉气所发者二十八穴：项中央二[23]，发际后中八[24]，面中三[25]，大椎以下至尻尾及傍十五穴[26]，至骶下凡二十一节，脊椎法也[27]。

任脉之气所发者二十八穴：喉中央二[28]，膺中骨陷中各一[29]，鸠尾下三寸，胃脘五寸，胃脘以下至横骨六寸半一[30]，腹脉法也。下阴别一^[31]，目下各一^[32]，下唇一^[33]，龈交一^[34]。

冲脉气所发者二十二穴：侠鸠尾外名半寸至脐寸一^[35]，侠脐下傍各五分至横骨寸一^[36]，腹脉法也。

足少阴舌下^[37]，厥阴毛中急脉各一^[38]，手少阴各一^[39]，阴阳跷各一^[40]，手足诸鱼际脉气所发者^[41]。凡三百六十五穴也。

【注释】

[1]目内眦各一：即睛明穴，左右各一。

[2]目外各一：即瞳子髎穴，左右各一。

[3]觗骨下各一：即颧髎穴，左右各一。

[4]耳郭上各一：即角孙穴，左右各一。

[5]耳中各一：即听宫穴，左右各一。

[6]曲掖上骨穴各一：即臑俞穴，左右各一。掖，通"腋"

[7]柱骨上陷者各一：即肩井穴，左右各一。

[8]上天窗四寸各一：即天窗、窍阴二穴，左右共四穴。

[9]肩解各一：即秉风穴，左右各一。

[10]肩解下三寸各一：即天宗穴，左右各一。

[11]肘以下至手小指本各六俞：即小海、阳谷、腕骨、后溪、前谷、少泽六穴，左右共十二穴。

[12]鼻空外廉项上各二：即迎香、扶突各二穴，左右共四穴。

[13]柱骨之会各一：即天鼎穴，左右各一。

[14]髃骨之会各一：即肩髃穴，左右各一。

[15]肘以下至手大指次指本各六俞：即三里、阳溪、合谷、三间、二间、商阳六穴，左右共十二穴。

[16]眉后各一：即丝竹空穴，左右各一。

［17］角上各一：即悬厘穴，左右各一。

［18］下完骨后各一：即天牖穴，左右各一。

［19］项中足太阳之前各一：即风池穴，左右各一。

［20］侠扶突各一：即天窗穴，左右各一。

［21］肩贞下三寸分间各一：即肩髃、臑会、消泺三穴，左右共六穴。

［22］肘以下至小指次指本各六俞：即天井、支沟、阳池、中渚、液门、关冲六穴，左右共十二穴。

［23］项中央二：即风府、哑门二穴。

［24］发际后中八：指头顶正中线，前后发际之间的神庭、上星、囟会、前顶、百会、后顶、强间、脑户八穴。

［25］面中三：即颜面中央的素髎、水沟、龈交三穴。

［26］大椎以下至尻尾及傍十五穴：即大椎、陶道、身柱、神道、灵台、至阳、筋缩、中枢、脊中、悬枢、命门、阳关、腰俞、长强、会阳十五穴。

［27］至骶下凡二十一节，脊椎法也：张景岳注："此除项骨而言。若连项骨三节，则共二十四节。"古人认为脊椎共二十四节。

［28］喉中央二：即廉泉、天突二穴。

［29］膺中骨陷中各一：指胸膺中行骨陷中的璇玑、华盖、紫宫、玉堂、膻中、中庭六穴。

［30］鸠尾下三寸，胃脘五寸，胃脘以下至横骨六寸半一：鸠尾骨至胃上脘计三寸，有鸠尾、巨阙、上脘三穴。从胃上脘至脐中计五寸，有上脘、中脘、建里、下脘、水分五穴。从脐中至横骨毛际处计六寸半，有阴交、气海、石门、关元、中极、曲骨六穴。

［31］下阴别一：即会阴穴。

　　［32］目下各一：即承泣穴，左右各一。

　　［33］下唇一：即承浆穴。

　　［34］龈交一：即龈交穴。

　　［35］侠鸠尾外各半寸至脐寸一：指从鸠尾至脐中的腹中线旁开半寸的幽门、通谷、阴都、石关、商曲、肓俞六穴，每穴上下相距一个同身寸，左右共十二穴。

　　［36］侠齐下傍各五分至横骨寸一：指脐下腹中线旁开五分至横骨，每寸一穴，有中注、四满、气穴、大赫、横骨五穴。

　　［37］足少阴舌下：即廉泉穴。

　　［38］厥阴毛中急脉各一：张景岳注："急脉在阴毛之中，凡疝气急痛者，上引小腹，下引阴丸，即急脉之验，厥阴脉气所发也。"

　　［39］手少阴各一：即阴郄穴。

　　［40］阴阳跻两各一：即交信、跗阳二穴，左右共四穴。

　　［41］手足诸鱼际脉气所发者：鱼际，指手足赤白肉之处。即手足鱼际部位是脉气所发之处。

【译文】

　　手太阳经脉之所通达的穴位，有三十六个。目内眦左右各有一个穴位。目外眦左右各有一个穴位。颧骨下左右各有一个穴位。耳郭上左右各有一个穴位。耳中左右各有一个穴位。巨骨穴左右各有一个穴位。曲腋上左右各有一个穴位。柱骨穴之上凹陷处左右各有一个穴位。天窗穴上四寸左右各有两个穴位。肩解部左右各有一个穴位。肩解部下三寸左右各有一个穴位。肘以下至手小指左右各有六个穴位。

　　手阳明经脉之气所通达的穴位，有二十二个。鼻孔外侧至项左右各有二个穴位。大迎穴在骨空处，左右各有一个穴位。柱骨之会处左右各有一个穴位。髃骨之会处左右各有一个穴位。肘以下至手大指及手次指之端左右各有六个穴位。

手少阳经脉之气所通达的穴位，有三十二个。颧骨之下左右各有一个穴位。眉后左右各有一个穴位。头角处左右各有一个穴位。下完骨后左右各有一个穴位。项中足太阳之前左右各有一个穴位。夹扶突穴两旁左右各有一个穴位。肩贞穴左右各有一个穴位。肩贞穴下三寸处，左右各有三个穴位。肘以下至手小指及次指之端左右各有六个穴位。

督脉之气所通达的穴位，有二十八个。项中央有十个穴位。发际内头中线处有八个穴位。面中央有三个穴位。大椎以下至尻尾以及旁线有十五个穴位。大椎骨到尾骶共二十一节，这是计算椎骨的方法。

任脉之气所通达的穴位，有二十八个。喉中央有两个穴位。胸膺中行骨陷中共有六个穴位。鸠尾穴至上脘计三寸，上脘穴至脐中计五寸，脐中至横骨六寸半，以上每同身寸有一个穴位，这是腹部取穴的方法。会阴部有一个穴位。目之下左右各有一个穴位。下唇之下有一个穴位。龈交穴一个。

冲脉之气所通达的穴位，有二十二个。夹鸠尾中线旁开半寸到脐有六个穴位，每穴各相距一寸。夹脐中线旁开五分至横骨有五穴，每穴各相距一寸。这是腹部取穴的方法。

足少阴经脉之气通于舌下，有两个穴位。厥阴经在毛际中左右各有一个急脉穴。手少阴经左右各有一穴。阴跷、阳跷左右共有四个穴。手足诸鱼际也是脉气所发的部位。以上共计三百六十五个穴位。

卷第十六

骨空论篇第六十

【篇解】

　　骨空,即骨孔,骨节交会之处的空隙。全身的骨孔分布着许多腧穴。因本篇主要论述了人身骨孔的位置、名称,以及几种疾病应取的位于骨孔的腧穴,所以篇名叫"骨空论"。

　　本篇主要论述了风邪侵入人身所致病证应取的穴位及针灸之法。叙述了冲、任、督三脉的循行路线、主症及针刺取穴原则。讨论了人身骨孔的位置及名称。论述了水腧五十七穴的部位。叙述了寒热等多种病证的症状特点、取穴及灸刺法。

　　冲、任、督三脉均属奇经,其循行后世有"一源而三歧"的说法,学习时还应参阅《灵枢·五音五味》《灵枢·动输》《灵枢·逆顺肥瘦》及《难经·二十八难》等篇。冲、任、督三脉的循行及作用在临床上颇受重视,尤其是冲、任二脉在妇科病的辨证论治中占有重要地位。从篇中所述的灸法可见,《内经》时代,灸法已广泛地应用于临床。篇中关于骨孔的论述,说明了穴位与骨的关系,对临床在骨孔间取穴具有指导意义。

【原文】

　　黄帝问曰:余闻风者百病之始也,以针治之奈何?

岐伯对曰：风从外入，令人振寒，汗出头痛，身重恶寒，治在风府，调其阴阳，不足则补，有余则泻。大风颈项痛，刺风府，风府在上椎[1]。

大风汗出，灸譩譆，譩譆在背下侠脊傍三寸所，厌[2]之令病者呼譩譆[3]，譩譆应手。从风憎风，刺眉头[4]。失枕在肩上横骨间[5]，折使揄臂齐肘正，灸脊中[6]。䏚络[7]季胁引少腹而痛胀，刺譩譆。腰痛不可以转摇，急引阴卵[8]，刺八髎[9]与痛上，八髎在腰尻分间。鼠瘘[10]寒热，还刺寒府[11]，寒府在附膝外解营[12]。取膝上外者使之拜，取足心者使之跪。

任脉者，起于中极之下[13]，以上毛际，循腹里，上关元，至咽喉，上颐循面入目。冲脉者，起于气街[14]，并少阴之经，侠脐上行，至胸中而散。任脉为病，男子内结七疝[15]，女子带下瘕聚[16]。冲脉为病，逆气里急。督脉为病，脊强反折。

督脉者，起于少腹以下骨中央，女子入系廷孔，其孔，溺孔之端也，其络循阴器合篡间[17]，绕篡后，别绕臀，至少阴与巨阳中络者，合少阴上股内后廉，贯脊属肾，与太阳起于目内眦，上额交颠上，入络脑，还出别下项，循肩髆内，侠脊抵腰中，入循膂络肾，其男子循茎下至篡，与女子等；其少腹直上者，贯脐中央，上贯心入喉，上颐环唇，上系两目之下中央。

此生病，从少腹上冲心而痛，不得前后，为冲疝[18]。其女子不孕，癃痔遗溺嗌干。督脉生病治督脉，治在骨上，甚者在脐下营[19]。其上气有音者治其喉中央，在缺盆中者。其病上冲喉者治其渐[20]，渐者上侠颐[21]也。寒厥[22]伸不屈治其楗[23]。坐而膝痛治其机[24]。立而暑解，治其骸关[25]。膝痛，痛及拇指治其腘[26]。坐而膝痛如物隐者，治其关[27]。膝痛不可屈伸，治其背内。连胻若折，治阳明中俞髎[28]。若别，治巨阳少阴荥。

淫泺胫酸[29]，不能久立，治少阳之维，在外上五寸[30]。辅骨上横骨下为楗，侠髋为机，膝解为骸关，侠膝之骨为连骸，骸下为辅，辅上为腘，腘上为关，头横骨为枕。

【注释】

[1] 风府在上椎：风府穴在第一颈椎上入发际同身寸之一寸。

[2] 厌：马莳注："厌，读作压。"拽以手指按压其穴。

[3] 譩譆：前文"譩譆"，指穴名；此指叹呼之声。

[4] 眉头：即攒竹穴。

[5] 失枕在肩上横骨间：失枕，俗称"落枕"。肩上横骨间，即肩井穴。王冰注："谓缺盆穴也。"可参。

[6] 折使揄臂齐肘正，灸脊中：张志聪注："折者，谓脊背罄折而不能伸舒也。揄，读作摇，谓摇其手臂，下垂齐肘尖，而正对于脊中，以灸脊中之节穴。"

[7] 胁络：高士宗注："肋稍曰胁。胁络，肋稍之络也。"

[8] 阴卵：即睾丸。

[9] 八髎：髎穴的总称，即上髎、次髎、中髎、下髎，左右各有一穴，分别位于骶骨左右八个骶骨孔处。

[10] 鼠瘘：病名，瘰疬溃破后形成的瘘管，状如鼠穴，经久不愈。

[11] 寒府：即阳关穴。

[12] 附膝外解营：膝外侧辅骨之骨间。王冰注："膝外骨间也。"

[13] 中极之下：中极穴，位于脐下四寸。中极之下，指会阴部。

[14] 气街：即气冲穴，属足阳明经。

［15］七疝：马莳注："七疝，乃五脏疝及狐疝、癞疝也。"

［16］带下瘕聚：带下，泛指妇科疾病。瘕聚，即癥瘕积聚。

［17］篡间：即会阴部。

［18］冲疝：因督脉受病所形成的疝。

［19］脐下营：指脐下一寸的阴交穴。王冰注："此亦正任脉之分也，冲任督三脉异名同体亦明矣……脐下，谓脐直下同身寸之一寸阴交穴，任脉阴冲之会。"

［20］渐：通"崭"，高处的意思。

［21］上侠颐：指大迎穴。

［22］蹇膝：膝痛屈伸艰难。

［23］楗：指股骨。

［24］机：指环跳穴。

［25］骸关：即膝解。

［26］腘：指委中穴。

［27］关：即骸关。

［28］俞髎：指足三里穴。

［29］淫泺胫酸：胫骨酸痛无力。

［30］在外上五寸：指外踝上五寸的光明穴。

【译文】

黄帝问道：我听说风邪是百病的开端，怎样用针刺治疗呢？

岐伯回答说：风邪从外侵入人体，使人寒战，汗出，头痛，身体重，恶寒，应刺风府穴以调和阴阳。正气不足的就用补法，邪气有余的就用泻法。感受大风引起的颈项疼痛，应刺风府穴，风府穴在第一颈椎上间。

感受大风而出汗的，应灸譩譆穴，譩譆穴在脊背上方第六胸椎棘突下，旁开三寸处，用手指按压此穴，使患者呼谚谙之声，则谚谙穴应手而动。因受风而引起的恶风，应刺眉头的攒竹穴。病落枕的，应刺肩上横骨间的肩井穴。若脊背疼痛如折，就让患者屈曲上臂，以两肘尖为准连一水平线，与脊柱相交之处就是阳关穴，要灸脊中此穴。胁络季胁牵引少腹胀痛的，应刺谚谙穴。腰痛不可以转摇，痛甚则筋脉挛急，牵引睾丸，应刺八髎穴和疼痛之处，八髎穴在腰下尻骨的孔隙中。瘰疬鼠疮而发寒热，应刺寒府穴，寒府穴在膝关节上外侧的骨缝中。凡取膝上外侧的穴位，应该让患者身体弯曲，成作揖的姿势；取足心的穴位，应该让患者采取下跪的姿势。

任脉起于会阴，上行毛际，循腹里，上行关元，上至咽喉，上颐部，循面部入目中。冲脉起于气街，与足少阴肾经并行，夹脐上行，布散于胸中。任脉发生病变，在男子则病结于内而成为七疝，在女子则成为带下病和瘕瘕积聚之病。冲脉发生病变，则逆气上冲，腹部拘急。督脉发生病变，则脊柱强硬反张。

督脉起于少腹下，耻骨中央。在女子则向内系于尿孔，尿孔是尿道的末端。其络脉循阴器，合于会阴部，之后循会阴的后面，其别络绕行臀部到达足少阴，与足太阳经中络相合。足少阴经行大腿内的后侧，贯穿脊柱连属于肾。足太阳经起于目内眦，上额交于颠顶，入络于脑，又从内还出下项，循肩膊之内，夹脊下行，抵达腰中，入内循膂络于肾，在男子则循阴茎下行至会阴部，和女子一样。另一支行者，从少腹直上，行脐中央，向上贯通于心，入于喉，上颐环绕口唇，向上系于两目中央之下。

督脉发生病变，则少腹逆气上冲于心而发生疼痛，不能大小便，病为冲疝。在女子则不能怀孕，男女都可见小便不利，痔疮，遗尿，咽干等症。督脉发生病变就治督脉，应取横骨上缘的曲骨穴，重者可取脐下一寸的阴交穴。病气上逆喘息有声的，当取天突穴，天突穴在两缺盆穴的中央。病逆气上冲咽喉的，其治取上部的穴位，就是夹颐的大迎穴。膝关节屈伸不利的，当取股部的髀关穴。坐下而膝关节疼痛的，当取环跳穴。站立时膝关疼痛并感到骨缝发热的，应取阳关穴。膝痛牵引足大趾的，应取腘中的委中穴。坐而膝痛如有物隐藏的，应取骸关。膝痛不能屈伸的，应取背部足太阴的俞穴。若膝痛牵引髎骨，其痛如折，可取阳明经中的俞髎（即足三里穴）。或者取其他的穴位，如足太阳和足少阳的荥穴（即通谷、然谷二穴）。若膝痛酸软无力，不能久立，可取少阳络的光明穴，此穴在外踝上五寸。辅骨以上，横骨之下的部位叫"楗"；夹髋骨相接的部位叫"机"；膝关节叫"骸关"；膝关节两侧高骨叫作"连骸"；连骸之下叫"辅骨"；辅骨上面的后边叫"腘"；腘上关节活动之处叫"关"；头后侧的横骨叫"枕"。

【原文】

水俞五十七穴者，尻上五行，行五，伏菟上两行，行五，左右各一行，行五，踝上各一行，行六穴[1]。髓空在脑后三分，在颅际锐骨之下，一在龈基下[2]，一在项后中复骨[3]下，一在脊骨上空在风府上[4]。脊骨下空，在尻骨下空。数髓空在面侠鼻，或骨空在口下当两肩。两髀骨空，在髀中之阳。臂骨空在臂阳，去踝[5]四寸两骨空之间。股骨上空在股阳，出上膝四寸。骱骨空在辅骨之上端。股际骨空在毛中动下。尻骨空[6]在髀骨之后，相去四寸。扁骨有渗理凑，无髓孔，易髓无空。

灸寒热之法，先灸项大椎，以年为壮数[7]，次灸橛骨[8]，以年为壮数，视背俞陷者灸之，举臂肩上陷者灸之，两季胁之间灸之，外踝上绝骨之端灸之，足小指次指间灸之，腨下陷脉灸之，外踝后灸之，缺盆骨上切之坚痛如筋者灸之，膺中陷骨间灸之，掌束骨下^[9]灸之，齐下关元三寸灸之，毛际动脉灸之，膝下三寸分间灸之，足阳明跗上动脉灸之，巅上一灸之，犬所啮^[10]之处灸之三壮，即以犬伤病法灸之，凡当灸二十九处。伤食灸之，不已者，必视其经之过于阳者，数刺其俞而药之^[11]。

【注释】

[1] 水俞五十七穴者……行六穴：此小段与《素问·水热穴论》相重，王冰认为因此五十七穴皆是骨空的缘故。

[2] 龈基下：指下颌骨。

[3] 复骨：大椎以上的椎骨。

[4] 一在脊骨上空在风府上：即脑户穴。

[5] 踝：此指手腕。

[6] 尻骨空：即尻骨的八髎穴。

[7] 以年为壮数：壮，灸法的术语，每艾灸一炷为一壮。以年为壮数，指艾灸的壮数与年龄数相同，如一岁灸一壮，十岁灸十壮。

[8] 橛骨：即尾骶骨。

[9] 掌束骨下：高士宗注："束骨，横骨也。掌束骨下，犹言掌下束骨，谓横骨缝中，大陵二穴。"

[10] 啮：牙咬。

[11] 数刺其俞而药之：药，疗、治的意思。与《素问·四气调神大论》"夫病已成后药之"中的"药"同义。此句指要用多次针刺其腧穴的方法来治疗。

【译文】

治水之腧有五十七个孔穴：尻骨上有五行，每行有五个穴。伏菟上有两行，每行有五个穴，又左右各一行，每行各五穴。足内踝上各一行，每行各六穴。髓孔在脑后三分，在颅骨边际锐骨的下面，一孔在下颌骨的下面，一孔在项后复骨的下面，一孔在脊骨上孔风府穴上面。脊骨的下孔，就是尻骨下面的髓孔。有数个孔穴在面部夹鼻两旁，有的孔穴在口下两旁，正对两肩的部位。两肩膊的骨孔在膊骨中的外侧。臂骨孔在上臂的外侧，腕上四寸尺桡骨孔之间。股骨上孔，在股部外侧膝上四寸处。骭骨孔在辅骨的上端。腹股沟部的骨孔在毛中动脉的下面。尻骨孔在髀骨后四寸。扁骨有渗灌营养的纹理，没有髓孔。

灸治寒热病的方法，先灸项后的大椎穴，以患者的年龄决定艾灸的壮数；再灸尾骶骨端，也是以患者的年龄决定艾灸的壮数。观察背部的俞穴，在有凹陷的穴位灸之；举臂时，在肩上有凹陷的地方灸之；在两季胁间的京门穴灸之；在外踝上绝骨之端的阳辅穴灸之；在足小趾和四趾之间的侠溪穴灸之；在腨下凹陷处的承山穴灸之；在外踝后的昆仑穴灸之。在缺盆骨上按之疼痛坚硬如筋之处灸之；在胸上中央陷骨间的天突穴灸之；在掌横骨下的阳池穴灸之；在脐下三寸的关元穴灸之；在毛际两旁动脉搏动处的气冲穴灸之；在膝下三寸两筋间的三里穴灸之；在足阳明经足跗上动脉处的冲阳穴灸之；在头顶上的百会穴灸之；被犬咬的，就在犬咬之处灸三壮，按照治犬咬之法灸之。以上治寒热病应灸之处有二十九个部位。伤食引起寒热病用灸法治疗不愈的，必须察其阳邪过盛之脉，用多次针刺其腧穴的方法来治疗。

水热穴论篇第六十一

【篇解】

水热穴，指治疗水病与热病的穴位。本篇论述了水病、热病的病因、病机、症状及治疗水病五十七穴、治疗热病五十九穴的部位，所以篇名叫"水热穴论"。

本篇主要论述了水病的发病机理及其与肺肾的密切关系，提出了"其本在肾，其末在肺"的重要论点，指出了治疗水病的五十七穴。论述了热病的发病机理，指出了治疗热病的五十九穴。介绍了根据四时阴阳变化决定针刺腧穴的道理及方法。

本篇是论述水病的重要篇章。水病"其本在肾，其末在肺"，尤其是"其本在肾"的观点，为后世水肿病辨证论治奠定了基础，该观点至今仍指导着临床实践。篇中关于热病的论述，对临床诊治具有指导意义，可与《素问·热论》互参。篇中根据四时变化决定针刺腧穴的理论，体现了《内经》人与自然相应的整体医学观念。

【原文】

黄帝问曰：少阴何以主肾？肾何以主水？岐伯对曰：肾者至阴也，至阴者盛水也[1]，肺者太阴也，少阴者冬脉也，故其本在肾，其末在肺[2]，皆积水也。

帝曰：肾何以能聚水而生病？岐伯曰：肾者胃之关[3]也，关门不利，故聚水而从其类也。上下溢于皮肤，故为胕肿[4]。胕肿者，聚水而生病也。

帝曰：诸水皆生于肾乎？岐伯曰：肾者，牝[5]藏也。地气上者属于肾，而生水液也，故曰至阴。勇而劳甚则肾汗出，肾汗出逢于风，内不得入于藏府，外不得越于皮肤，客于玄府，行于皮里，传为胕肿，本之于肾，名曰风水。所谓玄府者，汗空也。

帝曰：水俞五十七处者，是何主也？岐伯曰：肾俞五十七穴，积阴之所聚也，水所从出入也。尻上五行，行五者[6]，此肾俞。故水病下为胕肿大腹，上为喘呼，不得卧者，标本俱病，故肺为喘呼，肾为水肿，肺为逆不得卧，分为相输[7]，俱受者水气之所留也。伏菟上各二行，行五者[8]，此肾之街也，三阴[9]之所交结于脚也。踝上各一行，行六者，此肾脉之下行也，名曰太冲[10]。凡五十七穴者，皆藏之阴络，水之所客也[11]。

【注释】

［1］肾者至阴也，至阴者盛水也：肾居下焦，为阴之极，应北方水气，所以说肾为至阴，其病乃盛水也。

［2］其本在肾，其末在肺：水肿病发生机制根本在肾，上犯于肺。王冰注："肾少阴脉，从肾上贯肝膈，入肺中，故云其本在肾，其末在肺也。肾气上逆，则水气客于肺中，故云皆积水也。"本，指病之根；末，指病之标。

［3］肾者胃之关：肾气盛则二便通利。张介宾注："关者，门户要会之处，所以司启闭出入也。肾主下焦，开窍于二阴，水谷入胃，清者由前阴而出，浊者由后阴而出。肾气化则二阴通，肾气不化则二阴闭，肾气壮则二阴调，肾气虚则二阴不禁，故曰肾者胃之关也。"

［4］胕肿：水气溢于皮肤而致的浮肿。胕，《五音集韵》云：

"音扶，肿也。"

[5] 牝（pìn）：阴也。指雌性的禽兽，此指属阴的肾脏。

[6] 尻上五行，行五者：尻骨向上共分为五行，即督脉及夹脊各二行的足太阳膀胱经，共计五行。行五，每行有五个穴位，即督脉的长强、腰俞、命门、悬枢、脊中，夹督脉的膀胱经第一线的白环俞、中膂俞、膀胱俞、小肠俞、大肠俞，夹督脉的膀胱经第二线的秩边、胞肓、志室、肓门、胃仓。共计二十五穴。

[7] 分为相输：马莳注："水病者，下为胕肿腹大之证，上为喘呼不得卧之证。下病为本，上病为标，是乃标本俱病也。故在肺则为喘呼，在肾则为水肿，肺为逆所以不得卧也。此二经之分，本为相输相应，俱受其病者，以水气之所留也。"

[8] 伏菟上各二行，行五者：伏菟上，即伏菟以上，指腹部。各二行，指行于腹部的足少阴肾经和足阳明胃经的左右各一条经脉，共四行。行五，每行各有五穴，即足少阴肾经的横骨、大赫、气穴、四满、中注，足阳明胃经的气冲、归来、水道、大巨、外陵，共二十穴。

[9] 三阴：足之三阴经，即足少阴肾经、足太阴脾经、足厥阴肝经。

[10] 太冲：诸注不一。马莳注："以肾与冲脉，并皆下行于足，合而盛大，名曰太冲。"可从。

[11] 水之所客也：张志聪注："凡此五十七穴，皆水脏之阴络，水之所客也。客者，谓留舍于脉络之间，非入于脉中也。"

【译文】

黄帝问道：少阴为什么主肾？肾为什么主水？岐伯回答说：肾位居下焦，为阴中之阴，所以称为至阴，至阴属水，所以肾是主水的脏器。肺属手太阴，肾属足少阴，少阴之脏旺于冬季，其脉贯肾入肺，所以，水肿之病，其根本在肾，其标在肺，若肺肾两脏功能失常，皆可以积水而为病。

黄帝问：肾为什么能积聚水液而生病呢？岐伯说：肾是胃的门户，门户不通畅，则水液积聚而生病。因肾为阴，水也属阴，两者属同类，所以相从。水液泛滥，溢于上下皮肤之间，形成肌肤水肿。所以说，水肿是因为水液积聚而形成的。

黄帝问：各种水肿都是因肾脏引起的吗？岐伯说：肾为阴脏。地气属阴，地气向上升腾，属于肾脏，因气化而生成水液，所以把肾叫作至阴。若逞勇而劳力过猛，则汗出于肾，汗出而受风，便汗孔闭塞。汗出不尽，向内不能还于脏腑，向外不能泄越于皮肤，客于玄府，流溢于皮肤之间，形成水肿。其根源在肾，故名叫风水。所说的玄府，就是汗孔。

黄帝问：治疗水病的五十穴，是何脏所主？岐伯说：肾腧五十七穴，是阴气积聚之处，是水液出入的地方，尻骨以上有五行，每行有五个穴位，共二十五个穴位，是肾脏所主的腧穴。水病在下则表现为水肿、腹部膨大，在上则表现为气短、喘息、不能平卧，这是标本同病，其标在肺，故喘息不得卧，其本在肾，故为水肿，两者相互影响，引起水液稽留。在伏菟以上的腹部左右各二行，每行五个穴位，共二十个穴位，是肾气通行的道路，叫肾之街。肾、肝、脾三阴经交结于小腿，足内踝上各有一行，每行有六个穴位，共十二个穴位，是肾脉下行的部分，名叫太冲。以上五十七穴，都是脏的阴络，是水气客留之处。

【原文】

帝曰：春取络脉分肉何也？岐伯曰：春者木始治，肝气始生，肝气急，其风疾，经脉常深，其气少，不能深入，故取络脉分肉间。

帝曰：夏取盛经分腠何也？岐伯曰：夏者火始治，心气始长，脉瘦气弱[1]，阳气留溢，热熏分腠，内至于经，故取盛经分腠，绝肤[2]而病去者，邪居浅也。所谓盛经者，阳脉也。

帝曰：秋取经俞[3]何也？岐伯曰：秋者金始治，肺将收杀，金将胜火，阳气在合，阴气初胜，湿气及体，阴气未盛，未能深入，故取俞以泻阴邪，取合以虚阳邪，阳气始衰，故取于合。

帝曰：冬取井荥何也？岐伯曰：冬者水始治，肾方闭，阳气衰少，阴气坚盛，巨阳伏沉，阳脉乃去，故取井以下阴逆，取荥以实阳气。故曰：冬取井荥，春不鼽衄。此之谓也。

帝曰：夫子言治热病五十九俞，余论其意，未能领别其处，愿闻其处，因闻其意。岐伯曰：头上五行行五者[4]，以越诸阳之热逆也。大杼、膺俞、缺盆、背俞，此八者，以泻胸中之热也。气街、三里、巨虚上下廉，此八者，以泻胃中之热也。云门、髃骨、委中、髓空，此八者，以泻四支之热也。五藏俞傍五[5]，此十者，以泻五藏之热也。凡此五十九穴者，皆热之左右[6]也。

帝曰：人伤于寒而传为热何也？岐伯曰：夫寒盛则生热也。

【注释】

[1]脉瘦气弱：心属火，夏季心气始长，脉气尚未充盛。

[2]绝肤：针刺要透过皮肤，但不要过深。

[3]经俞：观下文，指的是合穴。

[4]头上五行行五者：张介宾注："头上五行者，督脉在中，傍四行，足太阳经也。中行五穴，上星、囟会、前顶、百会、后顶也。次两傍二行各五穴，五处、承光、通天、络却、玉枕也。

又次两傍二行各五穴：临泣、目窗、正营、承灵、脑空也。五行共三十五穴。"

[5] 五脏俞傍五：五脏之俞在脊柱两旁各有五穴，左右共十穴。

[6] 热之左右：治热病之腧穴。

【译文】

黄帝问：春天针刺，取络脉分肉，这是为什么？岐伯说：春天木气当令，肝气萌动，肝气性急，其变动如风一样迅速，经脉位置较深，其风气始萌，其气尚少，尚未深入经脉，所以浅刺络脉分肉之间。

黄帝问：夏天针刺，取盛经分腠，这是为什么？岐伯说：夏天火气当令，心气开始长养，脉气尚未充盛，阳气充溢于外，热气熏蒸分腠，充于三阳经脉，所以取阳脉分腠，针刺只要刺透皮肤，邪气就能外泄，这是因为邪的部位较浅。所说的盛经，就是三阳经脉。

黄帝问：秋天针刺，取经俞，这是为什么？岐伯说：秋天金气当令，肺气将收敛肃杀，金气渐盛，火气渐衰。阳气在经脉的合穴，阴气始盛，湿气侵及人体，因阴气未盛，故邪气尚不能深入，所以取各经的腧穴以泻阴邪，取合穴以泻阳邪，阳气始衰而内行于合，所以治取合穴。

帝曰：冬天针刺，取井荥，这是为什么？岐伯说，冬天水气当令，肾气开始闭藏，阳气已经衰少，阴气坚盛，太阳之气伏沉于里，阳脉也随之沉伏。所以取井穴以抑制阴气的太过，取荥穴以充实阳气的不足。所以说，冬季取井穴、荥穴，春天不患鼽衄，就是这个道理。

　　黄帝说：先生所论的治疗热病的五十九腧，我只知道其大概的意义，还不能辨别它们所在的部位，请告诉我这些穴位所在之处及其治疗作用。岐伯说：头上五行，每行五穴，能泄越诸阳经上逆的热邪。大抒、膺俞、缺盆、背俞，左右共八个穴位，能泻胸中的热邪。气街、三里、上巨虚、下巨虚，左右共八个穴位，能泄胸中的热邪。云门、髃骨、委中、髓空，左右共八个穴位，能泄四肢的热邪。五脏俞在脊柱两旁各有五个穴位，共十穴，能泄五脏的热邪。以上五十九穴，都是治疗热病的穴位。

　　黄帝问：人感受了寒邪，传变为热病，这是什么原因呢？岐伯说：这是因为寒邪盛极，郁而发热的缘故。

卷第十七

调经论篇第六十二

【篇解】

调，调和、调整之意。经，指经脉。经脉是人身阴阳气血运行的通道，内通五脏六腑，外连四肢百骸。因此，邪气侵犯经脉，可以引起内里脏腑的病变，内里脏腑的病变也可以影响到经脉。所以在治疗各种疾病时，调整经脉就显得尤为重要。本篇主要论述了调整经脉在诊治疾病中的重要作用，所以篇名叫"调经论"。

本篇主要阐明了针刺守经隧的道理，以及神、气、血、形、志有余不足的证候及针刺调经之法。讨论了血并、气并、气血相并的病机、临床表现，以及阴阳虚实所致内外寒热的机理、针刺补泻手法。论述了由于病位、病情不同，其针刺方法亦异的因时因病制宜的针刺调经原则。

本篇是《内经》病因病机学重要篇章之一，也是研究经络气血、针刺补泻的重要资料。篇中对于神、气、血、形、志有余不足的论述，讲的就是五脏虚实病变，为后世脏腑辨证奠定了基础。篇中"五脏之道，皆出于经隧"的理论，说明了五脏与经脉的密切关系。篇中关于"大厥"的论述，对临床治疗某些昏厥证，具有指导意义。篇中指出风雨寒湿伤人则病生于阳，饮食居处、阴阳喜怒所伤则病生于阴，为后世病因分类，尤其是三因学说的形成和发展奠定了理论基础。篇中的"阳虚则外寒""阴虚则内热""阳盛则外热""阴盛则内寒"的理论，是《内经》病机理论的重要内容之一，为中医学"八纲辨证"奠定了基础，对临床辨证论治具有重要指导意义。篇中因人、因时、因病论治的针刺法则，不仅适用于针刺治疗，也是后世辨证用药的重要原则之一。篇中介绍的呼吸补泻、开阖补泻两种补泻手法，至今仍应用于临床实践。

【原文】

黄帝问曰：余闻刺法[1]言，有余泻之，不足补之，何谓有余？何谓不足？岐伯对曰：有余有五，不足亦有五，帝欲何问？

帝曰：愿尽闻之。岐伯曰：神有余有不足[2]，气有余有不足，血有余有不足，形有余有不足，志有余有不足，凡此十者，其气不等[3]也。

帝曰：人有精气津液，四支九窍，五藏十六部[4]，三百六十五节[5]，乃生百病，百病之生，皆有虚实。今夫子乃言有余有五，不足亦有五，何以生之乎？岐伯曰：皆生于五藏也。夫心藏神，肺藏气，肝藏血，脾藏肉，肾藏志，而此成形[6]。志意通，内连骨髓，而成身形五藏[7]。五藏之道[8]，皆出于经隧，以行血气，血气不和，百病乃变化而生，是故守经遂[9]焉。

【注释】

[1]刺法：指古代论述刺法的经典文献。

[2]神有余有不足：神，在此指心。文中的气、血、形、志，分别指肺、肝、脾、肾。有余，指实证；不余，指虚证。五

脏各有虚实。

[3]其气不等：指神、气、血、形、志五者的有余和不足变化。张介宾注："神属心，气属肺，血属肝，形属脾，志属肾，各有虚实，故其气不等。"

[4]十六部：指十二正经和阴跷、阳跷、督脉、任脉十六条经脉。张志聪注："十六部者，十六部之经脉也。手足经脉十二，跷脉二，督脉一，任脉一，共十六部。"

[5]节：指腧穴。《灵枢·九针十二原》云："所言节者，神气之所游行出入也，非皮肉筋骨也。"

[6]而此成形：指五脏是身形的根本。

[7]志意通，内连骨髓，而成身形五藏：指神对形体五脏的作用。张介宾注："志意者，统言人身之五神也。骨髓者，极言深邃之化生也。五神藏于五脏而心为之主，故志意通调，内连骨髓，以成身形五脏，则互相为用矣。"

[8]五藏之道：指五脏与形体诸窍之间相互联系的通道。

[9]守经隧：意为根据经脉变化调治脏腑气血病变。守，遵循、谨守之意。

【译文】

黄帝问道：我听说刺法上讲，病有余的用泻法，病不足的用补法。什么是有余？什么是不足呢？岐伯回答说：有余有五种，不足也有五种，您想要问哪一种呢？

黄帝说：我想全面地了解一下。岐伯说：神，有有余有不足；气，有有余有不足；血，有有余有不足；形，有有余有不足；志，有有余有不足。这十种，其虚实的病理变化各不相同。

黄帝说：人体有精、气、津、液、四肢、九窍、五脏、十六部、三百六十五节，所以能发生许多疾病，而这些疾病都有虚实的病理变化。现在，先生却说有余的有五种，不足的也有五余，究竟是怎么发生的呢？岐伯说：疾病产生的根源在于五脏。心藏神，肺藏气，肝藏血，脾藏肉，肾藏志，五脏各有所藏，从而组成形体。志意通达，则经脉与内部骨髓相联系，才形成人体和五脏。人体五脏之气的内外出入，都以经脉为道路，以运行气血，若经脉之中气血不调和，则引起各种各样的疾病，所以，在诊治疾病时，要根据经脉变化进行调治。

【原文】

帝曰：神有余不足何如？岐伯曰：神有余则笑不休，神不足则悲。血气未并[1]，五藏安定，邪客于形，洒淅[2]起于毫毛，未入于经络也，故命曰神之微[3]。帝曰：补泻奈何？岐伯曰：神有余，则泻其小络之血，出血勿之深斥[4]，无中其大经，神气乃平。神不足者，视其虚络[5]，按而致之[6]，刺而利之[7]，无出其血，无泄其气，以通其经，神气乃平。帝曰：刺微奈何？岐伯曰：按摩勿释[8]，著针勿斥[9]，移气于不足[10]，神气乃得复。

帝曰：善。有余[11]不足奈何？岐伯曰：气有余则喘咳上气，不足则息利少气[12]。血气未并，五藏安定，皮肤微病，命曰白气微泄[13]。帝曰：补写奈何？岐伯曰：气有余，则泻其经隧，无伤其经，无出其血，无泄其气。不足，则补其经隧，无出其气。帝曰：刺微奈何？岐伯曰：按摩勿释，出针视之，曰我将深之，适人必革[14]，精气自伏，邪气散乱，无所休息，气泄腠理，真气乃相得。

帝曰：善。血有余不足奈何？岐伯曰：血有余则怒，不足则恐。血气未并，五藏安定，孙络水溢[15]，则经有留血[16]。帝曰：补泻奈何？岐伯曰：血有余，则泻其盛经[17]出其血。不足，则视其虚经内针其脉中，久留而视，脉大，疾出其针，无令血泄。帝曰：刺留血奈何？岐伯曰：视其血络，刺出其血，无令恶血得入于经，以成其疾。

帝曰：善。形有余不足奈何？岐伯曰：形有余则腹胀，泾溲不利[18]，不足则四支不用。血气未并，五藏安定，肌肉蠕动，命曰微风[19]。帝曰：补泻奈何？岐伯曰：形有余则泻其阳经[20]，不足则补其阳络。帝曰：刺微奈何？岐伯曰：取分肉间，无中其经，无伤其络，卫气得复，邪气乃索[21]。

帝曰：善。志有余不足奈何？岐伯曰：志有余则腹胀飧泄，不足则厥。血气未并，五藏安定，骨节有动[22]。帝曰：补泻奈何？岐伯曰：志有余则泻然筋[23]血者，不足则补其复溜。帝曰：刺未并奈何？岐伯曰：即取之，无中其经，邪所乃能立虚[24]。

【注释】

[1] 血气未并：指气血调和，无偏盛偏衰。并，聚合，引申为偏盛的意思。

[2] 洒淅：形容恶寒的样子。王冰注："洒淅，寒貌也。"

[3] 神之微：指病邪在表尚未入里，经络未伤，病情轻微。张介宾注："洒淅起于毫毛，未及经络，此以浮浅微邪在脉之表，神之微病也，故命曰神之微。"

[4] 勿之深斥：指不要深刺和摇大针孔。斥，指行针时摇大针孔。高世栻注："斥，开拓也。"

[5] 虚络：指虚而下陷之络。马莳注："神不足者，其络必虚，当治其心经之络。"

[6] 按而致之：指用按摩的方法使气血运行，到达虚络。吴

崑注："以按摩致气于其虚络。"

[7]刺而利之：即针刺以调和经气。利，《甲乙经》作"和"。马莳注："刺而令其气之和，利者和也。"

[8]按摩勿释：此指按摩的时间要长一些。勿释，不放手。

[9]著针勿斥：指留针而不宜深刺或摇大针孔。

[10]移气于不足：病邪在表，卫阳不足之时，运用针刺可引导正气至肌表。

[11]有余：《太素》在此句前有"气"字，参照上下文，当补。

[12]息利少气：呼吸通畅，但气短无力。

[13]白气微泄：王冰："肺合脾，其色白，故皮肤微病，命曰白气微泄。"

[14]适人必革：张介宾注："适，至也。革，变也。……人必革者，谓针之至人，必变革前说而刺仍浅也。如是则精气既伏于内，邪气散乱无所止息而泄于外，故真气得其所矣。"

[15]孙络水溢：指络脉胀满，溢于肌肤之象。水，《太素》《甲乙经》均作"外"。

[16]经有留血：指邪客络脉，血行滞留。经，《甲乙经》作"络"。观下文"视其血络，刺出其血，无令恶血得入于经"，则作"络有留血"为是。

[17]盛经：此指肝经之盛。下文之"虚经"，指肝经之虚。

[18]泾溲不利：此指大小便不利。王冰注："泾，大便；溲，小便也。"

[19]肌肉蠕动，命曰微风：风邪侵袭，皮肤好似有虫爬行的感觉。因属风邪为患之轻症，故曰微风。张介宾注："此脾经之表邪也。脾主肌肉，故微邪未深者，但肌肉间蠕动，如有虫之微

行也。脾土畏风木，风主动，故命曰微风。"

[20]阳经：指足阳明胃经。因足阳明胃经与足太阴脾经为
表里，故脾病治可取阳明。下文"阳络"，指足阳明胃经络脉。

[21]索：散也，消散之意。杨上善注："索，散也。"

[22]骨节有动：指骨节发生病变。动，变动，引申为病变。
张介宾注："此肾经之微邪也。肾主骨，邪未入藏而薄于骨，故但
于骨节之间，有鼓动之状。"

[23]然筋：当指然谷穴，位于足内踝前大骨下陷中，为足
少阴肾经的荥穴。张介宾注："然筋，当作然谷，足少阴之荥穴
也，出其血可以泻肾之实。"

[24]邪所乃能立虚：意指针刺可使病邪很快祛除。邪所，
指病邪所在之处。虚，指邪气去。高世栻注："血气未并，骨节有
动之时，当即取之，使病无中其经，庶受邪之所，乃能立虚。立
虚者，使邪即去，毋容缓也。此微泻兼补之法也。"

【译文】

黄帝问：神有余不足的表现怎样？岐伯说：神有余则喜笑不
休，神不足则易悲哀。邪气尚未与气血相并，五脏功能安定，仅
感到轻度的恶寒，说明邪气刚刚侵入体表毫毛，尚未侵入经络，
所以叫作神病的轻微阶段。黄帝问：怎样进行补泻呢？岐伯说：
神有余的，就刺小络出血，但不要刺得过深，也不要摇大针孔，
不要刺中大经，神气则恢复正常。神不足的，先找出虚络，对虚
络先行按摩，然后刺络，通利血气。针刺时，不要使其出血，也
不要使正气外泄，以疏通经脉为目的，神气则可恢复正常。黄帝
问：怎样会刺轻微的邪气呢？岐伯说：对病处不停地按摩，针刺
时不要摇大针孔，使正气到达不足之处，神气则可恢复正常。

　　黄帝说：讲得好。气有余不足的表现怎样？岐伯说：气有余的，出现喘息、咳嗽、气逆；气不足的，呼吸通畅，但气短。邪气尚未与气血相并，五脏功能安定之时，只是皮肤微病，这叫作肺气微虚。黄帝问：怎样进行补泻呢？岐伯说：气有余的，就泻浅表的经脉，不要伤及大的经脉，不要使正气外泄。黄帝问：怎样针刺轻微的邪气呢？岐伯说：在病处不停地按摩，把针拿给患者看，并持针详告患者说：我将深刺。当患者精神集中，神气伏于内时进针，这样，患者精神内守，精气贯注于内，邪气则散乱于浅表，无所留止，发泄于腠理，正气则恢复正常。

　　黄帝说：讲得好。血有余不足的表现怎样？岐伯说：血有余的，易发怒；血不足的，易恐惧。邪气尚未与气血相并，五脏功能安定之时，邪气盛于孙络，若孙络邪气外溢，则入经脉，使经脉气血留滞。黄帝问：怎样进行补泻呢？岐伯说：血有余的，则泻其邪气充盛之经，使其出血。血不足的，找出虚经，进行针刺，然后留针观察，待到患者虚经气血盛大之时，迅速出针，不能使其出血。黄帝问：血行滞留怎样针刺呢？岐伯说：观察血行滞留的脉络，针刺出血，但不要使恶血流入经脉，以免引起其他的疾病。

　　黄帝说：讲得好。形有余不足的表现怎样？岐伯说：形有余的，腹胀，小便不利；形不足的，四肢不能随意运动。邪气尚未与气血相并，五脏功能安定之时，只有肌肉中有蠕动的感觉，这叫作微风。黄帝问：怎样进行补泻呢？岐伯说：形有余的，就泻足阳明之经。形不足的，就补足阳明之络。黄帝问：怎样针刺轻微的邪气呢？岐伯说：针刺分肉之间，不要刺中经脉，也不要中伤络脉，卫气得以恢复，邪气就会消散。

　　黄帝说：讲得好。志有余不足的表现怎样？岐伯说：志有余的，腹胀飧泄；志不足的，则四肢厥逆。邪气尚未与气血相并，五脏功能安定之时，只见关节有鼓动的感觉。黄帝问：怎样进行补泻呢？岐伯说：志有余的，用泻法针刺然谷，使其出血；志不足的，用补法针刺复溜。黄帝问：邪气尚未与气血相并时，怎样进行针刺呢？岐伯说：在关节有动感之处进行针刺，不要刺中经脉，邪气则衰退。

【原文】

帝曰：善。余已闻虚实之形，不知其何以生。岐伯曰：气血以并，阴阳相倾[1]，气乱于卫，血逆于经[2]，血气离居，一实一虚[3]。血并于阴，气并于阳，故为惊狂[4]。血并于阳，气并于阴，乃为炅中[5]。血并于上，气并于下，心烦惋[6]善怒。血并于下，气并于上，乱而喜忘。

帝曰：血并于阴，气并于阳，如是血气离居，何者为实？何者为虚？岐伯曰：血气者，喜温而恶寒，寒则泣[7]不能流，温则消而去之，是故气之所并为血虚，血之所并为气虚[8]。

帝曰：人之所有者，血与气耳。今夫子乃言血并为虚，气并为虚，是无实乎？岐伯曰：有者为实，无者为虚，故气并则无血[9]，血并则无气[10]，今血与气相失，故为虚焉。络之与孙脉俱输于经，血与气并，则为实焉。血之与气并走于上，则为大厥[11]，厥则暴死，气复反则生，不反则死。

帝曰：实者何道从来？虚者何道从去？虚实之要，愿闻其故。岐伯曰：夫阴与阳皆有俞会[12]，阳注于阴，阴满之外[13]，阴阳匀平，以充其形，九候若一[14]，命曰平人。夫邪之生也，或生于阴，或生于阳[15]。其生于阳者，得之风雨寒暑。其生于阴者，得之饮食居处，阴阳喜怒[16]。

【注释】

[1]气血以并,阴阳相倾:谓邪气与气血相并,使正气有盛衰,则阴阳不平衡。并,聚合,引申指偏盛;倾,倾斜,即不平衡之意。

[2]气乱于卫,血逆于经:此指气血失调之实证。卫属气,气乱于卫,故为气实;经行血,血逆于经,故为血实。

[3]血气离居,一实一虚:气血离开居所,则形成气虚血实或气实血虚之证。离居,指气血离开居所。张志聪注:"血并于气则血离其居,气并于血则气离其居矣。血离其居,则血虚而气实;气离其居,则气虚而血实,故曰一实一虚。盖有者为实,无者为虚也。"

[4]惊狂:吴崑注:"惊狂,癫狂也。"张介宾注:"血并于阴,是重阴也。气并于阳,是重阳也。重阴者癫,重阳者狂,故为惊狂。"

[5]炅中:即热中,古病名,以热聚中焦、消谷善饥为特征。炅,热也。吴崑注:"血并于阳则表寒,气并于阴则里热。炅中,热中也。"

[6]烦惋:烦闷。惋,《甲乙经》作"闷",《太素》作"晚"。惋、晚、闷三字通。

[7]泣:通"涩"。不流畅。

[8]气之所并为血虚,血之所并为气虚:气并则气实而血虚,血并则血实而气虚。高世栻注:"气之所并,气实也,而为血虚;血之所并,血实也,而为气虚。此实之所在,即虚之所在,但有虚而无实也。"下文"气并则无血,血并则无气"意同此。

[9]无血:指血虚。

［10］无气：指气虚。

［11］大厥：指突然昏倒、不省人事的一类病证。

［12］阴与阳皆有俞会：指阴经与阳经皆有经气输注会合之处。

［13］阳注于阴，阴满之外：指人体阳经经气满溢可输注于内之阴经，阴经经气满溢可输注于外之阳经。

［14］九候若一：指九候的脉象表现一致。古人将人体分为上、中、下三部，每部各有天、地、人三部，合为九部，作为诊脉的部位。

［15］或生于阴，或生于阳：阴，此指阴经、五脏等人体属阴的部位；阳，指阳经、六腑等人体属阳的部位。

［16］阴阳喜怒：阴阳，指男女房事；喜怒，代指七情。

【译文】

黄帝说：讲得好。我已经知道了虚实的表现，但不知是怎样产生的？岐伯说：因邪气与气血相并，使阴阳失去平衡。气乱于卫分，血逆于经脉，气血失去相互协调的关系，形成一虚一实的现象。若血并于阴，气并于阳，则发生惊狂。若血并于阳，气并于阴，则病热中。若血并于上，气并于下，则烦闷，易怒。若血并于下，气并于上，则神气散乱，健忘。

黄帝问：血并于阴，气并于阳，这样，血气失衡，各离其所，那么怎样是实？怎样是虚呢？岐伯说：血与气，均喜温而恶寒，遇寒则涩滞而不流畅，温暖则寒气消散，气血通畅。所以，气并之处，血就相对虚少，血并之处，气就相对虚少。

黄帝说：人身最重要的是气与血，现在，先生说血并是气虚，气并是血虚，难道没有实吗？岐伯说：有余的，为实；不足的，为虚；气并之处，则气实血虚；血并之处，则血实气虚。现在，血与气失去相互协调的关系，所以成为虚了。络脉与孙脉中的气血，都要输送到经脉之中，若血与气并，则成为实证。血与气并，循经上逆，则发生大厥，症见猝然昏倒，不省人事，若气血能复返下降，则可以活过来，若不能复返，则死。

　　黄帝问：虚实之证是怎么发生的？虚实之证的关键是什么？我想听听其中的道理？岐伯说：阴经和阳经，都有相互输注和会合的腧穴，阳经的气血注于阴经，阴经的气血外溢又营养于阳经，阴阳保持平衡协调，这样，人的形体充实，三部九候也协调一致，这就是正常无病之人。疾病的产生，有的生于阳分，有的生于阴分。生于阳分的，是因感受了风雨寒暑的侵袭；生于阴分的，是因饮食起居失常，房劳过度，喜怒不节。

【原文】

　　帝曰：风雨之伤人奈何？岐伯曰：风雨之伤人也，先客于皮肤，传入于孙脉，孙脉满则传入于络脉，络脉满则输于大经脉，血气与邪并客于分腠之间，其脉坚大，故曰实。实者外坚充满，不可按之，按之则痛。

　　帝曰：寒湿之伤人奈何？岐伯曰：寒湿之中人也，皮肤不收，肌肉坚紧，荣血泣，卫气去，故曰虚。虚者聂辟[1]气不足，按之则气足以温之，故快然而不痛。

　　帝曰：善。阴之生实[2]奈何？岐伯曰：喜怒不节则阴气[3]上逆，上逆则下虚，下虚则阳气走之，故曰实矣。帝曰：阴之生虚奈何？岐伯曰：喜则气下，悲则气消，消则脉虚空，因寒饮食，寒气熏满[4]，则血泣气去，故曰虚矣。

　　帝曰：经[5]言阳虚则外寒，阴虚则内热，阳盛则外热，阴盛则内寒，余已闻之矣，不知其所由然也。岐伯曰：阳受气于上焦[6]，以温皮肤分肉之间，今寒气在外，则上焦不通，上焦不通，则寒气独留于外，故寒栗。帝曰：阴虚生内热奈何？岐伯曰：有所劳倦，形气衰少，谷气不盛[7]，上焦不行，下脘不通。胃气热，热气熏胸中，故内热。帝曰：阳盛生外热奈何？岐伯曰：上焦不通利，则皮肤致密，腠理闭塞，玄府[8]不通，卫气不得泄越，故外热。帝曰：阴盛生内寒奈何？岐伯曰：厥气上逆[9]，寒气积于胸中而不泻，不泻则温气[10]去，寒独留，则血凝泣，凝则脉不通，其脉盛大以涩[11]，故中寒。

【注释】

[1] 聂辟：指皮肤松弛多皱。王冰注："聂，谓聂皱。辟，谓辟叠也。"

[2] 阴之生实：指内伤实证。阴，指内；实，邪气盛。

[3] 阴气：此指肝经之气。

[4] 熏满：《甲乙经》作"动脏"。即伤动脏气。

[5] 经：古代经典医籍。

[6] 阳受气于上焦：指卫阳之气由上焦输布。

[7] 谷气不盛：指脾失运化，水谷精气不足。

[8] 玄府：此指汗孔。

[9] 厥气上逆：指中下两焦的阴寒之气逆行于上。

[10] 温气：此指阳气。王冰注："温气，谓阳气也。阴逆内满，则阳气去于皮外也。"

[11] 其脉盛大以涩：胸中阴寒内盛，故脉见盛大；寒性凝滞，阳气不运，血行不畅，故脉涩。

【译文】

黄帝问：风雨是怎样伤害人体的？岐伯说：风雨伤害人体，先侵于皮肤，之后传入孙脉，孙脉邪满则传入络脉，络脉邪满则传入大的经脉，血气与邪气相并，留于分肉腠理之间，脉象坚大，所以叫作实。实证，在外都有坚实充满的表现，所以不能触按，按之则疼痛。

黄帝问：寒湿之邪是怎样伤害人体的？岐伯说：寒湿伤害人体，使人体皮肤松弛，肌肉反而坚紧，营血涩滞，卫气耗散，所以叫作虚。虚证，表现是皮肤松弛而有皱纹，这是由于卫气不足。按之则使卫气相对充足，而感到温暖、舒服不痛。

黄帝说：讲得好。阴分是怎样发生实证的？岐伯说：情志不加以节制，阴气由下而上逆，上逆则下虚，阳虚则乘虚下行，阴盛于上，阳盛于下，所以叫作实证。黄帝说，阴分是怎样发生虚证的？岐伯说：过喜则气下陷，悲哀太过则肺气消散，肺气消散则血脉空虚，若加之寒凉饮食，则寒气充斥于体内，使血行涩滞，阳气散去，所以叫作虚证。

黄帝说：古医经上说，阳虚则生外寒，阴虚则生内热，阳盛则生外热，阴盛则生内寒。我已知道这些说法，但不知其产生的机理。岐伯说：人体的阳气来源于上焦，它能温养皮肤分肉。现在，寒气侵袭于外，上焦之气不能通达皮肤分肉，寒气独留在体表，所以产生恶寒战栗的症状。黄帝问：阴虚为什么能生内热呢？岐伯说：若劳倦过度，则阴精衰少，中焦又不能健运，使上之气不能宣发，下脘不能通调，胃气郁滞而生热，热气熏于胸中，所以产生内热。黄帝问：阳盛为什么能生外热呢？岐伯说：邪气侵袭，使上焦不通利，致使皮肤致密，腠理闭塞，玄府不通，卫气不能发越，所以出现外热。黄帝问：阴盛为什么能生内寒呢？岐伯说：阴寒之气上逆，积于胸中，不能外泄，不能外泄则阳气被耗损，寒气独留，使血脉凝涩，血脉不通，其脉象盛大而有涩滞之象，所以产生内寒。

【原文】

帝曰：阴与阳并，血气以并，病形以成，刺之奈何？岐伯曰：刺此者取之经隧，取血于营，取气于卫，用形哉，因四时多少高下[1]。

帝曰：血气以并，病形以成，阴阳相倾，补泻奈何？岐伯曰：泻实者气盛乃内针，针与气俱内，以开其门如利其户，针与气俱出，精气不伤，邪气乃下，外门[2]不闭，以出其疾，摇大其道，如利其路，是谓大泻，必切[3]而出，大气乃屈[4]。

帝曰：补虚奈何？岐伯曰：持针勿置[5]，以定其意，候呼内针，气出[6]针入，针空四塞[7]，精无从去，方实而疾出针，气入针出，热不得还，闭塞其门，邪气布散，精气乃得存，动气候时，近气[8]不失，远气[9]乃来，是谓追之[10]。

帝曰：夫子言虚实者有十，生于五藏，五藏五脉耳。夫十二经脉皆生其病，今夫子独言五藏。夫十二经脉者，皆络三百六十五节，节有病必被经脉，经脉之病皆有虚实，何以合之？岐伯曰：五藏者，故得六府与为表里，经络支节，各生虚实，其病所居，随而调之。病在脉，调之血；病在血，调之络；病在气，调之卫；病在肉，调之分肉；病在筋，调之筋；病在骨，调之骨。燔针劫刺其下及与急者[11]；病在骨，焠针药熨[12]；病不知所痛，两跷为上；身形有痛，九候莫病，则缪刺[13]之；痛在于左而右脉病者，巨刺[14]之。必谨察其九候，针道备矣。

【注释】

〔1〕用形哉，因四时多少高下：指针灸应根据病人形体长短肥瘦的不同、四时气候寒热温凉之差异来决定取穴的多少和部位。马莳注："且人之形体有长短肥瘦大小不同，天之四时有寒热温凉不一，必用人之形，因天之时，以为针之多少高下耳。"

〔2〕外门：指针孔。

〔3〕必切：高士宗注："切，按也。必切而出，谓右手持针，左手必切其穴，而使之外出。"

〔4〕大气乃屈：指亢盛的邪气被制服。大气，指亢盛的邪气。王冰注："大气，谓大邪气也。屈，谓退屈也。"

〔5〕持针勿置：指医生持针不要立即刺入，当先安定病人的神志。吴崑注："持针勿便放置，以定病人之意。"

〔6〕气出：指呼气。

〔7〕针空四塞：空，孔也。指针刺时，要使针与穴位周围的皮肤紧密接触，不要留有空隙。

〔8〕近气：王冰注："谓已至之气。"

〔9〕远气：王冰注："谓未至之气。"

〔10〕追之：指针刺中的补法。即《灵枢·九针十二原》所谓"追而济之"。

〔11〕燔针劫刺其下及与急者：针刺入人体后，用艾炷烧其针柄，以驱散阳陵泉及筋急部位的寒邪。燔针，即烧针，以艾火烧针尾，使针热下达于肌肉经络；劫刺，用火劫散寒邪。其下，指筋会之阳陵泉穴。《素问吴注》"燔"字前补"病在筋"三字，与前后文文例一致，可参。

〔12〕焠针药熨：焠针，即火针，用火先烧其针而后刺之；

药熨，即以辛热的药物热熨其病处。

[13]缪刺：左病刺右、右病刺左的浅刺络脉之法。张介宾注："缪刺之法，以左取右，以右取左，巨刺亦然。但巨刺者，刺大经者也，故曰巨刺。缪刺者，刺其大络，异于经者也，故曰缪刺。"

[14]巨刺：左病刺右、右病刺左的针刺经脉之法。

【译文】

黄帝问：阴与阳并、血与气并所造成的疾病，用针刺怎样治疗呢？岐伯说：针刺这些病证，要取其经脉，血病要刺其营分，气病要刺其卫分，还要根据患者胖瘦的不同，四时气候的变化，决定取穴的部位和针刺的多少。

黄帝问：血气以并，疾病已成，阴阳失衡，怎样进行补泻呢？岐伯说：泻实的方法是在患者吸气时进针，使气与针同时入内，使邪气外出之门开放，以通利邪气外泄的门户，在患者呼气时将针拔出，如此，则精气不受损伤，邪气跟着外出，出针后不要按闭针孔，使邪气外出，必要时还可摇大针孔，使邪气外出之道通利，这叫作大泻。出针时，要用左手切按其针孔，邪气则被制服。

黄帝问：怎样进行补虚呢？岐伯说：以手拿针，但不要立即刺入，先要安神定志，待患者呼气时进针，即呼气出而针入，针不要摇动，使针孔四周闭塞，精气不能外泄，待得气后立即出针，出针要在吸气时，并按闭针孔，使邪气散而不得内还，精气存于内，留针候气时，要使已得之气不要散失，未得之气能导之而来。这就是追而补气的补法。

黄帝说：先生说虚实的病变有十种，都生于五脏，五脏只有五条经脉，但十二条经脉都可以发生疾病，你却单说五脏，人有十二经脉，联络着三百六十五节，每节发生病变，必然波及经脉，经脉之病也都有虚实，它与五脏的虚实怎样配合呢？岐伯说：五脏与六腑相表里，经络支节各有虚实，因此，在治疗时，要根据病变所在进行调治。病在脉，则调其血；病在血，则调其络；病在气，则调其卫；病在肉，则调分肉；病在筋，则调其筋；病在骨，则调其骨。用温针法劫刺其邪，以及治疗筋脉拘急的病证；病在骨的，用火针和药物热熨的方法；病不知痛痒的，应针刺两跷脉；身体疼痛，但九候正常的，应用缪刺法治疗；病痛在左而右脉见病象的，应用巨刺法治疗。总之，必须详细地审察九候脉象，才能全面地掌握针刺治疗的规律。

卷第十八

缪刺论篇第六十三

【篇解】

缪刺，针刺方法的一种，适用于邪在络脉的病证，其特点是刺络，左病刺右，右病刺左，左右交叉针刺，所以篇名叫"缪刺论"。

本篇主要论述了缪刺的概念、方法、意义、适应证及其与巨刺的区别。文中指出了邪在经、在络的诊察方法，以及经病用巨刺、络病用缪刺的刺治原则。讨论了邪气所客的络脉不同，其病变也不同，所以其缪刺的部位、方法均不同。介绍了外伤瘀血、尸厥等病证的缪刺之法。

缪刺，是古代针刺方法的一种，与巨刺法不同。巨刺，适用于邪在经脉，其特点为刺经，左病刺右，右病刺左。缪刺法，对邪在络而未入经的某些疼痛病证，比较适合。

【原文】

黄帝问曰：余闻缪刺，未得其意，何谓缪刺？岐伯对曰：夫邪之客于形也，必先舍于皮毛，留而不去，入舍于孙脉，留而不去，入舍于络脉，留而不去，入舍于经脉，内连五藏，散于肠胃，阴阳俱感，五藏乃伤，此邪之从皮毛而入，极于五藏之次也，如此则治其经焉。今邪客于皮毛，入舍于孙络，留而不去，闭塞不通，不得入于经，流溢于大络[1]，而生奇病[2]也。夫邪客大络者，左注右，右注左，上下左右与经相干，而布于四末，其气无常处，不入于经俞，命曰缪刺。

帝曰：愿闻缪刺，以左取右，以右取左，奈何？其与巨刺[3]何以别之？岐伯曰：邪客于经，左盛则右病，右盛则左病，亦有移易者，左痛未已而右脉先病，如此者，必巨刺之，必中其经，非络脉也。故络病者，其痛与经脉缪处[4]，故命曰缪刺。

【注释】

[1] 大络：较大的络脉。

[2] 奇病：即异于寻常的疾病，此指病气在左，而症见于右，病气在右，而症见于左的病证。

[3] 巨刺：针刺方法之一。专刺大经，病在左取右侧治疗，病在右取左侧治疗。吴崑注："巨刺，大经之刺也。"

[4] 缪处：异处也。指络脉的病变部位与经脉所在的部位不同。

【译文】

黄帝问道：我听说有一种缪刺法，但不知道其中的含义，什么叫缪刺呢？岐伯回答说：大凡外邪侵犯人体，必先侵入皮毛。若留滞不去，则入于孙脉；若邪留孙脉而不去，则入于络脉；若邪留络脉而不去，则入于经脉。因经脉内连五脏，所以邪气循经内入五脏，并流散于肠胃之间。若阴经、阳经都感受邪气，五脏就会受到损害。这就是邪气从皮毛入侵后，内传至五脏的次序。在这种情况下，应取十二经的穴位进行治疗。现在，邪气侵犯皮毛，入于孙络，留滞不去，使络脉闭塞不通，邪气不能传入经脉，于是就流溢于大络，发生异乎寻常的疾病。邪气客于大络，往往会出现邪气在左而症状却见于右，邪气在右而症状却见于左，上下左右与经脉相干，而布于四肢，邪气流窜，没有定处，但不入于经腧，因此，治疗时应采取左病刺右和右病刺左的针刺方法，这种方法就叫作缪刺。

黄帝问：我想听听缪刺左病取右和右病取左的道理怎样？它与巨刺法有什么区别？岐伯说：邪气入侵于经脉，左侧邪气盛，则右侧发病；右侧邪气盛，则左侧发病。但也有病变左右相互转移的，左侧疼痛未好，而右侧的经脉已出现病变，这种情况，必须用巨刺法，要刺中经脉，而不是络脉。邪中络脉发生病变，其疼痛发生的部位与经脉所在的部位不同，所以要采用缪刺法。

【原文】

帝曰：愿闻缪刺奈何？取之何如？岐伯曰：邪客于足少阴之络，令人卒心痛暴胀，胸胁支满，无积者，刺然骨之前[1]出血，如食顷而已，不已，左取右，右取左，病新发者，取五日已。邪客于手少阳之络，令人喉痹舌卷，口干心烦，臂外廉痛，手不及头，刺手中指次指爪甲上，去端如韭叶[2]各一痏，壮者立已，老者有顷已，左取右，右取左，此新病数日已。

邪客于足厥阴之络，令人卒疝暴痛，刺足大指爪甲上，与肉交者[3]各一痏，男子立已，女子有顷已，左取右，右取左。邪客于足太阳之络，令人头项肩痛，刺足小指爪甲上，与肉交者[4]各一痏，立已，不已，刺外踝下[5]三痏，左取右，右取左，如食顷已。邪客于手阳明之络，令人气满胸中，喘息而支胠，胸中热，刺手大指次指爪甲上，去端如韭叶[6]各一痏，左取右，右取左，如食顷已。

邪客于臂掌之间，不可得屈，刺其踝后[7]，先以指按之痛，乃刺之，以月死生[8]为数，月生一日一痏，二日二痏，十五日十五痏，十六日十四痏。邪客于足阳跷之脉，令人目痛从内眦始，刺外踝之下半寸所[9]各二痏，左刺右，右刺左，如行十里顷而已。人有所堕坠，恶血留内，腹中满胀，不得前后，先饮利药，此上伤厥阴之脉，下伤少阴之络，刺足内踝之下，然骨之前血脉出血，刺足跗上动脉[10]，不已，刺三毛[11]上各一痏，见血立已，左刺右，右刺左。善悲惊不乐，刺如右方。

【注释】

［1］然骨之前：当指然谷穴。

［2］手中指次指爪甲上，去端如韭叶：中指次指，《甲乙经》作"小指次指"。即无名指端离开爪甲如韭叶宽处的手少阳之关冲穴。

［3］足大指爪甲上，与肉交者：肉交，即指甲与皮肉交界之处。即距足大趾爪甲如韭叶宽处的足厥阴之大敦穴。

［4］足小指爪甲上，与肉交者：即距足小趾爪甲如韭叶宽处的足太阳之至阴穴。

［5］外踝下：指足外踝下的金门穴。

［6］手大指次指爪甲上，去端如韭叶：即距手次指爪甲如韭叶宽处的手阳明之商阳穴。

［7］踝后：按前后文义，即腕后，指掌后按之痛处。

［8］月死生：月死，指月之下弦；月生，指月之上弦。

［9］外踝之下半寸所：指申脉穴。

［10］足跗上动脉：指冲阳穴。

[11] 三毛：足大趾爪甲后丛毛之处。此指大敦穴。

【译文】

黄帝问：我想听听怎样缪刺？怎样具体应用？岐伯说：邪气入于足少阳的络脉，使人猝然心痛、腹胀，胸胁支撑胀满，若患者没有积聚，可刺然谷穴出血，大约一顿饭的时间，病就可以好。若不好，就采取左病刺右、右病刺左的缪刺法。若是新发的病，刺五天就可痊愈。邪气入于手少阳的络脉，使人发生喉痹、舌卷、口干、心烦、上臂外侧疼痛、两手不能上举至头等病证，可以刺手无名指离爪甲如韭叶宽处的关冲穴，各刺一次，身体强壮的人，立即就好，年老体弱的人，稍等一刻就好了。左病刺右，右病刺左。若是新病，几天后就痊愈。

邪气入于足厥阴之络脉，使人猝然发生疝气且疼痛剧烈，应当刺足大趾爪甲与皮肉交界之处的大敦穴，各刺一次，若是男子则立即见效，若是女子则稍等一刻就好了。左病刺右，右病刺左。邪气入于足太阳的络脉，使人头、项、肩发生疼痛，应当刺足小趾爪甲与皮肉交界之处的至阴穴，各刺一次，能立即见效，若不愈，再刺外踝下金门穴三次，左病刺右，右病刺左，大约一顿饭的时间，就会好。邪气入于手阳明的络脉，使人胸中气满，喘息，两肤有支撑感，胸中烦热，应当针刺手次指距爪甲如韭叶宽之处的商阳穴，各刺一次，左病刺右，右病刺左，大约一顿饭的时间，就会好。

邪气入于臂掌之间的手厥阴心包经的络脉，使人腕关节疼痛不能屈，应当刺腕关节后，针刺前应用手指按压，寻找痛处，然后在痛处进针，根据月亮的盈亏日数作为针刺次数的标准，月亮上弦时，月生一日刺一针，月生二日刺二针，月生十五日刺

十五针，月亮下弦时，即第十六日为月亏一日，刺十四针，以后
逐日减少一针。邪气入于足阳跷之脉，使人眼睛疼痛，从目内眦
开始，应当针刺外踝之下半寸处的申脉穴，各刺二次，左病刺
右，右病刺左，大约需要走十里路的时间就会好。人由于堕坠跌
伤，恶血内留，腹中满胀，不得大小便，应当先服用通便祛瘀的
药物，由于堕坠后，在上损伤了厥阴之经脉，在下损伤了足少阴
之络脉，所以还应当刺足内踝之下、然谷之前部位的血脉出血，
并且还要刺足跗上动脉。若不愈，于足大趾爪甲后丛毛处大敦穴
处，各刺一次，针刺出血，立即痊愈。左病刺右，右病刺左。若
患者善悲恐，易惊恐，闷闷不乐，也用上述刺法。

【原文】

　　邪客于手阳明之络，令人耳聋，时不闻[1]音，刺手大指次
指爪甲上，去端如韭叶各一痏，立闻，不已，刺中指爪甲上与肉
交者[2]，立闻，其不时闻[3]者，不可刺也。耳中生风[4]者，亦
刺之如此数，左刺右，右刺左。凡痹往来行无常处者，在分肉
间痛而刺之，以月死生为数，用针者，随气盛衰[5]，以为痏数，
针过其日数则脱气，不及日数则气不泻，左刺右，右刺左，病
已止，不已，复刺之如法，月生一日一痏，二日二痏，渐多之，
十五日十五痏，十六日十四痏，渐少之。

　　邪客于足阳明之经，令人鼽衄，上齿寒，刺足中指次指爪甲
上，与肉交者[6]各一痏，左刺右，右刺左。

　　邪客于足少阳之络，令人胁痛不得息，咳而汗出，刺足小指
次指爪甲上，与肉交者[7]各一痏，不得息立已，汗出立止，咳
者温衣饮食，一日已，左刺右，右刺左，病立已，不已，复刺
如法。

邪客于足少阴之络，令人嗌痛，不可内食，无故善怒，气上走贲上[8]，刺足下中央之脉[9]各三痏，凡六刺，立已，左刺右，右刺左。嗌中肿，不能内唾[10]，时不能出唾者，缪刺然骨之前，出血立已，左刺右，右刺左。

邪客于足太阴之络，令人腰痛，引少腹控䏚[11]，不可以仰息，刺腰尻之解[12]，两胂[13]之上，是腰俞，以月死生为痏数，发针立已，左刺右，右刺左。

邪客于足太阳之络，令人拘挛背急，引胁而痛，刺之从项始数脊椎侠脊，疾按之应手如[14]痛，刺之傍[15]三痏，立已。

【注释】

[1]时不闻：指有时听不到声音。

[2]中指爪甲上与肉交者：指中冲穴。

[3]不时闻：指完全听不到声音。

[4]耳中生风：指耳中鸣响，仿佛有刮风的声音。

[5]随气盛衰：根据人气血的盛衰，来确定针刺的次数。

[6]足中指次指爪甲上，与肉交者：指足阳明胃经的厉兑穴。

[7]足小指次指爪甲上，与肉交者：指足少阳胆经的窍阴穴。

[8]贲上：贲，即贲门。贲上，指胃上口以上的部位。

[9]足下中央之脉：即足少阴肾经的涌泉穴。

[10]内唾：即咽唾液。

[11]䏚：肋下之空软处。

[12]解：指骨缝。

[13]胂（shè）：指夹脊之肉。

[14] 如：作"而"讲。

[15] 傍：脊骨的两旁。

【译文】

邪气入于手阳明的络脉，使人耳聋，有时听不到声音，应刺手次指距爪甲如韭叶宽的商阳穴，各刺一次，听觉可立即恢复。若不见效，应刺中指爪甲与皮肉相接的中冲穴，听觉可立即恢复。对于听觉完全丧失的患者，因络气已绝，所以不可用针刺疗法。耳中鸣响，而且如有风吹之声的，也用上述刺法，左病刺右，右病刺左。对于疼痛往来无定处的行痹，应在分肉之间的疼痛之处进行针刺，以月亮盈亏的日数作为针刺的次数。因为针刺时，必须随着人体气血的盛衰来确定针刺的次数，针刺的次数若超过了相应的月之盈亏日数，则使正气耗散；针刺的次数若不及相应的月之盈亏日数，则邪气不能祛除；左病刺右，右病则左，待病愈，就停止针刺；若不愈，就再按前法针刺，月生一日刺一次，月生二日刺二次，以后逐日增加一针，至月生十五日刺十五次，第十六日为月亏的第一日，刺十四次，以后逐日减少一针。

邪气入于足阳明之经脉，使人鼽衄，上齿寒冷，应刺足次趾爪甲与皮肉相接处的厉兑穴，各刺一次，左病刺右，右病刺左。

邪气入于足少阳的络脉，使人胁痛而不敢呼吸，咳嗽则汗出，刺足小趾侧的次趾爪甲与皮肉连接处的窍阴穴，各刺一次，胁痛而不敢呼吸的症状会立即消失，汗出也立即停止。咳嗽的患者要注意饮食和穿衣的温暖，大约一天咳嗽就能好。左病刺右，右病刺左，病会立刻痊愈。若不愈，就再按前法针刺。

邪气入于足少阴的络脉，使人咽痛，不能进食，无故发怒，气上逆于贲门以上，应刺足心的涌泉穴，各刺三次，左右共六次，会立刻痊愈，左病刺右，右病刺左。咽中肿，不能咽下口水的，甚至连口水也不能吐出的，应刺然骨前面的然谷穴，使其出血，病就会立刻痊愈，左病刺右，右病刺左。

邪气入于足太阴的络脉，使人腰痛，其痛牵引少腹和季胁下部，不能深呼吸，应刺腰尻部骨缝当中脊两旁肌肉上的下髎穴，这是腰部的腧穴，以月亮盈亏的日数为针刺的次数，针刺后立即见效，左病刺右，右病刺左。

邪气入于足太阳的络脉，使人背部挛急，牵引胁肋疼痛，针刺时，应从项部沿脊向下按压，在按压处有疼痛的地方进行针刺，刺三次，病会立刻就好。

【原文】

邪客于足少阳之络，令人留于枢中[1]痛，髀不可举，刺枢中以毫针，寒则久留针，以月死生为数，立已。治诸经刺之，所过者不病[2]，则缪刺之。耳聋，刺手阳明，不已，刺其通脉出耳前者[3]。齿龋，刺手阳明，不已，刺其脉入齿中，立已。

邪客于五藏之间，其病也，脉引而痛，时来时止，视其病，缪刺之于手足爪甲上，视其脉，出其血，间日一刺，一刺不已，五刺已。缪传[4]引上齿，齿唇寒痛，视其手背脉血者去之，足阳明中指爪甲上一痏，手大指次指爪甲上各一痏，立已，左取右，右取左。

邪客于手足少阴太阴足阳明之络，此五络皆会于耳中，上络左角，五络俱竭，令人身脉皆动，而形无知也，其状若尸，或曰尸厥[5]，刺其足大指内侧爪甲上，去端如韭叶[6]，后刺足心，后刺足中指爪甲上各一痏，后刺手大指内侧，去端如韭叶[7]，后刺手心主[8]，少阴锐骨之端[9]各一痏，立已，不已，以竹管吹其两耳，鬐[10]其左角之发方一寸燔治，饮以美酒一杯，不能饮者灌之，立已。

凡刺之数，先视其经脉，切而从之，审其虚实而调之，不调者经刺[11]之，有痛而经不病者缪刺之，因视其皮部有血络者尽取之，此缪刺之数也。

【注释】

[1]枢中：即髀枢之中。指足少阳的环跳穴。

[2]所过者不病：诸经脉所过之处无邪气所客，故不病。

[3]通脉出耳前者：通脉，《甲乙经》作"过脉"，可从。出耳前者，指听宫穴。

[4]缪传：指邪气不当传而传。

[5]尸厥：病名。病见突然昏倒，不省人事，其状如死等。

[6]足大指内侧爪甲上，去端如韭叶：指足太阴脾经的隐白穴。

[7]手大指内侧，去端如韭叶：指手太阴经的少商穴。

[8]心主：张琦认为心主"二字衍"。可从。

[9]少阴锐骨之端：指手少阴经的神门穴。

[10]鬐：通"鬀"，即剃。

[11]经刺：即巨刺。

【译文】

邪气入于足少阳的络脉，使人髀枢之中疼痛，大腿不能举动，应当用毫针刺环跳穴。若寒气过甚，留针的时间要长。针刺的次数，要根据月亮盈亏的日数来决定，病会立刻痊愈。治疗诸经的病变时，若经脉所过的部位不发生病变，就用缪刺法。耳聋者，应刺手阳明，若不愈，就刺手阳明经通往耳前的听宫穴。
龋齿者，应刺手阳明，若不愈，就刺通往齿中的络脉，会立即
见效。

邪气入侵于五脏之间，所导致的病变是经脉相互牵引作痛，
时痛时止。应根据其情，在手中的爪甲上进行缪刺，观察其脉
络，若有气血瘀滞，应刺出其血，隔日针刺一次，一次不愈，连
刺五次则愈。手阳明经邪气缪传上齿，症见唇齿寒痛，应在其
手背有瘀血的地方针刺出血，之后再刺足阳明经中趾爪旁的厉兑
穴，各刺一次，会立即见效，左病刺右，右病刺左。

邪气入于手足少阴、太阴及足阳明的络脉，此五经的络脉
皆上会于耳中，向上络于左头角，若五经的络脉衰竭，则使人全
身的经脉都受影响，形体失去知觉，状如死尸，也称为"尸厥"，
应刺足大趾内侧爪甲旁距爪甲如韭叶宽处的隐白穴，然后再刺足
心的涌泉穴，再刺足中趾爪甲旁如韭叶宽处的少商穴，再刺手少
阴锐骨端的神门穴，各刺一次，会立即见效。若不愈，用竹管吹
患者的两耳，把左头角的头发剃除一寸见方，烧成灰，研末，用
好酒一杯，冲服。若神志不清，不能自饮，就将药灌入口中，会
立即见效。

大凡针刺之法，先观察并切循其经脉，详细审察疾病的虚
实，再给予恰当的调治。属经脉气血不调的，用巨刺法；若有疼
痛而经脉没有病变的，就用缪刺法。观察皮肤的血络，若有瘀
血，就针刺其处，将瘀血全部放出，这就是缪刺的方法。

四时刺逆从论篇第六十四

【篇解】

人体经气的盛衰，因四时气候的变更而发生变化，因此，在运用针刺治病时，就必须要顺应四时而刺，从之则顺，逆之则乱。本篇主要讨论了针刺顺从四时的道理及违逆四时所引起的病变，所以篇名叫"四时刺逆从论"。

本篇主要论述了三阴三阳六经之气有余不足的临床表现；讨论了人体经脉之气顺应四时的变化，其所主的部位也有所不同；论述了违逆四时而刺导致的各种病证，强调了五脏禁刺原则的重要性及误刺五脏的后果。

本篇针刺顺应四时的理论，体现了《内经》"人与天地相参"的整体观，教导医者在针刺治病时，必须根据四时的变化采取不同的针刺方法。这一因时制宜的重要原则不仅指导着针刺治疗，对临床各种方法的治疗也有着重要的指导意义。关于五脏禁刺，是《内经》一再强调的针刺禁忌，在《素问·诊要经终论》《素问·禁刺论》中均有所论述，在临床针刺时，应予以高度重视。

【原文】

厥阴有余病阴痹[1]，不足病生热痹[2]，滑则病狐疝风[3]，涩则病少腹积气。少阴有余病皮痹隐轸[4]，不足病肺痹，滑则病肺风疝[5]，涩则病积溲血。太阴有余病肉痹寒中，不足病脾痹，滑则病脾风疝[6]，涩则病积心腹时满。阳明有余病脉痹，身时热，不足病心痹，滑则病心风疝[7]，涩则病积，时善惊。太阳有余病骨痹，身重，不足病肾痹，滑则病肾风疝[8]，涩则病积，善时[9]颠疾。少阳有余病筋痹，胁满，不足病肝痹，滑则病肝风疝[10]，涩则病积，时筋急目痛。

【注释】

[1] 阴痹：病名。即寒痹。

[2] 热痹：病名。此处热痹指因厥阴之气不足所致，症见所病关节红肿热痛。

[3] 狐疝风：病名。指疝在厥阴，以少腹、阴囊疼痛为症证。

[4] 隐轸：即瘾疹。

[5] 肺风疝：病名。指因风邪所致，病位在肺的一类疝病。

[6] 脾风疝：病名。因脾脏功能失调，水湿不运而下注所致的疝病。

[7] 心风疝：病名。因阳明邪气盛而波及于心所致的以脉滑为特征的病证。

[8] 肾风疝：病名。指因风寒之邪所致，以阴器、少腹疼痛为主症的病证。

[9] 善时：当作"时善"。有时容易发生。

[10] 肝风疝：病名。指因风邪侵犯肝脉所致的疝气。

【译文】

厥阴之气有余则病阴痹，不足则病热痹，厥阴脉滑则病狐疝风，脉涩则见少腹积气。少阴之气有余则病皮痹、瘾疹，不足则病肺痹，少阴脉滑则病肺风疝，脉涩则病积气、尿血。太阴之气有余则病肌痹、寒中，不足则病脾痹，太阴脉滑则病脾风疝，脉涩则病积气、心腹不时胀满。阳明之气有余则病脉痹，身体不时发热，不足则病心痹，阳明脉滑则病心风疝，脉涩则病积气，时常惊恐。太阳之气有余则病骨痹，身体沉重，不足则病肾痹，太阳脉滑则病肾风疝，脉涩则病积气，时常发生头顶部疾病。少阳之气有余则病筋痹，胁胀胀满，不足则病肝痹，少阳脉滑则病肝风疝，脉涩则病积气，时有筋脉挛急，时常两目疼痛。

【原文】

　　是故春气在经脉，夏气在孙络，长夏气在肌肉，秋气在皮肤，冬气在骨髓中。帝曰：余愿闻其故。岐伯曰：春者，天气始开，地气始泄，冻解冰释，水行经通，故人气在脉。夏者，经满气溢，入孙络受血，皮肤充实。长夏者，经络皆盛，内溢肌中。秋者，天气始收，腠理闭塞，皮肤引急[1]。冬者盖藏，血气在中，内著骨髓，通于五藏。是故邪气者，常随四时之气血而入客也，至其变化不可为度，然必从其经气，辟除其邪，除其邪则乱气不生。

　　帝曰：逆四时而生乱气奈何？岐伯曰：春刺络脉，血气外溢，令人少气；春刺肌肉，血气环逆[2]，令人上气；春刺筋骨，血气内著，令人腹胀。夏刺经脉，血气乃竭，令人解㑊；夏刺肌肉，血气内却，令人善恐；夏刺筋骨，血气上逆，令人善怒。秋刺经脉，血气上逆，令人善忘；秋刺络脉，气不外行，令人卧不欲动；秋刺筋骨，血气内散，令人寒慄；冬刺经脉，血气皆脱，令人目不明；冬刺络脉，内气外泄，留为大痹[3]；冬刺肌肉，阳气竭绝，令人善忘。凡此四时刺者，大逆之病，不可不从也，反之，则生乱气相淫病焉。故刺不知四时之经，病之所生，以从为逆，正气内乱，与精相薄，必审九候，正气不乱，精气不转。

帝曰：善。刺五藏，中心一日死，其动为噫。中肝五日死，其动为语。中肺三日死，其动为咳。中肾六日死，其动为嚏欠。中脾十日死，其动为吞。刺伤人五藏必死，其动，则依其藏之所变候知其死也。

【注释】

[1] 皮肤引急：指皮肤毛孔收缩。

[2] 血气环逆：血气不能按正常规律循行。

[3] 大痹：指因五脏气血虚弱所导致的病证。

【译文】

人体经脉之气血与四时之气相应，所以，春季风木之气盛于经脉，夏季君火之气盛于孙络，长夏湿土之气盛于肌肉，秋季燥金之气盛于皮肤，冬季寒水之气盛于骨髓之中。黄帝说：我想听听其中的道理。岐伯说：春天，天阳之气开始生长，地阴之气开始发泄，冰融冻解，河水流通，人的经脉也畅通，所以，春天人体经气盛在经脉。夏天，经脉之气盛满，溢于孙络，使皮肤充实，所以，夏天人体经气盛于孙络。长夏之时，经脉、络脉之气血皆充盛，能充分灌溉润泽于肌肉之中，所以长夏之时，人体经气盛于肌肉。秋天，天气开始收杀，人的腠理也随之闭塞，皮肤毛孔收缩，所以，秋天人体经气盛于皮肤。冬天，万物闭藏，人的气血也入行于里，藏于骨髓之中而通于五脏，所以，冬天人体经气盛于骨髓之中。所以说，邪气是随着气血的四时变化而侵入人体，产生各种疾病，至于这些疾病在体内的变化是不可胜数的，所以在治疗时，必须根据四时经气的变化进行正确调治，才能使邪气祛除，邪气除，则气血逆乱有所改善。

　　黄帝问：若逆四时而刺，所产生的气血逆乱的情况是怎样的呢？岐伯说：春天应刺经脉。若春刺络脉，则血气外溢，使人少气；若春刺肌肉，则气血不按正常规律循行，使人气喘；若春刺筋骨，则血气内留不行，使人腹胀。夏天应刺孙络。若夏刺经脉，则血气衰竭，使人倦怠乏力；若夏刺肌肉，则血气怯弱，使人易恐惧；若夏刺筋骨，则血气上逆，使人易怒。秋天应刺皮肤。若秋刺经脉，则血气上逆，使人健忘；若秋刺络脉，则气不外达，使人嗜卧不想活动；若秋刺筋骨，则血气内散，使恶寒战栗。冬天应刺骨髓。若冬刺经脉，则血气皆脱，使人视物不清；若冬刺络脉，则精气外泄，邪气内留五脏，使人病大痹；若冬刺肌肉，则阳气竭绝，使人健忘。大凡像上述违逆四时而刺，必定会使气血逆乱，产生大病，所以，针刺之法不能不顺从四时的变化，反之，则气血逆乱，会产生许多疾病。所以，针刺若不知四时经气所在，不知疾病的由生，以从为逆，以逆为从，则使正气内乱，邪气与精气相搏，产生严重的疾病。因此，必须详审三部九候之脉的变化，并予以正确治疗，才能使正气不乱，精气不逆。

　　黄帝说：讲得好。如果针刺时误刺五脏，刺中心脏，一日即死，其变动的症状是噫气；刺中肝脏，五日即死，其变动的症状是多语；刺中肺脏，三日即死，其变动的症状是咳嗽；刺中肾脏，六日即死，其变动的症状是多喷嚏、呵欠；刺中脾脏，十日即死，其变动的症状是多做吞咽动作。刺伤人的五脏，必定导致死亡，刺中后所发生的变动，各有不同，应根据其变动的症状来判断所中之脏，以及预测死亡的日期。

标本病传论篇第六十五

【篇解】

标本，指疾病的标本，例如：先病为本，后病为标；原有的旧病为本，新病为标；病因为本，病证为标等。病传，指疾病的传变。因本篇主要论述了疾病的标本、传变，所以篇名叫"标本病传论"。

本篇主要论述了疾病的标本及治法的逆从，讨论了疾病的传变、预后及针刺原则。

本篇的标本，主要指疾病的先后主次，辨明疾病的标本先后，在诊治疾病中显得尤为重要。临床诊治疾病时，要详审疾病，分清标本，然后根据疾病的轻重缓急分别采取治病求本、急则治标、缓则治本、标本兼治等治疗原则。

篇中治病求本的治疗原则，以及急则治标、缓则治本、保胃气等治疗原则，对于中医临床治疗有着重要的指导意义，至今仍有效地指导着中医临床实践。篇中认为疾病的传变，若以五行相克之序相传，则预后不良，不可针刺；若以相生、反侮的规律相传，则预后尚可，可以针刺。篇中关于病传的原文，与《灵枢·病传》有相同之处，可互参。

【原文】

黄帝问曰：病有标本[1]，刺有逆从[2]奈何？岐伯对曰：凡刺之方，必别阴阳，前后相应[3]，逆从得施[4]，标本相移[5]，故曰：有其在标而求之于标，有其在本而求之于本，有其在本而求之于标，有其在标而求之于本。故治有取标而得者，有取本而得者，有逆取而得者，有从取而得者。故知逆与从，正行无问[6]，知标本者，万举万当，不知标本，是谓妄行。

夫阴阳逆从标本之为道也，小而大，言一而知百病之害，少而多，浅而博，可以言一而知百也。以浅而知深，察近而知远，言标与本，易而勿及[7]。治反为逆，治得为从[8]。

先病而后逆者治其本[9]，先逆而后病者治其本，先寒而后生病者治其本，先病而后生寒者治其本，先热而后生病者治其本，先热而后生中满者治其标[10]，先病而后泄者治其本[11]，先泄而后生他病者治其本，必且调之，乃治其他病，先病而后中满者治其标，先中满而后烦心者治其本。人有客气有同气[12]。小大不利治其标[13]，小大利治其本。病发而有余，本而标之[14]，先治其本，后治其标。病发而不足，标而本之[15]，先治其标，后治其本。谨察间甚[16]，以意调之，间者并行，甚者独行[17]。先小大不利而后生病者治其本。

【注释】

[1] 病有标本：标本是一个相对的概念。此处指疾病之先后主次，即先病为本，后病为标。张介宾注："病之先受者为本，病之后变者为标。生于本者，言受病之原根。生于标者，言目前之多变也。"

[2] 刺有逆从：针刺治法有逆治和从治的不同。逆治，指病在本而刺其标，病在标而刺其本；从治，指病在本刺其本，病在标刺其标。马莳注："逆者，如病在本而求之于标，病在标而求之于本；从者，如病在本求本，在标求标。此乃治法之不同也。"

［3］前后相应：要了解先发病证与后发病证之间的相互关系。张志聪注："前后相应者，有先病后病也。"

［4］逆从得施：指针刺或逆治或从治，施治要正确无误。吴崑注："得施，谓施治无失也。"

［5］标本相移：标本先后治不是固定不变的，应视具体病情而定。马莳注："施逆从之法，以移标本之病。"

［6］正行无问：正确把握标本逆从的施治原则，则不必询问他人。王冰注："道不疑惑，识即深明，则无问于人，正行皆当。"

［7］易而勿及：指标本逆从的道理，说起来容易，但掌握起来并不那么简单。

［8］治反为逆，治得为从：高世栻注："不知标本，治之相反，则为逆，识其标本，治之得宜始为从。"

［9］先病而后逆者治其本：先发生疾病而后出现气血逆乱，当治其先病。逆，谓气血逆乱。张介宾注："有因病而致血气之逆者，有因逆而致变生之病者。"

［10］先热而后生中满者治其标：中满为腑气不行、水谷难入的危急证候，故当先治中满之标急。张介宾注："诸病皆先治本，而唯中满者先治其标，盖以中满为病，其邪在胃，胃者脏腑之本也，胃满则药食之气不能行，而脏腑皆失其所禀，故先治此者，亦所以治本也。"

［11］先病而后泄者治其本：丹波元简注："'本'疑'标'误。泄者，脾胃虚败所致，故宜治其标。"

［12］人有客气有同气：新校正云："按全元起本'同'作'固'。"客气，指外感邪气；固气，指体内原有的固疾邪气。

［13］小大不利治其标：大小便不利虽属继发之标病，但因其危急，故当先治。张介宾注："即先有他病，而后为大小不利

者，亦先治其标。诸皆治本，此独治标，盖二便不通，乃危急之候，虽为标病，必先治之，此所谓急则治其标也。"

[14] 病发而有余，本而标之：指邪气有余的实证，邪气为本，当先祛其邪气，再调治其他证候。

[15] 病发而不足，标而本之：指正气不足的虚证，先调治标证，再调补正气不足之本。

[16] 间甚：间，指病邪较轻浅者；甚，指病邪较深重者。张介宾注："间者，言病之浅；甚者，言病之重也。"

[17] 间者并行，甚者独行：指病邪轻浅者，可标本兼治；病邪深重者，或单治其标，或单治其本。并行，指标本兼治；独行，指单治标或单治本。张介宾注："病浅者可以兼治，故曰并行。病甚者难容杂乱，故曰独行。"

【译文】

黄帝问道：病有标本的不同，针刺治疗有逆从的不同，这是什么道理呢？岐伯回答说：大凡针刺的方法，在针刺之前，必须先辨明疾病的阴阳属性，分清先病与后病，然后采取适当的治疗法则，或逆治，或从治，或先治标，或先治本，掌握标本与先后，灵活治疗。所以说，有的病在标而治标，有的病在本而治本，有的病在本而治标，有的病在标而治本，有的病治标而愈，有的病治本而愈，有的用逆治法而愈，有的用从治法而愈。因此掌握逆治从治的治疗原则，就能正确施治而无所疑虑，掌握了疾病的标本先后与缓急，就能万举万全。若不知标本先后的道理，就是盲目治疗。

疾病的阴阳逆从就是标本的道理，看起来是小事，而实际应用价值是很大的，所以谈标本逆从的道理，就可以知道百病之要害，由少知多，从浅可以测深，因此，可以言一而知百病，以浅可知深，察近而能知远。标本的道理，说起来是很容易理解的，但掌握好应用于临床，并不是件容易的事。治与标本相反，则为逆治；治与标本相得，则为从治。

先病而后出现气血逆乱的，先病为本，当治其本；先气血逆乱而后生病的，气血逆乱为本，当治其本；先感寒邪而后生其他病变的，寒邪为本，当治其本；先生病而后感寒邪的，先病为本，当治其本；先患热病而后生其他病变的，热病为本，当治其本；先患热病而后发生中满，中满为标，当先治标；先病而后出现泄泻的，先病为本，当先治本；先患泄泻而后发生其他病变的，泄泻为本，当先治本，必须先调治本病，而后再治他病；先患病而后出现中满的，中满为标，当先治标；先见中满而后出现心烦的，中满为本，当先治本。人有感受外邪而发病的，有因本身机能失调而发病的。又如：大小便不利的，当先治其标，即先通利大小便；大小便通利的，当先治其本病。如病发而邪气有余的，邪气为本，应用本而标之的方法，先治其本，后治其标；病发而正气不足的，正气为标，邪气为本，应用标而本之的方法，先治其标，后治其本。谨慎地审察疾病的轻重缓急，分清疾病的标本先后，采取正确的治法来调治。病较轻的，可以标本兼治；病较重的，必须集中精力治其最紧急的病变。先大小便不利而后发生其他病变的，当先治本。

【原文】

夫病传者，心病先心痛，一日而咳，三日胁支痛，五日闭塞不通，身痛体重，三日不已死，冬夜半，夏日中^[1]。

肺病喘咳，三日而胁支满痛，一日身重体痛，五日而胀，十日不已死，冬日入，夏日出。

肝病头目眩胁支满，三日体重身痛，五日而胀，三日腰脊少腹痛胫酸，三日不已死，冬日入，夏早食。

脾病身痛体重，一日而胀，二日少腹腰脊痛胫酸，三日背䏖筋痛小便闭，十日不已死，冬人定[2]，夏晏食[3]。

肾病少腹腰脊痛骱酸，三日背䏖筋痛小便闭，三日腹胀，三日两胁支痛，三日不已死，冬大晨，夏晏晡[4]。

胃病胀满，五日少腹腰脊痛骱酸，三日背䏖筋痛小便闭，五日身体重，六日不已死，冬夜半后，夏日昳[5]。

膀胱病小便闭，五日少腹胀腰脊痛骱酸，一日腹胀，一日身体痛，二日不已死，冬鸡鸣，夏下晡[6]。

诸病以次是[7]相传，如是者，皆有死期，不可刺。间一藏止，及至三四藏者，乃可刺也。

【注释】

[1]冬夜半，夏日中：冬天死于夜半，夏天死于日中。张景岳注："心火畏水，故冬则死于夜半。阳邪亢极，故夏死于日中。盖衰极亦死，盛极亦死。"

[2]人定：人夜卧入睡之时。

[3]晏食：晚饭。

[4]晏晡：黄昏之时。

[5]昳（dié）：下午。

[6]下晡：下午五时左右。

[7]是：《灵枢·病传》及《甲乙经》无"是"字。可从之。

【译文】

关于疾病的传变，心病先有心痛，一日后传肺而见咳嗽，三日后传肝而出现胁肋支撑疼痛，五日传脾而出现上下闭塞不通，身痛体重，再过三日不愈则死，冬天死于夜半，夏天死于中午。

肺病症见喘咳，三日传肝而见胁肋支撑满痛，再一日传脾而见身重体痛，再五日出现腹部胀满，十日后不愈则死，冬天死于日落之时，夏天死于日出之时。

肝病症见头晕目眩，胁肋胀满，三日传脾而见体重身痛，五日传胃而见腹部胀满，再三日后传肾，出现少腹腰脊疼痛，胫酸，再三日不愈则死，冬天死于日落之时，夏天死于吃早饭之时。

脾病症见身痛体重，一日后传胃而见腹胀，二日传肾，而见少腹腰脊疼痛，胫酸，三日传膀胱，出现背脊部筋骨疼痛，小便不通，十日后不愈则死，冬天死于夜半之时，夏天死于吃晚饭之时。

肾病症见少腹腰脊疼痛，胫酸楚，三日后传膀胱，出现背脊部筋骨疼痛，小便不通，再三日后传胃而见腹胀，再三日后传肝而见胁肋胀痛，三日后不愈则死，冬天死于早晨，夏天死于黄昏。

胃病症见胀满，五日后传肾，出现少腹腰脊疼痛，胫酸楚，三日后传膀胱，出现背脊部筋骨疼痛，小便不通，又五日后传脾而见身体沉重，再六日不愈则死，冬天死于半夜后，夏天死于午后。

膀胱病症见小便不通，五日后传肾出现少腹腰脊胀痛，胫酸楚，再一日传胃而腹胀，再一日传脾而见身体疼痛，再二日后不愈则死，冬天死于鸡鸣之时，夏天死于午后。

各种疾病均有一定的传变次序，这样也就都能够推测死期，不可盲目针刺；若间隔一脏或三四脏相传的，可以针刺。

卷第十九

天元纪大论篇第六十六

【篇解】

天，指自然界。元，指元始，万物之始。纪，即规律。本篇主要论述了自然界正常气候变化是人类和万物滋生的本源，所以篇名叫"天元纪大论"。

本篇主要论述了自然界的不断运动和变化能产生人类及万物。介绍了五运主岁、六气司天等概念，并以阴阳五行理论为基础，提出了对自然界气候变化的具体推算方法。

此篇及其后的《五运行大论》《六微旨大论》《气交变大论》《五常政大论》《六元正纪大论》《至真要大论》全面而系统地介绍了中医学的五运六气理论，后世特将此七篇称为"运气七篇"，或"七篇大论"。七篇大论是《内经》的重要组成部分。五运六气是中国古代研究气候变化规律，以及气候变化规律对人体生命影响的一门科学。五运六气理论以天人相应整体观为指导思想，以阴阳五行理论为基础，运用天干地支，研究了六十年为一个甲子周期的气候物候及病候规律。

本篇是有关五运六气的概论性文章，充分体现了天地人合一、"人与天地相参"的整体恒动观。篇中地支配三阴三阳六气的理论，是从观察自然万物运动变化的客观现象中总结出来的，是中医学整体恒动观思想在观察自然气候变化及人体生命活动中的具体运用，是中医学的精华所在。

【原文】

黄帝问曰：天有五行，御五位[1]，以生寒暑燥湿风，人有五藏，化五气，以生喜怒思忧恐。论言[2]五运相袭而皆治之，终期之日，周而复始，余已知之矣，愿闻其与三阴三阳之候奈何合之？

鬼臾区稽首再拜对曰：昭乎哉问也。夫五运阴阳者，天地之道也，万物之纲纪，变化之父母，生杀之本始，神明之府也，可不通乎！故物生谓之化，物极谓之变[3]，阴阳不测谓之神，神用无方谓之圣[4]。

夫变化之为用也，在天为玄[5]，在人为道[6]，在地为化[7]，化生五味[8]，道生智，玄生神。神在天为风，在地为木，在天为热，在地为火，在天为湿，在地为土，在天为燥，在地为金，在天为寒，在地为水，故在天为气，在地成形，形气相感而化生万物矣。然天地者，万物之上下也；左右者，阴阳之道路也；水火者，阴阳之征兆也；金木者，生成之终始也[9]。气有多少，形有盛衰，上下相召而损益彰矣。

帝曰：愿闻五运之主时也何如？鬼臾区曰：五气运行，各终期日[10]，非独主时也。帝曰：请闻其所谓也。鬼臾区曰：臣积考《太始天元册》[11]文曰：太虚寥廓[12]，肇基化元[13]，万物资始，五运终天，布气真灵[14]，揔统坤元[15]，九星悬朗[16]，七曜周旋[17]，曰阴曰阳，曰柔曰刚，幽显既位[18]，寒暑弛张，生生化化，品物咸章[19]。臣斯十世，此之谓也。

【注释】

［1］御五位：御，临御，有驾驭、统属之意。五位，即东、南、中、西、北五个方位。

［2］论言：王冰注："《六节藏象论》也。"从之。

［3］物生谓之化，物极谓之变：自然事物的产生及物候现象的出现，要经历由无到有的变化过程，这个过程称为化。突变谓之化。事物发展到极点，由渐变所致。渐变谓之变。

［4］阴阳不测谓之神，神用无方谓之圣：指自然界阴阳变化极其复杂，难以全面掌握。能够掌握阴阳变化规律，并灵活运用，谓之圣人。

［5］在天为玄：玄，远也。指天道深远。也就是说自然变化规律极其复杂，目前尚不能完全明了。

［6］在人为道：道，本义指道路，在此引申为规律。指天道虽然复杂而深远，但人还是能够逐步掌握它的变化规律的。

［7］在地为化：地，指土地。化，即化生。指天道变化虽复杂而深奥，但它的作用和变化，可以通过地上生物的生长变化情况来加以分析，并掌握其规律。

［8］化生五味：五味，指酸、苦、甘、辛、咸，在此泛指地所化生的一切动植矿物。

［9］金木者，生成之终始也：金和木代表生长收藏的终结与开始。木，代表"生"。金，代表"成"。

［10］五气运行，各终期日：五气，指风、火、湿、燥、寒。期，指时限。五气的变化，各有一定的时限。包括两个方面：一是在一年当中，五气分属于春、夏、长夏、秋、冬五季。二是以年度来说，又可指各年度气候的特殊变化规律，因五气常常各有

偏盛，如今年多风，明年多雨等，以一年为时限。

[11]《太始天元册》：古书名，今已失传。

[12]太虚寥廓：太虚，指宇宙。寥廓，即辽阔。指宇宙无限辽阔，没有边际。

[13]肇基化元：肇基，最原始的基础。化，变化。元，指根源。太空是一切物质变化最原始的基础。

[14]布气真灵：五气敷布正常，就会产生生机，即人类和万物。

[15]揔统坤元：揔，通"总"。坤元，指地之德，是万物生长的根源。宇宙中五气的变化是万物生长变化的根源。

[16]九星悬朗：九星，指太空中的天蓬、天芮、天冲、天辅、天禽、天心、天任、天柱、天英九颗星。悬朗，明朗地悬挂在天空。

[17]七曜周旋：七曜，又称"七政"，指日月及五星，即日、月、金星、木星、水星、火星、土星。周旋，指在太空中循环运转。

[18]幽显既位：张介宾注："阳主昼，阴主夜，一日之幽显也。自晦而朔，自弦而望，一月之幽显也。春夏主阳而生长，秋冬主阴而收藏，一岁之幽显也。幽显既定其位，寒暑从而弛张矣。"

[19]品物咸章：品物，指多种多样的物质。咸，全都的意思。章，昭著也，指繁荣、茂盛。

【译文】

黄帝问道：天有五行，分布主管于五方之位，因而产生寒、暑、燥、湿、风的气候变化；人有五脏化生五气，因而产生喜、怒、思、忧、恐的情志变化。《六节藏象论》中说五运之间互相承袭，各有它的主治时期，一年为一周期，到岁终的一日，又重新开始循环，如此周而复始。这些道理我已知道，我想听听五运与三阴三阳六气是怎样相互配合的？

鬼臾区鞠躬又拜回答说：你问得真高明啊！五运阴阳是大自然的根本法则，是一切事物生长变化的纲领，是一切事物生长、变化、毁灭的根本，是万事万物发生变化的力量之所在，不可以不通晓，所以把万物的生长叫作"化"，事物发展到极点就发生"变"，阴阳变化无穷，令人难测，叫作"神"，能灵活掌握它的原理，而不拘泥于具体方法，叫作"圣"。

自然界阴阳变化所表现出来的作用，在天为主宰万物的无穷力量，在人为能正确地认识运用这些道理，在地为万物的生化，化生万物。人明白了这个道理，就能产生无穷的智慧；天有了这种无穷的力量，就能产生神妙无穷的变化。这种变化，在天表现为风，在地为木；在天为热，在地为水；在天为湿，在地为土；在天为燥，在地为金；在天为寒，在地为水。所以说，在天表现为无形的六气，在地表现为有形的五行，形气相互感召，就能化生万物。天地是万物的上下，左右是阴阳升降的道路，水火是阴阳的象征，金木是万物生长收藏的始终。六气有多少的不同，五行有盛衰的区别，六气与五行上下感召，使有余、不足的变化规律很明显地表露出来。

黄帝问：我想听听五运主时是怎样一回事呢？鬼臾区说：五气运行，每气各主一年，并不是仅仅主于四时的。黄帝说：请让我听听其中的道理。鬼臾区说：我看到《太始天元册》上写道：太空辽阔，是宇宙变化的原始基础，是万物滋生的根源。九星明朗地悬耀于天空，七星循着天道有规律地不断环周旋转，于是，天运就有阴阳的变化，大地就有柔刚的生杀现象，昼夜就有了明亮与黑暗交替，四时也就有了寒暑往来，自然界万物的生化与品类也就都明显表现出来了。我家十世相传，一直研究这方面的道理。

【原文】

帝曰：善。何谓气有多少，形有盛衰？鬼臾区曰：阴阳之气各有多少，故曰三阴三阳也[1]。形有盛衰，谓五行之治，各有太过不及[2]也。故其始也，有余而往，不足随之，不足而往，有余从之，知迎知随，气可与期。应天为天符[3]，承岁为岁直[4]，三合[5]为治。

帝曰：上下相召[6]奈何？鬼臾区曰：寒暑燥湿风火，天之阴阳[7]也，三阴三阳上奉之。木火土金水火，地之阴阳[8]也，生长化收藏[9]下应之。天以阳生阴长，地以阳杀阴藏。天有阴阳，地亦有阴阳。木火土金水火，地之阴阳也，生长化收藏。故阳中有阴，阴中有阳。所以欲知天地之阴阳者，应天之气，动而不息[10]，故五岁而右迁[11]，应地之气，静而守位，故六期而环会[12]，动静相召，上下相临，阴阳相错，而变由生也。

帝曰：上下周纪[13]，其有数乎？鬼臾区曰：天以六为节，地以五为制[14]。周天气者，六期为一备；终地纪者，五岁为一周。君火以明，相火以位[15]。五六相合而七百二十气[16]，为一纪，凡三十岁；千四百四十气，凡六十岁，而为一周，不及太过，斯皆见矣。

【注释】

[1] 阴阳之气各有多少，故曰三阴三阳也：张介宾注："阴阳之气各有多少，故厥阴为一阴，少阴为二阴，太阴为三阴，少

阳为一阳，阳明为二阳，太阳为三阳也。"

〔2〕太过不及：阳干之年，为岁运太过；阴干之年，为岁运不及。

〔3〕天符：指岁运与司天之气的五行属性相同的年份。符，符合。

〔4〕岁直：指岁运与年支五行方位属性相同的年份，又称岁会。

〔5〕三合：值年大运、司天之气、年支的五行属性皆相同的年份，又叫太乙天符。既是天符之年，又是岁会之年。

〔6〕上下相召：指天地之气相互感召。上，指天之六气；下，指地之五行。

〔7〕天之阴阳：指寒、暑、燥、湿、风、火分属三阴三阳。

〔8〕地之阴阳：指木、火、土、金、水主时之气与阴阳相配。王冰注："木，初气也。火，二气也。相火，三气也。土，四气也。金，五气也。水，终气也。以其在地应天，故云下应也。气在地，故曰地之阴阳也。"

〔9〕木火土金水火……生长化收藏：此十六字，《类经》疑是衍文。可从。

〔10〕应天之气，动而不息：指与天之六气相对应的木火土金水五运，按照五运运行规律，每一年主一运，五年循环一周，这种循环是动而不息的。

〔11〕五岁而右迁：五行配天干，每年主一运的规律，其次序是按照木、火、土、金、水相生的方向循环，如甲子年是土运，到己巳年又是土运，从左向右推移，五年一轮，所以说"五年而右迁"。

　　[12]应地之气，静而守位，故六期而环会：应地之气，指风、火（君火、相火）、湿、燥、热、寒六气。司天之六气与地之五运相合，六气对五运来说，因其多一，相对是较静止的，所以说"静而守位"，六年一周，故谓"六期而环会"。

　　[13]上下周纪：上，指天之六气；下，指地之五行；周纪，指循环运转的规律。

　　[14]天以六为节，地以五为制：指天之六气可以用三阴三阳来归纳、划分，地之生长化收藏可以用五行来归纳。

　　[15]君火以明，相火以位：张志聪注："是以君火以明而在天，相火以位而在下，盖言地以一火而成五行，天以二火而成六气也。"地之阴阳虽亦有二火之分，然而因为君火主神明、主岁气，相火主运，所以运有五，而气有六。

　　[16]五六相合而七百二十气：一年有二十四个节气，三十年就是七百二十气，是为一纪。

【译文】

　　黄帝说：讲得好。什么叫气有多少、形有盛衰呢？鬼臾区说：因为阴阳之气有多少的不同，所以把它们分为三阴三阳。形有盛衰，指五行分主五运，各有太过和不及。如果开始的一运是太过，那么下一运就是不及；如果开始的一运是不及，那么下一运就是太过。明白了这个道理，就可以知道运气变化的周期。值年大运与同年司天之气的五行属性相符的，叫作天符；值年大运与同年年支的五行属性相同的，叫作岁直；值年大运、司天之气、年支三者同属相会合主持气候变化的，叫三合为治。

　　黄帝问：天地之气是怎样上下互相感召的呢？鬼臾区说：寒、暑、燥、湿、风、火六气是天的阴阳，三阴三阳与之相应。

木、火、土、金、水、火是地的阴阳，生长化收藏的变化规律与
之相应。天主阳生阴长，地主阳杀阴藏。天有阴阳，地也有阴
阳。阳有中阴，阴中有阳。所以，要想知道天地的阴阳，必须首
先知道，与六气相应的五运，是动而不息的，每五年轮转一周，
右迁一步；与五运相应的六气，是静而守位的，每六年环转一
周。天地之气动静上下相互感召，阴阳相错，产生了天地之间无
穷无尽的变化。

　　黄帝问：天地间运气的循环变化规律，有没有一定的常数
呢？鬼臾区说：天气的循环以六为常数，地气的循环以五为常
数，即六气司天需六年方能环转一周，地之五运需五年方能环转
一周。因君火主宰神明，相火主持岁运。所以运有五，气有六，
五与六相合，三十年为一纪，共计七百二十个节气。六十年为一
个甲子周，共计有一千四百四十个节气。因此，太过与不及就都
可以搞清楚了。

【原文】

　　帝曰：夫子之言，上终天气，下毕地纪，可谓悉矣。余愿闻
而藏之，上以治民，下以治身，使百姓昭著，上下和亲，德泽下
流，子孙无忧，传之后世，无有终时，可得闻乎？鬼臾区曰：至
数之机[1]，迫迮以微[2]，其来可见，其往可追，敬之者昌，慢之
者亡，无道行私，必得天殃，谨奉天道，请言真要。

　　帝曰：善言始者，必会于终，善言近者，必知其远，是则至
数极而道不惑，所谓明矣。愿夫子推而次之，令有条理，简而不
匮，久而不绝，易用难忘，为之纲纪，至数之要，愿尽闻之。鬼
臾区曰：昭乎哉问！明乎哉道！如鼓之应桴，响之应声也。臣闻
之，甲己之岁，土运统之；乙庚之岁，金运统之；丙辛之岁，水

运统之；丁壬之岁，木运统之；戊癸之岁，火运统之。

帝曰：其于三阴三阳，合之奈何？鬼臾区曰：子午之岁，上见少阴[3]；丑未之岁，上见太阴；寅申之岁，上见少阳；卯酉之岁，上见阳明；辰戌之岁，上见太阳；巳亥之岁，上见厥阴。少阴所谓标也，厥阴所谓终也[4]。厥阴之上，风气主之；少阴之上，热气主之；太阴之上，湿气主之；少阳之上，相火主之；阳明之上，燥气主之；太阳之上，寒气主之[5]。所谓本也，是谓六元[6]。帝曰：光乎哉道！明乎哉论！请著之玉版，藏之金匮，署曰《天元纪》。

【注释】

[1] 至数之机：至数，指五运六气相合的定数。机，指规律、要领。

[2] 迫迮（zé）以微：指天地之气数、精微切近。迮，近也。迫迮，切近而深细的意思。

[3] 子午之岁，上见少阴：上，指司天之气；主管每年上半年的客气叫作司天之气。逢子年、午年，司天之气为少阴君火。

[4] 少阴所谓标也，厥阴所谓终也：标，指开首；终，指终末。六十年阴阳的次序从子午开始，到巳亥为终，子午之年少阴司天，巳亥之年厥阴司天，故说少阴为标，厥阴为终。张介宾注："标，首也。终，尽也。六十年阴阳之序，始于子午，故少阴谓标。尽于巳亥，故厥阴谓终。"

[5] 厥阴之上，风气主之……太阳之上，寒气主之：厥阴之气由风气所主。三阴三阳为标，六气为本，主持三阴三阳。张介宾注："三阴三阳者，由六气之化为之主，而风化厥阴，热化少阴，湿化太阴，火化少阳，燥化阳明，寒化太阳。"

　　[6] 六元：指六气。六气由天元一气所化，一分为六，故称谓六元。张介宾注："然此六者，皆天元一气之所化，一分为六，故曰六元。"

【译文】

　　黄帝说：先生所讲的，上至天气，下达地理，可以说精细极了，我要把所听到的这些道理珍藏起来，既可以解除百姓的疾苦，又可以指导自己养生防病。使老百姓明白这个道理，上下相处和睦，恩德流传，使子孙无所忧虑，世代相传，永无完结，你能讲给我听听吗？鬼臾区说：五运六气相合之数，是有一定规律的，其中的道理非常精深，它的变化，可以由自然现象而察见，也可以追溯分析已经过去的各种事物和现象，重视这种规律的人，就能保持健康，忽视这个规律，就要遭受灾害，无视这个道理而行为放肆，必定身受灾殃，因此，必须谨慎地遵奉这些规律，现在，就请让我讲讲其中的主要道理吧。

　　黄帝说：善于把握事物起始的人，必然能通晓事物发展的结果，善于了解事物现状的人，必然能通晓其将来的发展，这样，才能对五运六气的重要道理不至于疑惑，这才是深明事理的人。请你详细而具体地、有条理地、简明扼要地讲下去，使之永远流传而不断绝，使人容易掌握而又不会忘记，并把这些道理作为纲要，我想全面地听听这些道理。鬼臾区说：问得真具体啊！你很快就会明白这些道理的，如以槌击鼓的回声一样迅速。我知道的是这样：甲年和己年土运主岁，乙年和庚年金运主岁，丙年和辛年水运主岁，丁年和壬年木运主岁，戊年和癸年火运主岁。

　　黄帝问：五运与三阴三阳是怎样配合的？鬼臾区说：子年和午年都是少阴司天，丑年和未年都是太阴司天，寅年和申年都是少阳司天，卯年和酉年都是阳明司天，辰年和戌年都是太阳司天，巳年和亥年都是厥阴司天。从子午少阴开始，到巳亥厥阴为终，厥阴主风气，少阴主热气，太阴主湿气，少阳主相火，阳明主燥气，太阳主寒气。所说的本气，是指风、热、湿、火、燥、寒六气为三阴三阳的主气，皆属天元之气所化生，所以叫作六元。黄帝说：这是多么光明而伟大的道理啊！你讲得太明确了！我要把它刻在玉版上，藏在金匮里，署名叫《天元纪》。

五运行大论篇第六十七

【篇解】

五，指五行，因五行交替轮转，主岁主时，周而复始，运行不息，故称五运；行，指运行变化。因本篇主要论述了五运，即木火土金水五行之气的运动变化规律及具体运算方法，所以篇名叫"五运行大论"。

本篇主要论述了客气司天、在泉、四间气的运行规律及具体推算方法，以及三阴三阳的运转；讨论了天地动静之间的整体关系；论述了气候变化对人体脉象的影响；讨论了五运、六气与人体生命活动及万物的生化关系，并对其进行了详细归类。

篇中天干化五运、地支配三阴三阳六气的推求，是基于古代自然科技成果并长期实践观测所得。篇中指出地在人之下，但是地存在于宇宙之中，依靠太虚元气托举着，与日月五行星一样，有规律地运行。还认识到日月星辰的变化对地上人类及万物有着重大的影响。提出了六气能生万物也能害万物的六气"常"与"变"的观点。篇中以五行、六气为中心，对自然现象与人体生命现象进行归类，充分体现了天地人相统一的整体观念。它是中医学理论的重要组成部分，对临床诊断、治疗及预防疾病具有重要指导意义。

【原文】

黄帝坐明堂[1]，始正天纲[2]，临观八极[3]，考建五常[4]，请天师而问之曰：论[5]言天地之动静，神明[6]为之纪，阴阳之升降，寒暑彰其兆。余闻五运[7]之数于夫子，夫子之所言，正五气之各主岁[8]尔，首甲定运[9]，余因论之。鬼臾区曰：土主甲己，金主乙庚，水主丙辛，木主丁壬，火主戊癸[10]。子午之上，少阴主之；丑未之上，太阴主之；寅申之上，少阳主之；卯酉之上，阳明主之；辰戌之上，太阳主之；巳亥之上，厥阴主之[11]。不合阴阳[12]，其故何也？岐伯曰：是明道也，此天地之阴阳也。夫数之可数者，人中之阴阳也，然所合，数之可得者也。夫阴阳者，数之可十，推之可百，数之可千，推之可万。天地阴阳者，不以数推，以象之谓也[13]。

帝曰：愿闻其所始也。岐伯曰：昭乎哉问也！臣览《太始天元册》文，丹天之气经于牛女戊分，黅天之气经于心尾己分，苍天之气经于危室柳鬼，素天之气经于亢氐昴毕，玄天之气经于张翼娄胃[14]。所谓戊己分者，奎壁角轸，则天地之门户也[15]。夫候之所始，道之所生[16]，不可不通也。

【注释】

[1] 明堂：古代帝王处理事物及群臣朝会之所。

[2] 天纲：天文历法之纲领。

[3] 八极：地之八方，即东、南、西、北、东南、东北、西南、西北。

[4] 五常：五行气运之规律。

[5] 论：指《素问·阴阳应象大论》及《素问·气交变大论》。

[6] 神明：张志聪注："神明者，日月斗星也。"

[7] 五运：即木运、火运、土运、金运、水运的合称。

[8] 主岁：即五运分别统主一年的岁运。

[9] 首甲定运：首甲，六甲之初。五运六气是以六十年为一个变化周期的，每一个周期都从甲子开始确定其运。

[10] 土主甲己……火主戊癸：年干为甲、己之岁，岁运属土；年干为乙、庚之岁，岁运属金；年干为丙、辛之岁，岁运属水；年干为丁、壬之岁，岁运属木；年干为戊、癸之岁，岁运属火。

[11] 子午之上，少阴主之……巳亥之上，厥阴主之：年支为子、午之岁，司天之气为少阴君火；年支为丑、未之岁，司天之气为太阴湿土；年支为寅、申之岁，司天之气为少阳相火；年支为卯、酉之岁，司天之气为阳明燥金；年支为辰、戌之岁，司天之气为太阳寒水；年支为巳、亥之岁，司天之气为厥阴风木。

[12] 不合阴阳：指三阴三阳之六气与五运有不相符合之处。如甲己在岁运属土，而在五行方位属性中则甲位东方属木，己位中央属土；再如亥子在五行方位属性属水，而在六气客气中则亥属厥阴风木，子属少阴君火等。

[13] 天地阴阳者，不以数推，以象之谓也：天地阴阳的变化规律，不能以数类推，应该运用观察自然客观现象的方法来研究。

[14] 丹天之气……经于张翼娄胃：丹天之气，即五行之火气化见于天的赤色之气。下文的黅天之气、苍天之气、素天之气、玄天之气，均分别指五行的土、木、金、水气化见于天的黄色、青色、白色、黑色之气。经，过也，此指横亘于天体。角、亢、氐、房、心、尾、箕，是东方七宿，又称苍龙星座；斗、牛、女、虚、危、室、壁，是北方七宿，又称玄武星座；奎、娄、胃、昴、毕、觜、参，是西方七宿，又称白虎星座；井、

鬼、柳、星、张、翼、轸，是南方七宿，又称朱雀星座。天之东
南西北四方各有七个星宿群，合计共二十八个星宿群。二十八个
星宿群相对不动，故亦称二十八恒星。古人以二十八恒星为背景
或标志，来研究木火土金水五行星的运行规律。

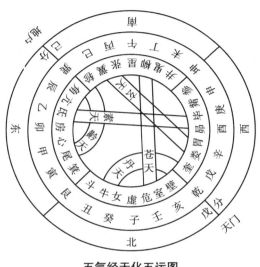

五气经天化五运图

　　从上图可看到二十八宿的方位、五气经天的方位，以及十
天干、十二地支所属方位。丹天之气，经于牛女戊分，即指五行
火气在天体上经于牛、女、奎、壁四宿时，在天干中适好处于戊
癸之位，因而逢戊年、癸年，岁运为火运，即戊癸化火。黅天之
气，经于心尾己分，即指五行土气在天体上经于心、尾、角、轸
四宿时，在天干中适好处于甲己之位，因而逢甲年、己年，岁运
为土运，即甲己化土。苍天之气，经于危室柳鬼，即指五行木气
在天体上经于危、室、柳、鬼四宿时，在天干中适好处于丁壬之
位，因而逢丁年、壬年，岁运为木运，即丁壬化木。素天之气，
经于亢氐昴毕，即指五行金气在天体上经于亢、氐、昴、毕四宿

时，在天体中适好处于乙庚之位，因而逢乙年、庚年，岁运为金运，即乙庚化金。玄天之气，经于张翼娄胃，即指五行水气在天体上经于张、翼、娄、胃四宿时，在天体中适好处于丙辛之位，因而逢丙年、辛年，岁运为水运，即丙辛化水。

[15] 所谓戊己分者，奎壁角轸，则天地之门户也：每年春分以后白天逐渐增长，气候逐渐变暖，春分时太阳正运行在奎宿、壁宿之位，天干定位正在午位。每年秋分以后，白天逐渐变短，气候逐渐变凉，秋分时太阳正运行在角轸之位，天干定位正在己位。即每年的春分、秋分是气候变化的转折点，由阴转阳的节气就是天门，由阳转阴的节气就是地户。

[16] 候之所始，道之所生：指自然界变化规律来自于对自然界各种物候现象的观察与总结。候，物候。道，规律。

【译文】

黄帝坐在明堂之中，开始校正天文纲纪，观看八方地理，考究五气运行的规律，请来天师，问道：有关论著上说，天地动静的运行之道，可用日月和星辰作为标志，阴阳升降，四时寒暑往来，是其运动变化的征兆。我听您讲过五运的变化规律，先生所讲的仅仅是五运之气分别主岁，没讲甲子为五运之首的问题，因此我和鬼臾区进行了这个问题的讨论，他认为五运配天干的规律是：土运主治甲己，金运主治乙庚，水运主治丙辛，木运主治丁壬，火运主治戊癸。六气配地支的规律是：子午之年，少阴君火司天；丑未之年，太阴湿土司天；寅申之年，少阳相火司天；卯酉之年，阳明燥金司天；辰戌之年，太阳寒水司天；巳亥之年，厥阴风木司天。这与通常的阴阳归类不相符，是什么缘故呢？岐伯说：道理是很明显的，五运六气的变化，是天地阴阳的变化规律。能数得清的是人身之阴阳，符合阴阳规律的，都可以用类推的方法推求阴阳属性。阴阳的基本法则，可以由十推百，由千推万。然而，天地宇宙辽阔无际，其阴阳变化不适用类推的方法，只有通过观察自然现象来加以推求。

黄帝说：希望你讲讲五运六气的理论最初是怎样创立的。岐伯说：您问得真高明啊！我曾在《太始天元册》中看到关于五气经天的理论，即赤色之气横越于牛女二宿与西北方戊分之间，黄色之气横越于心尾二宿与东南方己分之间，青色之气横越于危室二宿与柳鬼二宿之间，白色之气横越于亢氐二宿与昴毕二宿之间，黑色之气横越于张翼二宿与娄胃二宿之间。所谓的戊位和己位，分别处于奎壁二宿及角轸二宿的方位，是天地的门户。这是研究气候变化的第一步，是自然法则的基础，要想掌握天地运动变化规律的本源，不可不知五气经天的理论。

【原文】

帝曰：善。论[1]言天地者，万物之上下，左右者，阴阳之道路[2]，未知其所谓也。岐伯曰：所谓上下者，岁上下见阴阳之所在也。左右者，诸上见厥阴，左少阴右太阳；见少阴，左太阴右厥阴；见太阴，左少阳右少阴；见少阳，左阳明右太阴；见阳明，左太阳右少阳；见太阳，左厥阴右阳明[3]。所谓面北而命其位[4]，言其见也。

帝曰：何谓下？岐伯曰：厥阴在上则少阳在下，左阳明右太阴；少阴在上则阳明在下，左太阳右少阳；太阴在上则太阳在下，左厥阴右阳明；少阳在上则厥阴在下，左少阴右太阳；阳明在上则少阴在下，左太阴右厥阴；太阳在上则太阴在下，左少阳右少阴[5]。所谓面南而命其位[6]，言其见也。上下相遘[7]，寒暑相临[8]，气相得则和，不相得则病[9]。

帝曰：气相得而病者何也？岐伯曰：以下临上[10]，不当位也。

【注释】

[1] 论：指鬼臾区所说，见《素问·天元纪大论》。

[2] 天地者，万物之上下，左右者，阴阳之道路：上，在此指司天之气；下，指在泉之气；左右，在此指司天之气的左间气和右间气、在泉之气的左间气和右间气。

[3] 诸上见厥阴，左少阴右太阳……见太阳，左厥阴右阳明：介绍了各年份司天之气的左右间气。如厥阴风木在上司天，则左间气是少阴，右间气是太阳。

[4] 面北而命其位：确定司天之气的左右间气时，应当在司天之位，面向北方来决定。那么，四之气的位置即是司天之气的左间气，二之气的位置即是司天之气的右间气。

[5] 厥阴在上则少阳在下……左少阳右少阴：介绍了各年份在泉之气的左右间气。如厥阴风木司天，那么，在泉之气就是少阳相火，左间气为阳明，右间气为太阴。由此不难看由，司天之气、在泉之气、左间气、右间气的确定是有一定规律的，它们的排列顺序是一阴（厥阴）－二阴（少阴）－三阴（太阴）－一阳（少阳）－二阳（阳明）－三阳（太阳），按着上者右行，下者左行的方向运行。因此，若一阴（厥阴）司天，则必定是一阳（少阳）在泉；二阴（少阴）司天，则必定是二阳（阳明）左泉；三阴（太阴）司天，则必定是三阳（太阳）在泉。反之，一阳（少阳）司天，一定是一阴（厥阴）在泉；二阳（阳明）司天，一定是二阴（少阴）在泉；三阳（太阳）司天，一定是三阴（太阴）

在泉。

[6]面南而命其位：确定在泉之气的左右间气时，应当在在泉之位，面向南方来决定。那么，初之气的位置即是在泉之气的左间气，五之气的位置即是在泉之气的右间气。

[7]上下相遘：上，指客气；下，指主气。上下相遘，是指客气六步各时段与主气六步各时段之气相逢，相互作用。

[8]寒暑相临：指把每年轮转不休的客气加临于固定不变的主气之上，两相比较，如果客主同气或客主相生，则气候变化不大；如果客主之气相克，客克主或主克客，尤其是主气克客气，则气候变化大，对人体生命及生物生长不利。

[9]气相得则和，不相得则病：相得，指客主之气相生或客主同气。不相得，指客主之气相克，尤其是主气克客气。用客主加临之法分析气候变化，若主气与客气相得则气候和顺，人不病；若主气与客气不相得，则气候变化大，易引起疾病。

[10]以下临上：指客气的相火加于主气二之气的少阴君火之上。即在客主加临中，如客气中的少阳相火加于主气中的少阴君火之上，就叫作以下临上。下，指客气的少阳相火；上，指主气的少阴君火。君火，为君，地位高，故曰上。

【译文】

黄帝说：讲得好。鬼臾区说天地是万物的上下，左右是阴阳运行的道路，但不明白其中的意思。岐伯说：所谓上下，是指一年之中司天在泉所在位置上的阴阳属性。所谓左右，是指司天之气、在泉之气的左右间气。如厥阴司天，左间气就是少阴，右间气就是太阳。少阴司天，左间气就是太阴，右间气就是厥阴。太阴司天，左间气就是少阳，右间气就是少阴。少阳司天，左间气就是阳明，右间气就是太阳。阳明司天，左间气就是太阳，右间气就是少阳。太阳司天，左间气就是厥阴，右间气就是阳明。这里所说的左右是面向北方而确定的。

黄帝问：什么叫作下呢？岐伯说：下，指在泉。如厥阴司天，则少阳在泉，在泉的左间气是阳明，右间气就是太阴。少阴司天，则阳明在泉，在泉的左间气就是太阳，右间气就是少阳。太阴司天，则太阳在泉，在泉的左间气就是厥阴，右间气是阳明。少阳司天，则厥阴在泉，在泉的左间气是少阴，右间气就是太阳。阳明司天，则少阴在泉，在泉的左间气是太阴，右间气是厥阴。太阳司天，则太阴在泉，在泉的左间气是少阳，右间气是少阴。这里所说的左右是面向南方而确定的。司天之气与在泉之气上下相交，寒暑往来的客气轮流加临于主气之上，如果客主同气或客主相生则和顺无病，如果客主之间相互克贼则气候变化较剧烈，易使人生病。

黄帝问：有时客主同气或客主相生，但仍引起疾病，这是为什么呢？岐伯说：这是因为以下临上，六气不能各安其位造成的。

【原文】

帝曰：动静何如？岐伯曰：上者右行，下者左行[1]，左右周天，余而复会[2]也。帝曰：余闻鬼臾区曰应地者静。今夫子乃言下者左行，不知其所谓也，愿闻何以生之乎？岐伯曰：天地动静，五行迁复，虽鬼臾区其上候而已，犹不能遍明。夫变化之用，天垂象，地成形，七曜纬虚[3]，五行丽地[4]。地者，所以载生成之形类也。虚者，所以列应天之精气也。形精[5]之动，犹根本之与枝叶也，仰观其象，虽远可知也。

帝曰：地之为下否乎？岐伯曰：地为人之下，太虚之中者也。帝曰：冯[6]乎？岐伯曰：大气举之也。燥以干之，暑以蒸之，风以动之，湿以润之，寒以坚之，火以温之。故风寒在下，燥热在上，湿气在中，火游行其间，寒暑六入[7]，故令虚而生化[8]也。故燥胜则地干，暑胜则地热，风胜则地动，湿胜则地泥，寒胜则地裂，火胜则地固矣。

帝曰：天地之气[9]，何以候之？岐伯曰：天地之气，胜复[10]之作，不形于诊也。《脉法》曰：天地之变，无以脉诊。此之谓也。帝曰：间气[11]何如？岐伯曰：随气所在，期于左右[12]。帝曰：期之奈何？岐伯曰：从其气则和，违其气则病，不当其位[13]者病，迭移其位[14]者病，失守其位[15]者危，尺寸反者死，阴阳交[16]者死。先立其年，以知其气，左右应见，然后乃可以言死生之逆顺。

【注释】

[1] 上者右行，下者左行：张介宾注："上者右行，言天气右旋，自东而西以降于地。下者左行，言地气左转，自西而东以升于天。"此是以面向南方之位置而言的。

[2] 余而复会：王冰注："会，遇也，合也。言天地之道，常五岁毕，则以余气迁加，复与五行座位再相会合，而为岁法也。"

[3] 七曜（yào）纬虚：七曜，即日、月、金、木、水、火、土七星。纬，布列之意。虚，指太虚，即宇宙。即说日月星辰布列在宇宙之中，并有规律地运行。

[4] 五行丽地：丽，附着。指五行是附着于地而得全其形体的。

［5］形精：形，指大地上有形之物体。精，指天之精气。

［6］冯：通"凭"，凭借、依靠之义。

［7］寒暑六入：寒暑，指一年。六入，指风、热、火、湿、燥、寒六气入临于地。

［8］令虚而生化：虚，指太虚，即宇宙。是说因太虚中有了六气的变化，才能使大地生化万物。

［9］天地之气：指司天之气和在泉之气。

［10］胜复：胜，指胜气，即己所不胜的克贼之气。复，报复之气。张志聪注："胜复之作者，淫胜郁复也。"

［11］间气：指司天、在泉的左右间气。

［12］左右：指左右手之脉搏。

［13］不当其位：当应的脉象，不应于本位，而见于它位。张介宾注："应左而右，应右而左，应上而下，应下而上也。"

［14］迭移其位：迭，更也。王冰注："谓左见右脉，右见左脉，气差错故尔。"

［15］失守其位：张介宾注："克贼之脉见，而本位失守也。"

［16］阴阳交：王冰注："交，谓岁当阴在右脉反见左，岁当阳在左脉反见右，左右交见，是谓交。"可见阴阳交指左右交相错乱的脉象，如岁当阴年，应在右脉而反见于左；岁当阳年，应在左脉而反见于右。左右交见，是病危之象。

【译文】

黄帝问：司天之气和在泉之气运转的动静怎样？岐伯说：在上的司天之气向右运转，在下的在泉之气向左运转，左右运转一周为一年，然后回到原来的位置。黄帝说：我听鬼臾区说地气主静，现在您却说在泉之气向左运行，不知其中的缘故，想听您讲讲为什么会动。岐伯说：天地之间动与静的变化，五行之气的循环往复，鬼臾区虽然讲了些这方面的现象，但不很全面。宇宙变化的作用，在天使天显出星象，在地使万物产生各种形态，七星有规律地循行于太空，五行之气附着于大地，所以大地是运载有形物类的，太空是悬列日月星辰的。地上有形之万物与宇宙之精气，其关系犹如根与枝叶，虽然宇宙寥廓遥远，但是，通过仰观天象，也是可以了解的。

　　黄帝问：大地是否在宇宙的下面？岐伯说：大地在人的下面，而处于宇宙之中。黄帝问：大地是凭借什么力量，而处于宇宙之中呢？岐伯说：是因宇宙太虚元气托举之，才能有规律转动而不坠。燥气使其干燥，暑气使其蒸发，风气使其运动，湿气使其滋润，寒气使其坚凝，火气使其温暖。所以风寒在下，燥热在上，湿气位中央，火气游行于诸气之间，一年之中，四时更移，宇宙中六气的入出运动，使大地万物得以生长变化。所以燥气盛则大地干燥，暑气盛则地面热度增高，风气盛则地面万物皆动，湿气盛则地面泥泞，寒气盛则地面冻裂，火气盛则地面坚实固密。

　　黄帝问：司天在泉之气在人体脉搏上怎样诊察呢？岐伯说：天地的胜复变化，在脉搏上是诊察不出来的。《脉法》上说天地的变化，无法从脉诊测知，就是这个道理。黄帝问：左右间气在脉象上是怎样表现的？岐伯说：根据间气的左右位置，诊察左右的脉搏。黄帝问：怎样诊察呢？岐伯说：脉象与气的变化相一致的为和平，脉象与气的变化相违背的就会生病，当应的脉象不应于本位的就会生病，脉象出现部位左右相反的也会生病，克贼之脉出现而本位失守的为病危之象，尺寸脉俱相反的会发生死亡，其脉阴阳交相错乱的也会发生死亡。首先必须确立当年的岁运，

才能知道司天在泉的左右间气情况，然后，才可以推测疾病的死
生、逆顺。

【原文】

帝曰：寒暑燥湿风火，在人合之奈何？其于万物，何以生
化？岐伯曰：东方生风，风生木，木生酸，酸生肝，肝生筋，筋
生心。其在天为玄，在人为道，在地为化。化生五味，道生智，
玄生神，化生气。神在天为风，在地为木，在体为筋，在气为
柔，在藏为肝。其性为暄[1]，其德为和，其用为动，其色为苍，
其化为荣，其虫毛[2]，其政[3]为散，其令宣发，其变摧拉，其
眚[4]为陨，其味为酸，其志为怒。怒伤肝，悲胜怒；风伤肝，
燥胜风；酸伤筋，辛胜酸。

南方生热，热生火，火生苦，苦生心，心生血，血生脾。其
在天为热，在地为火，在体为脉，在气为息，在藏为心。其性为
暑，其德为显，其用为躁，其色为赤，其化为茂，其虫羽，其政
为明，其令郁蒸，其变炎烁，其眚燔焫[5]，其味为苦，其志为
喜。喜伤心，恐胜喜；热伤气，寒胜热；苦伤气，咸胜苦。

中央生湿，湿生土，土生甘，甘生脾，脾生肉，肉生肺。其
在天为湿，在地为土，在体为肉，在气为充，在藏为脾，其性
静兼，其德为濡，其用为化，其色为黄，其化为盈，其虫倮[6]，
其政为谧[7]，其令云雨，其变动注[8]，其眚淫溃[9]，其味为
甘，其志为思。思伤脾，怒胜思；湿伤肉，风胜湿；甘伤脾，酸
胜甘。

西方生燥，燥生金，金生辛，辛生肺，肺生皮毛，皮毛生
肾。其在天为燥，在地为金，在体为皮毛，在气为成，在藏为
肺，其性为凉，其德为清，其用为固，其色为白，其化为敛，其

虫介[10]，其政为劲[11]，其令雾露，其变肃杀，其眚苍落，其味为辛，其志为忧。忧伤肺，喜胜忧；热伤皮毛，寒胜热；辛伤皮毛，苦胜辛。

北方生寒，寒生水，水生咸，咸生肾，肾生骨髓，髓生肝。其在天为寒，在地为水，在体为骨，在气为坚，在藏为肾。其性为凛，其德为寒，其用为□[12]，其色为黑，其化为肃，其虫鳞，其政为静，其令□□[13]，其变凝冽，其眚冰雹，其味为咸，其志为恐。恐伤肾，思胜恐；寒伤血，燥胜寒；咸伤血，甘胜咸。五气更立，各有所先，非其位则邪，当其位则正[14]。

帝曰：病生之变何如？岐伯曰：气相得则微，不相得则甚。帝曰：主岁何如？岐伯曰：气有余，则制己所胜而侮所不胜；其不及，则己所不胜侮而乘之，己所胜轻而侮之。侮反受邪，侮而受邪，寡于畏也。帝曰：善。

【注释】

［1］暄：温暖也。

［2］其虫毛：毛，五虫之一。毛，有毛一类的动物。五虫为毛、羽、倮、介、鳞，依次分别应木、火、土、金、水五行之气。

［3］政：统领、管理之义。下文的"令"，有行使权力之义。政、令，常统称为政令。

［4］眚（shěng）：过失之意，此指灾害。

［5］燔炳：焚烧。

［6］倮：通"裸"。裸虫，对无毛无鳞甲类动物的统称。

［7］谧：安静。

［8］动注：雨水过多。

〔9〕淫溃：淫雨成灾，土堤崩溃。

〔10〕介：指有甲壳之虫。

〔11〕劲：坚劲有力。

〔12〕其用为□：□，阙文。张景岳补为"藏"，即其用为藏。可从。藏，闭藏之义。

〔13〕其令□□：□□，阙文。张介宾补为"闭塞"。

〔14〕非其位则邪，当其位则正：风热湿燥寒五方之气，若其至与时令相反，则为邪气；若其至与时令相合，则为四时正气。

【译文】

黄帝问：天之寒、暑、燥、湿、风、火六气，是怎样与人体生命活动相联系的呢？与万物的生化关系又是怎样的呢？岐伯说：东方生风，风能使大地的木气生发，木气能生酸味，酸味能滋养肝脏，肝能滋养筋膜，筋脉调和可生养心气。六气的变化，在天则变化无穷，在人则使人了解变化的道理，在地则能生化万物，化生五味，人了解了六气变化的道理，就能产生智慧。宇宙变化无穷，能产生变化莫测的神明之力，从而产生五行六气。神明的变化，在天表现为风，在地表现为木，在人体则为筋，在物体的特性上为柔和，在人五脏为肝。风气的特性是温暖，德行是谦和，其作用是生发运动，其色为青，其变化是使万物荣茂，其应有毛一类的动物，其主政令是生发宣散，其异常变化能使万物遭受摧残，其灾害是使植物枝叶陨落，其应酸味。其在志为怒，过怒则伤肝，悲哀可以制怒。风气太盛则伤肝，燥气能胜风气，味过酸则伤筋，辛味能克制酸味。

南方气候炎热，热极则化火，火气能生苦味，苦味能滋养心气，心气能营养血脉，血脉和调则能生养脾气。其在天表现为热，在地表现为火，在人体则为脉，其气化特性是生长，在人五脏为心。其性质为暑热，其德行为显露光华，其作用是躁急，其色为红，其变化是使万物茂盛，其应有羽毛一类的动物，其主政令是显明郁蒸，其异常变化能灼烁津液，其灾害是万物焦枯如被火烧，其应苦味，其在志为喜。过喜则伤心，恐惧可以制喜。热气太盛可损害心气，寒气能胜热气，味过苦则伤气，咸味能克制苦味。

中央湿气较盛，湿能滋助土气，土气能生甘味，甘味能滋养脾脏，脾气能滋养肌肉，肌肉丰满则能生养肺气。其在天表现为湿，在地属土，在人则为肌肉，其气化特点是使人体形体充实饱满，在人五脏为脾。其性质属安静，其德行为濡润，其作用是生化，其色为黄，其变化能使万物充盈丰满，其应裸体一类的动物，其主政令是和调的云雨，其异常变动是雨水过多，其灾害是大水泛滥，其应甘味，其在志为思。过度思虑则伤脾，愤怒能克制思虑。湿气太盛，能损伤肌肉，风气能克制湿气，甘味太过则伤脾，酸味能克制甘味。

西方较干燥，燥能助长金气，金气能生辛味，辛味能滋养肺脏，肺气能滋养皮毛，皮毛润泽则肾气旺盛。其在天表现为燥，在地属金，在人则为皮毛，其气化作用是使万物成熟，在人五脏为肺。其性质属凉爽，其德行为清高，其作用表现是坚硬，其色为白，其变化能使万物收敛，其应有介壳一类的动物，其主政令为劲急与雾露，其异常变化是肃杀万物，其灾害是使万物凋零枯萎，其应辛味，其在志为忧。过度忧愁则伤肺，喜悦能克制忧愁，过热则伤皮毛，寒气能克制热气，辛味太过则伤皮毛，苦味能克制辛味。

北方寒气较盛，寒能助长水气，水气能生咸味，咸味能滋养肾脏，肾气能滋生骨髓，骨髓充盈则能生养肝气。其在天表现为寒，在地属水，在人体为骨，其气化作用是使物体坚固，在人五脏为肾。其性为凛冽，其德行为严寒，其作用表现是闭藏，其色为黑，其变化是使万物肃静，其应有鳞片一类的动物，其主政令为清静与寒冷，其异常变化是寒凝不化，其灾害是产生冰雹，其应咸味，其在志为恐。恐惧太甚则伤肾，思虑能克制恐惧，寒气太过则伤血，燥气能胜寒气，咸味太过则伤血脉，甘味能克咸味。五气运行，交替主时，各在自己所主的时令主持气候。若五气在己不当令的时位出现，就为邪气；若气候的变化与时令相合，就为四时之正气。

黄帝问：时令变化所导致的病变是什么样的呢？岐伯说：气候的变化与时令相符合的，其病较轻，不相符合的，其病则重。黄帝问：五气主岁的变化怎样？岐伯说：若五运之气太过，则克伐己所胜之气，同时又能反侮己所不胜之气；若五运之气不及，则被己所不胜之气克伐，同时还会受到己所胜之气的反侮。凡是欺侮他气的，自己也会受到邪气的侵害，这是因为无所忌惮。黄帝说：讲得好！

六微旨大论篇第六十八

【篇解】

六，指风、热、火、湿、燥、寒六气。微旨，即至精至微的重要理论。因本篇阐述了六气变化至精至微的重要道理，所以篇名叫"六微旨大论"。

本篇主要论述了六气循行规律、六气标本、六气变化的常与变；讨论了六气承制规律，提出了"亢害承制"这一重要观点；论述了运气相合及客主加临，明确了天符、岁会、太乙天符等概念；论述了不同年份六气六步交运的时刻；讨论了六气盛衰的变化规律；论述了气化作用是阴阳升降出入的根源；提出了"升降出入，无器不有""出入废则神机化火，升降息则气立孤危"等重要观点，认为有物质就有运动，有运动就有变化，运动终止则物质变化也就终止。

篇中三阴三阳配六气的方法及六气六步交运时刻，是古人从长期实际观察中总结出来的。篇中"亢害承制"的理论，对中医临床实践有着极其重要的指导意义。篇中的运气相合及客主加临理论，对分析自然气候变化与人体疾病的关系具有指导价值。篇中气化理论，即整体恒动观思想是中医学认识自然规律、认识人体生命活动的基本出发点。

【原文】

黄帝问曰：呜呼远哉！天之道也，如迎浮云，若视深渊，视深渊尚可测，迎浮云莫知其极。夫子数言谨奉天道，余闻而藏之，心私异之，不知其所谓也。愿夫子溢志尽言其事，令终不灭，久而不绝，天之道可得闻乎？岐伯稽首再拜对曰：明乎哉问天之道也！此因天之序[1]，盛衰之时也。

帝曰：愿闻天道六六之节[2]盛衰何也？岐伯曰：上下有位，左右有纪[3]。故少阳之右，阳明治之；阳明之右，太阳治之；太阳之右，厥阴治之；厥阴之右，少阴治之；少阴之右，太阴治之；太阴之右，少阳治之[4]。此所谓气之标[5]，盖南面而待也。故曰：因天之序，盛衰之时，移光定位，正立而待之[6]。此之谓也。

少阳之上，火气治之，中见厥阴；阳明之上，燥气治之，中见太阴；太阳之上，寒气治之，中见少阴；厥阴之上，风气治之，中见少阳；少阴之上，热气治之，中见太阳；太阴之上，湿气治之，中见阳明[7]。所谓本也[8]，本之下，中之见也[9]，见之下，气之标也[10]，本标不同，气应异象[11]。

帝曰：其有至而至[12]，有至而不至[13]，有至而太过[14]，何也？岐伯曰：至而至者和；至而不至，来气不及也；未至而至，来气有余也。帝曰：至而不至，未至而至如何？岐伯曰：应则顺，否则逆，逆则变生，变则病。帝曰：善。请言其应。岐伯曰：物生其应也，气脉其应也。

【注释】

[1]因天之序：顺应天之时序规律。因，顺应。序，时序，规律。

[2]六六之节：参见《素问·六节藏象论》。

[3]上下有位，左右有纪：指客气的司天、在泉之气有一定

的位置，客气的左右四间气的运转也有一定的位置次序。即六气
上下左右运行有一定规律。

　　［4］少阳之右，阳明治之……太阴之右，少阳治之：客气在
一年当中的运转次序是按照三阴三阳的顺序运行的，即一阳（少
阳）→二阳（阳明）→三阳（太阳）→一阴（厥阴）→二阴（少
阴）→三阴（太阴）→一阳（少阳）……如此周而复始。

　　［5］气之标：气，即风、火、暑、湿、燥、寒六气。六气为
本，三阴三阳为六气之标。

　　［6］移光定位，正立而待之：光，指日光。移光定位，古人
运用圭表观察日光照射标杆所成影长短的周期性变化规律。

　　［7］少阳之上，火气治之，中见厥阴……太阴之上，湿气治
之，中见阳明：此段是言六气的标本中气。中，指中气，即中见
之气。中气为与本气相关或相反的气，少阳火的中气为厥阴风，
阳明燥的中气为太阴湿，太阳寒的中气为少阴热，厥阴风的中气
为少阳火，少阴热的中气为太阳寒，太阴湿的中气为阳明燥。六
气为本，地之三阴三阳为六气之标，中见之气位，是位于标本之
间的阴阳表里相合之气。

　　［8］所谓本也：《素问·天元纪大论》云："所谓本也，是谓
六元。"六元，即六气。即六气在上，居根本地位，故为本。

　　［9］本之下，中之见也：指中见之气在本气之下。

　　［10］见之下，气之标也：中见之气之下是六气之标，即在
地之三阴三阳。

　　［11］本标不同，气应异象：象，病形也。由于六气标本不
同，其病也有不同的规律及表现。

　　［12］至而至：前一个"至"，指季节、时令；后一个"至"，
指六气。至而至，即时至气亦至。张介宾注："此下正以明气候之

盛衰也。六气治岁，各有其时，气至有迟早，而盛衰见矣。"

〔13〕至而不至：是指时令已至，而应至的六气还未至，叫作不及。如春应温而仍寒，即是时至而气未至。

〔14〕至而太过：是指时令未至，不应至的六气已至，叫作太过。如春天应温反热、秋天应凉反寒，即是时未至而气先至。

【译文】

黄帝问道：天体运行变化之道是多么深远呀！好像仰观天空中的浮云，又好像俯视无底的深渊。渊之深可以测量，而空中的浮云缥缈不定，难以知其所到之处。先生多次说，要谨慎地遵循天体运行的规律，我听了以后，牢记在心里，但我又总是怀疑其到底有什么意义，想请先生再详尽地讲讲这方面的道理，使它能永远流传下去，不致失传，你可以讲讲吗？岐伯又行一个大礼，恭敬地说：您问得真高明啊！所说的天之道，就是六气循环运动所表现出来的时序盛衰变化。

黄帝问：请问天道六气循环变化是怎样的？岐伯说：客气的司天、在泉之气有一定的位置，客气左右四间气的运转也有一定的次序和规律。例如：少阳的右边一步由阳明治理，阳明的右边一步由太阳治理，太阳的右边一步由厥阴治理，厥阴的右边一步由少阴治理，少阴的右边一步由太阴治理，太阴的右边一步由少阳治理，这是六气中客气运行的标志，是面向南方来确定的，所以说天之六气变化有一定的次序，因而时令有盛衰不同，用圭表就可以确定一年四季和节气，但要面南而立来观察，这就是上面所说的次序。

少阳之上由火气治理，中气是厥阴。阳明之上由燥气治理，中气是太阴。太阳之上由寒气治理，中气是少阴。厥阴之上由风气治理，中气是少阳。少阴之上由热气治理，中气是太阳。太阴之上由湿气治理，中气是阳明。所以说的本，就是六气。本的下面是中气，中气的下面是六气之标。六气的标本不同，所反应的病证也不同。

黄帝问：六气有及时而至的，有季节已至而气候不到的，有季节尚未至而气候先到的。这是为什么？岐伯说：季节至而气候也至的，是正常之气；季节至而气候不到的，是来气不及；季节未至而气候先到的，是来气有余。黄帝问：季节至而气候不到，或季节未至而气候先到，会引起怎样的结果？岐伯说：能适应这种变化的为顺，不适应的为逆，逆则发生变化，导致疾病。黄帝说：讲得好。请问怎样叫作适应？岐伯说：万物的生长及人体脉气，随着气至的先后都有相应的变化，就是适应。

【原文】

帝曰：善。愿闻地理之应六节气位[1]何如？岐伯曰：显明[2]之右，君火之位也；君火之右，退行一步[3]，相火治之；复行一步，土气治之；复行一步，金气治之；复行一步，水气治之；复行一步，木气治之；复行一步，君火治之。相火之下，水气承[4]之；水位之下，土气承之；土位之下，风气承之；风位之下，金气承之；金位之下，火气承之；君火之下，阴精承之。帝曰：何也？岐伯曰：亢则害，承乃制，制则生化[5]，外列盛衰，害则败乱，生化大病。

帝曰：盛衰何如？岐伯曰：非其位则邪，当其位则正[6]，邪则变甚，正则微。帝曰：何谓当位？岐伯曰：木运临卯[7]，火运临午，土运临四季，金运临酉，水运临子，所谓岁会[8]，气之平也。帝曰：非位何如？岐伯曰：岁不与会也。帝曰：土运之岁，上见太阴[9]；火运之岁，上见少阳、少阴；金运之岁，上见阳明；木运之岁，上见厥阴；水运之岁，上见太阳，奈何？岐伯曰：天之与会也。故《天元册》曰天符[10]。天符岁会何如？岐伯曰：太一天符[11]之会也。

帝曰：其贵贱何如？岐伯曰：天符为执法，岁位为行令，太一天符为贵人[12]。帝曰：邪之中也奈何？岐伯曰：中执法者，其病速而危；中行令者，其病徐而持；中贵人者，其病暴而死。帝曰：位之易也何如？岐伯曰：君位臣则顺，臣位君则逆。逆则其病近，其害速；顺则其病远，其害微。所谓二火也。

帝曰：善。愿闻其步何如？岐伯曰：所谓步者，六十度而有奇[13]，故二十四步积盈百刻而成日[14]也。

【注释】

[1] 地理之应六节气位：六节气位，指主时之六气年年不变。天有固定的六气主时次序，地也有物化现象与之相应。

[2] 显明：张介宾注："显明者，日出之所，卯正之中，天地平分之处也。"此指春分节。

[3] 退行一步：张介宾注："退行一步，谓退于君火之右一步也。"向右行为退行，一步为60.875日，主四个节气，六步合计365.25日，为一年，主二十四个节气。

[4] 承：有制止、抵御之意。指五行各有所制。

[5] 亢则害，承乃制，制则生化：亢，就是亢进、亢盛。承，有承袭之意。制，即克，制约。即指自然变化过于亢进，就会成为灾害（如气候变化），要有相承袭之气制约它，才能产生正常的生长和变化。亢害承制，是自然变化的客观规律，说明了五行之间相辅相成、相互制约的关系。

　　[6]非其位则邪，当其位则正：当其位，指值年岁运的五行属性与年支的五行属性相同。如丁卯年，岁运是木，年支卯也属木，即岁运是木运，年支五行属性也属木，为当位之年，当位之年叫作"岁会"，正、邪，指气候变化的正常与较剧烈。非其位，指值年岁运的五行属性与年支的五行属性不同，而与当年的司天之气的五行属性相同。如戊寅年，戊年岁运是火运，戊寅年的年支是寅，寅年少阳君火司天，即岁运是火，值年司天之气也火，为非其位之年，也叫"天符"之年。邪，指气候变化比较剧烈。

　　[7]木运临卯：木运之岁（丁、壬年），若逢年支为卯的年份，则为岁会年。以下类推。

　　[8]岁会：即值年岁运的五行属性与年支的五行属性相会。详见注[6]。

　　[9]土运之岁，上见太阴：土运之岁，逢司天之气为太阴湿土的年份，为天符年。以下类推。

　　[10]天符：即值年岁运的五行属性与当年司天之气的五行属性相符合。详见注[6]。

　　[11]太一天符：既是天符之年，又是岁会之年，即该年值年岁运的五行属性与该年司天之气的五行属性相同，同时又与该年年支的五行属性相同，这样的年份叫太一天符之年。在六十年当中，有戊午、乙酉、乙丑、己未四年，属太一天符之年。如戊午年，年干是戊，故大运是火；年支是午，午年是少阴君火司天；年支午在固有的五行属性上也属火。因此戊午年就是太一天符之年。

　　[12]天符为执法……太一天符为贵人：执法、行令、贵人，即以官位的高低，来说明岁会、天符、太一天符三种年份对气候变化影响的大小，以及中邪后病情的轻重。张介宾注："执法者

位于上，犹执政也。行令者位乎下，犹诸司也。贵人者，统乎上下，犹君主也。"

　　[13]步者，六十度而有奇：步，指六气分主的六步。奇，指余数。一年365.25度（日），分作六步，每步60.875度（日），故称每步60日而有奇。

　　[14]二十四步积盈百刻而成日：六气的运行，每年六步，四年共计二十四步，每年365.25日，即365日零24刻，四年为1460日零96刻，96刻即约为一日。

【译文】

　　黄帝说：讲得好。愿听你讲讲地气是怎样与六气时位相应的。岐伯说：春分之后，是少阴君火所主的时位；少阴君火之右，退行一步，是少阳相火所主的时位；再退行一步，是太阴湿土所主的时位；再退行一步，是阳明燥金所主的时位；再退行一步，是太阳寒水所主的时位；再退行一步，是厥阴风木所主的时位；再退行一步，是少阴君火所主的时位。相火之下，有水气跟随并制约着它；水位之下，有土气跟随并制约着它；风位之下，有金气跟随并制约着它；金位之下，有火气跟随并制约着它；君火之下，有阴精跟随并制约着它。黄帝问：这是为什么呢？岐伯说：六气亢盛，就会导致损害，必须有相应的气来制约它，有了正常的制约，自然界才能有正常的生长和变化。自然界各种事物盛衰消长，若亢盛太过则为害，使生化之机败坏紊乱，产生严重的灾变。

　　黄帝问：六气的盛衰怎样？岐伯说：不当其位的，叫作邪气；当其位的，是正常之气。邪气引起的变化较剧烈，正气引起的变化较轻微。黄帝问：什么叫作当位？岐伯说：岁运木运遇年支卯年，火运遇午年，土运遇辰戌丑未年，金运遇酉年，水运遇子年，这也叫作岁会年，气候变化不太剧烈。黄帝问：什么叫不当其位呢？岐伯说：即不是岁会之年。黄帝说：土运主岁之年，太阴司天；火运主岁之年，少阳、少阴司天；金运主岁之年，阳明司天；木运主岁之年，厥阴司天；水运主岁之年，太阳司天。这是什么年份呢？岐伯说：司天之气与值年岁运的五行属性相同的，《天元册》称之为天符之年。这样的年份，既是天符又是岁会年，叫什么年份呢？这叫作太一天符之年。

黄帝问：怎样区分它们的位次呢？岐伯说：天符好像执法官比较严厉，岁位好像行令官比较温和，太一天符好像贵人。黄帝问：在感邪发病上，三者有什么区别呢？岐伯说：中执法之邪（即天符年之气候），发病急而危；中行令之邪（即岁会年之气候），发病慢而病程长；中贵人之邪（即太一天符年之气候），发病急暴而易死亡。黄帝问：君火、相火的位置发生移易会怎样呢？岐伯说：若少阴君火之客气加临于少阳相火主气之上，为顺，发病较缓慢，危险性小；若少阳相火之客气加临于少阴君火之主气之上，为逆，其发病急速，危险性大。所说的气位移易，就是指君火与相火的客、主之气位置而言。

黄帝说：讲得好。我想听听什么叫作步？岐伯说：一年有六步，四年二十四步的余数积累近一百刻，成为一日。

【原文】

帝曰：六气应五行之变何如？岐伯曰：位有终始，气有初中[1]，上下不同，求之亦异也。帝曰：求之奈何？岐伯曰：天气始于甲，地气治于子，子甲相合，命曰岁立[2]，谨候其时，气可与期。帝曰：愿闻其岁，六气始终，早晏[3]何如？岐伯曰：明乎哉问也！

甲子之岁，初之气，天数始于水下一刻，终于八十七刻半；二之气，始于八十七刻六分，终于七十五刻；三之气，始于七十六刻，终于六十二刻半；四之气，始于六十二刻六分，终于五十刻；五之气，始于五十一刻，终于三十七刻半；六之气，始于三十七刻六分，终于二十五刻。所谓初六，天之数也。

乙丑岁，初之气，天数始于二十六刻，终于一十二刻半；二之气，始于一十二刻六分，终于水下百刻；三之气，始于一刻，终于八十七刻半；四之气，始于八十七刻六分，终于七十五刻；五之气，始于七十六刻，终于六十二刻半；六之气，始于六十二刻六分，终于五十刻。所谓六二，天之数也。

丙寅岁，初之气，天数始于五十一刻，终于三十七刻半；二之气，始于三十七刻六分，终于二十五刻；三之气，始于二十六刻，终于一十二刻半；四之气，始于一十二刻六分，终于水下百刻；五之气，始于一刻，终于八十七刻半；六之气，始于八十七刻六分，终于七十五刻。所谓六三，天之数也。

丁卯岁，初之气，天数始于七十六刻，终于六十二刻半；二之气，始于六十二刻六分，终于五十刻；三之气，始于五十一刻，终于三十七刻半；四之气，始于三十七刻六分，终于二十五刻；五之气，始于二十六刻，终于一十二刻半；六之气，始于一十二刻六分，终于水下百刻。所谓六四，天之数也[4]。

次戊辰岁，初之气，复始于一刻，常如是无已，周而复始。

【注释】

［1］位有终始，气有初中：六气六步主时有一定的时段，每一气又分前后两个时段，前半时段为初，后半时段为中。

[2] 天气始于甲……命曰岁立：甲，指十天干，即甲、乙、丙、丁、戊、己、庚、辛、壬、癸。子，指十二地支，即子、丑、寅、卯、辰、巳、午、未、申、酉、戌、亥。古人以干支相配来纪年，即甲配子、乙配丑……依次相配，六十年一轮转。知道了该年的干支，就可以推求该年的六步运转及交运时刻。

[3] 六气始终，早晏：每年六气开始、终止的时间不同，故每年六气的交运时刻也不相同，有早有晚。

[4] 甲子之岁……所谓六四，天之数也：古代用水滴漏的方法计时，即用标有刻度的漏壶装水，一百刻度的水恰巧一昼夜漏尽，观察水位所在的刻度就可以知道时间。甲子之岁，初之气始于大寒日之平旦的水下一刻，历经六十日八十七刻半，在春分日的月半交第二步，再历经六十日八十七刻半，在小满日的七十五刻交第三步，如此推到第六步，第六步终于第二个大寒日的二十五刻。到第二年的乙丑岁，初之气（第一步）就起于大寒日之二十六刻，又历经六步，终于第三个大寒日的五十刻。到第三年的丙寅岁，初之气就起于大寒日的五十一刻，再历经六步，终于七十五刻。至第四年丁卯岁，初之气就起于七十六刻，历经六步，第六步（终之气）就终于水下百刻。这样，至第五年戊辰岁的初之气又回到四年前的起始时间（平旦）和起始点（水下一刻）。这样，戊辰岁又从水下一刻开始第一步。由此可知，按年支，则子、辰、申岁这三年初之气起始时刻是相同的，即大寒日寅时水下一刻；丑、巳、酉岁这三年的初之气起始时刻是相同的，即大寒日寅时水下二十六刻；寅、午、戌岁这三年的初之气起始时刻是相同的，即大寒日寅时五十一刻；卯、未、亥岁这三年的初之气起始时刻是相同的，即大寒日是寅时七十六刻。

【译文】

黄帝问：六气是怎样应五行而变化的呢？岐伯说：六气主时的时间位置有开始和终末的不同，六气的每一气又有初、中之分。每年的天干地支不同，所以推求起来，也就不同了。黄帝问：怎样推求呢？岐伯说：天气从甲开始，地气从子开始，天干配地支甲子相配标明年岁，年岁确立后，就可以推求六气各自的时位了。黄帝问：我想听听不同的年份，六气始终的时间早晚如何。岐伯说：您问得真高深啊！

甲子年，初之气开始于水下一刻，终止于八十七刻半；二之气开始于八十七刻六分，终止于七十五刻；三之气开始于七十六刻，终止于六十二刻半；四之气开始于六十二刻六分，终于五十刻；五之气开始于五十一刻，终止于三十刻半；六之气开始于三十七刻六分，终于二十五刻。这就是甲子年六气六步的交运时刻。

乙丑年，初之气开始于二十六刻，终于一十二刻半；二之气开始于一十二刻六分，终于水下百刻；三之气开始于水下一刻，终于八十七刻半，四之气开始于八十七刻六分，终于七十五刻；五之气开始于七十六刻，终于六十二刻半，六之气开始于六十二刻六分，终于五十刻。这就是乙丑年（即六气循环的第二周）六气六步的交运时刻。

丙寅年，初之气开始于五十一刻，终于三十七刻半；二之气开始于三十七刻六分，终于二十五刻；三之气开始于二十六刻，终于一十二刻半；四之气开始于一十二刻六分，终于水下百刻；五之气开始于水下一刻，终于八十七刻半；六之气开始于八十七刻六分，终于七十五刻。这就是丙寅年（即六气循环的第三周）

六气六步的交运时刻。

丁卯年，初之气开始于七十六刻，终于六十二刻半；二之气开始于六十二刻六分，终于五十刻；三之气开始于五十一刻，终于三十七刻半；四之气开始于三十七刻六分，终于二十五刻；五之气开始于二十六刻，终于一十二刻半；六之气开始于一十二刻六分，终于水下百刻。这就是丁卯年（即六气循环的第四周）六气六步的交运时刻。

下一年是戊辰年，初之气又从水下一刻开始，之后就按上述规律终而复始，循环不息。

【原文】

帝曰：愿闻其岁候何如？岐伯曰：悉乎哉问也！日行一周，天气始于一刻，日行再周，天气始于二十六刻，日行三周，天气始于五十一刻，日行四周，天气始于七十六刻，日行五周，天气复始于一刻，所谓一纪也[1]。是故寅午戌岁气会同[2]，卯未亥岁气会同，辰申子岁气会同，巳酉丑岁气会同，终而复始。

帝曰：愿闻其用[3]也。岐伯曰：言天者求之本[4]，言地者求之位[5]，言人者求之气交[6]。

帝曰：何谓气交？岐伯曰：上下之位，气交之中，人之居也。故曰：天枢[7]之上，天气主之；天枢之下，地气主之；气交之分，人气从之，万物由之。此之谓也。

帝曰：何谓初中[8]？岐伯曰：初凡三十度而有奇，中气同法。帝曰：初中何也？岐伯曰：所以分天地也。帝曰：愿卒闻之。岐伯曰：初者地气也，中者天气也。

帝曰：其升降何如？岐伯曰：气之升降，天地之更用[9]也。

帝曰：愿闻其用何如？岐伯曰：升已而降，降者谓天；降已而升，升者谓地。天气下降，气流于地；地气上升，气腾于天。故高下相召[10]，升降相因[11]，而变作矣。

【注释】

[1]日行一周……所谓一纪也：日行一周，就是一年。此段是说从第一年到第四年，这四年六气六步的交运时刻是不同的，到了第五年又与第一年的交运时刻相同，即以四年为一纪（为一个周期）。

[2]寅午戌岁气会同：年支逢寅、午、戌之年，六气六步的交司时刻相同。气会，指六气交司时刻。

[3]用：指六气的作用。

[4]本：指风、热、火、湿、燥、寒六气的作用。

[5]位：指地之六气主时的时位。

[6]气交：指天地之间。天气下降，地气上升，升降相因，人及自然万物生存于气交之中。

[7]天枢：张介宾注："枢，枢机也。居阴阳升降之中，是为天枢。"指天地气交之分。

[8]初中：初，指开始。中，通"终"，指终末。每一年的六气六步的每一步为六十天零八十七刻半，每一步又分为先后两个时段，前段叫"初"，后段叫"中"，每个时段各为三十天零四十三点七五刻。

[9]更用：交替作用。

[10]相召：互相感召。

[11]相因：互为因果。

【译文】

黄帝问：以年为单位推求，又有什么规律呢？岐伯说：您问得真详细啊？日行一周就是一年。日行第一周时，六气开始于水下一刻；日行第二周时，六气开始于二十六刻；日行第三周时，六气开始于五十一刻；日行第四周时，六气开始于七十六刻；日行第五周时，六气又开始于水下一刻。四年为一个周期，这就叫作一纪。所以六气交运时刻是寅、午、戌年相同，卯、未、亥年相同，辰、申、子年相同，巳、酉、丑年相同，终而复始。

黄帝说：我想听听六气有什么作用？岐伯说：研究天气的变化应当以六气为根本，研究地气的变化应当掌握六气主时的步位，研究人体的生命活动应当知道天地之气相互作用对人体的影响。

黄帝问：什么叫气交？岐伯说：天气下降，地气上升，天地之气交会之处叫作气交，人就是生活在气交之中。所以说天地之气交接的枢机叫天枢。天枢以上，由天气所主；天枢以下，由地气所主；人生活于天地之气相交之处，必须顺应天地之气的变化，万物也同样，必须依赖天地之气，才能生化。

黄帝说：什么叫初中？岐伯说：六气之中每一气的初气占三十天零四十三点七五刻。中气也是这样。黄帝问：为什么要分初、中呢？岐伯说：用以分天气和地气。黄帝说：我想详细听听。岐伯说：初，就是地气；中，就是天气。

黄帝问：天地之气是怎样升降的呢？岐伯说：气的升降，是天地相互作用的结果。黄帝问：我想听听它们之间是怎样相互作用的？岐伯说：上升之后就是下降，下降是天气的作用；下降之后就是上升，上升是地气的作用。天气下降，气流于地；地气上升，气腾于天。所以天地之气上下相互感召，升降互为因果，才有了自然界的运动和变化。

【原文】

帝曰：善。寒湿相遘，燥热相临，风火相值[1]，其有间乎？岐伯曰：气有胜复，胜复之作，有德有化，有用有变[2]，变则邪气居之。

帝曰：何谓邪乎？岐伯曰：夫物之生从于化[3]，物之极由乎变[4]，变化之相薄，成败之所由也。故气有往复，用有迟速[5]，四者之有，而化而变，风之来也。

帝曰：迟速往复，风所由生，而化而变，故因盛衰之变耳。成败倚伏[6]游乎中何也？岐伯曰：成败倚伏生乎动，动而不已，则变作矣。

帝曰：有期乎？岐伯曰：不生不化，静之期也。

帝曰：不生化乎？岐伯曰：出入废则神机化灭，升降息则气立孤危。故非出入，则无以生长壮老已；非升降，则无以生长化收藏。是以升降出入，无器不有。故器者生化之宇，器散则分之，生化息矣。故无不出入，无不升降。化有小大，期有近远，四者之有，而贵常守，反常则灾害至矣。故曰：无形无患。此之谓也。帝曰：善。有不生不化乎？岐伯曰：悉乎哉问也！与道合同，唯真人也。帝曰：善。

【注释】

[1] 寒湿相遘……风火相值：此句指客气司天在泉的规律。寒湿相遘，指三阳太阳寒水司天，则三阴太阴湿土在泉，反之，太阴湿土司天，则太阳寒水在泉。燥热相临，指二阳阳明燥金司

天，则二阴少阴君火在泉，反之，少阴君火司天则阳明燥金在
泉。风火相值，指一阳少阳相火司天，则一阴厥阴风木在泉，反
之，厥阴风木司天，则少阳相火在泉。相遘、相临、相值，均指
相遇。

　　〔2〕有德有化，有用有变：德，指六气本身固有的气候特
点。化，指六气与自然界物化现象的关系。用，指六气本身的作
用。变，指六气相应的反常现象。六气各自的德、化、用、变，
详见《素问·五运行大论》。

　　〔3〕物之生从于化：事物的新生，由化而来。量变为变，质
变为化。渐变为变，突变为化。

　　〔4〕物之极由乎变：事物发展到极点，是逐渐变化而成。

　　〔5〕迟速：快慢，此指太过与不及。

　　〔6〕成败倚伏：成败，指事物的盛衰。倚伏，指隐藏着相互
的因果。成败倚伏，指一切事物的盛衰是互为因果的。

【译文】

　　黄帝说：讲得好。六气的寒与湿、燥与热、风与火互相遇
合而发生作用，其中能引起什么变化？岐伯说：六气之间互有胜
复，由于胜复的作用，使六气有了正常特性、生化作用以及反常
变化，反常变化能成为邪气。

　　黄帝问：什么叫邪气？岐伯说：万物的生长是由化而来，事
物发展到极点是逐渐变化而成，变与化对立统一，是事物成败的
根本原因。所以气有往复，作用有快慢，有了往、复、快、慢，
也就有了自然界的生化与变异，也就产生了流动的风气。

　　黄帝说：六气的往复迟速产生了风气，其化其变是因为有盛
衰的缘故，为什么说生成与衰败是互相蕴含的呢？岐伯说：生成

与衰败的根本原因在于运动，不断的运动，就产生了变化。

黄帝问：有静止的时候吗？岐伯说：生化活动停止，就是静止的时候。

黄帝问：静止的时候能不能生化？岐伯说：若内外出入的运动遭到破坏，生命活动就要熄灭，升降运动停止，自然界的各种事物也就都不存在了。所以，没有出入，就没有生长壮老已的生命过程；没有升降，就没有自然界中生长化收藏的生化过程。因此，升降出入的运动，存在于任何有形的事物当中。所以，形体就是生化的场所，若形体不存在，生化也就停止了。因此，自然界中，升降出入无处不有，只是变化的大小、时间的长短不同而已。升降出入之运动，必须保持正常，若反常，就产生灾害。所以说没有形体就没有灾害，就是这个道理。黄帝说：讲得好。有没有不受生化规律影响的人呢？岐伯说：问得真详细啊！真人才能与天地变化规律相融合。黄帝说：讲得好。

卷第二十

气交变大论篇第六十九

【篇解】

气交，天气下降，地气上升，天地之气相交会之处，称为气交。变，指异常变化及灾变。因本篇主要论述了天地之气交互作用引起五运之气太过与不及，致使自然界万物发生灾变、人体发生疾病的道理，所以篇名叫"气交变大论"。

本篇主要论述了五运太过与不及可致使自然界万物发生灾变、人体发生疾病的道理，讨论了德、化、政、令、变、灾对自然万物及人体的影响，论述了仰观天之五星变化，可测知其与自然界气化、物化现象的相应关系。

篇中认为天、地、人是一个有机整体，人存在于气交之中，必然受天地之气异常变化的影响。篇中德、化、政、令、灾、变对万物、人体发生影响，以及五星的变化与自然现象相应的理论，是古人通过长期实践观察总结出来的，值得进一步深入研究。本篇最后强调研究大自然是一个伟大的事业，是一项对自然、人类有意义的重要工作，应当以整体恒动观为基础，理论联系实际地进行研究。

【原文】

黄帝问曰：五运更治，上应天期[1]，阴阳往复，寒暑迎随，真邪相薄[2]，内外分离，六经[3]波荡，五气[4]倾移，太过不及，专胜兼并[5]，愿言其始，而有常名，可得闻乎？岐伯稽首再拜对曰：昭乎哉问也！是明道也。此上帝所贵，先师传之，臣虽不敏，往闻其旨。

帝曰：余闻得其人不教，是谓失道，传非其人，慢泄天宝。余诚菲德，未足以受至道，然而众子哀其不终，愿夫子保于无穷，流于无极，余司其事，则而行之奈何？岐伯曰：请遂言之也。《上经》[6]曰：夫道者[7]，上知天文，下知地理，中知人事，可以长久。此之谓也。

帝曰：何谓也？岐伯曰：本[8]，气位[9]也。位天者，天文也。位地者，地理也。通于人气之变化者，人事也。故太过者先天，不及者后天[10]，所谓治化而人应之也。

【注释】

[1] 天期：天，指六气。期，指周期。即天之六气运行的周期。

[2] 真邪相薄：真，正。薄，通"搏"。即指正气与邪气相互斗争。

[3] 六经：指人体的三阴三阳经脉。

[4] 五气：指人体的五脏之气。

[5] 专胜兼并：专胜，即太过，指一气独盛，侵犯他气。兼并，即不及，指一气独衰，他气来乘侮。

[6]《上经》：古医经名，已失传。

[7]道者：指掌握自然变化规律的人。

[8]本：指根本、关键。

[9]气位：指作用部位。

[10]太过者先天，不及者后天：指岁运太过之年，岁气先于天时，提前到来；岁运不及之年，岁气后于天时，推迟而至。

【译文】

黄帝问道：五运交替主治，与天之六气的运行周期相应，阴阳消长，往复无穷，寒暑迎随不息。外邪与人体的正气相互斗争，致使人体阴阳失调，三阴三阳六经之气血动荡不安，五脏之气出现偏盛或偏衰，太过则引起专胜，不及则发生兼并，我想知道其发生的根源和规律，是否能讲给我听听？岐伯行了个大礼，恭敬地说：您问得真好啊！这确实是应该明白的道理。这是历代帝王都很重视的问题，是历代医师把它传授下来的。我的学问虽然很肤浅，但曾听老师讲过它的道理。

黄帝说：我听人说，若遇到可靠的人而不去教的话，叫作失道；若传给不适当的人，是轻视学术和不负责任的表现。我虽然德才菲薄，不一定符合传授的资格，但许多百姓因生病而早夭，我很同情他们，请先生为了保全百姓的健康和学术的永远流传，把这些道理讲出来，我一定按着你讲的去做，你看怎样？岐伯说：请让我详细地讲给您听。《上经》上说，通晓天地之道的人，上通天文，下知地理，中晓人事，所以他们能长生久视，道理就在于此。

黄帝问：为什么这么说呢？岐伯说：研究自然界变化规律的关键，就是要推求天地人三气的位置。研究天体日月星辰变化的，就是天文；研究地域方位的，就是地理；研究人体生命活动及疾病变化的，就是人事。所以，运气太过，则先天时而至；运气不及，则后天时而至。所说的运气治化，与人体的生命活动及疾病是息息相关的。

【原文】

帝曰：五运之化，太过何如？岐伯曰：岁木太过，风气流行，脾土受邪。民病飧泄食减，体重烦冤，肠鸣腹支满，上应岁星[1]。甚则忽忽善怒，眩冒颠疾。化气不政，生气独治[2]，云物飞动，草木不宁，甚而摇落，反胁痛而吐甚，冲阳[3]绝者死不治，上应太白星[4]。

岁火太过，炎暑流行，肺金受邪。民病疟，少气咳喘，血溢血泄注下，嗌燥耳聋，中热肩背热，上应荧惑星[5]。甚则胸中痛，胁支满胁痛，膺背肩胛间痛，两臂内痛，身热骨痛而为浸淫。收气[6]不行，长气[7]独明，雨水霜寒，上应辰星[8]。上临少阴少阳[9]，火燔焫，水泉涸，物焦槁，病反谵妄狂越，咳喘息鸣，下甚血溢泄不已，太渊[10]绝者死不治，上应荧惑星。

岁土太过，雨湿流行，肾水受邪。民病腹痛，清厥意不乐，体重烦冤，上应镇星[11]。甚则肌肉萎，足痿不收，行善瘈，脚下痛，饮发中满食减，四肢不举。变生得位[12]，藏气伏，化气独治之，泉涌河衍，涸泽生鱼[13]，风雨大至，土崩溃，鳞见于陆，病腹满溏泄肠鸣，反下甚，而太溪[14]绝者死不治，上应岁星。

岁金太过，燥气流行，肝木受邪。民病两胁下少腹痛，目赤痛眦疡，耳无所闻。肃杀而甚，则体重烦冤，胸痛引背，两胁满且痛引少腹，上应太白星。甚则喘咳逆气，肩背痛，尻阴股膝髀腨胻足皆病，上应荧惑星。收气峻，生气下，草木敛，苍干雕陨，病反暴痛，胠胁不可反侧，咳逆甚而血溢，太冲[15]绝者死不治，上应太白星。

岁水太过，寒气流行，邪害心火。民病身热烦心躁悸，阴厥上下中寒，谵妄心痛，寒气早至，上应辰星。甚则腹大胫肿，喘咳，寝汗出憎风，大雨至，埃雾朦郁[16]，上应镇星。上临太阳，则雨冰雪，霜不时降，湿气变物[17]，病反腹满肠鸣，溏泄食不化，渴而妄冒，神门[18]绝者死不治，上应荧惑、辰星。

【注释】

[1] 岁星：即木星。

[2] 化气不政，生气独治：指岁木太过，自然界木盛土衰，化气不能行令，木气独治。生长之气太过，植物景象是枝叶繁茂，但不结果实。化气，指土气；生气，指木气。

[3] 冲阳：穴位名，属足阳明胃经。位于足跗上，第二、三跖骨间。

[4] 太白星：即金星。

[5] 荧惑星：即火星。

[6] 收气：指金气。

[7] 长气：指火气。

[8] 辰星：即水星。

[9] 上临少阴少阳：上临，即司天之气。是说在岁火太过之年，若再遇上少阴君火或少阳相火司天，那么，火热之气则更加亢盛。

[10] 太渊：穴位名，属手太阴肺经。位于掌侧腕横纹桡动脉桡侧凹陷中。

[11] 镇星：即土星。

[12] 变生得位：变，指灾变或病变；生，指发生；位，指

位置或时间。指岁土太过之年，其灾变的发生，在土旺之时表现得更为明显。

〔13〕涸泽生鱼：指因湿气大行，雨水过多，已干涸的池泽都已积水生鱼。

〔14〕太溪：穴位名，属足少阴肾经。位于足内踝后，跟骨上动脉凹陷中。

〔15〕太冲：穴位名，属足厥阴肝经。位于足大趾本节后二寸，即足背部当第一跖骨间隙之中点处。

〔16〕埃雾朦郁：因水湿之气盛，自然界过度潮湿，水湿之气犹如雾露一样迷蒙郁于天地之间。

〔17〕湿气变物：因气候偏寒、偏湿，万物因寒湿太过而发生变化，例如发霉。

〔18〕神门：穴位名，属手少阴心经。位于掌锐骨之后，尺侧腕屈肌腱桡侧之凹陷处。

【译文】

黄帝问：五运气化太过，会出现什么情况呢？岐伯说：木运太过，则风气流行，脾土受其风气的侵害。人们多患飧泄，饮食减少，肢体沉重，心烦满闷，肠鸣，腹胀。上应天象，则木星特别明亮，这是木气亢盛的征象。在人体还会出现易怒、头晕目眩等头顶部疾患。土气被抑，而木气独盛，因木气太盛，天上云飘动得很快，地上草木摇动不宁，甚至树倒草偃，在人体还会出现胁肋疼痛、呕吐不止等病变。若冲阳脉绝，则为死证。在天应金星明亮，这是木胜而金气制之的征象。

火运太过，则炎暑流行，肺金受到火邪的侵害。人们多患疟疾，气短，咳喘，吐血，衄血，便血，腹泻如注，咽喉干燥，耳

聋，胸中热，肩背热。上应天象，则火星特别明亮，这是火热之
气亢盛的征象。在人体还会出现胸中疼痛，胁下胀满疼痛，胸、
背、肩胛之间疼痛，两臂内侧疼痛，身热，骨节疼痛，疮疡浸
淫。金气受制，不能行其政令，火气独亢，火气过亢则会有雨水
霜寒来复，上应水星，水星显得特别明亮，这是火胜而水气制之
的征象。如果火运太过，又遇少阴君火或少阳相火司天，则火热
之气更加亢盛，热势如烧如烤，致使水泉干枯，万物焦枯，人多
病谵妄狂躁，咳喘，喉中痰鸣，甚至尿血、便血。若太渊脉绝，
则为死证。上应火星特别明亮。

土运太过，则雨湿流行，肾水受到土湿的侵害。人们多患腹
痛，手足厥冷，心情不快，肢体沉重，心烦满闷。上应于天，则
土星特别明亮。在人体还会出现肌肉痿软，两足萎废不用，筋脉
抽掣挛痛，足痛，中脘胀满，饮食减少，四肢无力，不能举动。
土运太过之年，又逢土旺之时，肾气伏藏，不得行其政令，土气
独亢，泉水喷涌，河水泛滥，原来干涸的池泽也水满生鱼。若木
气来复，则风雨暴至，堤岸崩溃，鱼类漫游于陆地，人们多病腹
满，溏泄，肠鸣，若泄下不止，则太溪脉绝，为死证。上应天象
是木星特别明亮。

金运太过，则燥气流行，肝木受到燥金的侵害。人们多患两
胁下及少腹疼痛，两目红赤、疼痛，目眦生疮，耳聋。肃杀之气
过亢，则肢体沉重，心烦满闷，胸痛引背，两胁胀满疼痛并牵引
少腹。上应天象是金星特别明亮。金气过亢，人体还会出现喘息，
咳嗽，气逆，肩背疼痛，尾骨、阴部、大腿、膝关节、髋关节、
腿肚、小腿、足部皆发生病变，这是金胜火复的表现。上应天象
是火星特别明亮。金气峻猛，木气被削弱，草木收敛，枝叶干枯
凋落，人们多见的病是暴痛，胠胁疼痛，难以转侧，咳嗽，气逆，

甚至咳血。若太冲脉绝，则为死证。上应天象是金星特别明亮。

水运太过，则寒气流行，过亢的水邪侵害心火。人们多患身热，心烦，躁扰不宁，心悸，四肢厥冷，上中下皆寒，谵妄心痛。寒冷气候来得较早。上应天象是水星特别明亮。人们甚至出现腹胀大，足胫浮肿，咳嗽，喘息，盗汗，恶风等病证。水胜土复，则大雨突至，天空中雾露迷蒙。上应天象是土星特别明亮。如果水运太过之年，又遇太阳寒水司天，则多雨雪冰霜，水湿太盛，物变其形，人们易患的病是腹胀满，肠鸣，溏泄，食不消化，口渴，眩冒。若神门脉绝，则为死证。上应天象是火星不亮，水星特别明亮。

【原文】

帝曰：善。其不及何如？岐伯曰：悉乎哉问也！岁木不及，燥乃大行，生气失应，草木晚荣，肃杀而甚，则刚木辟著[1]，悉[2]萎苍干，上应太白星，民病中清，胠胁痛，少腹痛，肠鸣溏泄，凉雨时至，上应太白星，其谷苍。上临阳明，生气失政，草木再荣，化气乃急[3]，上应天白、镇星，其主苍早[4]。复[5]则炎暑流火，湿性燥，柔脆草木焦槁，下体再生，华实齐化[6]，病寒热疮疡痱胗[7]痛痤，上应荧惑、太白，其谷白坚。白露早降，收杀气行，寒雨害物，虫食甘黄，脾土受邪，赤气后化，心气晚治[8]，上胜肺金，白气乃屈，其谷不成，咳而鼽，上应荧惑、太白星。

岁火不及，寒乃大行，长政不用，物荣而下，凝惨[9]而甚，则阳气不化，乃折荣美，上应辰星，民病胸中痛，胁支满，两胁痛，膺背肩胛间及两臂内痛，郁冒朦昧，心痛暴喑，胸腹大，胁下与腰背相引而痛，甚则屈不能伸，髋髀如别，上应荧惑、辰星，其谷丹。复则埃郁[10]，大雨且至，黑气乃辱，病鹜溏腹满，食饮不下，寒中肠鸣，泄注腹痛，暴挛痿痹，足不任身，上应镇星、辰星，玄谷不成。

岁土不及，风乃大行，化气不令，草木茂荣，飘扬而甚，秀而不实，上应岁星，民病飧泄霍乱，体重腹痛，筋骨繇复[11]，肌肉瞤酸，善怒，藏气举事，蛰虫早附，咸病寒中，上应岁星、镇星，其谷黅。复则收政严峻，名木苍雕，胸胁暴痛，下引少腹，善大息，虫食甘黄，气客于脾，黅谷乃减，民食少失味，苍谷乃损，上应太白、岁星。上临厥阴，流水不冰，蛰虫来见，藏气不用，白乃不复，上应岁星，民乃康[12]。

岁金不及，炎火乃行，生气乃用，长气专胜，庶物[13]以茂，燥烁以行，上应荧惑星，民病肩背瞀重，鼽嚏血便注下，收气乃后，上应太白星，其谷坚芒。复则寒雨暴至，乃零冰雹霜雪杀物，阴厥且格[14]，阳反上行，头脑户痛，延及囟顶发热，上应辰星，丹谷不成，民病口疮，甚则心痛。

岁水不及，湿乃大行，长气反用，其化乃速，暑雨数至，上应镇星，民病腹满身重，濡泄寒疡流水，腰股痛发，腘腨股膝不便，烦冤足痿清厥，脚下痛，甚则胕肿，藏气不政，肾气不衡，上应辰星，其谷秬[15]。上临太阴，则大寒数举，蛰虫早藏，地积坚冰，阳光不治，民病寒疾于下，甚则腹满浮肿，上应镇星，其主黅谷。复则大风暴发，草偃木零，生长不鲜，面色时变，筋骨并辟，肉瞤瘛，目视𥊌𥊌，物疏璺[16]，肌肉胗发，气并膈中，痛于心腹，黄气乃损，其谷不登，上应岁星。

【注释】

[1]刚木辟著：刚木，指坚硬的树木。辟，打开。著，显

著。言坚硬的树木因燥甚而明显干裂。

〔2〕悉：张介宾《类经》作"柔"。可从之。

〔3〕草木再荣，化气乃急：指草木在春夏没生长好，在土旺之时，再度生长。化气，指土气。

〔4〕苍早：草木过早凋落。木运不及之年，草木晚荣早凋。

〔5〕复：指复气，即制约太过之气的气。复，有报复的意思。张介宾注："复者，子为其母而报复也。"指五行当中任何一行被抑制，那么该行之子则为其母报复，成为复气。如金气抑木，木运不及，则子火为母复金。

〔6〕华实齐化：华，指开花。实，指果实。言开花结果两种现象同时出现。

〔7〕胗：通"疹"。

〔8〕赤气后化，心气晚治：赤气，即火气、心气。指金胜为害，火气复之，上胜肺金。

〔9〕凝惨：指因阴寒之气盛而致万物凝滞萧条的景象。

〔10〕埃郁：埃，指尘土。言土气来复，湿土之气郁蒸于上。

〔11〕𥆧复：𥆧，通"摇"。即动摇不定，此指筋脉挛急抽搐。

〔12〕民乃康：方药中《黄帝内经素问运气七篇讲解》云："疑'民乃康'一句之前有漏简或'康'字为错讹。"理由是："因为'岁土不及，风乃大行'之年，如果再碰上厥阴风木司天，则风气必然特盛，这样不但更加乘土而且必然要反侮燥金，使秋冬应凉不凉，应寒不寒。在这样的情况下不可能出现'民乃康'的局面。"供参考。

〔13〕庶物：指万物。

〔14〕阴厥且格：即寒盛于下，阳气被格拒于上。

［15］秬（jù）：即黑黍。

［16］疏璺（wèn）：指物体被大风吹得干裂。疏，通也。璺，指破裂。

【译文】

黄帝说：讲得好。五运气化不及，会出现什么情况呢？岐伯说：问得真详细啊！木运不及，燥金之气偏盛，生发之气不能按时到来，草木不能按时繁荣，肃杀之气过亢，则刚劲坚硬的树木因受刑伐而明显干裂，柔嫩的树叶枯萎甚至变干，上应天象是金星特别明亮。人们多患腹中寒冷，胠胁疼痛，少腹疼痛，肠鸣，溏泄。天气偏凉时有冷雨降下，上应天象是金星特别明亮，属木类的农作物生长不好。若再逢阳明燥金司天，则木之生发之气更加衰退而不能行令，到了夏秋土气当令之时，草木再度繁荣，从开花到结果的时间非常短，万物生长得晚，凋落得早，上应天象是金、土二星特别明亮。金气胜木，则木之子火气复金，这样就会出现炎热如火的气候，使潮湿之气变得干燥，柔嫩脆弱的草木变得焦枯，有些草木从根部重新生长，可出现一边开花一边结果的现象。在人体则多患发热、恶寒、疮疡、痱疹和痈痤等病。上应天象是火、金二星特别明亮，属白坚之类的谷物不能正常生长。白露提早到来，肃杀之气盛，天气偏凉而多雨，损害万物，味甘色黄的农作物患虫害。在人体则脾土先受其损害。到下半年，则火气来复，在人体则心气亢盛，火气克金，金气乃得抑制，属白坚之类的谷物不能成熟。在人则多病咳嗽，鼻塞。上应天象是火星、金星特别明亮。

火运不及，寒冷之气偏盛，夏季的长养之气不能发挥作用，万物生长受到影响而不能茂盛，阴寒之气过盛，阳气不能生化万物，则万物的生长受到抑制而出现一派萧条的景象，上应天象是水星特别明亮。人们多患胸中疼痛，胁肋胀满，两胁疼痛，胸、背、肩胛之间、两臂内侧疼痛，头晕目眩，神志不清，心痛，突然失音，胸腹胀满，胁下与腰背部相互牵引疼痛，甚则肢体屈曲不伸，髋关节不能自如活动。上应天象是火星失明，水星特别明亮，属火类的农作物生长不好。水气胜火，则火之子土湿之气复水，湿气郁蒸，时下大雨，水气被抑制，在人体则见溏泄，腹满，饮食不下，腹中寒，肠鸣，大便泄泻如注，腹痛，筋脉突然挛急，肢体痿痹，足痿不用。上应天象是土星特别明亮，水星失明。在五行归类中，属于水类的谷物生长不好。

土运不及，则风气偏盛，土气失却生化的能力，草木茂盛，但只是枝叶飘扬，秀而不实。上应天象是木星特别明亮。人们多患飧泄，霍乱，肢体沉重，腹痛，筋骨摇动，肌肉跳动酸楚，易怒。土不及则水气失制而旺，蛰虫提早蛰伏，在人则病寒盛于内。上应天象是木星特别光明，土星失明，属于土类的农作物生长不好。木气胜土，则土之子金气复木，秋之肃杀之气当政，草木凋落。在人体则胸胁猝然而痛，其痛牵引少腹，善太息，味甘色黄的作物遭虫害。邪气客于脾脏，使人饮食减少，食而无味，金气来复，木气受损，故属木类的谷物受到损害，上应天象是金星特别明亮，木星失明。若再遇厥阴风木司天，少阳相火在泉，则虽冬季但流水不结冰，冬眠的蛰虫又出来活动，水气不主封藏，火助土气，使木气不能克土，金气也就不报复木气，上应天象是木星正常。人体也健康无病。

金运不及，则火气偏盛，生发之气发挥作用，长养之气独盛，万物茂盛，气候干燥灼热。上应天象是火星特别明亮。人们多患肩背部闷重，鼻塞，喷嚏，大便下血，泄泻如注。秋气不能按时来到，上应天象是金星失明，属金类的谷物华而不实。火气胜金，则金气之子水气来报复火气，所以出现寒雨之气突然而降，甚至落下冰雹霜雪损害万物。在人体则为寒盛于下，阳气被格拒于上，因而症见头后部疼痛牵连头项，身体发热。上应天象是水星明亮，属火类的谷物不能成熟。在人体则多病口疮，甚至心痛。

水运不及，则湿气偏盛，水不制火，火气反旺，气候炎热，谷物生长迅速，气候炎热，时常下雨。上应天象是土星特别明亮。人们多病腹满，身体困重，大便溏泄，寒性疮疡脓水稀薄，腰股疼痛，下肢关节活动不便，心烦满闷，两足痿弱厥冷，足底疼痛，甚则足肿，冬藏之气不能发挥作用，在人体则肾气失调。上应天象是水星失色，在五行中属水类的作物生长不好。如果遇太阴湿土司天，寒水在泉，则寒湿之气更加严重，蛰虫很早就冬眠，地上的水结很厚的冰，阳气不能发挥作用。在人体则多患腰以下寒冷，甚至腹满浮肿。上应天象是土星特别明亮，在五行中属土的谷物长势很好。土气胜水，则水之子木之气就报复土气，所以突然出现大风，草木偃倒，枝叶零落，长势不好。在人体则表现为面色时时改变，筋骨疼挛拘急，肌肉瞤动，视物不清，甚至出现复视，肌肉发风疹，邪气壅塞胸膈，心腹疼痛。木气过胜，土气受伤，属土的作物长势不好，上应天象是木星特别明亮。

【原文】

帝曰：善。愿闻其时也。岐伯曰：悉哉问也！木不及，春有鸣条律畅之化[1]，则秋有雾露清凉之政，春有惨凄残贼之胜，则夏有炎暑燔烁之复，其眚东[2]，其藏肝，其病内舍胠胁，外在关节。

火不及，夏有炳明光显之化，则冬有严肃霜寒之政，夏有惨凄凝冽之胜，则不时有埃昏大雨之复，其眚南，其藏心，其病内舍膺胁，外在经络。

土不及，四维[3]有埃云润泽之化，则春有鸣条鼓拆之政，四维发振拉飘腾[4]之变，则秋有肃杀霖霪[5]之复，其眚四维，其藏脾，其病内舍心腹，外在肌肉四支。

金不及，夏有光显郁蒸之令，则冬有严凝整肃之应，夏有炎烁燔燎之变，则秋有冰雹霜雪之复，其眚西，其藏肺，其病内舍膺胁肩背，外在皮毛。

水不及，四维有湍润埃云之化，则不时有和风生发之应，四维发埃昏骤注之变，则不时有飘荡振拉之复，其眚北，其藏肾，其病内舍腰脊骨髓，外在溪谷踹膝。

夫五运之政，犹权衡也，高者抑之，下者举之，化者应之，变者复之，此生长化成收藏之理，气之常也，失常则天地四塞矣。故曰：天地之动静，神明为之纪，阴阳之往复，寒暑彰其兆。此之谓也。

【注释】

[1]鸣条律畅之化：鸣条，指春风吹动树木枝条所发出的声音。律畅，韵律和畅悦耳。之化，指春天的正常气候变化。下文的"之政"，也是指正常的气候。其他季节仿此。

[2]其眚（shěng）东：眚，即损害。指气候反常及人体生病的原因是东方风木之气不及。

[3]四维：即四季。此处具体指辰、未、戌、丑个四月，即三、六、九、十二月。

　　[4] 振拉飘腾：振，振动；拉，指摧毁；飘腾，指飘零升起。振拉飘腾，形容狂风摧毁房屋树木的现象。

　　[5] 霖霪：淫雨成灾。

【译文】

　　黄帝说：讲得好。我想听听五运之气在四时中的变化是怎样的。岐伯说：您问得真详细啊！木运不及的年份，如果春天有和风吹拂，草木生发正常的时令，那么秋天就有雾露滋润而凉爽的正常气候；如果春天反见寒冷霜冻残贼的秋季刑伐之气候，那么夏天就必然有炎热如燔灼之气候。它的灾害发生在东方，在人体应肝脏，其病内舍于胠胁，在外侵犯于关节。

　　火运不及的年份，如果夏天有光明显著的正常气候，那么冬天就有严肃霜寒的正常气候；如果夏天反见寒凝凛冽的气候，那么时常会有空中昏蒙不清、连下大雨的土气来复的表现。它的灾害发生在南方，在人体应心脏，其病内舍于胸胁，在外侵犯于经络。

　　土运不及的年份，如果在四维之月有正常的风和雨，那么在春天就会有植物破荚而出的正常生长现象；如果在四维之月有狂风摧毁房屋草木的现象，那么在秋天就会出现久雨成灾、肃杀之气过胜的木不能制土现象。其灾害发生在四维，在人体应脾脏，其病内舍于心腹部，在外侵犯于肌肉四肢。

　　金运不及的年份，如果在夏天有正常的阳光、炎热、一定湿度的气候，那么在冬天就有正常的寒冷及万物处于闭藏状态的正常现象；如果在夏天有特别炎热如炽如火的异常气候现象，那么在秋天就会出现冰雹霜雪的异常变化。其灾害的原因是西方金气不足，在人体应肺脏，其病内舍膺胁肩背，在外侵犯于皮毛。

水运不及的年份，如果在四维之月有正常的湿气和降雨，那么就有正常的萌芽生发现象；如果在四维之月湿气太过，大雨倾盆，那么就会有木气来复，制约土气的现象，可见狂风摧折树木的反常气候。其灾害的原因是北方岁水之气不足，在人体应肾脏，其病内舍腰脊骨髓，在外侵犯于肌肉之会、膝及小腿。

五运之气的作用，就像权衡之器，是调节气候平衡的，太过的要加以抑制，不及的要给予扶助，正常的气化可使万物生长正常，异常的变化必然有复气来报复它。这就是生长化收藏的道理，四时气化的正常规律。若失却了这些规律，则天地阴阳之气的升降运动就会闭塞不通。所以说：天地之间的五运变化，受自然规律所控制；四季的阴阳消长，可从四季的寒暑中表现出来。就是这个道理。

【原文】

帝曰：夫子之言五气之变，四时之应，可谓悉矣。夫气之动乱，触遇而作，发无常会，卒然灾合，何以期之？岐伯曰：夫气之动变，固不常在，而德化政令灾变，不同其候也。

帝曰：何谓也？岐伯曰：东方生风，风生木，其德敷和[1]，其化生荣，其政舒启[2]，其令风，其变振发，其灾散落。

南方生热，热生火，其德彰显，其化蕃茂，其政明曜，其令热，其变销烁，其灾燔焫。

中央生湿，湿生土，其德溽蒸[3]，其化丰备，其政安静，其令湿，其变骤注，其灾霖溃[4]。

西方生燥，燥生金，其德清洁，其化紧敛，其政劲切，其令燥，其变肃杀，其灾苍陨。

北方生寒，寒生水，其德凄沧，其化清谧，其政凝肃，其令寒，其变凓冽，其灾冰雪霜雹。是以察其动也，有德有化，有政有令，有变有灾，而物由之，而人应之也。

帝曰：夫子之言岁候，不及其[5]太过，而上应五星。今夫德化政令，灾眚变易，非常而有也，卒然而动，其亦为之变乎。岐伯曰：承天而行之，故无妄动，无不应也。卒然而动者，气之交变也，其不应焉。故曰：应常不应卒。此之谓也。

帝曰：其应奈何？岐伯曰：各从其气化也。

帝曰：其行之徐疾逆顺何如？岐伯曰：以道留久[6]，逆守而小[7]，是谓省下[8]。以道而去，去而速来，曲而过之，是谓省遗过也[9]。久留而环，或离或附，是谓议灾与其德也。

应近则小，应远则大[10]。芒而大倍常之一[11]，其化甚；大常之二，其眚即[12]也。小常之一，其化减；小常之二，是谓临视，省下之过与其德也。德者福之，过者伐之。是以象之见也，高而远则小，下而近则大，故大则喜怒迩[13]，小则祸福远。岁运太过，则运星北越[14]，运气相得，则各行以道。

故岁运太过，畏星[15]失色而兼其母[16]，不及，则色兼其所不胜。肖者瞿瞿，莫知其妙，闵闵之当，孰者为良，妄行无徵，示畏侯王。

【注释】

[1]其德敷和：敷和，敷布和调。指春之气的特性是温暖柔和。

[2]其政舒启：舒，舒展；启，打开。指春之气能使阳气舒展，植物破土而出，万物生发。

[3]溽蒸：即湿热熏蒸。

[4]霖溃：指雨水过多而成灾。

〔5〕不及其：当为"其不及"。

〔6〕以道留久：指五星在其天体运行的轨道上运行得较迟缓。

〔7〕逆守而小：指五星在其运行的轨道上逆行，而且其光亮越来越小。

〔8〕省下：省，检察、察看。下，指地面上的一切。

〔9〕省遗过：察看过失。吴崑注："谓所省者有不尽，今复省之，是省其所遗罪过也。"

〔10〕应近则小，应远则大：应，即相应。指地面上的变化与五星的变化相应。近，指对地球的影响小而且时间短；远，指对地球的影响大而且时间长。言地面的变化与五星的变化相应，若肉眼观察，五星的星体小，则对地面的影响就小，时间也短；若五星的星体大，则对地面的影响就大，时间也长。

〔11〕芒而大倍常之一：五星的光芒比正常所见大一倍。

〔12〕其眚即：据王冰注，"即"后当补"发"字。

〔13〕迩（ěr）：近也。

〔14〕运星北越：张介宾注："运星，主岁之星也。北越，越出应行之度而近于北也。盖北为紫微太一所居之位，运星不守其度，而北越近之，其恃强骄肆之气可见。"

〔15〕畏星：指被克的星。如木运太过，则土星即是畏星。

〔16〕其母：此指畏星之母。如土星为畏星，火星便是其母。

【译文】

黄帝说：先生所说的五运太过、不及与四时相应的关系，可以说是很详尽的了。但是五气的变化，遇触犯则发作，并且没有一定的规律，而是突然相遇而发生灾害，这些变化怎么能知道呢？岐伯说：五气的异常变化，虽然没有一定的规律，但是它对自然和人类的益处、正常的作用和职能、所主时令特点及所造成的灾害和变化，从不同的物候变化上是能够观察到的。

黄帝问：为什么这么说呢？岐伯说：东方生风气，风气应木气，其特性是温暖柔和。其生化作用是使草木荣盛，其职能是布散阳气，舒展万物，其主时特点是风，其异常变化是风势太盛，其造成的灾害是草木被摧残得散乱零落。

南方生热气，热能使火气旺盛，其特性是炎热得很明显，其生化作用是使万物生长茂盛，其职能是明亮而热，其主时特点是热，其异常变化是酷热使万物焦枯，其造成的灾害是万物因灼热而枯萎死亡。

中央生湿气，湿气能使土气旺盛，其特性是湿濡滋润，其生化作用是使万物丰满而成熟，其职能是使植物稳定地生长，其主时特点是湿，其异常变化是大雨如注，其造成的灾害是因雨水过多而发生洪水。

西方生燥，燥能生金气，其特性是清凉洁净，其生化作用是植物成熟、可以收割，其职能是使秋风急劲，其主时特点是燥，其异常变化是使植物过早地凋谢，其造成的灾害是使植物过早地干枯死亡。

北方生寒气，寒气能使水气旺盛，其特性是使人感到凄凉寒冷，其生化作用是使万物闭藏，其职能是使气候严寒结冰，其主时特点是寒，其异常变化是过度寒冷，其造成的灾害是冰雪霜雹。因此观察五气的变化，既要弄清其德、化、政、令的正常表现特点，又要清楚其灾、变的危害，就可以知道万物变化的原因，以及五气的变化与人体生理、病理的密切关系了。

黄帝说：你所说的岁运不及、太过与五星相应，若德、化、政、令、灾、变没有一定的规律而是猝然发生，五星是否也有变化呢？岐伯说：自然界的一切变化都与星辰运动变化相应，一切变化妄动无不与星辰的变化相关。突然的一时性的气候变化，是因为天地之气相交时发生变化所致，所以不一定与五星的变化相应。所以说会出现一时性的不与五星相应的情况，就是这个道理。

黄帝问：与五星相应的情况是怎样的？岐伯说：各随其天运的气化不同而有所不同。

黄帝问：五星运行的快慢、逆顺，怎样能观察出来呢？岐伯说：五星在其轨道上运行得很慢或逆行而且光亮越来越小，叫作省下，即观察这种情况对地面的影响。若五星按着正常的轨道运行，但回来时迅速而曲折，并且在轨道上迂回，叫作省遗过，即要更加仔细地观察地面上的一些反常现象。若五星不按正常轨道运行，而是久留其位或在原位环绕，或者时离时附其位，叫作议灾与其德也，即要认真地研究一下，是属灾变还是属正常。

若肉眼观察，运星的星体小，则对地面的影响就小，影响的时间也短；若运星的星体大，则对地面的影响就大，影响的时间也长。若运星的光芒比正常大一倍，说明气化过亢；比正常大二倍，说明灾变马上就发生。若运星的光芒比正常的小一半，说明气化作用衰减，比正常小四分之一，叫作临视，即应认真地观察研究，观察其对地面的气候及物化现象的影响，哪些是正常（德），哪些是异常（过），德者对自然及人类有利，过者对自然及人类有害。因此，观察天象的变化时，如果五星高而远，看上去就显得很小，若低而近，看起来就很大，所以，运星大的时候对地面的影响就大，突然的气候变化也较多，运星小的时候对地面的影响也小。

故岁运太过之年，其主运之星离开正常轨道偏北，五运与六气相得，则五星各自运行在正常的轨道上。所以，岁运太过，被制之星就暗淡而兼母星的颜色；岁运不及，主运之星就兼其所不胜之星的颜色。五运六气的内容是深奥微妙而变化无穷的，不认真研究怎能知其中的奥妙！要仔细地研究才是对的，可是又有谁能掌握得更好呢？毫无根据地乱说，只能是吓一吓王侯而已。

【原文】

帝曰：其灾应何如？岐伯曰：亦各从其化也，故时至有盛衰，凌犯有逆顺，留守有多少，形见有善恶，宿属有胜负，征应有吉凶矣。

帝曰：其善恶何谓也？岐伯曰：有喜有怒，有忧有丧，有泽有燥，此象之常也，必谨察之。

帝曰：六者高下异乎？岐伯曰：象见高下，其应一也，故人亦应之。

帝曰：善。其德化政令之动静损益皆何如？岐伯曰：夫德化政令灾变，不能相加[1]也。胜复盛衰，不能相多[2]也。往来小大，不能相过[3]也。用之升降，不能相无[4]也。各从其动而复之耳。

帝曰：其病生何如？岐伯曰：德化者气之祥，政令者气之章，变易者复之纪，灾眚者伤之始，气相胜者和，不相胜者病[5]，重感于邪则甚也。

帝曰：善。所谓精光之论，大圣之业，宣明大道，通于无穷，究于无极也。余闻之，善言天者，必应于人；善言古者，必验于今；善言气者，必彰于物；善言应者，同天地之化；善言化言变者，通神明之理。非夫子孰能言至道欤！乃择良兆而藏之灵室，每旦读之，命曰《气交变》，非斋戒不敢发，慎传也。

【注释】

［1］不能相加：及下文的"不能相多""不能相过""不能相无"，都是表示具有一定规律。

［2］不能相多：王冰注曰："胜盛复盛，胜微复微，不应以盛报微、以化报变，故曰不能相多也。"

［3］不能相过：张介宾注曰："胜复大小，气数皆同，故不能相过也。"

［4］不能相无：张志聪注曰："天地阴阳之气，升已而降，降已而升，寒往则暑来，暑往则寒来，故曰不能相无也。"

［5］气相胜者和，不相胜者病：相胜，即指气候偏胜时，其所不胜之气能加以承制。不相胜，指气候偏胜时，没有承制之气来制约。此句言气候反常时，气候之间能够按五行生克制化关系进行调节，那么对人和自然影响就不大；若气候反常时，气候之间不按五行生克制化关系进行调节，就会使人生病，使自然发生灾害。

【译文】

黄帝问：五星在灾害方面的应验是怎样的？岐伯说：也是各从其岁运的气化不同而不同的，所以时令有盛衰，胜复凌犯有逆顺，五星留滞的时间有长短，所见的星象有善恶，五星之间有胜复，所以验征于人和自然就有吉凶的不同。

黄帝问：什么是善恶呢？岐伯说：五星的变化有喜、怒、忧、丧、泽、燥的不同，这些都是星象变化的正常规律，必须谨慎地观察。

帝曰：五星的六种变化对地面的影响与星位的高低有没有关系呢？岐伯说：星象的高低虽然不同，但对地面的影响是一样的，所以对人的影响也是一样。

黄帝说：讲得好！五运的德化政令的变化对自然及人体有什么益损呢？岐伯说：五运的德化政令灾变是有一定规律的，不能随意加以违反和改变；其胜复盛衰是有一定的调节规律的，不能有偏盛偏衰。五星星体和光亮的大小与自然界变化密切相关。阴阳的升降出入是不能没有的。五星的各自运动方式是周而复始的。

黄帝问：其与疾病的发生有什么关系呢？岐伯说：德和化是岁气祥和的表现，政和令是岁气的主要职能和外在表现；变异是产生复气的规律，灾害是万物被损伤的根本。六气之间能够按五行生克制化关系进行调节，自然及人体则正常无病，若六气之间不能按五行生克制化关系进行调节，就会使人生病，使自然发生灾害。若重复遭受邪气的侵袭，则疾病或灾害会更加严重。

黄帝说：讲得好。所说的这些内容，都是非常精深而有价值的理论，是圣人的伟大事业，要揭示和阐明自然界的变化规律，不断深入地研究下去。我听说善于讨论自然界变化规律的，必须与人体相结合；善于研究古代的，必须与现在的情况相结合；善于研究气候变化的，必须彰显在自然界的万物；善于研究日月星辰运动与自然界、人相应关系的，必须与自然界的变化规律相一致；善于研究自然界变化的，必须要通晓自然界的变化规律。除了先生您，又有谁能够说清这么精深的道理呢？于是就选了一个良辰吉日，把这些理论藏在书室里，每天早晨诵读，篇名就称作《气交变》，不经过斋戒是不能随便打开观看的，更不能随便地传授给他人。

五常政大论篇第七十

【篇解】

五，指木、火、土、金、水五运。常，即常规，指一般的变化规律。政，指五运对自然界万物的正常生化政令。因本篇首先论述了五运平气、不及、太过的常规变化，所以篇名叫"五常政大论"。

本篇主要论述了五运平气、不及、太过的常规气候、物候变化规律及其对人体生命的影响；讨论了地域气候等因素对人体寿夭及发病的影响；论述了六气客气司天在泉的物候变化及人体疾病特点；讨论了各种动物能否孕育繁殖，与六气有密切关系，五味厚薄多少与六气的关系密切；论述了疾病的诊治原则和具体方法，以及毒性药物在临床应用中应掌握的用药尺度；论述了疾病后期调理原则及方法，强调了饮食调养的重要性。

本篇以人与自然相应的整体恒动观为指导思想，论述了五运六气变化对自然、人体、动物及植物的影响。篇中提出的同病异治、因地制宜、因人制宜等治疗方法，充分体现了中医治则的原则性及灵活性。篇中所述毒性药物应用原则及禁忌的理论，对临床用药具有重要指导意义。

【原文】

黄帝问曰：太虚寥廓，五运回薄[1]，衰盛不同，损益相从，愿闻平气[2]何如而名？何如而纪也？岐伯对曰：昭乎哉问也！

木曰敷和[3]，火曰升明[4]，土曰备化[5]，金曰审平[6]，水曰静顺[7]。

帝曰：其不及奈何？岐伯曰：木曰委和[8]，火曰伏明[9]，土曰卑监[10]，金曰从革[11]，水曰涸流[12]。

帝曰：太过何谓？岐伯曰：木曰发生[13]，火曰赫曦[14]，土曰敦阜[15]，金曰坚成[16]，水曰流衍[17]。

【注释】

[1] 五运回薄：回，循环的意思。薄，迫也，有相互作用的意思。指五运之气是循环运转，相互作用的。

[2] 平气：平和之气。即气候不衰不盛，无损无益。

[3] 木曰敷和：木运平气之年，叫敷和。敷，敷布。和，温和。木，在季节上代表春。木运正常，则春季的生发之气得以敷布，气候温和，万物的萌芽开始生发。

[4] 火曰升明：火运平气之年，叫升明。升，即上升。明，即明亮、光明。火在季节上代表夏季，有光明向上的特性。火运正常，则夏季气候炎热，万物生长茂盛。

[5] 土曰备化：土运平气之年，叫备化。备，完备。化，生化。土在季节上代表长夏。土运正常，则生化之机完备。

[6] 金曰审平：金运平气之年，叫审平。审平，审慎和平而不过克伐。金在季节上代表秋。金运正常，则秋高气爽，万物成熟。

[7] 水曰静顺：水运平气之年，叫静顺。静顺，静止而顺应自然。水在季节上应冬。水运正常，则万物闭藏，处于相对的静止状态，这是顺应自然的正常现象。

[8] 木曰委和：木运不及年，叫委和。委，通"萎"。木运

不及，万物应生不生，生发之机萎靡不振。

[9] 火曰伏明：火运不及之年，叫伏明。伏，低下。火运不及，气候应热不热，伏而不明，植物应长不长。

[10] 土曰卑监：土运不及之年，叫卑监。卑，低下。监，监管，此指土的作用低下。土运不及，作用衰微，应湿不湿，生化力减弱。

[11] 金曰从革：金运不及之年，叫从革。从，顺从。革，变革。金运不及，金从火化而变革，应凉不凉，应收不收。

[12] 水曰涸流：水运不及之年，叫涸流。涸流，流水干涸。水运不及，应寒不寒，仍行秋令，因燥而河流干涸。

[13] 木曰发生：木运太过之年，叫发生。土运太过，时未至而气先至，不应温而温，植物萌芽提前生发。

[14] 火曰赫曦：火运太过之年，叫赫曦。赫，显赫，色红似火。曦，早晨的太阳。火运太过，夏季来得过早，并且才刚刚是早晨，太阳就炎热如火。

[15] 敦阜：土运太过之年，叫敦阜。指土高而厚。土运太过，则雨水过多而湿气太盛。

[16] 金曰坚成：金运太过之年，叫坚成。坚，坚硬。成，收成。金运太过，秋季来得早，凉爽过甚，植物过早坚干枯落。

[17] 流衍：水运太过之年，叫流衍。流衍，即流水泛滥，在此指水运太过，冬令来得早，并且寒冷过甚。

【译文】

黄帝问道：宇宙广阔而无边无际，五运之气总是循环运转，相互作用，有盛有衰，有益有损，我想听听五运的平气是怎样命名的？用什么来标记其气？岐伯回答说：您问得真高明啊！所说的平气，就是五运的平气之岁。木运平气之年称为"敷和"，因木能敷布温和之气，使万物萌芽开始发生；火运平气之年称为"升明"，因火有光明向上的特性，使万物生长茂盛；土运平气之年称为"备化"，因土能使生化之机完备；金运平气之年称为"审平"，因金能使秋季凉爽，万物成熟；水运平气之年称为"静顺"，因水性清静和顺，能使万物闭藏。

黄帝问：五运不及之岁应当怎样称呼呢？岐伯说：木运不及之岁称为"委和"，因木运不及，使生发之机萎靡不振；火运不及之岁称为"伏明"，因火运不及，应热不热，万物应长不长；土运不及之岁称为"卑监"，土运不及，生化作用衰微；金运不及之岁称为"从革"，金运不及，金从火化而变革，应凉不凉；水运不及之岁称为"涸流"，水运不及，仍行秋令，河流因燥而干枯。

黄帝问：五运太过之岁当怎样称呼呢？岐伯说：木运太过之岁称为"发生"，因木运太过，时未至而气先至，植物萌芽提前发生；火运太过之岁称为"赫曦"，因火运太过，夏季早晨的太阳就炎热如火；土运太过之岁称为"敦阜"，因土运太过，使雨水过多，湿气太盛；金运太过之岁称为"坚成"，因金气太过，凉爽过甚，植物过早坚干枯落；水运太过之岁称为"流衍"，因水运太过，使冬季早至，寒冷过甚。

【原文】

帝曰：三气[1]之纪，愿闻其候。岐伯曰；悉乎哉问也！敷和之纪，木德周行[2]，阳舒阴布，五化宣平，其气端，其性随，其用曲直，其化生荣，其类草木，其政发散，其候温和，其令风，其藏肝，肝其畏清[3]，其主目，其谷麻，其果李，其实核，其应春，其虫毛，其畜犬，其色苍，其养筋，其病里急支满，其味酸，其音角，其物中坚，其数八[4]。

升明之纪，正阳[5]而治，德施周普，五化均衡，其气高，其性速，其用燔灼，其化蕃茂，其类火，其政明曜，其候炎暑，其令热，其藏心，心其畏寒，其主舌，其谷麦，其果杏，其实络，其应夏，其虫羽，其畜马，其色赤，其养血，其病瞤瘛[6]，其味苦，其音徵，其物脉，其数七。

备化之纪，气协天休[7]，德流四政，五化齐修，其气平，其性顺，其用高下，其化丰满，其类土，其政安静，其候溽蒸[8]，其令湿，其藏脾，脾其畏风，其主口，其谷稷，其果枣，其实肉，其应长夏，其虫倮，其畜牛，其色黄，其养肉，其病否[9]，其味甘，其音宫，其物肤，其数五。

审平之纪，收而不争，杀而无犯，五化宣明，其气洁，其性刚，其用散落[10]，其化坚敛，其类金，其政劲肃，其候清切，其令燥，其藏肺，肺其畏热，其主鼻，其谷稻，其果桃，其实壳，其应秋，其虫介，其畜鸡，其色白，其养皮毛，其病咳，其味辛，其音商，其物外坚，其数九。

静顺之纪，藏而勿害，治而善下，五化咸[11]整，其气明，其性下，其用沃衍[12]，其化凝坚，其类水，其政流演[13]，其候凝肃，其令寒，其藏肾，肾其畏湿，其主二阴，其谷豆，其果栗，其实濡，其应冬，其虫鳞，其畜彘[14]，其色黑，其养骨髓，其病厥，其味咸，其音羽，其物濡，其数六。

故生而勿杀，长而勿罚，化而勿制，收而勿害，藏而勿抑，是谓平气。

【注释】

[1] 三气：指岁运的平气、不及、太过。

〔2〕木德周行：木，指木运之年。德，德行，指对自然及人体有益的作用。周行，遍布四方上下各处。此句言木运正常，则生发之气敷布四方，无处不到。

〔3〕肝其畏清：清，清凉。清属金，肺金之性清肃，肝木畏其清肃，即肝木畏肺金。

〔4〕其数八：数，指五行的生成数。按河图，八，木数三的成数，位于东方。五行的生数是水数一，火数二，木数三，金数四，土数五。因土是化生万物的基础，为万物之母，所以，五行的成数是在五行的生数上再加土的生数，故五行的成数是水数六，火数七，木数八，金数九，土数不变，仍然是五。

〔5〕正阳：张介宾注："火主南方，故曰正阳"。

〔6〕瞤（rún）瘈：瞤，跳动。瘈，指抽搐。瞤瘈，即身体抽搐掣动。

〔7〕气协天休：气，指气候。协，指协调。天，指自然界。休，美善也。言自然界之气候协调平和。

〔8〕溽蒸：湿热交结。

〔9〕否：通"痞"。痞塞不通之义。

〔10〕散落：飘散零落。

〔11〕咸：均也，皆也。全都、齐全的意思。

〔12〕沃衍：张介宾注："沃，灌溉也；衍，溢满也"。指水能灌溉，滋润万物。

〔13〕流演：张介宾注："演，长流貌。井泉不竭，川流不息，皆流演之义。"指水运正常之年，冬季闭藏之气正常，生化之机才能源源不断，好似水源不竭。

〔14〕彘（zhì）：即猪。

【译文】

黄帝说：我想听听平气、不及、太过之年的具体气候是怎样的？岐伯说：您问得真详细啊！敷和之年为木运平气之年，阳气敷布，布达四方，阳气舒展，阴气布散，自然界生长化收藏各气施行正常，其气正直，其性随和，其作用能曲能直，其化生使万物繁荣，其类属草木，其职能是生发通散，其气候特点是温和，其时令特点是多风，与人体肝脏相应，肝木畏惧肺金，肝开窍于目，其在谷类是麻，在果类是李，其气充实于核，其与春季相通应，所应的动物是毛虫一类，所应的畜类是犬，其应青色，能充养人体的筋膜，其主病是里急胀满，其在五味属酸，其在五音是角，其在物为中坚一类，其成数是八。

升明之年为火运平气之年，南方火运正常治理，阳光普照四方，生长化收藏之气正常而均衡，其气炎上，其性急速，其作用是使天气变热，其生化使万物十分茂盛，其类属火，其职能是使阳光明曜，其气候特点是炎热，其时令特点是热，与人体心脏相应，心火畏惧肾水，心二窍于舌，其在谷类是麦，在果类是杏，其气能充实果实之络脉，与夏季相通应，所应的动物是羽虫一类，所应的畜类是马，其应红色，其充养的是人体血液，其主病是身体抽搐掣动，其在五味属苦，其在五音是徵，其在物为有络脉的一类（如橘），其成数是七。

备化之年为土运平气之年，气候和平协调，其德流布四方，生长化收藏之气调和完善，其气平和，其性顺从，其作用是能高能下，其生化能使万物丰满，其类属土，其职能是使一切正常，其气候特点是炎热而潮湿，其时令特点是多湿，与人体脾脏相应，脾所不胜之脏是肝，脾开窍于口，其在谷类是稷，在果类是枣，其气能充实果实的肉，与长夏相通应，所应的动物是裸虫，所应的畜类是牛，其应黄色，其充养的是人体的肌肉，其主病是痞塞不通，其在五味属甘，其在五音是宫，其在物为有肌肤一类。

审平之年为金运平气之年，收束之气正常，无太过与不及，肃杀之气正常，无损杀太过的现象，生长化收藏之气功能正常，五谷生长良好，其气洁净，其性刚劲，其作用是使树凋叶落，其生化能使植物生长成熟而坚实，其类属金，其职能是使自然界呈现一派肃杀之象，其气候特点是清凉、秋风急切，其时令特点是比较干燥。与人体肺脏相应，肺所不胜之脏是心，肺开窍于鼻，其在谷类是稻，在果类是桃，其气能充实果实的壳，与秋季相通应，其所应的动物是有甲壳的一类，所应的畜类是鸡，其应白色，其充养的是人体的皮毛，其主病是咳嗽，其在五味属辛，其在五音是商，其在物是有坚硬的外壳一类，其成数是九。

静顺之年为水运平气之年，闭藏之气正常，无害于来年生长，其德主要作用于地下的闭藏之气，使五谷的生长化收藏过程全都完好无损，其气明静，其性向下，其作用是灌溉滋润万物，其生化能使万物凝结，坚硬成冰，其类属水，其职能是使生化之机源源不断，其气候特点是严寒阴凝，其时令特点是寒冷，与人体肾脏相应，肾所不胜之脏是脾，肾开窍于前后二阴，其在谷类是豆，在果类是栗，其气能充实于果实的液汁，与冬季相通应，其所应的动物是带鳞片的一类，所应的畜类是猪，其应黑色，其充养的是人体的骨髓，其主病是厥逆，其在五味属咸，其在五音是羽，其在物是液体类，其成数是六。

所以春天应温暖，使万物萌芽生长而不杀伤万物；夏季应炎热，使万物生长旺盛而不削伐万物；长夏应热而兼湿，使万物生长逐渐成熟而不抑制万物；秋季应凉爽，使收敛之气正常，植物枝枯叶落，但不要收敛太过损害万物；冬季应寒冷，使万物闭藏，但不要闭藏太过，以免抑制来年的生长。这就叫作"平气"。

【原文】

委和之纪，是谓胜生[1]，生气不政，化气乃扬[2]，长气自平，收令乃早，凉雨时降，风云并兴，草木晚荣，苍干雕落，物秀而实，肤肉内充，其气敛，其用聚，其动緛戾[3]拘缓，其发惊骇，其藏肝，其果枣李，其实核壳，其谷稷稻，其味酸辛，其色白苍，其畜犬鸡，其虫毛介[4]，其主雾露凄沧，其声角商，其病摇动注恐，从金化也，少角与判商同[5]，上角与正角同[6]，上商与正商同，其病肢废痈肿疮疡，其甘虫，邪伤肝也，上宫与正宫同，萧瑟肃杀则炎赫沸腾，眚于三[7]，所谓复也，其主飞蠹蛆雉[8]，乃为雷霆。

伏明之纪，是谓胜长，长气不宣，藏气反布，收气自政，化令乃衡[9]，寒清数举[10]，暑令乃薄，承化物生，生而不长，成实而稚，遇化已老，阳气屈伏，蛰虫早藏，其气郁，其用暴，其动彰伏变易[11]，其发痛，其藏心，其果栗桃，其实络濡，其谷豆稻，其味苦咸，其色玄丹，其畜马彘，其虫羽鳞，其主冰雪霜寒，其声徵羽，其病昏惑悲忘，从水化也，少徵与少羽同，上商与正商同，邪伤心也，凝惨凛冽则暴雨霖霪，眚于九，其主骤注雷霆震惊，沉黔淫雨[12]。

卑监之纪，是谓减化，化气不令，生政独彰，长气整，雨乃愆，收气平，风寒并兴，草木荣美，秀而不实，成而秕[13]也，其气散，其用静定，其动疡涌分溃痈肿，其发濡滞，其藏脾，其果李栗，其实濡核，其谷豆麻，其味酸甘，其色苍黄，其畜牛犬，其虫倮毛，其主飘怒振发[14]，其声宫角，其病留满否塞，从木化也，少宫与少角同，上宫与正宫同，上角与正角同，其病飧泄，邪伤脾也，振拉飘扬则苍干散落，其眚四维，其主败折虎狼，清气乃用，生政乃辱。

从革之纪，是谓折收，收气乃后，生气乃扬，长化合德，火政乃宣，庶类[15]以蕃，其气扬，其用燥切，其动铿禁瞀厥[16]，其发咳喘，其藏肺，其果李杏，其实壳络，其谷麻麦，其味苦辛，其色白丹，其畜鸡羊，其虫介羽，其主明曜炎烁，其声商徵，其病嚏咳鼽衄，从火化也，少商与少徵同，上商与正商同，上角与正角同，邪伤肺也，炎光赫烈则冰雪霜雹，眚于七，其主鳞伏彘鼠[17]，岁气早至，乃生大寒。

涸流之纪，是谓反阳[18]，藏令不举，化气乃昌，长气宣布，蛰虫不藏，土润水泉减，草木条茂，荣秀满盛，其气滞，其用渗泄，其动坚止，其发燥槁，其藏肾，其果枣杏，其实濡肉，其谷黍稷，其味甘咸，其色黅玄，其畜彘牛，其虫鳞倮，其主埃郁昏翳[19]，其声羽宫，其病痿厥坚下，从土化也，少羽与少宫同，上宫与正宫同，其病癃閟，邪伤肾也，埃昏骤雨则振拉摧拔，眚于一，其主毛显狐狢[20]，变化不藏。故乘危而行[21]，不速而至，暴虐无德，灾反及之，微者复微，甚者复甚，气之常也。

【注释】

[1]胜生：生，指春季的生发之机。胜，乘、克的意思。言木运不及，金来克之。

[2]化气乃扬：化气，指长夏的生化之机。言木运不及，不能制土，则雨多湿胜而少风。

[3]緛戾（ruǎn lì）：拘挛收缩。

[4]其果枣李……其虫毛介：指由于木运不及，金来克之，

土来侮之，所以木、土、金所属的相应动植物的生长受到影响而生长不好。以下类推。

[5]少角与判商同：此以角、徵、宫、商、羽五音分别代表木、火、土、金、水五运。用五音的正、少、太分别代表五运的平气、不及、太过三种情况。如少角，即指木运不及之年；太角，指木运太过之年；正角，指木运平气之年。余类推。此句的少角指木运不及之年；商，指金运；判，半也。言木运不及之年，金气来乘，木气有一半从金化，即木本身所代表的气候、物候现象已不明显，有一半是金所代表的气候、物候现象。

[6]上角与正角同：上，指司天之气。上角，指厥阴风木司天之年。正角，指木运平气之年。此句指木运不及之年，若遇上厥阴风木司天（如丁巳、丁亥年），则不及的木运因得司天之气的帮助，木运不及的情况转为正常，与木运平气之年相同。

[7]眚（shěng）于三：眚，损害、灾害的意思。三，按洛书，位于东方，代表东方和春天。眚于三，指木运不及之年，其灾害主要发生在春季，主要影响东方地区。

[8]飞蠹（dù）蛆雉：飞，指飞虫。蠹，指蛀虫。蛆，苍蝇的幼虫。雉，指野鸡。

[9]衡：平定之意。

[10]寒清数举：数，屡次。举，发生，侵犯。言火运不及之年，在夏季里经常出现寒凉的反常气候变化。

[11]彰伏变易：彰，显也，明也。伏，隐伏也。在火运不及之年，夏季的炎热被寒凉所抑制，到了一定程度，炎热之气暴发，因而出现暴冷暴热、彰伏变易的气候严重反常的现象。

[12]沉黔（yīn）淫雨：沉黔，指阴云蔽日。淫雨，雨水过多而成灾。

［13］成而秕（bǐ）：秕，瘪谷，谷粒不饱满。意为果实虽长成，但不饱满，秀而不实。

［14］飘怒振发：指土运不及之年，木气乘土，风气偏盛，狂风吹草木，其势如发怒的自然景象。

［15］庶类：指万物。

［16］铿（kēng）禁瞀厥：铿，咳声。禁，声不出。瞀，闷也。厥，气逆。金运不及之年，人体肺之功能减弱，易发生咳嗽、喘息、气逆、满闷等肺气不足的症状。

［17］鳞伏彘鼠：伏，潜伏。指金运不及之年，冬季来得早，鱼、猪、鼠等水类动物提前蛰伏。

［18］反阳：水运不及，火不畏水，火之长气反见宣布。

［19］埃郁昏翳：埃，指尘土。昏翳，即昏暗、障闭。水运不及，土气来乘，因而在冬季出现天昏地暗、尘雾迷蒙、雨水增多的反常气候变化。

［20］毛显狐狢：毛，毛虫。显，明显。狐，狐狸。狢，属狐一类的野兽。意水运不及之年，土气偏盛，木也来复，应寒不寒，应藏不藏，野兽四处活动。

［21］乘危而行：指岁运不及之年，所胜及所不胜之气乘其不及而侵犯之。

【译文】

委和（木运不及）的年份，叫作胜生。生发之气不能施行职责，土所主的化气乘机发扬，木不生火，火所主的生长之气平静缓慢，金胜木，金所主的秋季提早到来，时常下凉雨，风起云涌，草木不能及时繁荣，并易于干枯凋落，万物提前成熟结实，皮肉充实，其气收敛，其功用表现收束不散，不得曲直伸展。在人体的病变是筋脉拘挛或弛缓不收，易于惊骇。其在脏应肝，在果应枣、李，其气充实果实的核、壳，在谷应稷、稻，在味应酸、辛，在色应青、白，在畜应犬、鸡，在动物应毛虫和介虫，其所主的气候是雾露寒冷，在声音应角、商，其主病为肢体抽搐，肌肉震颤，腹泻，恐惧，这都是木运不及，金来克木，木从金化的表现。木运不及，春季的气候、物候有一半与金所代表的气候、物候现象相似，若遇厥阴风木司天，木运得司天之气相助，则气候与木运的平气之年相同。若遇阳明燥金司天，金气克木，木运更衰，则气候与金运的平气之年相同。在人则多病肢体萎废不用，痈肿，疮疡，虫积等，这是邪气伤肝的缘故。若遇太阴湿土司天，土不畏木，则气候与土运的平气之年相同。木运不及的年，开始是肃杀之气偏盛，继而又出现火热沸腾的现象，其灾害应于东方和春季，这是因金克木，木之子火气来报复的缘故，这样的年运多飞虫、蛀虫、蛆虫和雉。木郁火复，发为雷霆。

伏明（火运不及）的年份，叫作胜长。火运不及，长气不得宣发，藏气反而明显用事，火不克金，秋收之气也自行其政，到了长夏火之子土气则报复之，并使气候恢复正常。水来克火，寒凉之气经常出现，暑热之气衰减，万物秉承土气而化生，因火运不及，故化气不足，植物虽生而不长，虽结实但很小，甚至到化令（长夏）到来时已经衰老。阳气隐伏，蛰虫早藏，火气郁结到了极点，待发作时必然横暴，出现暴冷暴热、彰伏变易的反常气候。在人体则多病疼痛。在脏应心，在果应栗、桃，其气充实的是果实的络和液汁，在谷应豆和稻，在味应苦与咸，在色应黑和红，在畜应马和猪，在动物应羽虫和鳞虫，其所主的气候是冰雪、霜寒，在声音应徵、羽，其主病为神昏，悲哀，善忘，这都是火运不及，水来克火，火从水化的表现。火运不及，夏季的气候不热，与水运不及之年土气乘之的气候一样。若遇阳明燥金司天，因火衰，金不畏火，则气候与金运的平气之年相同，易发生邪气侵犯心脏的病变。火运不及，寒水之气偏盛，故夏季非常寒冷，但到了长夏，火之子土气则来复之，故出现连降暴雨的情况，其灾害应于南方和夏季，土气来复的主要表现是暴雨如注，雷霆闪电，阴雨连绵。

卑监（土运不及）的年份，叫作减化。土运不及，化气不能行令，生发之气独旺，长气尚正常，雨水当降不降，秋收之气较平定，风、寒并起，草木虽秀美，但不成实，或成中有瘪，其气散泄，其作用表现是化生不足，处于停止状态，其导致人体的病变多是疮疡溃烂流脓，痈肿，以及水气停滞的病变，在脏应脾，在果应李和栗，其气充实于果实的液汁和核，在谷应豆和麻，在味应酸和甘，在色应青和黄，在畜应牛和犬，在动物应裸虫和毛虫，其所主的气候是狂风怒号，在声音应宫、角，其主病为湿气留滞的胀满痞塞，这都是土运不及，木来克土，土从木化的表现。土运不及之年，木气克之的气候，与木运不及之年金气乘之的气候基本一样。若遇太阴湿土司天，土运不及，得司天之气相助，则气候与土运的平气之年相同。若遇厥阴风木司天，木来克土，则气候与木运的平气之年相同，其病变为飧泄，是因邪伤脾的缘故。木盛土衰，所以出现狂风怒号、摧折树木的现象，其灾害应中央及四方，其造成的严重损害如虎狼。土运不及，木气克之，到了秋季，土之子金气则来报复，使木气得以抑制。

从革（金运不及）的年份，叫作折收。金运不及，秋令不能及时到来，春生之气明显，长气和化气相合而发挥作用。火气施行其权力，气候炎热，万物生长茂盛，其气升扬，其功用表现为干燥急切，其病变为咳嗽、喘息、气逆、满闷等肺气不足的病证，其发作主要是咳嗽、喘息，在脏应肺，在果应李和杏，其气充实于果实的壳和络，其在谷应麻和麦，其在味应苦和辛，其在色应白和红，其在畜应鸡和羊，其在动物应介类和羽类，其所主的气候是炎暑酷热，其在声应商和徵，其主病为喷嚏，咳嗽，鼻塞，衄血，这都是由于金运不及，火来克金，金从火化的缘故。金运不及的年份，与火运不及的年份相同。如遇阳明燥金司天，则不及的金运得司天之气相助，则气候与金运平气之年相同。若遇厥阴风木司天，因金衰，木不畏金，则气候与木运平气之年相同，易发生邪气侵犯肺脏的病变。金运不及则火旺，故气候异常炎热，到了冬季，金之子水气则来复火，故出现严寒、冰雪及霜雹。其灾害应于西方和秋季，因寒气早来，有鳞类及猪、鼠等提前蛰伏，寒气早至，变生大寒。

涸流（水运不及）的年份，叫作反阳。水运不及，所主的冬藏之时令不能用事，土之化气则昌盛，火之长气宣行而布达于四方，蛰虫不藏，土润泽而水泉减少，草木条达茂盛，万物繁荣，秀美而丰满，肾脏功能失常，失去其功用而出现渗泄的病变，其病变见大便秘结，其病发也多见津液枯涸、水津不足的病证，在脏应肾，在果应枣和杏，其气充实于果实的液汁和肉，在谷应黍和稷，在味应甘和咸，在色应黄和黑，在畜类应猪和牛，在动物类应有鳞类和软体类，其所主的气候是尘雾迷蒙、雨水增多，其在声应羽和宫，其主病是痿证、厥证、大便干结不下，这都是因为水运不及，土来克水，水从土化的缘故。水运不及之年与土运不及之年相同。若遇太阴湿土司天，土来克水，水运更衰，故其气候表现与土运平气之年相同，其病多见小便淋沥不畅，甚至闭塞不通，这都是邪伤肾的缘故。水运不及，土气旺盛，故多见天昏地暗、多雨甚至暴雨如注的现象，这是土克水的缘故。到了春季，水之子木气则来报复土气，故见大风吹刮、摧折树木的现象。其灾害应于北方和冬季。因水运不及，故狐、狢等动物不能蛰伏，万物不得闭藏。所以，在岁运不及之年，所胜及所不胜之气乘其不及而侵犯之，不召自来，对自然界造成了严重的损害。有胜必有复，复气反过来抑制胜气，胜气轻的，所受的复气也轻，胜气重的，所遭受的报复也就严重。这就是运气胜复变化的正常规律。

【原文】

发生之纪，是谓启軟[1]。土疏泄，苍气达，阳和布化，阴气乃随，生气淳化，万物以荣，其化生，其气美，其政散，其令条舒，其动掉眩巅疾，其德鸣靡启坼[2]，其变振拉摧拔，其谷麻稻，其畜鸡犬，其果李桃，其色青黄白，其味酸甘辛，其象春，其经足厥阴少阳，其脏肝脾，其虫毛介，其物中坚外坚，其病怒，太角与上商同[3]，上徵则其气逆，其病吐利，不务其德则收气复，秋气劲切，甚则肃杀，清气大至，草木雕零，邪乃伤肝。

赫曦之纪，是谓蕃茂。阴气内化，阳气外荣，炎暑施化，物得以昌，其化长，其气高，其政动，其令鸣显，其动炎灼妄扰，其德暄[4]暑郁蒸，其变炎烈沸腾，其谷麦豆，其畜羊彘，其果杏栗，其色赤白玄，其味苦辛咸，其象夏，其经手少阴太阳、手厥阴少阳，其藏心肺，其虫羽鳞，其物脉濡，其病笑疟疮疡，血流狂妄，目赤，上羽与正徵同，其收齐，其病痉，上徵而收气后也，暴烈其政，藏气乃复，时见凝惨，甚则雨水霜雹切寒，邪伤心也。

敦阜之纪，是谓广化[5]。厚德清静，顺长以盈，至阴内实，物化充成，烟埃朦郁[6]，见于厚土[7]，大雨时行，湿气乃用，燥政乃辟[8]，其化圆，其气丰，其政静，其令周备，其动濡积并稿[9]，其德柔润重淖，其变震惊飘骤崩溃，其谷稷麻，其畜牛犬，其果枣李，其色黅玄苍，其味甘咸酸，其象长夏，其经足太阴阳明，其藏脾肾，其虫倮毛，其物肌核，其病腹满，四肢不举，大风迅至，邪伤脾也。

坚成之纪，是谓收引。天气洁，地气明，阳气随，阴治化，燥行其政，物以司成，收气繁布，化洽不终[10]，其化成，其气削，其政肃，其令锐切，其动暴折疡疰[11]，其德雾露萧瑟，其变肃杀雕零，其谷稻黍，其畜鸡马，其果桃杏，其色白青丹，其味辛酸苦，其象秋，其经手太阴阳明，其藏肺肝，其虫介羽，其物壳络，其病喘喝胸凭仰息，上徵与正商同，其生齐，其病咳，政暴变则名木不荣，柔脆焦首，长气斯救，大火流，炎烁且至，蔓将槁，邪伤肺也。

流衍之纪，是谓封藏。寒司物化，天地严凝，藏政以布，长令不扬，其化凛，其气坚，其政谧[12]，其令流注，其动漂泄沃涌[13]，其德凝惨寒雾，其变冰雪霜雹，其谷豆稷，其畜彘牛，其果栗枣，其色黑丹黅，其味咸苦甘，其象冬，其经足少阴太阳，其藏肾心，其虫鳞倮，其物濡满，其病胀，上羽而长气不化也。政过则化气大举，而埃昏气交，大雨时降，邪伤肾也。故曰：不恒其德[14]，则所胜来复，政恒其理，则所胜同化。此之谓也。

【注释】

[1]启敕：敕，通"陈"。指春季万物发生、除旧布新之象。

[2]鸣靡启坼：鸣靡，冬季的萎靡不振之象被春风唤起。启

坼，万物破土而出。

［3］太角与上商同：木运太过之年春季的气候、物候变化与阳明燥金司天之年春季的气候、物候变化大体相同。在人体均可以出现脾病的症状。

［4］暄：温暖的意思。

［5］广化：即广泛化生的意思。土运太过，生化之气太盛。

［6］烟埃朦郁：指土湿之气偏盛，烟雨苍茫的自然景象。

［7］厚土：土质肥厚。

［8］辟：消除、解除的意思。

［9］稸：通"蓄"，积聚的意思。

［10］化洽不终：化，即长夏所主的化气。洽，有滋润的意思。言金运太过，秋气早至，化气不能尽终其用。

［11］疡疿：指皮肤疾患。

［12］谧：平静之义。指冬季动物蛰藏，植物不长，一派平静之自然景象。

［13］漂泄沃涌：指水太多时出现的漂荡奔流、汹涌流急的现象。

［14］不恒其德：岁运太过之年，正常的气候、物候现象被损害而失去正常的性能。

【译文】

发生（木运太过）的年份，叫作启陈。木运太过，土气虚薄，木气布达，阳气敷布，阴气也随之调和，生发之气淳厚，万物的生长出现一派欣欣向荣的自然景象，其变化是万物开始生发，其气使万物秀美，其职能使万物发散，其时令特点是条达舒畅，其在人体出现的病变是抽搐、头晕目眩及颠顶部疾患。其正常的性能是使自然界变得生机勃勃，万物破土而出，其变动为风气偏盛，狂风摧折树木，其在谷类应麻和稻，其在畜类应鸡和犬，其在果应李和桃，其在色应青、黄和白色，其在味应酸、甘、辛，反常的现象主要表现在春季，其经脉病变主要是足厥阴肝经和足少阳胆经，其五脏的病变主要是肝和脾，在动物应毛虫和介虫，在植物应果实的核和果实的坚硬外壳，若发病则使人易怒。木运太过之年的春季的气候、物候变化与阳明燥金司天之年春季的气候、物候变化大致相同。若遇少阴君火或少阳相火司天，则使人气逆，症见呕吐、泄利等。木气太过失去了正常的性能，则金气来复，出现秋凉劲切的气候，甚至出现树凋叶落的肃杀之象。秋凉之气暴至，草木凋零，在人体则损伤肝脏。

赫曦（火运太过）的年份，叫作蕃茂。阴气发生变化，阳气使万物繁荣，炎暑之气发挥作用，万物因此而生长茂盛。其变化是万物开始长养，其气的性质是炎上，其职能是使万物快速生长，其时令特点是阳光充足而明亮，其变动为天气过度炎热似烧灼，使人烦扰妄动，其正常的性能是使气候达到一定的温度和湿度，其变动是炎热如火烤、如水煮，其在谷类应麦和豆，其在畜类应羊和猪，其在果类应杏和栗，其在色应红、白和黑色，其在味应苦、辛、咸，反常的现象主要表现在夏季，其经脉病变主要是手少阴心经、手太阳小肠经、手厥阴心包经和手少阳三焦经，其在脏的病变主要是心和肺，在动物应羽类和鳞类，其在植物应果实的脉络和果实的黏稠液汁，若发病则使人患笑、疟疾、疮疡、失血、狂躁、目赤。若遇太阳寒水司天则太过的火运被抑制，气候就与火运平气之年相同，秋令之气也因此而正常。水气司天，在人则病痊。若遇少阴君火或少阳相火司天，火盛刑金，则秋气晚至。火运过于暴烈，水之藏气则来报复，故时常出现寒凉甚至雨水霜冻冰雹严寒等气候。在人体则损伤心脏。

敦阜（土运太过）的年份，叫作广化。其对生物的好处是安静、稳定，使万物顺时生长乃至充盈，土之至阴之气充实，使万物生长变化完全成熟。土运的年份，阴雨连绵，雾气蒸腾，主要见于山陵地带。大雨时下，湿气用事，燥象解除，其万物化生圆满，其气丰盛，其职能是适当降雨，使长夏之热不太过，其时令特点是变化完全，其变动是雨湿流行，湿气积聚，其正常的性能是柔润，其变动是雷霆闪电，暴雨如注，水堤崩溃，其在谷类应稷和麻，在畜类应牛和犬，在果类应枣和李，在五色应黄、黑和青色，在五味应甘、咸、酸，反常的现象主要表现在长夏，其经脉病变主要是足太阴脾经和足阳明胃经，在脏的病变主要是脾和肾，在动物应倮类和有毛类，在植物应果实的肉和核，在人体病变中表现为腹部胀满，四肢萎废不用。土运太过，则木气来复，故大风迅至。在人体则损伤于脾。

坚成（金运太过）的年份，叫作收引。天气晴朗，大地明亮，阳气将去，阴气渐盛，燥金之气主事，万物成熟，一派秋收的景象。若秋令早至，则长夏之化气不能尽行其令。其生化作用是使万物成熟，其气削伐，其职能是使植物凋谢，天气变凉，其时令特点是秋风劲烈悽切，其变动引起的病证是突然折伤、疮疡和皮肤疾患，其正常的性能是布散雾露，使秋风萧瑟，其变动则为肃杀凋零的景象，其在谷类应稻和黍，在畜应鸡和马，在果类应桃和杏，在五色应白、青和红色，在五味应辛、酸、苦，反常的现象主要表现在秋季，其经脉病变主要是手太阴肺经和手阳明大肠，在脏的病变主要是肺和肝，在动物应介类和羽类，在植物应果实的壳和络，若发病则使人喘息，喉中喝喝有声，呼吸困难而身体前俯后仰。若遇少阴君火或少阳相火司天，则太过的金运被抑制，其气候与金运平气之年相同，使植物的生长正常。金运太过，可使人发生咳嗽。若气候突变，则树凋叶萎、干枯脆弱如烤焦，但火气来复克制太过的金运时，又出现酷热流行、炎热灼烁、草木枯槁的火气偏盛的景象。在人体则损伤于肺。

流衍（水运太过）的年份，叫作封藏。寒气主持万物的生化，自然界阴寒凝结，封藏之气主事，植物不得生长。其生化作用为寒气凛冽，其气坚凝，其职能是使自然界出现一派平静之象，其行令如水之流注，其变化为漂上泄下，汹涌流急，其正常的性能是阴凝寒结，其变动为冰雪霜雹，其在谷类应豆和稷，在畜类应猪和牛，在果类应栗和枣，在五色应黑、红和黄色，在五味应咸、苦、甘，反常的现象主要表现在冬季，其经脉病变主要是足少阴肾经和足太阳膀胱经，在脏的病变主要是肾和心，在动物应鳞类和裸虫，在植物应果实的汁液和肉，若发病则使人水液潴留发生肿胀。若遇太阳寒水司天，则火气衰，长气不能化生。水运太过，则土气来复，所以出现湿雾弥漫、大雨时降的气候。在人体则损伤于肾。所以说，五运之气太过，失去正常的性能，使正常物候现象遭受损害，那么所胜之气必定要来报复；若五运行使政令正常，则所胜之气也与主岁之气同化，就是这个道理。

【原文】

帝曰：天不足西北[1]，左寒而右凉[2]，地不满东南[3]，右热而左温[4]，其故何也？岐伯曰：阴阳之气，高下之理，太少之异也。东南方，阳也，阳者其精降于下，故右热而左温。西北方，阴也，阴者其精奉于上，故左寒而右凉。是以地有高下，气有温凉，高者气寒，下者气热，故适[5]寒凉者胀，之[6]温热者疮，下之则胀已，汗之则疮已，此凑理[7]开闭之常，太少之异耳。

帝曰：其于寿夭何如？岐伯曰：阴精所奉其人寿，阳精所降其人夭[8]。

帝曰：善。其病也，治之奈何？岐伯曰：西北之气散而寒之，东南之气收而温之，所谓同病异治也。故曰：气寒气凉，治以寒凉，行水渍之。气温气热，治以温热，强其内守。必同其气，可使平也，假[9]者反之。

帝曰：善。一州之气，生化寿夭不同，其故何也？岐伯曰：高下之理，地势使然也。崇高[10]则阴气治之，污下[11]则阳气治之，阳胜者先天，阴胜者后天[12]，此地理之常，生化之道也。

帝曰：其有寿夭乎？岐伯曰：高者其气寿，下者其气夭，地之小大异也，小者小异，大者大异。故治病者，必明天道地理，阴阳更胜，气之先后，人之寿夭，生化之期，乃可以知人之形气矣。

【注释】

[1] 天不足西北：指从地势而言，西北方相对地势高，相对阳气不足，阴气偏盛。

[2] 左寒而右凉：指面向东南方位，则左为北，右为西。其气候特点是北方寒而西方凉。

[3] 地不满东南：指从地势而言，东南方相对地势低，相对阴气不足，阳气偏盛。

[4] 右热而左温：指面向东南方位，则左为东，右为南。其气候特点是东方温而南方热。

[5] 适：此指居处或到的意思。

[6] 之：此指处于或到的意思。

[7] 凑理：凑，通"腠"。即腠理。

[8] 阴精所奉其人寿，阳精所降其人夭：张介宾注："阴精所奉之地，阳气坚固，故人多寿。……阳精所降之地，阳气易泄，故人多夭。"即阴精所奉指西北寒凉地区，阳精所降指东南温热地区。西北寒凉地区的人，阳气坚固，故多长寿，东南温热地区的人，阳气易泄，故寿命较短。

[9] 假：指病变过程中所出现的假象。

[10] 崇高：指地势高的地区。

[11] 污下：指地势低的地区。

[12] 阳胜者先天，阴胜者后天：先天，指先于天时；后天，指迟于天时。全句指温热地区万物的生长发育比正常的时令要早，寒凉地区万物的生长发育比正常的时令要晚。

【译文】

黄帝问：西北方阳气不足，故北方寒而西方凉；东南方阴气不足，故南方热而东方温。这是什么原因呢？岐伯说：阴阳之气的多少，因地势的高低而有太过和不及的差异。东南方属阳，阳气有余，阳气自上而下，所以南方热而东方温；西北方属阴，阴气有余，阴气自下而上，所以北方寒而西方凉。因此，地势有高低之分，气候有温凉之别，地势高的地区气候寒凉，地势低的地区气候温热。所以，西北寒凉地区多病腹部胀满，东南温热地区多病疮疡。病胀满用攻下法，则胀满可消除；疮疡用发汗解表法，则疮疡可愈。这是因为不同的地势和气候，人体腠理的开阖情况也随之有所不同的缘故。

黄帝问：天气的寒热、地势的高低，对人的寿夭有什么影响吗？岐伯说：西北地区阴精上承，阳气坚固，故其人多长寿；温热地区阳气下降，阳气易泄，故其人多早夭。

黄帝说：讲得好。若发生病变，应当怎样治疗呢？岐伯说：西北地区气候寒冷，其病多外寒而里热，应当散外寒、解里热；东南地区气候温热，其病多因阳气外泄而寒从中生，应当收敛阳气、温其内寒。这就是所说的同病异治，即同一种病证，因地理、气候等对人体的影响不同，治疗方法也就不同。所以说，气候寒凉的地区，应以寒凉药清其内热，以汤液浸渍祛散外寒；气候温热的地区，应以温热药散其内寒，使阳气内守而不外泄。在治疗时所采取的治法必须与该地区的地势、气候特点相一致，才能使阴阳平衡，疾病痊愈。若出现假象，就用相反的方法治疗。

黄帝说：讲得好。同处在一州，其生化寿夭却不相同，这是为什么呢？岐伯说：是因为地势的高低所造成的。地势高的地区，是阴气所主治；地势低的地区，是阳气所主治。阳气盛的地区，万物的生长发育比天时要早；阴气盛的地区，万物的生长发育比天时要晚。这是地势高低不同所形成的一般规律，是万物生化的一般道理。

黄帝问：其对人的寿夭有什么影响吗？岐伯说：地势高的地方，其人多寿；地势低的地方，其人多早夭。地势高低相差的程度不同，寿夭的差别也不同，地势高低差别小，人的寿夭差别也小；地势高低差别大，人的寿夭差别也大。所以，治病时必须通晓天道和地理、四时阴阳更迭、时令气候先后、人体寿夭生化等一般规律，才能了解人体内外形气的病变。

【原文】

帝曰：善。其岁有不病，而藏气不应不用者何也？岐伯曰：天气制之，气有所从也。帝曰：愿卒闻之。岐伯曰：少阳司天，火气下临，肺气上从，白起金用[1]，草木眚，火见燔焫，革金且耗[2]，大暑以行，咳嚏蚼衄鼻窒，曰疡，寒热胕肿。风行于地，尘沙飞扬，心痛胃脘痛，厥逆膈不通，其主暴速。

阳明司天，燥气下临，肝气上从，苍起木用而立，土乃眚，凄沧数至，木伐草萎，胁痛目赤，掉振鼓栗，筋痿不能久立。暴热至，土乃暑，阳气郁发，小便变，寒热如疟，甚至心痛，火行于稿[3]，流水不冰，蛰虫乃见。

太阳司天，寒气下临，心气上从，而火且明，丹起金乃眚，寒清时举，胜则水冰，火气高明，心热烦，嗌干善渴，鼽嚏，喜悲数欠，热气妄行，寒乃复，霜不时降，善忘，甚则心痛。土乃润，水丰衍，寒客至，沉阴化，湿气变物，水饮内稸，中满不食，皮㿃肉苛[4]，筋脉不利，甚则胕肿身后痈。

厥阴司天，风气下临，脾气上从，而土且隆，黄起[5]水乃眚，土用革，体重肌肉萎，食减口爽，风行太虚，云物摇动，目转耳鸣。火纵其暴，地乃暑，大热消烁，赤沃下[6]，蛰虫数见，流水不冰，其发机速。

少阴司天，热气下临，肺气上从，白起金用，草木眚，喘呕寒热，嚏鼽衄鼻窒，大暑流行，甚则疮疡燔灼，金烁石流[7]。地乃燥清，凄沧数至，胁痛善太息，肃杀行，草木变。

太阴司天，湿气下临，肾气上从，黑起水变[8]，埃冒云雨，胸中不利，阴痿，气大衰而不起不用。当其时反腰脽痛，动转不变也，厥逆。地乃藏阴，大寒且至，蛰虫早附，心下否痛，地裂冰坚，少腹痛，时害于食，乘金则止水增，味乃咸，行水减也。

【注释】

[1] 白起金用：白，指燥金之气。指少阳相火司天，金受火

郁，郁极乃发，燥金之气起而用事。

　　[2]革金且耗：革，指变革。火气克金，金被火刑而耗损。

　　[3]火行于槁：槁，通"槁"。指草木枯槁的冬季。少阴君火在泉之年，火气行令于草木枯槁的冬季，该年冬季气候偏热。

　　[4]皮癏（wán）肉苛：皮癏，皮肤麻木。肉苛，肌肉麻木不仁。

　　[5]黄起：指湿土之气起而用事。

　　[6]赤沃下：指赤痢。姚止庵注："谓血水下流也，二便血及赤带之属。"

　　[7]金烁石流：形容热势盛级，可熔化金石。

　　[8]黑起水变：黑，指寒水之气。太阴湿土司天之年，湿气偏盛，土气克水，使肾脏功能发生变化。

【译文】

　　黄帝说：讲得好。其有按年运推算属正常不病，但脏器却不能应时运而发挥作用，这是为什么呢？岐伯说：因为受天气的制约。人身的脏器顺从天气的变化而变化。黄帝说：我想详尽地听一听。岐伯说：少阳相火司天之年，火气下临于地，肺气因此受病。火热燔灼克金，则金暴起而用事，草木受灾，火热如烧灼，金被火刑而耗损，在人体则肺气被耗散，炎暑流行，人们发生咳嗽、喷嚏、鼻涕、血衄、鼻塞、生疮、寒热、浮肿等病变。少阳相火司天，则厥阴风木在泉，故风气流行于地，沙土飞扬，人们易发生心痛、胃脘痛、厥逆、胸膈不通等病证，并且其病来势急骤，变化迅速。

　　阳明燥金司天之年，燥气下临于地，金克木，肝气因此受病。木气起而为金用事，脾土遭受灾害，凄凉之气屡见，草木受克伐而枯萎，人们易发生胁肋疼痛、目赤、眩晕、震颤、筋脉萎废不用、不能久立等病变。阳明燥金司天，则少阴君火在泉，故火热之气突然流行，暑热蒸腾于地，人体因阳气内郁而易发生小便短赤、往来寒热如疟甚至心痛等病变。火热之气流行于冬季，使流水不能结冰，蛰虫不藏。

太阳寒水司天之年，寒气下临于地，水克火，心气因此受病。火气被迫起而为寒用事，因而火象偏旺，光明显耀，火克金遭受灾害，寒凉之气时至，寒气盛使水结成冰。在人体，心气被伤害，故发生心中烦热、嗌干、善口渴、鼻塞、喷嚏、易悲哀、呵欠连连等病变。火气妄行，寒乃报复，故寒霜时降，在人体则出现善忘甚至心痛。太阳寒水司天，则太阴湿土在泉，故土气滋润，水湿盈盛，寒水之客气加临于主气的三之气，太阴湿土之气下加于终之气，使万物因雨水过多、气候过湿而生长不好。在人体则水湿之邪内蓄，出现中焦胀满、不欲饮食、皮肤肌肉麻木不仁、筋脉不利甚至出现浮肿、背部痈肿等病变。

厥阴风木司天之年，风气下临于地，木克土，脾气因此受病。土气被迫起而为木用事，土克水，则肾水遭受灾害。土从木化，木克土，使土的作用发生改变，在人体则出现身体沉重、肌肉痿弱、食欲减退、口淡无味等病变。风气流行于宇宙之间，使天之云、地之物为之摇动，在人体也可出现目眩耳鸣。厥阴风木司天，则少阳相火在泉，风火相扇，使火热暴行，地面炎热，在人体则因大热消烁而出现赤痢。因热胜，故冬季蛰虫不藏，流水不能结冰，在人体所发疾病也是急速的。

少阴君火司天之年，热气下临于地，火克金，肺气因此受病。金气被迫起而为火用事，金能克木，草木因而遭受灾害，在人体可出现气喘、呕吐、寒热、喷嚏、流涕、衄血、鼻塞等病变。火气主事，故大暑流行，在人体甚至还可出现热毒燔灼的疮疡。暑热如火灼，金石被熔而成流。少阴君火司天，阳明燥金在泉，故地气干燥清凉，寒凉之气不时而至，在人体则病胁肋疼痛、善太息等，肃杀之气行令，使草木发生变化。

太阴湿土司天之年，湿气下临于地，土克水，肾气因此受病。水气被迫起而为水用事，使肾脏功能发生变化。水湿之气偏盛，阴云密布，雨水连绵，在人体则可见胸闷不舒、阴痿、肾气大衰、阳痿不举等病证，若当土旺之时，还可见腰脊疼痛，转动不便、厥逆等病变。太阴湿土司天，则太阳寒水在泉，地气主闭藏，故大寒来临，蛰虫早藏，在人体则病心下满痛。土地冻裂，寒冰坚固。在人体还可见少腹疼痛，时时妨碍饮食。若邪气乘肺，可出现水肿、口中咸味、小便不利等病证。

【原文】

帝曰：岁有胎孕不育，治之不全，何气使然？岐伯曰：六气五类[1]，有相胜制也，同者盛之，异者衰之，此天地之道，生化之常也。

故厥阴司天，毛虫静，羽虫育，介虫不成；在泉，毛虫育，倮虫耗，羽虫不育。少阴司天，羽虫静，介虫育，毛虫不成；在泉，羽虫育，介虫耗不育。太阴司天，倮虫静，鳞虫育，羽虫不成；在泉，倮虫育，鳞虫不成。少阳司天，羽虫静，毛虫育，倮虫不成；在泉，羽虫育，介虫耗，毛虫不育。阳明司天，介虫静，羽虫育，介虫不成；在泉，介虫育，毛虫耗，羽虫不成。太阳司天，鳞虫静，倮虫育；在泉，鳞虫耗，倮虫不育。

诸乘所不成之运[2]，则甚也。故气主有所制，岁立有所生，地气制己胜，天气制胜己，天制色，地制形[3]，五类衰盛，各随其气之所宜也。故有胎孕不育，治之不全，此气之常也，所谓中根[4]也。根于外者亦五，故生化之别，有五气五味五色五类五宜也。

帝曰：何谓也？岐伯曰：根于中者，命曰神机，神去则机息。根于外者，命曰气立[5]，气止则化绝。故各有制，各有胜，各有生，各有成。故曰：不知年之所加[6]，气之同异，不足以言生化。此之谓也。

【注释】

[1] 五类：此指属于木、火、土、金、水五行的毛、羽、裸、介、鳞五类动物。

[2] 诸乘所不成之运：诸，指六气。乘，指乘克过甚。不成之运，指各类动物不能孕育的岁运。全句言在与各类动物孕育不相应之年，再遇上司天之气乘克太过，则该类动物孕育得更不好。

[3] 天制色，地制形：张介宾注："色化于气，其象虚，虚本乎天也。形为质，其体实，实出乎地也。故司天之气制五色，在泉之气制五形。"天，指司天之气。地，指在泉之气。色，指五色，在此代表五色所属的五运之气。形，指五类动物的形体。全句言司天之气下临可以制约所胜的五运之气，在泉之气可以制约所胜的某类动物的胎孕。

[4] 中根：指五运是万事万物生化的根本。

[5] 气立：气化之所立，指万物的生长化收藏。

[6] 年之所加：指各年份的五运六气客主加临的情况。

【译文】

黄帝问：在同一年份里，有的动物能孕育繁殖，有的不能孕育繁殖，这些生化的不同情况，是怎样造成的呢？岐伯说：六气和五行所属的五类动物之间，是相胜相制的。若六气与五运相同，则与之相应的动物就繁盛；若六气与五运不同，则与之相应的动物就不生不育。这是自然界生物生长的一般规律。

所以厥阴司天之年，毛类动物生长正常，羽类动物繁殖生长旺盛，介壳类动物繁殖少或不育；厥阴在泉之年，毛类动物生长繁殖旺盛，裸体类动物耗损，羽类动物繁殖少或不育。少阴君火司天之年，羽类动物生长正常，介壳类动物生长繁殖旺盛，毛类动物繁殖少或不育；少阴君火在泉之年，羽类动物生长繁殖旺盛，介壳类动物耗损、繁殖少或不育。太阴湿土司天之年，倮体类动物生长正常，鳞类动物生长繁殖旺盛，羽类动物繁殖少或不育；太阴湿土在泉之年，裸体类动物生长繁殖旺盛，鳞类动物繁殖少或不育。少阳相火司天之年，羽类动物生长正常，毛类动物生长繁殖旺盛，裸体类动物繁殖少或不育；少阳相火在泉之年，羽类动物生长繁殖旺盛，介壳类动物耗损，毛类动物繁殖少或不育。阳明燥金司天之年，介壳类动物生长正常，羽类动物生长繁殖旺盛，介壳类虽然生长但不成；阳明燥金在泉之年，介壳类动物生长繁殖旺盛，毛类动物耗损，羽类动物繁殖少或不育。太阳寒水司天之年，鳞类动物生长正常，裸体类动物繁殖旺盛；太阳寒水在泉之年，鳞类动物耗损，裸体类动物繁殖少或不育。

在与各类动物孕育不相应之年，再遇上司天之气乘克太过，则该类动物孕育得更不好。所以司天在泉之气各有所制约，与司天在泉之气相应的动物生长繁殖良好。在泉之气制约己所胜者，司天之气还可以制约己所不胜者。司天之气下临，可以制约所胜的五运之气，在泉之气可以制约所胜的某类动物的生长繁殖。各类动物生长繁殖是否正常，是随五运六气的变化而变化的。所

以，在一年之中，有的动物生长正常，有的动物繁殖旺盛，有的
动物不育，这是运气变化的正常现象，这就是所说的中根，即生
命现象产生的根本。生命现象产生的外在因素也可以按五行加以
归类，所以万物的生化有五气、五味、五色、五类、五宜之别。

黄帝问：这是什么道理呢？岐伯说：生命现象产生的根本，
叫作神机，神机去则生命之机停止。生命现象产生的外在条件，
叫作气立，失去气立则生化之机灭绝。所以五运六气与自然界万
物之间存在着制约、相胜、相生、相成的密切关系，所以说，不
懂五运与六气的相互加临关系，以及它们之间的异同，就不足以
谈万物之生化，道理就在于此。

【原文】

帝曰：气始而生化，气散而有形，气布而蕃育，气终而象
变，其致一也。然而五味所资，生化有薄厚，成熟有少多，终始
不同，其故何也？岐伯曰：地气制之也，非天不生，地不长也。

帝曰：愿闻其道。岐伯曰：寒热燥湿，不同其化也。故少
阳在泉，寒毒不生，其味辛，其治苦酸，其谷苍丹。阳明在泉，
湿毒不生，其味酸，其气湿，其治辛苦甘，其谷丹素。太阳在
泉，热毒不生，其味苦，其治淡咸，其谷黅秬。厥阴在泉，清毒
不生，其味甘，其治酸苦，其谷苍赤，其气专，其味正。少阴在
泉，寒毒不生，其味辛，其治辛苦甘，其谷白丹。太阴在泉，燥
毒不生，其味咸，其气热，其治甘咸，其谷黅秬。化淳则咸守，
气专则辛化而俱治[1]。

故曰：补上下者从之[2]，治上下者逆之[3]，以所在寒热盛
衰而调之。故曰：上取下取，内取外取，以求其过。能毒者以厚
药[4]，不胜毒者以薄药[5]。此之谓也。气反者[6]，病在上，取

之下；病在下，取之上；病在中，傍取之。治热以寒，温而行之[7]；治寒以热，凉而行之[8]；治温以清，冷而行之[9]；治清以温，热而行之[10]。故消之削之，吐之下之，补之泻之，久新同法。

帝曰：病在中而不实不坚，且聚且散，奈何？岐伯曰：悉乎哉问也！无积者求其藏，虚则补之，药以祛之，食以随之，行水渍之，和其中外，可使毕已。

帝曰：有毒无毒，服有约[11]乎？岐伯曰：病有久新，方有大小，有毒无毒，固宜常制矣[12]。大毒治病，十去其六[13]，常毒治病，十去其七[14]，小毒治病，十去其八[15]，无毒治病，十去其九，谷肉果菜，食养尽之[16]，无使过之，伤其正也。不尽，行复如法[17]，必先岁气，无伐天和[18]，无盛盛，无虚虚[19]，而遗人夭殃，无致邪，无失正[20]，绝人长命。

帝曰：其久病者，有气从不康，病去而瘠[21]，奈何？岐伯曰：昭乎哉圣人之问也！化不可代，时不可违。夫经络以通，血气以从，复其不足，与众齐同，养之和之，静以待时，谨守其气，无使倾移，其形乃彰，生气以长，命曰圣王。故《大要》[22]曰：无代化，无违时，必养必和，待其来复。此之谓也。帝曰：善。

【注释】

[1] 化淳则咸守，气专则辛化而俱治：本句经文，历代医家注释不一。可从张介宾注，注曰："六气唯太阴属土，太阴司地，土得位也，故其化淳。淳，厚也。五味唯咸属水，其性善泄，淳土制之，庶得其守矣。土居土位，故曰气专。土盛生金，故与辛化而俱治。俱治者，谓辛与甘咸兼用为治也。盖辛属金，为土之

子，为水之母，能调和于水土之间，此即太阴在泉，其治甘咸之间味也。然太阴、太阳相为上下，皆当用之，但太阴在泉辛化厚，太阳在泉辛化薄耳。"又，高世栻注："太阴如是，余可类推，举一以例其余，圣人立言之法也。"

［2］补上下者从之：上下，指司天在泉之气。从之，指用与其本气之属性一致的药物，如木气不足，当以酸味补肝。本句指当司天在泉之气偏衰致使人体虚弱时，应当用与其本气之属性一致的药物进行调补。

［3］治上下者逆之：逆之，指逆治法，即寒者热之、热者寒之之法。本句指当司天在泉之气偏盛致使人体之气有余时，应当用逆治法清泻或平抑。

［4］能毒者以厚药：正气不虚，身体强壮，能耐受中药者，可给予气味厚重之品。高世栻注："其气有余，能胜毒者，投以厚味之药。"能，通"耐"，即耐受。毒，指中药。

［5］不胜毒者以薄药：正气不足，体质虚弱，对中药耐受性较差者，应给予气味淡薄之品。高世栻注："其气不足，不能毒者，投以薄味之药。"

［6］气反者：谓气机逆反。高世栻注："申明上下内外，病气有相反者，则病在上，当取之下，谓气壅于上，而宜降之也。病在下，当取之上，谓气滞于下，而宜升之也。病在中，当取之外，而左右旁取之，谓气逆于中，通其经脉，而旁达之也。"

［7］治热以寒，温而行之：治热证用寒性之药，宜温服，易达病所。高世栻注："申明寒热盛衰，有从治之法，有逆治之法。治热以寒，以寒药而治热病也。温而行之，服药宜温，温则寒性之药，始行于热分而治之。"

［8］治寒以热，凉而行之：治寒证用热药，宜凉服，易达病

所。高世栻注："治寒以热，以热药而治寒病也。凉而行之，服药宜凉，凉则热性之药，始行于寒分而治之。"

［9］治温以清，冷而行之：治温热证用寒凉之品，宜冷服，易除温邪。高世栻注："治温以清，冷而行之，以清药而治温病，且冷服以行其温。"

［10］治清以温，热而行之：治寒凉证用温热之品，宜热服，易除寒邪。高世栻注："治清以温，热而行之，以温药而治清病，且热服以行其清。"

［11］约：规则，法度。张介宾注："约，度也。"

［12］固宜常制：指制方、服药皆有常规。病重者宜大，病轻者宜小。无毒者宜多，有毒者宜少，皆有常规。制，规定，制度。

［13］大毒治病，十去其六：药性峻烈的药物，毒性最大，治病攻邪六分即止。王冰注："大毒之性烈，其为伤也多。"

［14］常毒治病，十去其七：药性次于大毒之品，治病祛邪七分即止。王冰注："常毒之性，减大毒之性一等，加小毒之性一等，所伤可知也。"

［15］小毒治病，十去其八：小毒之药，毒性最小，治病除邪八分即止。王冰注："小毒之性和，其为伤也少。"

［16］食养尽之：病去八九，尚有余邪未尽者，宜用谷肉果菜以养正气，余邪则自除。张介宾注："病已去其八九，而有余未尽者，则当以谷肉果菜食饮之类，培养正气，而余邪尽矣。"

［17］行复如法：如果余邪难除，病久不愈，可再行上述治法。王冰注："法，谓前四约也。余病不尽，然再行之，毒之大小，至约而止，必无过也。"

［18］必先岁气，无伐天和：必须掌握五运六气变化规律，

用药不要与之相违逆。岁气，此指五运六气变化规律。张介宾注："五运有纪，六气有序，四时有令，阴阳有节，皆岁气也。人气应之以生长收藏，即天和也。设不知岁气变迁而妄呼寒热，则邪正盛衰无所辨，未免于犯岁气，伐天和矣。天枉之由，此其为甚。"

[19] 无盛盛，无虚虚：勿使实证更实，勿令虚证更虚。张介宾注："邪气盛者复助之，盛其盛也；正气夺者复攻之，虚其虚矣。不知虚实，妄施攻补，以致盛者愈盛，虚者愈虚，真气日消，则病气日甚，遗人夭殃，医之咎也。"

[20] 无致邪，无失正：勿使邪气更盛，勿使正气再虚。张介宾注："盛其盛，是致邪也；虚其虚，是失正也。重言之者，所以深戒夫伐天和而绝人长命，以见岁气不可不慎也。"

[21] 瘠（jī）：指消瘦。

[22] 《大要》：古医经。

【译文】

黄帝说：万物的生成都赖于气化，气始则万物生化，气散而万物有形，气敷布而万物繁殖，气终则万物发生变更，万物的变化与气化过程始终是一致的。然而五味滋生之气，生化却有厚有薄，成熟有多有少，开始和结果也都不同，这是什么原因呢？岐伯说：这是因地气制约的缘故，万物的生化，没有天气则不生，没有地气也同样不能长。

黄帝说：我想听听其中的道理。岐伯说：寒热燥湿之气的气化，各不相同。所以少阳相火在泉之年，寒毒之物不能生长，味辛之物生长得好，在治疗上多用苦酸之味，在谷物是苍谷丹谷生长较好。阳明燥金在泉之年，湿毒之物不能生长，酸味之物生长得好，其气候多潮湿，在治疗上多用辛苦甘之味，在谷物是丹谷素谷生长较好。太阳寒水在泉之年，热毒之物不能生长，苦味之物生长得好，在治疗上多用淡味和咸味的药物，在谷物是黅谷秬谷生长较好。厥阴风木在泉之年，清毒之物不能生长，甘味之物生长得好，在治疗上多用酸苦之味，在谷物是苍谷赤谷生长较好，其气精专，其味纯正。少阴君火在泉之年，寒毒之物不能生长，辛味之物生长得好，在治疗上多用辛苦甘味，在谷物是白谷丹谷生长较好。太阴湿土在泉之年，燥毒之物不生长，咸味之物生长得好，下半年气候偏热，在治疗上多用甘咸之味，在谷物是黅谷秬谷生长较好。太阴湿土在泉，则其气化淳厚，能克制水气，使咸味内守，其气精专，土能生金，则辛味得以生化，甘辛共同主治。

所以说，因司天在泉之气不足所致的虚证，应当用同气相从的药味进行调补；因司天在泉之气有余所致的实证，应当用逆治法，根据疾病的寒热盛衰进行治疗。所以说，必须诊察疾病的在上、在下、在内、在外，探求疾病发生的原因。对于对药物有耐受性的人，应予以作用较强烈的味厚药物，对于对药物耐受性差的人，应予以作用较缓和的气味俱薄的药物，就是这个道理。疾病的表现部位与其原发部位相反的，就用病在上治其下、病在下治其上、病在中治其四旁的方法。治热证用寒药，用温服的方法；治寒证用热药，用凉服的方法；治温热病用凉药，用冷服的方法；治寒证用温热药，用热服的方法。所以，不论是新病久病，都可以对症应用消法、吐法、补法和泻法。

黄帝问：若病在体内，没有明显的坚实感，有时聚而有形，有时散而无形，应怎么处理呢？岐伯说：您问得真详细呀！触不到实质性包块的，应视察其五脏，若为虚证则用补法，扶正以祛邪，还应以饮食调补，此外还要用水浴法，调和机体的内外，这样便可使疾病痊愈。

黄帝问：药物有有毒和无毒之别，在服法上有什么规定吗？岐伯说：疾病有久病和新病之分，制方上有大方和小方之别，对于有毒和无毒的药物的服法，自然有一定的规则。凡服用毒性较大的药物，当病去十分之六，就不可再服；一般毒性的药物，当病去十分之七，就不可再服；有小毒的药物，当病去十分之八，就不可再服；即使没有毒的药物，当病去十分之九，也不必再服了，之后就用粮食、肉食、水果、蔬菜等进行饮食调养，使正气恢复，邪气尽去，不要过用有毒之药，以免损伤正气。若邪气未尽，疾病未愈，仍可再用前述之法，但必须先知当年气候变化特点，要注意气候特点与人体的关系，不要克伐人体的正气。在治疗上，对实证不要给予助邪的药物，对虚证不能再给予伤正的药物，以免给患者留下夭的祸害，不要使用助长邪气、克伐正气之品，否则会断送患者的生命。

黄帝说：有的久病之人，虽然正气已经恢复，但不能恢复健康，病虽去而身体依然很瘦弱，这是什么道理呢？岐伯说：这是只有圣人才能提出的高明问题呀！自然界的生化是不以人们主观意志而改变的客观规律，这个四时运行的规律不可违反。若治疗后，经络疏通，血气和顺，虚弱的身体恢复健康，则基本与平人一样。但还要注意饮食调养，耐心地静养一段时间，谨慎地守护正气，不要使体内阴阳之气失衡，这样，身体就会逐渐壮盛起来，生机旺盛，就可以称为圣王。所以《大要》上说：不要以人的主观意志改变客观规律，不要违反四时的运行规律，必须善于调养，使正气来复，就是这个道理。黄帝说：讲得好。

卷第二十一

六元正纪大论篇第七十一

【篇解】

六元，即风、热、火、湿、燥、寒六气。正纪，即正常的变化规律。因本篇主要论述了六十年一个甲子周期中各岁之岁运、主运、客运、司天、在泉所致的气候、物候及病候变化规律，所以篇名称"六元正纪"。

本篇首先指出，五运六气虽然变化复杂，但只要掌握基本原则"先立其年，以明其气"，就可以推算出其复杂的变化规律；掌握这个规律，则可以对其造成的危害进行判断，即"天道可见，民气可调"。继而论述了六十年中五运六气"行有次、止有位"的运行生化规律，以及天符、同天符、同岁会的具体年份及推求方法。论述了六十年中各个年份的气候特点和药食所宜。讨论了五运郁极乃发的气候、物候及病候表现。指出五运六气至有先后，行有逆顺。讨论了五运六气变化所产生的物候特点和人体病变。论述了六气盈虚所致病变及治疗原则。

本篇在《内经》"人与天地相参"整体恒动思想指导下，把人与自然紧密地联系起来，以阴阳五行理论为基础，运用干支对各个年份的气候物候变化及人体生命活动规律、发病规律及治疗原则进行了归类总结。这些理论是古人对自然界气候物候变化与人体疾病之间关系长期观察的结果，是中医五运六气的精华，值得进一步认真研究、继承和发扬。

【原文】

黄帝问曰：六化六变[1]，胜复淫治[2]，甘苦辛咸酸淡先后[3]，余知之矣。夫五运之化，或从五气[4]，或逆天气[5]，或从天气而逆地气[6]，或从地气而逆天气，或相得，或不相得，余未能明其事。欲通天之纪，从地之理，和其运，调其化，使上下合德，无相夺伦，天地升降，不失其宜，五运宣行，勿乖其政，调之正味，从逆奈何？岐伯稽首再拜对曰：昭乎哉问也！此天地之纲纪，变化之渊源，非圣帝孰能穷其至理欤！臣虽不敏，请陈其道，令终不灭，久而不易。

帝曰：愿夫子推而次之，从其类序，分其部主，别其宗司，昭其气数，明其正化，可得闻乎？岐伯曰：先立其年以明其气，金木水火土运行之数，寒暑燥湿风火临御之化[7]，则天道可见，民气可调，阴阳卷舒，近而无惑，数之可数者，请遂言之。

【注释】

[1] 六化六变：六化，指六气的正常变化。六变，指六气的异常变化。

[2] 胜复淫治：胜，指胜气。复，指复气。淫，指太过的邪气。治，指正常。

[3] 甘苦辛咸酸淡先后：指在各个年度中，五味的生成有先后的不同。也就是说五味的生成与六气的变化关系密切。

[4] 五气：新校正云："详五气疑作天气，则与下文相协。"从之。

[5] 天气：指司天之气。

[6] 地气：指在泉之气。

[7] 临御之化：指六气运行过程中的司天、在泉、客主加临等变化规律。张志聪注："临御之化者，六气有司天之上临，有在泉之下御，有四时之主气，有加临之客气。"

【译文】

黄帝问道：六气的正常变化及异常变化，六气之间的相胜和相复、淫害和正常，以及五味与六气的关系，我已经知道了。五运的生化，即岁运的五行属性，有的与该年的司天之气相同，有的与司天之气相逆；有的与司天之气相同而与在泉之气相逆；有的与在泉之气相同而与司天之气相逆；有的气运五行属性相得（相同或相生），有的气运五行属性不相得（不合或相克），我尚未能了解其中的道理。我想通晓天气的变化规律，掌握地之五行变化的道理，使人体能和调于运气的盛衰变化规律，使天地之气相协调，使运气的运行正常而无偏盛偏衰，使天地之气升降正常，五运的运行不失其常，对于运气的盛衰，怎样用五味进行从治、逆治呢？岐伯再拜稽首回答说：您问得真高明啊！这是天地万物运动变化的纲领和根源，除了圣明的黄帝您，又有谁能穷究这些精深的道理呢！我虽然没有什么才华，但愿意讲述其中的道理，使它永久流传下去而不灭绝。

黄帝说：先生能否将五运六气的推演规律、分类、次序、分部、主时、气数，以及六气当位主令的生化规律讲给我听听呢？岐伯说：先确定当年的具体年份，根据不同的年份来确定其气候物候的变化特点，五行的运动变化规律，六气在运行中的司天、在泉、客主加临等变化规律，这样就可以清楚地掌握自然界的变化规律，人体生命活动正常与否就可以据此进行调养或调治，自然界阴阳盛衰的变化是可以掌握而毫无疑惑的，玄远的天道是不难了解的，我就把有规律的能够推算的内容详尽地讲给你吧。

【原文】

帝曰：太阳之政奈何？岐伯曰：辰戌之纪[1]也。

太阳　太角　太阴　壬辰　壬戌[2]　其运风，其化鸣紊启坼[3]，其变振拉摧拔，其病眩掉目瞑。

太角初正　少徵　太宫　少商　太羽终[4]

太阳　太徵　太阴　戊辰　戊戌同正徵[5]其运热，其化暄暑郁燠[6]，其变炎烈沸腾，其病热郁。

太徵　少宫　太商　少羽终　少角初

太阳　太宫　太阴　甲辰岁会同天符　甲戌岁会同天符[7]　其运阴埃，其化柔润重泽，其变震惊飘骤，其病湿下重。

太宫　少商　太羽终　太角初　少徵

太阳　太商　太阴　庚辰　庚戌　其运凉，其化雾露萧瑟，其变肃杀雕零，其病燥背瞀胸满。

太商　少羽终　少角初　太徵　少宫

太阳　太羽太阴　丙辰天符　丙戌天符[8]　其运寒，其化凝惨溧冽，其变冰雪霜雹，其病大寒留于溪谷。

太羽终　太角初　少徵　太宫　少商

【注释】

[1]辰戌之纪：即年支逢辰年和戌年，都属太阳寒水司天之年。在一个甲子周（即六十年）当中，这样的年份有十年，即下文的壬辰、壬戌、戊辰、戊戌、甲辰、甲戌、庚辰、庚戌、丙

辰、丙戌十年。

[2]太阳 太角 太阴 壬辰 壬戌：太阳，指太阳寒水司天。太阴，指太阴湿土在泉。角，指岁运木运；太角，即木运太过之岁。壬辰、壬戌，指壬辰年、壬戌年。意即壬辰、壬戌年是木运太过之年，是太阳寒水司天，太阴湿土在泉。

[3]鸣紊启拆：鸣，风木之声。紊，繁盛的意思。启拆，万物破土而出。鸣紊启拆，形容风木之气的正常生化作用。

[4]太角_{初正} 少徵 太宫 少商 太羽_终：角、徵、宫、商、羽为五音，角为木音，徵为火音，宫为土音，商为金音，羽为水音。本句原文是用五音建运的太少相生来说明壬辰、壬戌两年客运的运行次序和变化。每年值年的岁运就是当年客运的初运，之后按五行相生之序排列，并且根据五音的太、少，来推求主时五运的太过和不及。故壬辰、壬戌这两年的客运的初运是太角（木运太过），二运是少徵（火运不及），三运是太宫（土运太过），四运是少商（金运不及），五运是太羽（水运太过）。本句原文还说明了壬辰、壬戌两年主运的五个运季的一般气候变化，即按木、火、土、金、水相生之序，如此运行，年年不变。初，表示主运的初运。终，表示主运的终运。正，指主运始于角，客运也始于角，为得四时之正。下文仿此。

[5]同正徵：正徵，火运正常之年。即戊辰、戊戌之年，虽是火运太过，但受到了太阳寒水司天之气的克制，就构成了火运平气之年，故曰同正徵。

[6]暄暑郁燠：暄，温暖。燠，新校正云：《五常政大论》燠作蒸。"言气候炎热，暑热郁蒸。

[7]甲辰岁会_{同天符} 甲戌岁会_{同天符}：甲辰、甲戌年，岁运属土，岁运土与年支的五行属性（辰戌丑未属土）相同，故为岁会

之年。又因这两年的岁运是土运太过，其在泉之气的五行属性也属土，所以这两年又是同天符之岁。

［8］丙辰_{天符}　丙戌_{天符}：丙辰、丙戌年，岁运属水，司天之气也是水，岁运与司天之气的五行属性相同，故这两年为天符之岁。

【译文】

黄帝问：太阳寒水司天之年的运气变化情况怎样？岐伯说：年支是辰戌的年份，都是太阳寒水司天，太阴湿土在泉。其中若逢壬辰、壬戌年，岁运是木运太过，其运主风，风运正常，则气候温和，万物萌生。风运太过，则狂风大作，震撼摧折万物。其伤人所生的疾病是眩晕振掉、视物昏花。因岁运是木，壬为阳木，故客运始于太角，按太少相生的规律，终于太羽。主运也是始于太角而终于太羽。

若逢戊辰、戊戌年，岁运是火运太过，但因受到太阳寒水司天之气的抑制，故与火运平气之年相同。其运主热，若火运正常，则暑热熏蒸而不过；若火运太过，则炎热如炽如水之沸腾，其伤人所生的疾病多是郁热所致。因岁运是火运太过，故客运始于太徵，终于少角，主运起于少角，终于少羽。

若逢甲辰、甲戌年，岁运是土运太过，辰戌也属土，故此二年均属岁会之年；又因岁运是土，其在泉之气的五行属性也属土，故这二年又是同天符之年。岁运属土，故地气上蒸而多阴云连雨；若土运正常，则地气润泽，气候滋润；若土运异常，则惊雷闪电，狂风暴雨。其伤人所生的疾病多是湿邪伤于下所致的肢体困重。因岁运是土运太过，故客运始于太宫，终于少徵，主运始于太角，终于太羽。

若逢庚辰、庚戌年，岁运是金运太过，其运主凉爽，若金运正常，则雾露正常降临，秋风萧瑟。若金运太过，则肃杀之气早至，使草木凋零。其伤人所生的疾病多是因过于干燥所致的胸背满闷、干咳等。因岁运是金运太过，故客运始于太商，终于少宫，主运始于少角，终于少羽。

若逢丙辰、丙戌年，岁运是水运太过，岁运属水，司天之气也属水，故此二年又是天符之年。水运主寒，若水运正常，则冬季寒冷，万物闭藏；若水运太过，则冬季过于寒冷，冰雪霜雹成灾。其伤人所生的疾病多是因寒邪留滞溪谷所致。因岁运是水运太过，故客运始于太羽，终于少商，主运始于太角，终于太羽。

【原文】

凡此太阳司天之政，气化运行先天[1]，天气肃，地气静，寒临太虚，阳气不令，水土合德，上应辰星镇星。其谷玄黅，其政肃，其令徐。寒政大举，泽无阳焰，则火发待时。少阳中治[2]，时雨乃涯，止极雨散，还于太阴，云朝北极，湿化乃布，泽流万物，寒敷于上，雷动于下，寒湿之气，持于气交。民病寒湿，发肌肉萎，足痿不收，濡泻血溢。

初之气，地气迁[3]，气乃大温，草乃早荣，民病厉[4]，温病乃作，身热头痛呕吐，肌腠疮疡。

二之气，大凉反至，民乃惨，草乃遇寒，火气遂抑，民病气郁中满，寒乃始。

三之气，天政布，寒气行，雨乃降。民病寒，反热中，痈疽注下，心热瞀闷，不治者死。

四之气，风湿交争，风化为雨，乃长乃化乃成，民病大热少气，肌肉萎足痿，注下赤白。

五之气，阳复化，草乃长乃化乃成，民乃舒。

终之气，地气正，湿令行，阴凝太虚，埃昏郊野，民乃惨凄，寒风以至，反者孕乃死。

故岁宜苦以燥之温之，必折其郁气[5]，先资其化源，抑其运气，扶其不胜，无使暴过而生其疾，食岁谷[6]以全其真，避虚邪以安其正。适气同异，多少制之，同寒湿者燥热化，异寒湿者燥湿化，故同者多之，异者少之[7]，用寒远寒[8]，用凉远凉，用温远温，用热远热，食宜同法。有假者反常[9]，反是者病，所谓时也。

【注释】

[1] 先天：气化太过，气候比季节来得早，气候先天时而至。

[2] 少阳中治：少阳，即六气中的少阳相火。少阳相火是六气六步主时中的三之气，位于六步之中，故曰中治。

[3] 地气迁：地气，指在泉之气。言太阳寒水司天之年的初之气的少阳相火，是由上一年二之气降至初之气的。即由上一年司天之气的右间气迁为这一年在泉之气的左间气。司天为天，在泉为地，故曰地气迁。

[4] 厉：通"疠"，即疫疠。

[5] 折其郁气：即泻其偏盛之气。

[6] 岁谷：即与当年岁气相应的谷物，因得当年岁气所化，故生长饱满。此指玄谷、黅谷。

[7] 同者多之，异者少之：岁运与岁气完全相同的，则气势盛，应多用温热燥湿药，不同的，则少用。

[8] 用寒远寒：前一"寒"，指寒凉药物；后一"寒"，指

寒凉季节或寒证。远，避开之义。即在寒凉季节或疾病属于寒证
者，要禁用或慎用寒凉药物。

[9] 有假者反常：指如果病人出现假象，或气候与季节不相
应，就不必按照"用寒远寒"等法，应针对病证灵活处理。

【译文】

凡是太阳寒水司天的年份，气化运行比正常的天时要早，天
气清肃，地气安静，寒气充满宇宙间，阳气不能发挥作用，太阳
寒水与太阴湿土相互配合发挥作用，上应水星、土星。其主岁之
谷物为黑色、黄色，因其政主清肃，地之万物生长缓慢。气候特
别寒冷，阳气被遏制，好像有水无火一样，被郁之火只有待时而
发。待到少阳相火主治之时，雨露下降。太阳寒水司天之气主管
上半年，故三气终期，则在泉之气（太阴湿土）用事，太阳寒水
作用终止而寒雨消散，太阴湿土用事，故雨水多，气候潮湿，润
泽万物。太阳寒水主管上半年，少阴君火又是下半年客气的间
气，也可见偏热的气候，但主要是寒湿气候为主。所以人们多患
寒湿性的肌肉萎弱无力、肢体痿废不用、泄泻出血等病。

初之气，是由上一年在泉之气迁移而来的少阳相火用事，气
候温暖，草木早荣，人们多病疫疠、温病，症状是身热、头痛、
呕吐、肌肤疮疡等。

二之气，阳明燥金当令，大凉之气反而到来，人们感受到凄
惨的秋令气候，草木遇寒，火气被郁，人们多病气郁中满。虽说
上半年太阳寒水司天，但真正的偏寒是从二之气开始的。

三之气，太阳寒水司天，寒气四布，多降雨水，人们多因外
寒里热而发生痈疽、泻痢、心中烦热、神志昏蒙等病证。若不及
时治疗，则易死亡。

四之气，客气为厥阴风木，主气为太阴湿土，风湿两气交争，风气转化为雨，使万物生长、变化、成熟。人们则多病高热、少气、肌肉萎缩、下肢无力痿废不用、下痢赤白等病。

五之气，少阴君火用事，火气又开始运行，草木因此而生长、变化、成熟，人体也因阳气复运而感到舒服。

终之气，在泉的太阴湿土之气当令，湿气运行，阴湿之气凝聚于太空之中，弥漫于郊野，人们多惨凄不乐，寒风之气时至，若不能适应这种气候，则生物就不能孕育生长。

所以太阳寒水司天的年份，治病宜多用苦温之品以燥湿祛寒，必须要泻其偏盛之气，培补生化之源，抑制其太过的运气，扶植其不足的运气，不要使其因太过而发生疾病，多食与岁运相应的谷类以保全真气，及时躲避不正常之气以安人体之正气，根据司天、在泉、中运的相同或不同，来调整治疗措施。岁运与岁气都是以寒湿为主的，用药应以温热燥湿为主；岁运与岁气不同，不是属于寒湿的，用药应以清热燥湿为主；岁运与岁气相同的，则气势盛，宜多用温热燥湿药，不同的，则少用。寒冷的季节，或寒证的患者，应禁用或慎用寒凉的药物；温暖的季节，或患温热病的人，应禁用或慎用温性的药物；炎热的季节，或患热性病的人，应禁用或慎用热性的药物。饮食的调养也同此法。如果患者出现假象，或气候与季节不相应，就不要受上述原则的约束，应视具体情况来决定。上述的原则是不能违反的，这就是所说的因时制宜。

【原文】

帝曰：善。阳明之政奈何？岐伯曰：卯酉之纪也。

阳明　少角　少阴　清热胜复同[1]，同正商[2]。丁卯岁

_会 丁酉 其运风清热^[3]。

少角_{初正} 太徵 少宫 太商 少羽_终

阳明 少徵 少阴 寒雨胜复同，同正商。癸卯_{同岁会} 癸酉_同
_{岁会} 其运热寒雨。

少徵 太宫 少商 太羽_终 太角_初

阳明 少宫 少阴 风凉胜复同。己卯 己酉 其运雨
风凉。

少宫 太商 少羽_终 少角_初 太徵

阳明 少商 少阴 热寒胜复同，同正商。乙卯_{天符} 乙酉_岁
_{会，太一天符}^[4] 其运凉热寒。

少商 太羽_终 太角_初 少徵 太宫

阳明 少羽 少阴 雨风胜复同，同少宫。辛卯 辛酉 其
运寒雨风。

少羽_终 少角_初 太徵 少宫 太商

【注释】

[1]清热胜复同：清，指清凉之气，金气主之。热，指火
热之气，火气主之。言木运不及之年，金气必来克木，有胜必有
复，火气又来复之（即火克金），胜气盛，复气也盛，胜气微，
复气也微，故曰胜复同。下文仿此类推。

[2]同正商：正商，金运平气之年。言木运不及之年，金来
乘木，加上金气司天之年，故其气候与金运平气之年相同。

[3]其运风清热：岁运不及之年，常兼胜复之气。风，指运
气，即木运不及之年。清，胜气，胜木之气。热，复气，复金之
气，风、清、热代表木运不及之年的运气、胜气和复气。下文仿
此类推。

[4]乙酉岁会，太一天符：乙酉年的岁运（金）与年支的五行属性（酉属金）相同，故乙酉年属岁会之年。又因乙酉年的岁运（金）与司天之气的五行属性（阳明燥金）相同，故乙酉年又属天符之年。既是岁会之年，又是天符之年的年份，叫作太一天符之年，故乙酉年是太一天符之年。

【译文】

黄帝说：讲得好。阳明燥金司天之年的运气变化情况怎样？岐伯说：年支是卯酉的年份，都是阳明燥金司天，少阴君火在泉。其中若逢丁卯（岁会之年）、丁酉年，是木运不及之年，金（清）来克木，火（热）来复金，清气与热气胜复的程度是相同的，故其气运与金运的平气之年相同。其运是风，胜气是金（清），复气是火（热）。客运与主运相同，均起于少角，终于少羽。

若逢癸卯、癸酉年，此二年均是同岁会之年，因是火运不及之年，故水（寒）来克火，土（雨）来复水，寒气与雨湿之气的胜复程度是等同的，其气运与金运的平气之年相同。其运是火（热），胜气是水（寒），复气是土（雨）。客运始于少徵，终于太角，主运始于太角，终于太羽。

若逢己卯、己酉年，是土运不及之年，木（风）来克土，金（凉）来复木，风气与凉气胜复的程度是等同的。其运是土（雨），胜气是木（风），复气是金（凉）。客运始于少宫，终于太徵，主运始于少角，终于少羽。

若逢乙卯（天符年）、乙酉（太一天符年）年，是金运不及之年，火（热）来克金，水（寒）来复火，热气与寒气胜复的程度是等同的，其气运与金运的平气之年相同。其运是金（凉），胜气是火（热），复气是水（寒）。客运始于少商，终于太宫，主运始于太角，终天太羽。

若逢辛卯、辛酉年，是水运不及之年，土（雨）来克水，木（风）来复土，雨湿之气与风气胜复的程度是等同的，其气运与土运不及之年（少宫）相同。其运是水（寒），胜气是土（雨），复气是木（风）。客运始于少羽，终于太商，主运始于少角，终天少羽。

【原文】

凡此阳明司天之政，气化运行后天[1]，天气急，地气明，阳专其令，炎暑大行，物燥以坚，淳风乃治，风燥横运[2]，流于气交，多阳少阴[3]，云趋雨府，湿化乃敷。燥极而泽，其谷白丹，间谷命太[4]者，其耗白甲品羽[5]，金火合德，上应太白荧惑。其政切，其令暴，蛰虫乃见，流水不冰，民病咳嗌塞，寒热发，暴振溧癃闭，清先而劲[6]，毛虫乃死，热后而暴[7]，介虫乃殃，其发躁，胜复之作，扰而大乱，清热之气，持于气交。

初之气，地气迁，阴始凝，气始肃，水乃冰，寒雨化。其病中热胀，面目浮肿，善眠，鼽衄嚏欠呕，小便黄赤，甚则淋。

二之气，阳乃布，民乃舒，物乃生荣。厉大至，民善暴死。

三之气，天政布，凉乃行，燥热交合，燥极而泽，民病寒热。

四之气，寒雨降。病暴仆，振栗谵妄，少气嗌干引饮，及为心痛痈肿疮疡疟寒之疾，骨痿血便。

五之气，春令反行，草乃生荣，民气和。

终之气，阳气布，候反温，蛰虫来见，流水不冰，民乃康平，其病温。

故食岁谷以安其气，食间谷以去其邪，岁宜以咸以苦以辛，汗之清之散之，安其运气，无使受邪，折其郁气，资其化源。以寒热轻重少多其制，同热者多天化，同清者多地化[8]，用凉远凉，用热远热，用寒远寒，用温远温，食宜同法。有假者反之，此其道也。反是者，乱天地之经，扰阴阳之纪也。

【注释】

［1］后天：气化不及，气候比季节来得晚，后天时而至。

［2］风燥横运：风燥之气偏盛，流于气交。

［3］多阳少阴：张志聪注："二气之主客，乃君相二火，三气之主客，乃阳明少阳。"故阳明司天之年的上半年多阳少阴。

［4］间谷命太：间谷，即感受左右间气所生长的谷物。命太，王冰认为指太过之年。故间谷当指太过之年的间气所化生之谷物。

［5］其耗白甲品羽：耗，损害，损耗。白甲，金气所化的虫类，即介虫一类动物。品羽，火气所化的虫类，即羽虫一类动物。意即金气、火气所化的虫类多遭受损害。

［6］清先而劲：清，清凉之气，即阳明燥金。阳明燥金司天，主上半年在先，其气轻劲有力。

［7］热后而暴：热，火热之气，即少阴君火。少阴君火在泉，主下半年在后，其气火热暴烈。

［8］同热者多天化，同清者多地化：方药中《黄帝内经素问运气七篇讲解》认为：同热者，指证候与气候同属于热；多天化，即多用感受司天之气所化生的药物，司天之气是阳明燥金，阳明燥金之气所化生的药物性质偏凉。同清者，指证候与气候同属于寒；多地化，即多用感受在泉之气所化生的药物，在泉之气是少阴君火，少阴君火之气所化生的药物性质偏温。可从。

【译文】

凡是阳明燥金司天的年份，气化运行比正常的天时要晚，天气劲急，地气清明，阳气专权行其令，炎热暑气盛行，万物燥而坚，风木和淳正常。风燥之气横行于气交之中，阳气多，阴气少，至四之气太阴湿土当令之时，云行雨施，湿气敷布，干燥至极的气候得以湿润，其主岁之谷物为白色、红色，其感受太过的间气而生长的谷物为间谷，甲虫、羽虫类多遭损害，金火二气相互配合，上应太白、荧惑二星。其天气主清肃劲切，其地气主火热暴烈，蛰虫不藏，水流动而不结冰，人们多患咳嗽、咽肿、寒热、突然的恶寒发热、二便不通等病证。主管上半年的阳明燥金之气轻劲有力，故属木的毛虫类死亡，主管下半年的少阴君火之气火热暴烈，故属金的介虫类多遭殃。金气、火气的发作是急暴的，胜复之气交作，正常气候被扰乱，清气、热气交持于气交之中。

初之气，是由上一年在泉之气迁移而来的湿土之气用事，阴气开始凝聚，天气开始肃杀，水结成冰，寒雨降落，人们多患内热胀满、面目浮肿、嗜睡、鼻塞流涕、鼻出血、喷嚏、哈欠、呕吐、小便黄赤甚则小便淋沥不畅等病。

二之气，阳气施布，人体感到舒服，万物生长繁荣。但疫疠流行，人们多因此而暴死。

三之气，阳明燥金司天当令，清凉之气四布，而主气是少阳相火，所以燥气与热气相结合，燥至极点则转化为润泽，人们多患寒热病。

四之气，太阳寒水用事，主气是太阴湿土，故气候偏冷，雨水较多，人们多患突然昏厥、寒战、谵语、狂妄、气短、咽干口渴、心痛、痈肿、疮疡、疟疾、骨软无力、血便等病。

五之气，厥阴风木之气加临，秋天反像春天一样，植物生长茂盛，人们感到很舒适。

终之气，阳气四布，气候反温，蛰虫不藏，水不结冰，因气候不冷，故人们感到很舒适，但人们多易患温病。

所以应多食本年岁所化之谷物（红色、白色谷物）以保全其正气，食感间气所化之谷物以祛除邪气，食宜咸味、苦味、辛味，药宜用汗法、清法、散法。使人体之气适应运气的变化，而避免邪气的侵袭，折伐体内郁积之气，资助生化之源。根据寒热的轻重，来确定方药的多少。证候与气候同属热的，应多用阳明司天之气所化的性质偏凉的药物；证候与气候同属寒的，应多用在泉之气所化的性质偏温的药物；清凉的季节，应不用或慎用凉药；炎热的季节或热证，应不用或慎用热药；寒冷的季节或寒证，应不用或慎用寒性药；温和的气候或温热病，应不用或慎用温性药。饮食调养的原则也同此法。如果患者出现假象，或气候与季节不相应，就不要受上述原则的约束，应视具体情况来决定，这是根据自然界的气候变化而用药的一般规律，若违反了这个原则，就会扰乱天地阴阳变化的法度和规律。

【原文】

帝曰：善。少阳之政奈何？岐伯曰：寅申之纪也。

少阳　太角　厥阴　壬寅同天符　壬申同天符　其运风鼓[1]，其化鸣紊启坼，其变振拉摧拔，其病掉眩支胁[2]惊骇。

太角初正　少徵　太宫　少商　太羽终

少阳　太徵　厥阴　戊寅天符　戊申天符　其运暑，其化暄嚣郁燠[3]，其变炎烈沸腾，其病上热、郁血、溢血、泄心痛。

太徵　少宫　太商　少羽_终　少角_初

少阳　太宫　厥阴　甲寅　甲申　其运阴雨，其化柔润重泽，其变震惊飘骤，其病体重胕肿痞饮。

太宫　少商　太羽_终　太角_初　少徵

少阳　太商　厥阴　庚寅　庚申　同正商，其运凉，其化雾露清切，其变肃杀雕零，其病肩背胸中。

太商　少羽_终　少角_初　太徵　少宫

少阳　太羽　厥阴　丙寅　丙申　其运寒肃，其化凝惨溧冽，其变冰雪霜雹，其病寒浮肿。

太羽_终　太角_初　少徵　太宫　少商

【注释】

［1］其运风鼓：少阳相火司天，厥阴风木在泉，风火合势，相互作用，故其运如风鼓动，火热也盛，表现在气候上则多风多热。

［2］支胁：胁下胀满，如有物支撑于内。

［3］喧嚣郁燠：喧嚣，指因热而致的喧哗烦闹的声音。郁燠，闷热。

【译文】

黄帝说：讲得好。少阳相火司天之年的运气变化情况怎样？岐伯说：年支是寅申的年份都是少阳相火司天，厥阴风木在泉。其中若逢壬寅（同天符年）、壬申（同天符年）之年，为木运太过，木运主风，风性鼓动。风运正常，则气候温和，万物萌生；风运太过，则狂风大作，震撼摧折万物。人们多患眩晕、肢体震颤、胁肋胀满、惊骇等病。客运和主运均始于太角，终于太羽。

　　若逢戊寅（天符年）、戊申（天符年）之年，火运太过，火运主热，其气化表现为炎热喧闹郁闷，甚则酷热至极，如水之沸腾。人们多患上部疾病，及内热、各种出血、心痛等。客运始于太徵，终于少角，主运始于少角，终于少羽。

　　若逢甲寅、甲申之年，土运太过，其运主阴雨，土运正常则地气润泽，气候滋润。土运太过则惊雷闪电，狂风暴雨。人们多患肢体困重、足肿、痞满、痰饮等病。客运始于太宫，终于少徵，主运始于太角，终于太羽。

　　若逢庚寅、庚申之年，金运太过，但因有少阳相火司天的制约，故其气运与金运平气之年相同。金运主清凉，金运正常，则雾露正常降临，秋凉风切。如金运太过，则变作肃杀之气，使草木过早凋零。人们多患肩背、胸中疾病。客运始于太商，终于少宫，主运始于少角，终于少羽。

　　若逢丙寅、丙申之年，水运太过，其运主寒，水运正常，则冬季寒冷，水结成冰，万物闭藏。水运太过，则冬季过于寒冷，冰雪霜雹成灾。人们多患寒证、浮肿等病。客运始于太羽，终于少商，主运始于太角，终于太羽。

【原文】

　　凡此少阳司天之政，气化运行先天，天气正，地气扰[1]，风乃暴举，木偃沙飞[2]，炎火乃流，阴行阳化，雨乃时应，火木同德，上应荧惑岁星。其谷丹苍，其政严，其令扰。故风热参布[3]，云物沸腾，太阴横流，寒乃时至，凉雨并起。民病寒中，外发疮疡，内为泄满。故圣人遇之，和而不争。往复之作，民病寒热疟泄，聋瞑呕吐，上怫肿色变[4]。

　　初之气，地气迁，风胜乃摇，寒乃去，候乃大温，草木早荣。寒来不杀，温病乃起，其病气怫于上，血溢目赤，咳逆头痛，血崩胁满，肤腠中疮。

二之气，火反郁，白埃四起，云趋雨府，风不胜湿，雨乃零，民乃康。其病热郁于上，咳逆呕吐，疮发于中，胸嗌不利，头痛身热，昏愦脓疮。

三之气，天政布，炎暑至，少阳临上，雨乃涯。民病热中，聋瞑血溢，脓疮咳呕，鼽衄渴嚏欠，喉痹目赤，善暴死。

四之气，凉乃至，炎暑间化[5]，白露降，民气和平，其病满身重。

五之气，阳乃去，寒乃来，雨乃降，气门[6]乃闭，刚木早雕，民避寒邪，君子周密。

终之气，地气正，风乃至，万物反生，霿[7]雾以行。其病关闭不禁，心痛，阳气不藏而咳。

抑其运气，赞所不胜，必折其郁气，先取化源，暴过不生[8]，苛疾不起。故岁宜咸辛宜酸，渗之泄之，渍之发之，观气寒温以调其过，同风热者多寒化，异风热者少寒化，用热远热，用温远温，用寒远寒，用凉远凉，食宜同法，此其道也。有假者反之，反是者病之阶也。

【注释】

[1] 天气正，地气扰：天气，指司天之气。地气，指在泉之气。年支是寅申的年份，少阳相火司天，阳行其正，故曰天气正；厥阴风木在泉，风气扰动，故曰地气扰。

[2] 木偃沙飞：形容风势之甚，树木被吹倒，沙尘飞扬。

[3] 风热参布：年支是寅申的年份，少阳相火司天，厥阴风木在泉，风热互相参合，上下相召，参合之气布于气交之中。

［4］上怫肿色变：上，指颜面部。怫，郁怫，指气血郁滞。意言颜面部因郁怫而浮肿，颜色改变。

［5］炎暑间化：少阳相火司天之年，厥阴风木在泉，气候偏热，但四之气的主气是太阴湿土，客气是阳明燥金，雨水多而偏冷，冷热相间运化，时冷时热。

［6］气门：即汗孔。

［7］霿（mèng）：天色昏暗。

［8］暴过不生：不会发生猝暴太过之气。

【译文】

凡是少阳相火司天的年份，气化运行比正常的天时要早，少阳司天，阳得其正，厥阴在泉，风气扰动，风气太过，则狂风大作，树木被吹倒，飞沙走石，炎暑流行，气温较高，雨应时而下，司天之气（少阳相火）与在泉之气（厥阴风木）共同发挥作用，上应火星、岁星（木星）。其主岁之谷物是红色、苍色，司天之气作用剧烈，在泉之气行令多扰动不定，所以风与热相互参合散布，云腾气热，于是太阴湿土之气横流，寒气时至，凉雨时降。人们多患寒中、皮肤疮疡、泄泻、胀满等病。所以圣人遇见这些情况，就能使其寒热调和而不相交争。若寒热之气胜复交作，则人们多患寒热、疟疾、泄泻、耳聋、目瞑、呕吐、头面部因郁滞而浮肿且皮肤颜色改变等疾病。

初之气，地气迁移，少阴君火用事，厥阴风木为在泉主气，风气亢盛而振摇，太阳寒水退位，气候偏热，草木提前生长。虽时有寒气至，但不能为害，故时发温病，人们多因气血郁滞于上而患血溢、目赤、咳嗽、气逆、头痛、血崩、胁痛胀满、肌肤疮疡等疾病。

二之气，因太阴湿土用事，故火被湿郁，湿气四布，风不胜湿，雨水降临，因气候转凉爽，人们稍觉舒服。若病则易患因热郁于上的咳嗽、气逆、呕吐、生疮、咽胸部不利、头痛、身热、昏愦、脓疮等疾病。

三之气，少阳相火司天，炎暑之气来临，客气少阳相火加临司天之气（少阳相火），故没有雨水。人们多患热中、耳聋、目瞑、血溢、脓疮、咳嗽、呕吐、鼻塞流涕、衄血、口渴、喷嚏、哈欠、喉痹、目赤等疾病，严重者则易发猝死。

四之气，阳明燥金主事，清凉之气乃至，间有炎暑之气来临，白露正常降临，人们感到很舒适。若病则易患胸腹胀满、身体自觉酸重无力等疾病。

五之气，太阳寒水主事，阳气去，寒气来临，雨水较多，汗孔闭合，树木提早凋零，人们居于温暖严密的室内避寒。

终之气，厥阴风木主事，客气与主气相同，故曰地气正。风气来临，草木反有萌芽生长，天昏多雾。人们易患因阳气不致密于外所致的心痛、咳嗽等病。

要想抑制太过的运气，扶助不及的运气，必须要减弱其郁遏之气，资助生化之源，那么太过之气也就不会影响人体，严重的疾病也就不会发生了。所以应多食咸味、辛味、酸味，并且应用利尿、通便、热水浴、发汗等法则，观察气候的寒热来调整其病之所过。气候与证候同属风热的，应多用寒药，不同的，少用寒药。炎热的季节或热证，应不用或慎用热药；温和的气候或温热病，应不用或慎用温性药；寒冷的季节或寒证，应不用或慎用寒药；清凉的季节，应不用或慎用凉性药。饮食调养的原则也同此法。这就是根据自然界的气候变化而用药的一般规律。如果患者出现假象，或气候与季节不相应，就要根据具体情况灵活运用。

如果违反了这个原则，疾病就容易发生。

【原文】

帝曰：善。太阴之政奈何？岐伯曰：丑未之纪也。

太阴　少角　太阳　清热胜复同[1]，同正宫[2]。丁丑　丁未　其运风清热[3]。

少角初正　太徵　少宫　太商　少羽终

太阴　少徵　太阳　寒雨胜复同。癸丑　癸未　其运热寒雨。

少徵　太宫　少商　太羽终　太角

太阴　少宫　太阳　风清胜复同，同正宫。己丑太一天符　己未太一天符　其运雨风清。

少宫　太商　少羽终　少角初　太徵

太阴　少商　太阳　热寒胜复同。乙丑　乙未　其运凉热寒。

少商　太羽终　太角初　少徵　太宫

太阴　少羽　太阳　雨风胜复同，同正宫。辛丑同岁会　辛未同岁会　其运寒雨风。

少羽终　少角初　太徵　少宫　太商

【注释】

[1] 清热胜复同：详见"阳明之政奈何"段注释[1]。

[2] 同正宫：正宫，指土运平气之年。同正宫，意言木运不及之年，遇太阴湿土司天，则土反侮风木，其气候变化与土运平气之年相同。

[3] 其运风清热：详见"阳明之政奈何"段注释[3]。

【译文】

黄帝说：讲得好。太阴湿土司天之年的运气变化怎样？岐伯说：年支是丑未的年份，都是太阴湿土司天，太阳寒水在泉。其中若逢丁丑、丁未年，是木运不及之年，金（清）来克木，火（热）来复金，清气与热气的胜复程度是等同的，所以气运与土运平气之年相同。其运是风，胜气是金（清），复气是火（热）。客运和主运均始于少角，终于少羽。

若逢癸丑、癸未年，是火运不及之年，故水（寒）来克火，土（雨）来复水，寒气与雨湿的胜复程度是相同的。其运是火（热），胜气是水（寒），复气是土（雨）。客运始于少徵，终于太角，主运始于太角，终于太羽。

若逢己丑、己未年，均是太一天符之年，土运不及，木（风）来克土，金（清）来复木，风气与清气的胜复程度是相同的。其运是土（雨），胜气是木（风），复气是金（清）。客运始于少宫，终于太徵，主运始于少角，终于少羽。

若逢乙丑、乙未年，是金运不及之年，火（热）来克金，水（寒）来复火，热气与寒气胜复的程度是等同的。其运是金（凉），胜气是火（热），复气是水（寒）。客运始于少商，终于太宫，主运始于太角，终于太羽。

若逢辛丑、辛未年，均是同岁会之年，水运不及，土（雨）来克水，木（风）来复土，雨湿之气与风气的胜复程度相等，其气运与土运平气之年相同。其运是水（寒），胜气是土（雨），复气是木（风）。客运始于少羽，终于太商，主运始于少角，终于少羽。

【原文】

　　凡此太阴司天之政，气化运行后天，阴专其政，阳气退辟，大风时起，天气下降，地气上腾，原野昏霿，白埃四起，云奔南极[1]，寒雨数至，物成于差夏[2]。民病寒湿，腹满身膜愤[3]胕肿，痞逆寒厥拘急。湿寒合德，黄黑埃昏，流行气交，上应镇星辰星。其政肃，其令寂，其谷黅玄。故阴凝于上，寒积于下，寒水胜火，则为冰雹，阳光不治，杀气乃行。故有余宜高，不及宜下，有余宜晚，不及宜早[4]，土之利，气之化也，民气亦从之，间谷命其太也。

　　初之气，地气迁，寒乃去，春气正，风乃来，生布万物以荣，民气条舒，风湿相薄，雨乃后。民病血溢，筋络拘强，关节不利，身重筋痿。

　　二之气，大火正，物承化，民乃和，其病温厉大行，远近咸若[5]，湿蒸相薄，雨乃时降。

　　三之气，天政布，湿气降，地气腾，雨乃时降，寒乃随之。感于寒湿，则民病身重胕肿，胸腹满。

　　四之气，畏火临，溽蒸化[6]，地气腾，天气否[7]隔，寒风晓暮，蒸热相薄，草木凝烟，湿化不流，则白露阴布，以成秋令。民病腠理热，血暴溢疟，心腹满热胪胀[8]，甚则胕肿。

　　五之气，惨令已行，寒露下，霜乃早降，草木黄落，寒气及体，君子周密，民病皮腠。

　　终之气，寒大举，湿大化，霜乃积，阴乃凝，水坚冰，阳光不治。感于寒，则病人关节禁固，腰脽[9]痛，寒湿推于气交而为疾也。

　　必折其郁气，而取化源，益其岁气，无使邪胜，食岁谷以全其真，食间谷以保其精。故岁宜以苦燥之温之，甚者发之泄之。不发不泄，则湿气外溢，肉溃皮拆而水血交流。必赞其阳火，令御甚寒，从气异同，少多其判也，同寒者以热化，同湿者以燥化，异者少之，同者多之，用凉远凉，用寒远寒，用温远温，用热远热，食宜同法。假者反之，此其道也，反是者病也。

【注释】

［1］云奔南极：指夏季多见云雨。王冰注："南极，雨府也。"

［2］差夏：长夏与秋令相交之时。

［3］䐜愤：即胀满。

［4］有余宜高，不及宜下，有余宜晚，不及宜早：有余、不及，指岁气之有余、不及。高、下，指地势的高、低。晚、早，指播种的时间。即岁气有有余和不及之别，故播种时间的早晚与播种地势的高低也因此而不同。

［5］远近咸若：指远近地域的人所患疾病的症状基本一样。

［6］溽蒸化：指湿热交蒸。

［7］否：通"痞"，阻塞不通。

［8］胕（lú）胀：胕，腹前的皮肉。胕胀，腹胀。

［9］膲：通"椎"。

【译文】

凡是太阴湿土司天年份，气化运行比正常的天时要晚。阴气专其政令，阳气退避，大风时起，司天之气兼主管下半年，在泉之气也兼主管上半年，故原野昏蒙，阴云四起，云雨多见，寒雨时至，万物成熟于夏秋之交。人们易患寒湿病，症见腹满、身体肿胀、足肿、痞塞、气逆、寒厥、手足拘急等。寒湿协同发挥作用，黄黑之雾气迷漫，布于气交之中，上应镇星、辰星。太阴湿土司天行其肃令，在泉太阳寒水之气行其寂静之令，其主岁的谷物是黄色、黑色。阴气凝聚于上，寒气聚积于下，寒气胜于火热之气，故降冰雹，阳气不足，一派肃杀阴盛之象。所以运气有余的年份，应在地势高处种植谷物；运气不及的年份，应在地势低洼之处种植谷物；太过之年宜晚种，不及之年宜早种，一定要根据气运和地势的情况来决定，人也要遵守这个道理，间谷是感受太过的间气而成熟的谷物。

初之气，地气迁移，厥阴风木主事，寒气去，春气正，春风来临，万物因此而生发繁荣，人体之气也条达舒畅。风湿之气相互搏结，雨期延后。人们多患血溢、筋脉拘急强直、关节屈伸不利、身体困重、筋痿不用等病。

二之气，少阴君火主事，因客气与主气同，故曰大火正，万物因此而生化，人们也较安和。但因热气太过，所以瘟疫大流行，其症状不论远近基本一样。湿气蒸腾，雨水时降。

三之气，太阴湿土主事行其政令，湿气降，地气上腾，雨水时降，寒气随之而来。若人体感受寒湿，则多患身体困重、足肿、胸腹胀满等病。

四之气，少阳相火主事，火蒸湿气，地气上腾，使司天之气下降受阻，早晚较寒凉，湿热相搏，草木之处烟雾笼罩，湿气不流动，成为白露，以成秋令。人们多因热在腠理而患血暴溢、疟疾、心腹胀满烦热、腹胀甚至足肿等病。

五之气，阳明燥金主事，行其秋之清肃之政，寒露时下，霜也早降，草木枝黄叶落，寒气容易伤及人体，所以人们应深居密室以避寒邪。若病则多在皮肤腠理。

终之气，因太阳寒水主事，主气与客气同，故大寒大临，湿气大化，寒霜积，阴气凝，水结坚冰，阳气被遏而不治化。若感于寒邪，则人们易患关节屈伸不利甚至强直、腰椎疼痛等病，这是因寒湿之邪布于气交之中所造成的疾患。

必须要削伐其郁遏之气，资其化源，扶助岁气，以免邪气太过，宜食本岁气所化的谷物以保全真气，食间气所化的谷物以保全精气。故本年岁治病应用苦味燥湿的药物、温热药物，甚至用发汗、利尿的药物来治疗湿病。若不用发汗、利尿之法，则湿气外溢，皮肉溃烂裂开，脓血流出。所以必须要补益阳气，使之驱散严重的寒邪，根据气运之间的异同，来判定用药的多少。岁运与岁气均属寒的，应用温热散寒之法；岁运与岁气均属湿的，应用燥湿之法。运与气不同的，散寒、燥湿药应少用；运与气相同的，散寒、燥药应多用。清凉的季节，应不用或慎用凉性药；寒冷的季节或寒证，应不用或慎用寒性药；温和的气候或温热病，应不用或慎用温性药；炎热的季节或热性病，应不用或慎用热性药。饮食调养的原则也同此法。如果患者出现假象，或气候与季节不相应，应视具体情况灵活变动。这就是根据自然界气候变化而用药的一般规律，若违反了这一原则，则发生疾病。

【原文】

帝曰：善。少阴之政奈何？岐伯曰：子午之纪也。

少阴 太角 阳明 壬子 壬午 其运风鼓，其化鸣紊启拆[1]，其变振拉摧拔，其病支满。

太角_{初正} 少徵 太宫 少商 太羽_终

少阴 太徵 阳明 戊子_{天符} 戊午_{太一天符} 其运炎暑，其化喧曜郁燠[2]，其变炎烈沸腾，其病上热血溢。

太徵 少宫 太商 少羽_终 少角_初

少阴　太宫　阳明　甲子　甲午　其运阴雨，其化柔润时雨，其变震惊飘骤，其病中满身重。

太宫　少商　太羽_终　太角_初　少徵

少阴　太商　阳明　庚子_{同天符}　庚午_{同天符}　同正商　其运凉劲，其化雾露萧瑟，其变肃杀雕零，其病下清。

太商　少羽_终　少角_初　太徵　少宫

少阴　太羽　阳明　丙子_{岁会}　丙午　其运寒，其化凝惨溧列，其变冰雪霜雹，其病寒下。

太羽_终　太角_初　少徵　太宫　少商

【注释】

［1］鸣紊启拆：详见"太阳之政奈何"段注释［3］。

［2］暄曜郁燠：曜，日光也。言气候炎热，暑热郁蒸。与前文"暄暑郁燠""暄嚣郁燠"义同。

【译文】

黄帝说：讲得好。少阴君火司天之年的运气变化情况怎样？岐伯说：年支是子午的年份都是少阴君火司天，阳明燥金在泉。其中若逢壬子、壬午年，为木运太过之年，其运主风，风运正常，则气候温和，万物萌生，风运太过，则狂风大作，震撼摧折万物，人们多病胁肋胀满。客运与主运均始于太角，终于太羽。

若逢戊子（天符年）、戊午（太一天符年）之年，为火运太过，火运主炎热，如火运正常，则气候炎热，暑热郁蒸。如火运太过，则炎热如炽，如水沸腾。人们多因热在上部而患血溢。客运始于太徵，终于少角，主运始于少角，终于少羽。

若逢甲子、甲午年，为土运太过之年，其运主阴雨。土运正常，则气候柔和滋润，时常降雨。土运太过，则惊雷闪电，狂风暴雨。人们多患中满、身体困重等病。客运始于太宫，终于少徵，主运起于太角，终于太羽。

若逢庚子、庚午年（均是同天符之年），金运太过，但因受到司天之气的制约，故其气运与金运平气之年相同。若金运正常，则雾露正常降临，秋风萧瑟。若金运太过，则肃杀之气提早降临，草木凋零。人们易患下利清冷等疾病。客运始于太商，终于少宫，主运始于少角，终于少羽。

若逢丙子（岁会年）、丙午年，为水运太过之年，水运主寒，若水运正常，则冬季寒冷，万物闭藏。若水运太过，则冬季过于寒冷，冰雪霜雹成灾。人们多患因寒而致的下利、腰腹足部冷清等病。客运始于太羽，终于少商，主运始于太角，终于太羽。

【原文】

凡此少阴司天之政，气化运行先天，地气肃，天气明，寒交暑，热加燥[1]，云驰雨府，湿化乃行，时雨乃降，金火合德，上应荧惑太白。其政明，其令切，其谷丹白。水火寒热持于气交而为病始也，热病生于上，清病生于下，寒热凌犯而争于中，民病咳喘，血溢血泄鼽嚏，目赤眦疡，寒厥入胃，心痛腰痛，腹大嗌干肿上。

初之气，地气迁，燥将去，寒乃始，蛰复藏，水乃冰，霜复降，风乃至，阳气郁，民反周密，关节禁固，腰脽痛，炎暑将起，中外疮疡。

二之气，阳气布，风乃行，春气以正，万物应荣，寒气时至，民乃和。其病淋，目瞑目赤，气郁于上而热。

三之气，天政布，大火行，庶类[2]番鲜，寒气时至。民病气厥心痛，寒热更作，咳喘目赤。

四之气，溽暑至，大雨时行，寒热互至。民病寒热，嗌干黄瘅，鼽衄饮发。

五之气，畏火临，暑反至，阳乃化，万物乃生乃长荣，民乃康，其病温。

终之气，燥令行，余火内格[3]，肿于上，咳喘，甚则血溢。寒气数举，则霿雾翳[4]，病生皮腠，内舍于胁，下连少腹而作寒中，地将易[5]也。

必抑其运气，资其岁胜，折其郁发，先取化源，无使暴过而生其病也。食岁谷以全真气，食间谷以辟虚邪。岁宜咸以奥之，而调其上，甚则以苦发之；以酸收之，而安其下，甚则以苦泄之。适气同异而多少之，同天气者以寒清化，同地气者以温热化，用热远热，用凉远凉，用温远温，用寒远寒，食宜同法。有假则反，此其道也，反是者病作矣。

【注释】

[1]寒交暑，热加燥：指司天之气（少阴君火）与在泉之气（阳明燥金）的相互作用，即寒暑相交，燥热相临。张介宾注："阳明燥金在泉，故地气肃。少阴君火司天，故天气明。金寒而燥，火暑而热，以下临上曰交，以上临下曰加。"

[2]庶类：万物。

[3]余火内格：火热之气仍残留未尽，郁滞在内，与凉、燥的终之气相互作用。

[4]霿雾翳：天色昏暗，雾气迷蒙。

[5]地将易：地，指在泉之气。易，变易。指六气六步运行至终之气时，地气又将要转换了。

【译文】

凡是少阴君火司天的年份，气化运行比正常的天时要早，地气清肃，天气明朗，天地寒暑之气相交，燥热之气相加，则阴云密布，湿气行令，时降雨水。金火二气相互配合发挥作用，上应荧惑、太白二星。天气主政光明，地气行令劲切，其主岁的谷物为红色、白色。水火寒热之气相互交争于气交之中而发生许多疾病，热病发生于上部，寒病发生于下部，寒热之气交争于人体，使人患咳嗽、喘促、血溢、血泄、鼻塞流涕、喷嚏、目赤、眼角溃疡等病。若寒邪入胃，则病心痛、腰痛、腹部胀大、咽干、面部浮肿。

初之气，地气迁移，太阳寒水主事，燥气将去，寒气始临，蛰虫伏藏，水结成冰，寒霜复降，因厥阴主气，故刮风。阳气被郁，人们深居密室以避寒。若邪气伤人，则关节活动不利，腰椎痛，待炎暑之气来临之际，人体内部和外部易发疮疡。

二之气，厥阴风木主事，二之气的主气是少阴君火，故阳气布散，风气流动，春气当令，万物生发以荣，但寒气时临，人体相对健康。若感于邪气，则人们易患小便淋沥不尽、目花、目赤等病，若气郁于上则易患热病。

三之气，客气少阴君火主事，主气是少阳相火，司天是少阴君火，所以少阴君火大行其政令，大火行令，万物繁荣，但寒气时至。若感于邪气，则人易患气厥、心痛、发热恶寒交替发作、咳嗽、喘促、目赤等疾病。

四之气，客气主气均是太阴湿土，故湿热气至，时有大雨，寒热交作，时冷时热。若人感于邪气，则易患发热恶寒、咽干、黄疸、鼻塞流涕、衄血、痰饮等病。

五之气，客气少阳相火用事，炎热之气反而降临，阳气偏盛，万物因此生长繁荣，人们身体相对较安和。但若感受邪气，则易患温病。

终之气，客气阳明燥金主事，气候寒凉而燥，但因五之气的火气仍残留未尽，故邪气犯人则易患颜面浮肿、咳嗽、喘促甚至血溢等病。因寒气时常降临，故天色昏暗，烟雾迷蒙，疾病多生于皮腠而内舍于胁肋，下连于少腹则为寒中于内的泄泻。此时地气又要转换了。

必须抑其太过的运气，资其不及的运气，折伐其郁遏之气，首先要调其生化之源，以避免因气候太过而发生疾病。宜食当年岁气所化的谷物以保全真气，食间气所化的谷物以避免虚邪贼风的侵袭。该年岁宜用咸寒之品以软坚，来调和上部之气，甚至以苦味使邪气发散；以酸味收敛燥气，来安和下部之气，甚至以苦味泄其邪气。根据运气的异同来确定所用药物的多少。岁运与岁气相同的，应用性质寒凉的药物；岁运与在泉之气相同的，应用性质温热的药物。炎热的季节或热性病，应不用或慎用热性药；清凉的季节或寒性病，应不用或慎用凉性药；温和的气候或温热病，应不用或慎用寒性药。饮食调养的原则也同此法。如果患者出现假象，或气候与季节不相应，则视其具体情况灵活变动。这就是根据自然界气候变化而用药的一般规律，若违反了这一原则，则发生疾病。

【原文】

帝曰：善。厥阴之政奈何？岐伯曰：巳亥之纪也。

厥阴　少角　少阳　清热胜复同[1]，同正角[2]。丁巳天符　丁亥天符　其运风清热[3]。

少角_{初正}　太徵　少宫　太商　少羽_终

厥阴　少徵　少阳　寒雨胜复同。癸巳_{同岁会}　癸亥_{同岁会}　其运热寒雨。

少徵　太宫　少商　太羽_终　太角_初

厥阴　少宫　少阳　风清胜复同，同正角。己巳　己亥　其运雨风清。

少宫　太商　少羽_终　少角_初　太徵

厥阴　少商　少阳　热寒胜复同，同正角。乙巳　乙亥　其运凉热寒。

少商　太羽_终　太角_初　少徵　太宫

厥阴　少羽　少阳　雨风胜复同。辛巳　辛亥　其运寒雨风。

少羽_终　少角_初　太徵　少宫　太商

【注释】

［1］清热胜复同：详见"阳明之政奈何"段注释［1］。

［2］同正角：正角，木运平气之年。言木运不及之年，恰遇厥阴风木司天，故其气候与木运平气之年相同。

［3］其运风清热：详见"阳明之政奈何"段注释［3］。

【译文】

黄帝说：讲得好。厥阴风木司天之年的运气变化情况怎样？岐伯说：凡是年支是巳亥的年份，都是厥阴风木司天，少阳相火在泉。其中若逢丁巳、丁亥（均是天符年）之年，是木运不及的年份，金（清）来克木，火（热）来复金，清气与热气胜复的程度是等同的，其气运与木运平气之年相同。其运是风，胜气是金

（清），复气是火（热）。客运与主运均始于少角，终于少羽。

若逢癸巳、癸亥（均是同岁会之年）的年份，为火运不及之年，故水（寒）来克火，土（雨）来复水，寒气与雨湿之气的胜复程度是相同的。其运是火（热），胜气是水（寒），复气是土（雨）。客运始于少徵，终于太角，主运始于太角，终于太羽。

若逢己巳、己亥之年，为土运不及之年，故木（风）来克土，金（清）来复木，风气与清气的胜复程度是相同的，其气运与木运平气之年相同。其运是土（雨），胜气是木（风），复气是金（清）。客运始于少宫，终于太徵，主运始于少角，终于少羽。

若逢乙巳、乙亥之年，为金运不及之年，故火（热）来克金，水（寒）来复火，热气与寒气胜复的程度是相等的，其气运与木运平气之年相同。其运是金（凉），胜气是火（热），复气是水（寒）。客运始于少商，终于太宫，主运始于太角，终于太羽。

若逢辛巳、辛亥之年，为水运不及之年，土（雨）来克水，木（风）来复土，雨湿之气与风气胜复的程度是等同的。其运是水（寒），胜气是土（雨），复气是木（风）。客运始于少羽，终于太商，主运始于少角，终于少羽。

【原文】

凡此厥阴司天之政，气化运行后天，诸同正岁[1]，气化运行同天[2]，天气扰，地气正，风生高远，炎热从之，云趋雨府，湿化乃行，风火同德，上应岁星荧惑。其政挠[3]，其令速，其谷苍丹，间谷言太者，其耗文角[4]品羽。风燥火热，胜复更作，蛰虫来见，流水不冰，热病行于下，风病行于上，风燥胜复行于中。

初之气，寒始肃，杀气方至，民病寒于右之下[5]。

二之气，寒不去，华雪^[6]水冰，杀气施化，霜乃降，名草上焦，寒雨数至，阳复化，民病热于中。

三之气，天政布，风乃时举，民病泣出耳鸣掉眩。

四之气，溽暑湿热相薄，争于左之上^[7]，民病黄瘅而为胕肿。

五之气，燥湿更胜，沉阴乃布，寒气及体，风雨乃行。

终之气，畏火^[8]司令，阳乃大化，蛰虫出见，流水不冰，地气大发，草乃生，人乃舒，其病温厉。

必折其郁气，资其化源，赞其运气，无使邪胜。岁宜以辛调上，以咸调下，畏火之气，无妄犯之。用温远温，用热远热，用凉远凉，用寒远寒，食宜同法。有假反常，此之道也，反是者病。

【注释】

[1] 正岁：岁运不是太过，也不是不及的年份，即平气之年。

[2] 同天：气候物候变化与天时一致，即非先天时而至，也非后天时而至。

[3] 挠：通"扰"，扰动，扰乱。

[4] 文角：即属木类的毛虫。

[5] 民病寒于右之下：民病寒，指发生寒病。右之下，指司天之气的右间气之下，即在泉之气的左间气，也即初之气阳明燥金。初之气，阳明燥金主事，人若感寒凉之邪气，则易患寒病。

[6] 华雪：雪花。

[7] 争于左之上：左之上，指司天的左间气，即四之气的位置，主气的四之气是太阴湿土，客气的四之气是少阴君火，故曰

湿热之气相争于左之上。

[8]畏火：即少阳相火。

【译文】

凡是厥阴风木司天的年份，气化运行比正常的天时要晚。诸平气之年，气化运行无太过与不及，与正常的天时相一致。风木司天，故天气扰动；少阳在泉，故地气正常。厥阴风木之气在上司天，在泉之炎热与之相从，至太阴湿土主事之时，则湿气化行，云雨降临。风火二气共同发挥作用，上应岁星、荧惑二星。风行扰动之政，火行急速之令，其主岁的谷物是苍色、红色。间谷是感受太过的间气而成熟的谷物。毛虫、羽虫的繁殖生长受到严重影响。风性燥，火性热，风燥火热相互胜复，蛰虫不藏，水不能结冰，热性病多发生在下半年，风病多发生在上半年。上半年风气偏盛，则燥气胜之，风燥之气相互交争，使人患肝、肺之病。

初之气，阳明燥金主事，寒凉肃杀之气降临，人们因感寒凉之气而患寒病。

二之气，太阳寒水主事，寒气不去，雪降水冰，肃杀之气施化，寒霜降临，草木焦枯，常降寒雨。当阳气来复之时，气候有时偏热，人们易患热郁于里的表寒里热证。

三之气，司天之气厥阴风木主事，风气偏盛，时常刮风，人们易患迎风流泪、耳鸣、头面或肢体震颤、头晕目眩等病。

四之气，少阴君火主事，因主气是太阴湿土，故湿热相互搏结，交争于司天之气的左间，人们多病黄疸、浮肿。

五之气，太阴湿土主事，因主气是阳明燥金，燥湿之气相互胜复，阴沉之气密布，寒凉之气伤人，风雨时作。

终之气，少阳相火主事，阳气旺盛，蛰虫不藏，水不结冰，地气生发，草木生长，因冬季不冷，故人感到舒适，但若感邪，则易患温疫。

必须要折伐其郁遏之气，资助生化之源，赞助不足的运气，以避免因邪气太盛所造成的危害。故本年份的上半年，应以辛味调之，下半年应以咸味调之，不要冒犯少阳相火之气。温和的气候或温热病，应不用或慎用温性药；炎热的季节或热性病，应不用或慎用热性药；清凉的季节，应不用或慎用凉性药；寒冷的季节或寒证，应不用或慎用寒性药。饮食调养的原则也同此法。如果患者出现假象，或气候与季节不相应，应视具体情况灵活变动。这就是根据自然界气候变化而用药的一般规律。若违反了这一原则，则发生疾病。

【原文】

帝曰：善。夫子之言可谓悉矣，然何以明其应乎？岐伯曰：昭乎哉问也！夫六气者，行有次，止有位[1]，故常以正月朔日[2]平旦视之，睹其位[3]而知其所在矣。运有余，其至先，运不及，其至后，此天之道，气之常也。运非有余非不足，是谓正岁，其至当其时也。帝曰：胜复之气，其常在也，灾眚时至，候也奈何？岐伯曰：非气化者，是谓灾也。

帝曰：天地之数[4]，终始奈何？岐伯曰：悉乎哉问也！是明道也。数之始，起于上而终于下[5]，岁半[6]之前，天气主之，岁半之后，地气主之，上下交互，气交主之，岁纪毕矣。故曰：位明气月[7]可知乎，所谓气也。

帝曰：余司其事，则而行之，不合其数何也？岐伯曰：气用[8]有多少，化治[9]有盛衰，衰盛多少，同其化也。帝曰：愿闻同化何如？岐伯曰：风温春化同，热曛昏火夏化同，胜与复同，燥清烟露秋化同，云雨昏暝埃长夏化同，寒气霜雪冰冬化同，此天地五运六气之化，更用盛衰之常也。

【注释】

［1］行有次，止有位：指主客六气的运行各有一定的次序和方位。

［2］正月朔日：即农历正月初一。

［3］睹其位：观看北斗七星的位置变化。

［4］天地之数：指司天之气和在泉之气的运行规律。

［5］起于上而终于下：指司天之气和在泉之气的运行规律。上、下，指司天、在泉之气。即其规律是起始于司天之气，终于在泉之气。张介宾注曰："司天在前，在泉在后，司天主上，在泉主下，故起于上而终于下。"

［6］岁半：指一年的一半。大寒节至小暑末为岁之前半，即初之气至三之气所主的时段；大暑至小寒末为岁之后半，即四之气至终之气所主的时段。

［7］位明气月：指一定要明确主客六气在一年中所属的位置与每一气相应的月份。

［8］气用：六气的作用。

［9］化洽：指六气对万物的化生、滋养作用。

【译文】

黄帝说：讲得好。先生所讲的，可以说已经很详细了，但是怎样可以判定运气的应与不应呢？岐伯说：您问得真高明啊！主客六气的运行各有一定的次序和位置，所以，一般是以农历正月初一的早晨所观察到的北斗七星的位置为标准，分析其位置变化，来判定气候与时令的应与不应。岁运太过之年，则时令未到而气候先到；岁运不及之年，则时令已到而气候未到。这是六气运行变化的一般规律。如果岁运既不是太过，也不是不足，就叫作正岁，正岁就是气候的到来与时令正好相应。黄帝问：胜气和复气是经常出现的，灾害到来之时，会有怎样的气候变化呢？岐伯说：不正常的气候变化就是灾害。

黄帝问：司天之气、在泉之气的起止运行规律是怎样的？岐伯说：您问得真详细啊！这是重要的道理。司天在泉之气运行的规律是起始于司天之气，终止于在泉之气，上半年是司天之气所主，下半年是在泉之气所主，天地之气互相变通之处是气交所主，这就是一年的气化运行规律。所以说一定要明确主客六气在一年中所属的位置与每一气相应的月份，只有这样，才能知道天地之气的运行规律。黄帝问：我按您所讲的这些原则，去研究运气，有的与规律不相符合，这是什么原因？岐伯说：六气的作用有多有少，所以六气对万物的化生滋养作用也有盛有衰，这主要是因为有了同化。

黄帝问：我想听听什么是同化？岐伯说：风、温、春对万物的生化作用相同；热、曛、昏、火、夏对万物的生化作用相同；燥、清、烟、露、秋对万物的生化作用相同；云、雨、昏、暝、埃、长夏对万物的生化作用相同；寒气、霜、雪、冰、冬对万物的生化作用相同。这就是天地间五运六气的变化、盛衰、相互作用的一般规律。

【原文】

帝曰：五运行同天化[1]者，命曰天符，余知之矣。愿闻同地化[2]者何谓也？岐伯曰：太过而同天化者三[3]，不及而同天化者亦三[4]，太过而同地化者三[5]，不及而同地化者亦三[6]，此凡二十四岁也。

帝曰：愿闻其所谓也。岐伯曰：甲辰甲戌太宫下加[7]太阴，壬寅壬申太角下加厥阴，庚子庚午太商下加阳明，如是者三。

癸巳癸亥少徵下加少阳，辛丑辛未少羽下加太阳，癸卯癸酉少徵下加少阴，如是者三。

戊子戊午太徵上临[8]少阴，戊寅戊申太徵上临少阳，丙辰丙戌太羽上临太阳，如是者三。

丁巳丁亥少角上临厥阴，乙卯乙酉上临阳明，己丑己未少宫上临太阴，如是者三。除此二十四岁，则不加不临[9]也。

帝曰：加者何谓？岐伯曰：太过而加同天符[10]，不及而加同岁会[11]也。帝曰：临者何谓？岐伯曰：太过不及，皆曰天符，而变行有多少，病形有微甚，生死有早晏耳。

【注释】

[1] 同天化：指岁运的五行属性与司天之气的五行属性相同。

[2] 同地化：指岁运的五行属性与在泉之气的五行属性相同。

[3] 太过而同天化者三：指甲子一周六十年中，太过之岁运的五行属性与同年司天之气的五行属性相同的年份有三组，共六年，即戊子、戊午，戊寅、戊申，丙辰、丙戌，这六年，属天符年。

[4] 不及而同天化者亦三：指甲子一周六十年中，不及之岁运的五行属性与同年司天之气的五行属性相同的年份有三组，共

六年，即丁巳、丁亥，乙卯、乙酉，己丑、己未，这六年，也属天符年。

〔5〕太过而同地化者三：指甲子一周六十年中，太过之岁运的五行属性与同年在泉之气的五行属性相同的年份有三组，共六年，即甲辰、甲戌，壬寅、壬申，庚子、庚午，这六年，均属同天符年。

〔6〕不及而同地化者亦三：指甲子一周六十年中，不及之岁运的五行属性与客气在泉的五行属性相同的年份有三组，共六年，即癸巳、癸亥，辛丑、辛未，癸卯、癸酉，这六年，均属同岁会年。

〔7〕下加：下，指在泉之气。下加，即岁运的五行属性与在泉之气的五行属性相同。

〔8〕上临：上，指司天之气。上临，即岁运的五行属性与司天之气的五行属性相同。

〔9〕不加不临：不加，即岁运的五行属性与在泉之气的五行属性不相同；不临，即岁运的五行属性与司天之气的五行属性不相同。

〔10〕太过而加同天符：太过，岁运太过之年。加，岁运的五行属性与在泉之气的五行属性相同。意即岁运太过之年，若岁运与在泉之气的五行属性相同，就是同天符之年。

〔11〕不及而加同岁会：不及，岁运不及之年。加，岁运的五行属性与在泉之气的五行属性相同。意即岁运不及之年，若岁运的五行属性与在泉之气的五行属性相同，就是同岁会之年。

【译文】

黄帝说：在五运中，岁运的五行属性与司天之气的五行属性相同的年份，叫作天符，这我已知道了。我想听听岁运的五行属性与在泉之气五行属性相同年份的情况怎样？岐伯说：岁运太过之年，岁运的五行属性与司天之气五行属性相同的有三处（每处有两年），岁运不及之年，岁运的五行属性与司天之气五行属性相同的也有三处（每处有两年）；岁运太过之年，岁运的五行属性与在泉之气五行属性相同的有三处（每处有两年），岁运不及之年，岁运的五行属性与在泉之气五行属性相同的也有三处（每处有两年）。以上总计是二十四年。

黄帝问：所谓的"三"，指哪几个年份？岐伯说：甲辰、甲戌之年是土运太过，又是太阴湿土在泉；壬寅、壬申之年是木运太过，又是厥阴风木在泉；庚子、庚午之年是金运太过，又是阳明燥金在泉。这就是岁运太过之年与在泉之气五行属性相同的三处。

癸巳、癸亥之年是火运不及，又是少阳相火在泉；辛丑、辛未之年是水运不及，又是太阳寒水在泉；癸卯、癸酉之年是火运不及之年，又是少阴君火在泉。这就是岁运不及之年，岁运的五行属性与在泉之气五行属性相同的三处。

戊子、戊午是火运太过之年，又是少阴君火司天；戊寅、戊申之年是火运太过，又是少阳相火司天；丙辰、丙戌之年是水运太过，又是太阳寒水司天。这就是岁运太过之年，岁运的五行属性与司天之气五行属性相同的三处。

丁巳、丁亥年，是木运不及之年，又是厥阴风木司天；乙卯、乙酉年是金运不及之年，又是阳明燥金司天；己丑、己未年是土运不及之年，又是太阴湿土司天。这就是岁运不及之年，岁运的五行属性与司天之气五行属性相同的三处。除去以上二十四年，都是不下加、不上临的年份。

黄帝问：什么叫作加？岐伯说：岁运太过之年，岁运的五行属性与在泉之气的五行属性相同的，就是同天符之年。岁运不及之年，岁运的五行属性与在泉之气的五行属性相同的，就是同岁会之年。黄帝问：什么叫作临？岐伯说：不论是岁运太过之年还是岁运不及之年，只要岁运的五行属性与司天之气的五行属性相同，都叫天符之年。只是气候的变化有大有小、所造成的疾病有轻有重、生死有早有晚罢了。

【原文】

帝曰：夫子言用寒远寒，用热远热，余未知其然也，愿闻何谓远？岐伯曰：热无犯热，寒无犯寒，从者和，逆者病，不可不敬畏而远之，所谓时兴六位[1]也。

帝曰：温凉何如？岐伯曰：司气以热，用热无犯，司气以寒，用寒无犯，司气以凉，用凉无犯，司气以温，用温无犯，间气同其主无犯，异其主则小犯之，是谓四畏，必谨察之。

帝曰：善。其犯者何如？岐伯曰：天气反时，则可依时[2]，及胜其主则可犯，以平为期，而不可过，是谓邪气反胜者。故曰：无失天信，无逆气宜[3]，无翼其胜，无赞其复，是谓至治。

【注释】

[1] 时兴六位：张志聪注："兴，起也。此总言一岁之中有应时而起之六位，各主六十日零八十七刻半，各有寒、热、温、凉之四气，皆宜远而无犯之。如初之气天气尚寒，是宜用热，时值少阳相火司令，又当远此一位而远犯也。如二之气天气已温，是宜用凉，时值太阳寒水司令，又当远此一位而用凉也。每岁之六气皆然，从则和，逆则病。"

〔2〕天气反时，则可依时：天气，指客气。时，指主气。意即气候与时令不相应时，应当以时令（主气）应有的气候为标准。

〔3〕无逆气宜：不要违背六气变化的规律。

【译文】

黄帝说：先生说用寒远寒、用热远热，我还是不明白其中的道理，我想听您讲讲什么叫"远"？岐伯说：热性的药物，不要在炎热的季节使用，不要用于热性病；寒性的药物，不要在寒凉的季节使用，不要用于寒性病。若遵循这一规律用药，则人体正气和调；若违反这一规律，则发生疾病。所以必须要小心谨慎地避免这些情况，这就是根据六气主时的规律来治病的道理。

黄帝问：温凉药怎样应用呢？岐伯说：主时之气气候热，就不要用热药；主时之气气候寒，就不要用寒药；主时之气气候凉，就不要用凉药；主时之气气候温，就不要用温药。间气的性质与主气的性质相同，就不要用这种性质的药物，若间气与主气性质不同，可根据客气的性质，少许给药。这就是寒热温凉四种性质药物的应用禁忌。

黄帝说：讲得好。如果违反了四种药性的应用禁忌，将怎样呢？岐伯说：如果客气与主气相反，应当以主气为主，客气太过，胜于主气，则应逆客气而治，以达到平衡为原则，不可过用，这是因邪气反而胜过主气的缘故。所以说用药治病，一定不要违背天气时令，不要违背主气主时的规律，不要助其胜气，不要资其复气，这才是最好的治法。

【原文】

帝曰：善。五运气行主岁之纪，其有常数〔1〕乎？岐伯曰：

臣请次之。

甲子　甲午岁

上少阴火[2]，中太宫土运[3]，下阳明金[4]。热化二[5]，雨化五[6]，燥化四[7]，所谓正化日[8]也。其化上咸寒[9]，中苦热[10]，下酸热[11]，所谓药食宜也。

乙丑　乙未岁

上太阴土，中少商金运，下太阳水。热化寒化胜复同[12]，所谓邪气化日[13]也。灾七宫[14]。湿化五，清化四，寒化六，所谓正化日也。其化上苦热，中酸和，下甘热，所谓药食宜也。

丙寅　丙申岁

上少阳相火，中太羽水运，下厥阴木。火化二，寒化六，风化三，所谓正化日也。其化上咸寒，中咸温，下辛温，所谓药食宜也。

丁卯岁会　丁酉岁

上阳明金，中少角木运，下少阴火。清化热化胜复同，所谓邪气化日也。灾三宫。燥化九，风化三，热化七，所谓正化日也。其化上苦小温，中辛和，下咸寒，所谓药食宜也。

戊辰　戊戌岁

上太阳水，中太徵运，下太阴土。寒化六，热化七，湿化五，所谓正化日也。其化上苦温，中甘和，下甘温，所谓药食宜也。

【注释】

[1] 常数：指五行之生成数。按河图，天一生水，地六成之；地二生火，天七成之；天三生木，地八成之；地四生金，天九成之；天五生土，地十成之。也就是说五行的生数是水数一，火数

二，木数三，金数四，土数五；五行的成数是五行的生数再加上土的生数，故五行的成数是水数六，火数七，木数八，金数九。下面的原文根据不同的年份或用生数，或用成数（土只用生数）。

〔2〕上少阴火：上，指司天之气。即司天之气是少阴君火。

〔3〕中太宫土运：中，指岁运，也叫中运、大运。太宫，土运太过之岁。即岁运是土运太过之年。

〔4〕下阳明金：下，指在泉之气。即在泉之气是阳明燥金。下文仿此。

〔5〕热化二：甲子、甲午之年，少阴君火司天，少阴主热，万物感热而化生，按河图，火之生数为二，位南，故曰热化二。下文仿此。

〔6〕雨化五：甲子、甲午之年，为土运太过，土主湿（雨），万物感湿（雨）而化生，土之生数为五，故曰雨化五。下文仿此。

〔7〕燥化四：甲子、甲午之年，阳明燥金在泉，金主凉燥，金之生数为四，位西，故曰燥化四。下文仿此。

〔8〕正化日：正常的气候变化。

〔9〕其化上咸寒：化，气候变化。上，上半年。即根据其气候变化，上半年少阴君火司天，天气较热，故宜用咸寒之品。

〔10〕中苦热：中，指岁运，即中运。因全年岁运是土运太过，雨湿流行，故宜用味苦性热之品。

〔11〕下酸热：下，下半年。因下半年是阳明燥金在泉，天气较凉，故宜用味酸性热之品。

〔12〕热化寒化胜复同：热化，指金运不及之年，火（热）之胜气克金。寒化，指因火克金，故水（寒）来复火，其胜复的程度是等同的。

〔13〕邪气化日：胜复之气属反常的气候变化。

〔14〕灾七宫：灾，灾害。七宫，按洛书，位正西方，可参见《灵枢·九宫八风》。

【译文】

黄帝说：讲得好。五运六气的主岁规律有没有常数呢？岐伯说：请让我依次讲给您。

甲子　甲午年

少阴君火司天，岁运为土运太过，阳明燥金在泉。司天热化之数是二，岁运雨（土）化之数是五，在泉燥化之数是四，这就是无胜复之气变化的正化日。根据其气候变化特点，上半年火气偏胜，故宜用咸寒之品；岁运为土运太过，故宜用苦热之品；下半年清燥之气盛，故宜用酸热之品。这就是根据气候变化宜用的药物和食物。

乙丑　乙未年

太阴湿土司天，岁运为金运不及，太阳寒水在泉。金运不及，则火（热）克金，水（寒）复火，热气与寒气的相互胜复程度是等同的，这就是不正常的气候变化。因金运不及，故灾害来自西方（七宫）。司天湿化之数是五，岁运燥化之数是四，在泉寒化之数是六，这是正常的变化，叫正化。根据其气候变化特点，上半年湿气盛，故宜用苦热之品；岁运为金运不及，故宜用酸和之品；下半年寒气盛，故宜用甘热之品。这就是根据气候变化宜用的药物和食物。

丙寅　丙申年

少阳相火司天，岁运为水运太过，厥阴风木在泉。司天热化之数是二，岁运寒化之数是六，在泉风化之数是三，这就是无胜复之气变化的正化日。根据其气候变化特点，上半年火气盛，故宜用咸寒之品；岁运为水运太过，故宜用咸温之品；下半年风气盛，故宜用辛温之品。这就是根据本年气候变化宜用的药物和食物。

丁卯（岁会年）　丁酉年

阳明燥金司天，岁运为木运不及，少阴君火在泉。木运不及，金（清）克木，火（热）复金，清气与热气的胜复程度是相等的，这就是不正常的气候变化。因木运不及，故灾害来自东方（三宫）。司天燥化之数是九，岁运风化之数是三，在泉热化之数是七，这就是正常的变化，叫正化。根据其气候变化特点，上半年清燥之气盛，故宜用苦微温之品；岁运为木运不及，故宜用辛和之品；下半年火气盛，故宜用咸寒之品。这就是本年药物和食物之所宜。

戊辰　戊戌年

太阳寒水司天，岁运为火运太过，太阴湿土在泉。司天寒化之数是六，岁运热化之数是七，在泉湿化之数是五，这就是正常的气候变化。根据其气候变化特点，上半年寒气盛，故宜用苦温之品；岁运为火运太过，故宜用甘和之品；下半年湿气盛，故宜用甘温之品。这就是本年药物和食物之所宜。

【原文】

己巳　己亥岁

上厥阴木，中少宫土运，下少阳相火。风化清化胜复同，所谓邪气化日也。灾五宫。风化三，湿化五，火化七，所谓正化日也。其化上辛凉，中甘和，下咸寒，所谓药食宜也。

庚午同天符　庚子岁同天符

上少阴火，中太商金运，下阳明金。热化七，清化九，燥
化九，所谓正化日也。其化上咸寒，中辛温，下酸温，所谓药食
宜也。

辛未_{同岁会} 辛丑岁_{同岁会}

上太阴土，中少羽水运，下太阳水。雨化风化胜复同，所谓
邪气化日也。灾一宫。雨化五，寒化一，所谓正化日也。其化上
苦热，中苦和，下苦热，所谓药食宜也。

壬申_{同天符} 壬寅岁_{同天符}

上少阳相火，中太角木运，下厥阴木。火化二，风化八，所
谓正化日也。其化上咸寒，中酸和，下辛凉，所谓药食宜也。

癸酉_{同岁会} 癸卯岁_{同岁会}

上阳明金，中少徵运，下少阴火。寒化雨化胜复同，所谓邪
气化日也。灾九宫。燥化九，热化二，所谓正化日也。其化上苦
小温，中咸温，下咸寒，所谓药食宜也。

【译文】

己巳　己亥年

厥阴风木司天，岁运是土运不及，少阳相火在泉。土运不
及，木（风）克土，金（清）复木，风气与清气的胜复程度相
等，这是不正常的气候变化。因土运不及，故灾害来自中央（五
宫）。司天风化之数是三，岁运湿化之数是五，在泉热化之数是
七，这是正常的气候变化。根据其气候变化特点，上半年风气偏
盛，故宜用辛凉之品；岁运属土，故宜用甘味调和；下半年热气
偏盛，故宜用咸寒。这就是本年药物和食物之所宜。

庚午　庚子年（均是同天符年）

少阴君火司天，岁运为金运太过，阳明燥金在泉。司天热

化之数是七，岁运清化之数是九，这就是正常的气候变化。根据其气候变化特点，上半年热气偏盛，故宜用咸寒之品；岁运是金运太过，故宜用辛温之品；下半年清燥之气偏盛，故宜用酸温之品。这就是本年药物和食物之所宜。

辛未　辛丑年（均是同岁会年）

太阴湿土司天，岁运为水运不及，太阳寒水在泉。水运不及，土（雨）克水，木（风）复土，土雨之气与风木之气的胜复程度相等，这就是不正常的气候变化。因水运不及，故灾害来自北方（一宫）。司天雨湿所化之数是五，岁运寒化之数是一，这是正常的气候变化。根据其气候变化特点，上半年湿气偏盛，故宜用苦热之品；岁运属水，故宜用苦味调和；下半年寒气偏盛，故宜用苦热之品。这就是本年药物和食物之所宜。

壬申　壬寅年（均是同天符年）

少阳相火司天，岁运为木运太过，厥阴风木在泉。司天热化之数是二，岁运风化之数是八，这就是正常的气候变化。根据其气候变化特点，上半年热气偏盛，故宜用咸寒之品；岁运属木，故宜用酸味调和；下半年风温气偏盛，故宜用辛凉。这就是本年药物和食物之所宜。

癸酉　癸卯年（均是同岁会年）

阳明燥金司天，岁运为火运不及，少阴君火在泉。火运不及，水（寒）克火，土（雨）复水（寒），水寒之气与土（雨）之气的胜复程度是相等的，这就是不正常的气候变化。因火过不及，故灾害来自南方（九宫）。司天燥化之数是九，岁运热化之数是二，这是正常的气候变化。根据其气候变化特点，上半年清燥之气偏盛，故宜用苦微温之品；岁运为火运不及，故宜用咸温之品；下半年火气偏盛，故宜用咸寒之品。这就是本年药物和食物之所宜。

【原文】

甲戌_{岁会同天符}　甲辰岁_{岁会同天符}

上太阳水，中太宫土运，下太阴土。寒化六，湿化五，正化日也。其化上苦热，中苦温，下苦温，药食宜也。

乙亥　乙巳岁

上厥阴木，中少商金运，下少阳相火。热化寒化胜复同，邪气化日也。灾七宫。风化八，清化四，火化二，正化度也。其化上辛凉，中酸和，下咸寒，药食宜也。

丙子_{岁会}　丙午岁

上少阴火，中太羽水运，下阳明金。热化二，寒化六，清化四，正化度也。其化上咸寒，中咸热，下酸温，药食宜也。

丁丑　丁未岁

上太阴土，中少角木运，下太阳水。清化热化胜复同，邪气化度也。灾三宫。雨化五，风化三，寒化一，正化度也。其化上苦温，中辛温，下甘热，药食宜也。

戊寅　戊申岁_{天符}

上少阳相火，中太徵运，下厥阴木。火化七，风化三，正化度也。其化上咸寒，中甘和，下辛凉，药食宜也。

【译文】

甲戌　甲辰年（均是岁会、同天符）

太阳寒水司天，岁运是土运太过，太阴湿土在泉。司天寒化之数是六，岁运湿化之数是五，这是正常的气候变化。根据其气候变化特点，上半年寒气偏盛，故宜用苦热之品；岁运为土运太过，故宜苦温之品；下半年湿气偏盛，故宜苦温之品。这就是本年药物和食物之所宜。

乙亥　乙巳年

厥阴风木司天，岁运是金运不及，少阳相火在泉。金运不及，火（热）克金，水（寒）复火（热），热气与寒气的胜复程度相等，这是不正常的气候变化。因金运不及，故灾害来自西方（七宫）。司天风化之数是八，岁运燥化之数是四，在泉火化之数是二，这是正常的气候变化。根据其气候变化特点，上半年风气偏盛，故宜用辛凉之品；岁运属金，故宜用酸味和之；下半年火气偏盛，故宜用咸寒之品。这就是本年药物和食物之所宜。

丙子（岁会年）　丙午年

少阴君火司天，岁运是水运太过，阳明燥金在泉。司天热化之数是二，岁运寒化之数是六。在泉燥化之数是四，这是正常的气候变化。根据其气候变化特点，上半年火气盛，故宜用咸寒之品；岁运是水运太过，寒气偏盛，故宜用咸热之品；下半年清燥之气偏盛，故宜用酸温之品。这就是本年药物和食物之所宜。

丁丑　丁未年

太阴湿土司天，岁运是木运不及，太阳寒水在泉。因木运不及，故金（清）克木，火（热）复金（清），这是不正常的气候变化。因木运不及，故灾害来自东方（三宫）。司天土（湿）化之数是五，岁运风化之数是三，在泉寒化之数是一，这是正常的气候变化。根据其气候变化特点，上半年湿气偏盛，故宜用苦温之品；岁运属木（风），故宜用辛温之品；下半年寒气偏盛，故宜用甘热之品。这就是药物和食物之所宜。

戊寅　戊申（天符）年

少阳相火司天，岁运是火运太过，厥阴风木在泉。司天火化之数是七，在泉风化之数是三，这是正常的气候变化。根据其气候变化特点，上半年火气偏盛，故宜用咸寒之品；岁运属火，故宜用甘味和之；下半年风气偏盛，故宜用辛凉之品。这就是本年药物和食物之所宜。

【原文】

己卯　己酉岁

上阳明金，中少宫土运，下少阴火。风化清化胜复同，邪气化度也。灾五宫。清化九，雨化五，热化七，正化度也。其化上苦小温，中甘和，下咸寒，药食宜也。

庚辰　庚戌岁

上太阳水，中太商金运，下太阴土。寒化一，清化九，雨化五，正化度也。其化上苦热，中辛温，下甘热，药食宜也。

辛巳　辛亥岁

上厥阴木，中少羽水运，下少阳相火。雨化风化胜复同，邪气化度也。灾一宫。风化三，寒化一，火化七，正化度也。其化上辛凉，中苦和，下咸寒，药食宜也。

壬午　壬子岁

上少阴火，中太角木运，下阳明金。热化二，风化八，清化四，正化度也。其化上咸寒，中酸凉，下酸温，药食宜也。

癸未　癸丑岁

上太阴土，中少徵运，下太阳水。寒化雨化胜复同，邪气化度也。灾九宫。雨化五，火化二，寒化一，正化度也。其化上苦温，中咸温，下甘热，药食宜也。

【译文】

己卯 己酉年

阳明燥金司天，岁运是土运不及，少阴君火在泉。土运不及，故木（风）克土，金（清）复木，风气与清气胜复程度相等，这是不正常的气候变化。因土运不及，故灾害来自中央（五宫）。司天清化之数是九，岁运湿（雨）化之数是五，在泉热化之数是七，这是正常的气候变化。根据其气候变化特点，上半年清凉之气偏盛，故宜用苦微温之品；岁运属土，故宜用甘味调和；下半年热气偏盛，故宜用咸寒之品。这就是本年药物和食物之所宜。

庚辰 庚戌年

太阳寒水司天，岁运是金运太过，太阴湿土司天。司天寒化之数是一，岁运清化之数是九，在泉湿（雨）化之数是五，这是正常的气候变化。根据其气候变化特点，上半年寒气偏盛，故宜用苦热之品；岁运是金运太过，故宜用辛温之品；下半年雨湿之气偏盛，故宜用甘热之品。这就是本年药物和食物之所宜。

辛巳 辛亥年

厥阴风木司天，岁运是水运不及，少阳相火在泉。水运不及，土（雨）来克水，木（风）胜土（雨），这是不正常的气候变化。因水运不及，故灾害来自北方。司天风化之数是三，多岁运寒化之数是一，在泉火化之数是七，这是正常的气候变化。根据其气候变化特点，上半年风气偏盛，故宜用辛凉之品；岁运是水，故宜苦味调之；下半年火气偏盛，故宜用咸寒之品。这就是本年药物和食物之所宜。

壬年 壬子年

少阴君火司天，岁运是木运太过，阳明燥金在泉。司天热化之数是二，岁运风化之数是八，在泉清化之数是四，这是正常的气候变化。根据其气候变化特点，上半年火气偏盛，故宜用咸寒之品；岁运属木，故宜用酸凉之品；下半年清燥之气偏盛，故宜用酸温之品。这就是本年药物和食物之所宜。

癸未　癸丑年

太阴湿土司天，岁运是火运不及，太阳寒水在泉。火运不及，故水（寒）来克火，土（雨）复水（寒），寒气与雨湿之气的胜复程度相等，这是不正常的气候变化。因火运不及，故灾害来自南方（九宫）。司天雨湿所化之数是五，岁运火化之数是二，在泉寒化之数是一，这是正常的气候变化。根据其气候变化特点，上半年湿气偏盛，故宜用苦温之品；岁运是火运不及，故宜用咸温之品；下半年寒气偏盛，故宜用甘热之品。这就是本年药物和食物之所宜。

【原文】

甲申　甲寅岁

上少阳相火，中太宫土运下，厥阴木。火化二，雨化五，风化八，正化度也。其化上咸寒，中咸和，下辛凉，药食宜也。

乙酉太一天符　乙卯岁天符

上阳明金，中少商金运，下少阴火。热化寒化胜复同，邪气化度也。灾七宫。燥化四，清化四，热化二，正化度也。其化上苦小温，中苦和，下咸寒，药食宜也。

丙戌天符　丙辰岁天符

上太阳水，中太羽水运，下太阴土。寒化六，雨化五，正化度也。其化上苦热，咸温，下甘热，药食宜也。

丁亥天符　丁巳岁天符

上厥阴木，中少角木运，下少阳相火。清化热化胜复同，邪气化度也。灾三宫。风化三，火化七，正化度也。其化上辛凉，中辛和，下咸寒，药食宜也。

戊子_{天符}　戊午岁_{太一天符}

上少阴火，中太徵运，下阳明金。热化七，清化九，正化度也。其化上咸寒，中甘寒，下酸温，药食宜也。

【译文】

甲申　甲寅年

少阳相火司天，岁运是土运太过，厥阴风木在泉。司天火化之数是二，岁运土（雨）所化之数是五，在泉木化之数是八，这是正常的气候变化。根据其气候变化特点，上半年火气偏盛，故宜用咸寒之品；岁运是土运太过，故宜用咸味调之；下半年风气偏盛，故宜用辛凉之品。这就是本年药物和食物之所宜。

乙酉（太一天符年）　乙卯（天符年）年

阳明燥金司天，岁运是金运不及，少阴君火在泉。因金运不及，故火（热）来胜金，水（寒）复火（热），热气与寒气的胜复程度相等，这是不正常的气候变化。因金运不及，故灾害来自西方（七宫）。司天燥化之数是四，岁运清化之数是四，在泉热化之数是二，这是正常的气候变化。根据其气候变化特点，上半年清燥之气偏盛，故宜用苦微温之品；岁运属金，故宜用苦味和之；下半年火热之气偏盛，故宜用咸寒之品。这就是本年药物和食物之所宜。

丙戌　丙辰年（均是天符年）

太阳寒水司天，岁运是水运太过，太阴湿土在泉。司天寒化之数是六，在泉土（雨）化之数是五，这是正常的气候变化。根据其气候变化特点，上半年寒气偏盛，故宜用苦热之品；岁运是水运太过，故宜用咸温之品；下半年湿雨之气偏盛，故宜用甘热之品。这就是本年药物和食物之所宜。

丁亥　丁巳年（均是天符年）

厥阴风木司天，岁运是木运不及，少阳相火在泉。木运不及，金（清）来胜木，火（热）来复金（清），清气与热气的胜复程度是相等的，这是不正常的气候变化。因木运不及，故灾害来自东方（三宫）。司天风化之数是三，在泉火化之数是七，这是正常气候变化。根据其气候变化特点，上半年风气偏盛，故宜用辛凉之品；岁运属木，故宜用辛味调和；下半年火气偏盛，故宜用咸寒之品。这就是本年药物和食物之所宜。

戊子（天符年）　戊午（太一天符年）年

少阴君火司天，岁运是火运太过，阳明燥金在泉。司天热化之数是七，在泉清化之数是九，这是正常的气候变化。根据其气候变化特点，上半年火气偏盛，故宜用咸寒之品；岁运是火运太过，故宜用甘寒之品；下半年清燥之气偏盛，故宜用酸温之品。这就是本年药物和食物之所宜。

【原文】

己丑_{太一天符}　己未岁_{太一天符}

上太阴土，中少宫土运，下太阳水。风化清化胜复同，邪气化度也。灾五宫。雨化五，寒化一，正化度也。其化上苦热，中甘和，下甘热，药食宜也。

庚寅　庚申岁

上少阳相火，中太商金运，下厥阴木。火化七，清化九，风化三，正化度也。其化上咸寒，中辛温，下辛凉，药食宜也。

辛卯　辛酉岁

上阳明金，中少羽水运，下少阴火。雨化风化胜复同，邪气化度也。灾一宫。清化九，寒化一，热化七，正化度也。其化上苦小温，中苦和，下咸寒，药食宜也。

壬辰　壬戌岁

上太阳水，中太角木运，下太阴土。寒化六，风化八，雨化五，正化度也。其化上苦温，中酸和，下甘温，药食宜也。

癸巳同岁会　癸亥同岁会

上厥阴木，中少徵运，下少阳相火。寒化雨化胜复同，邪气化度也。灾九宫。风化八，火化二，正化度也。其化上辛凉，中咸和，下咸寒，药食宜也。

凡此定期之纪，胜复正化，皆有常数，不可不察。故知其要者，一言而终，不知其要，流散无穷，此之谓也。

【译文】

己丑　己未年（均是太一天符年）

太阴湿土司天，岁运是土运不及，太阳寒水在泉。土运不及，故木（风）来胜土，金（清）复木（风），风气和清气的胜复程度是相等的，这是不正常的气候变化。因土运不及，故灾害来自中央（五宫）。司天湿（雨）化之数是五，在泉寒化之数是一，这是正常的气候变化。根据其气候变化特点，上半年湿气偏盛，故宜用苦热之品；岁运属土，故宜用甘味调和；下半年寒气偏盛，故宜用甘热之品。这就是本年药物和食物之所宜。

庚寅　庚申年

少阳相火司天，岁运是金运太过，厥阴风木在泉。司天火化之数是七，岁运清化之数是九，在泉风化之数是三，这是正常的气候变化。根据其气候变化特点，上半年火气偏盛，故宜用咸寒之品；岁运是金运太过，故宜用辛温之品；下半年风气偏盛，故宜用辛凉之品。这就是本年药物和食物之所宜。

辛卯　辛酉年

阳明燥金司天，岁运是水运不及，少阴君火在泉。因水运不及，故土（雨）胜水，木（风）复土（雨），雨湿之气与风气的胜复程度是等同的，这是不正常的气候变化。因水运不及，故灾害来自北方（一宫）。司天清化之数是九，岁运寒化之数是一，在泉火化之数是七，这是正常的气候变化。根据其气候变化特点，上半年清气偏盛，故宜用苦微温之品；岁运是水运不及，故宜用苦味和之；下半年火气偏盛，故宜用咸寒之品。这就是本年药物和食物之所宜。

壬辰　壬戌年

太阳寒水司天，岁运是木运太过，太阴湿土在泉。司天寒化之数是六，岁运风化之数是八，在泉雨化之数是五，这是正常的气候变化。根据其气候变化特点，上半年寒气偏盛，故宜用苦温之品；岁运是木运，故宜用酸味调和；下半年湿气偏盛，故宜用甘温之品。这就是本年药物和食物之所宜。

癸巳　癸亥年（均是同岁会年）

厥阴风木司天，岁运是火运不及，少阳相火在泉。火运不及，水（寒）胜火，土（雨）复水（寒），寒气与雨湿之气的胜复程度是相等的，这是不正常的气候变化。因火运不及，故灾害来自南方（九宫）。司天风化之数是八，岁运火化之数是二，这是正常的气候变化。根据其气候变化特点，上半年风气偏盛，故宜用辛味和之；岁运是火运不及，故宜用咸味调和；下半年火气偏盛，故宜用咸寒之品。这就是本年药物和食物之所宜。

上述六十年的气候变化是有一定规律的，不及之年有胜复变化，太过之年是正化，都是有其规律的，不可不知道。因此掌握其关键，就不觉得很复杂；不知其纲要，就会感到茫无头绪。道理就在于此。

【原文】

帝曰：善。五运之气，亦复岁[1]乎？岐伯曰：郁极乃发，待时而作也。帝曰：请问其所谓也？岐伯曰：五常之气，太过不及，其发异也。帝曰：愿卒闻之。岐伯曰：太过者暴，不及者徐，暴者为病甚，徐者为病持。

帝曰：太过不及，其数何如？岐伯曰：太过者其数成[2]，不及者其数生[3]，土常以生也。

【注释】

[1]复岁：复，报复。岁，岁气。复岁，指五运之复气。

[2]太过者其数成：数，指五行的生成数。言五运太过之年，其气盛，故应成数。

[3]不及者其数生：数，指五行的生成数。言五运不及之年，其气衰，故应生数。

【译文】

黄帝说：讲得好。五运之气也出现报复的岁气吗？岐伯说：五运之气郁到极点时，就会发生复气，但必须待郁到一定的时候才发作。黄帝问：请问这是什么道理呢？岐伯说：五运之气分为太过和不及，所以郁极而发的情况各不相同。黄帝说：愿您能详尽地讲给我听。岐伯说：岁运太过的年份，发作急暴；岁运不及的年份，发作则比较缓慢。发作急暴的，若人感之则病情严重；发作缓慢的，若人感之则病迁延缠绵。

黄帝问：五运的太过与不及，应五行生成之数是怎样的呢？岐伯说：五运太过之年，其气盛，故应成数；五运不及之年，其气衰，故应生数；因土能生万物，故只应生数。

【原文】

帝曰：其发也何如？岐伯曰：土郁之发，岩谷震惊，雷殷气交，埃昏黄黑，化为白气，飘骤高深，击石飞空，洪水乃从，川流漫衍，田牧土驹[1]。化气乃敷，善为时雨，始生始长，始化始成。故民病心腹胀，肠鸣而为数后，甚则心痛胁膜，呕吐霍乱，饮发注下，胕肿身重。云奔雨府，霞拥朝阳，山泽埃昏，其乃发也，以其四气[2]。云横天山，浮游生灭，怫之先兆[3]。

【注释】

[1] 田牧土驹：形容洪水退后，土石堆积成小丘于田野之间，远望如群驹散牧的自然景象。王冰注曰："大水已去，石土危然，若群居散牧于天野。"

[2] 以其四气：四气，指六气之中的四之气。因太阴湿土主四之气，所以土郁发作的时间多在此时，即大暑以后的六十日。

[3] 怫之先兆：指上述为土郁之发的先兆。张介宾注曰："怫，郁也。"

【译文】

黄帝问：复气发作的情况是怎样的呢？岐伯说：土郁极而发作，电闪雷鸣，山谷震动，大雨降下，阴云密布，天昏地暗，土湿蒸发，烟雾蒙蒙，疾风暴雨降于山谷，山洪暴发，飞沙走石，洪水泛滥，河堤被淹没，洪水退后，田野的土石堆积成小丘，犹如群驹散牧。土郁之气发作之后，土气得以施布，降雨正常，万物得以生长收藏。在土郁之时，人们易患胃部及腹部胀满、呕吐、霍乱、痰饮、泻痢、浮肿、身体困重等疾病。若阴云聚集，早晨太阳的周围有许多云霞，这就是土郁将发的前兆。其发作的时间，大约在太阴湿土主时的四之气。白云横绕高山，其游动时聚时散，这也是土郁将发的先兆。

【原文】

金郁之发，天洁地明，风清气切，大凉乃举，草树浮烟，燥气以行，霜雾数起，杀气来至，草木苍干，金乃有声。故民病咳逆，心胁满引少腹，善暴痛，不可反侧，嗌干面尘色恶。山泽焦枯，土凝霜卤，怫乃发也，其气五。夜零白露，林莽声凄，怫之兆也。

【译文】

金郁极而发作，天气清静，大地明亮，西风劲切，秋凉之气大起，草木之中，烟雾蒙蒙，这是因秋凉之气的到来，所以雾气数起。秋凉肃杀气至，使草木枝枯叶落，西风声厉。若人们感于此气，则易患咳嗽、气喘，胁肋胀满牵引少腹，常常突然疼痛而不能转侧，咽干，面色如土，晦暗无华等病。若山泽干枯，地面干白如碱卤，这是金郁之极而将发的现象。其发作的时间，大约在阳明燥金主时的五之气。若夜晚天降雾露，树林原野之中秋风凄切，这就是金郁将发之先兆。

【原文】

水郁之发，阳气乃辟[1]，阴气暴举，大寒乃至，川泽严凝，寒雾[2]结为霜雪，甚则黄黑昏翳，流行气交，乃为霜杀，水乃见祥[3]。故民病寒客心痛，腰脽痛，大关节不利，屈伸不便，善厥逆，痞坚腹满。阳光不治，空积沉阴，白埃昏暝，而乃发也，其气二火前后。太虚深玄，气犹麻散，微见而隐，色黑微黄，怫之先兆也。

【注释】

[1]辟：通"避"。

[2]寒雾：寒气雾雾。

[3]水乃见祥：指由于水郁发作，郁得发泄，寒水之气开始发挥作用。

【译文】

水郁极而发作，阳气退避，阴寒之气突然急起，严寒气至，江河结冰，寒露雾雾，霜雪降临，甚至大雪纷飞，天地昏暗，阴暗之气充于气交，寒霜肃杀万物，寒水之气大行其令。若人们感于此气，则易患因寒所致的心胸疼痛、腰椎痛、大关节疼痛且屈伸不利、厥逆时发、痞塞腹胀满等疾病。因阳气不主其事，土湿气胜，水气被郁，天地阴沉低暗，昏蒙不清，则水郁之气就要发作。其发作的时间是在少阴君火主时的前后，或少阳相火主时的前后。太空深远，变化多端，如同散麻没有头绪，但可从其细微复杂的变化中发现先兆，天色阴黑，暗中带黄，这就是水郁将发的先兆。

【原文】

木郁之发，太虚埃昏，云物以扰，大风乃至，屋发折木，木有变。故民病胃脘当心而痛，上支两胁，鬲咽不通，食饮不下，甚则耳鸣眩转，目不识人，善暴僵仆。太虚苍埃，天山一色，或气浊色，黄黑郁若，横云不起雨，而乃发也，其气无常。长川草偃[1]，柔叶呈阴[2]，松吟高山，虎啸岩岫[3]，怫之先兆也。

【注释】

[1] 长川草偃：风吹草伏，倒偃如长流的河水。
[2] 柔叶呈阴：风吹树叶，使其反转而叶背显见。
[3] 虎啸岩岫：高山风劲如虎啸。

【译文】

木郁极而发作，太空昏暗，天地万物扰动不宁，狂风大作，屋倒树折，这是风气的异常变化。若人感受此气，则易患胃脘部疼痛，胁肋支撑胀痛，咽部如物阻塞而不能进食，甚至头晕目眩，视物不清，突然晕厥等疾病。太空苍暗，与苍山一色，或天空气浊时黄时黑，郁结不散如横云，但不降雨，这是木郁之气将要发作之象，因风性善行而数变，故发作没有一定时间。若风吹草伏如长流之河水，风吹树叶使叶背显见，高山风劲，如虎吼啸，这就是木郁将发的先兆。

【原文】

火郁之发，太虚肿翳，大明不彰，炎火行，大暑至，山泽燔燎，材木流津，广厦腾烟，土浮霜卤，止水乃减，蔓草焦黄，风行恐言，湿化乃后。故民病少气，疮疡痈肿，胁腹胸背，面首四支，膜愤胕胀[1]，疡痱呕逆，瘛疭[2]骨痛，节乃有动，注下温疟，腹中暴痛，血溢流注，精液乃少，目赤心热，甚则瞀闷懊憹，善暴死。刻终[3]大温，汗濡玄府，其乃发也，其气四。动复则静，阳极反阴，湿令乃化乃成。华发水凝，山川冰雪，焰阳午泽[4]，怫之先兆也。

有怫之应而后报也，皆观其极而乃发也，木发无时，水随火也。谨候其时，病可与期，失时反岁，五气不行，生化收藏，政无恒也。

【注释】

[1]胕胀：即腹胀。

[2]瘛疭：四肢挛急搐动。

[3]刻终：指每天时刻之终刻，一日时辰起于寅时，终于丑时。刻终，指丑时末，约凌晨二时许。

[4]山川冰雪，焰阳午泽：王冰注："谓君火旺时有寒至也，故岁君火发亦待时也。"

【译文】

火郁极而发作，太空阴暗，日光不明，天气炎热，暑气流行，山泽之间炽热如灼，树木的汁液因热而流出，高庭大厦之里热得如烟熏，因水枯故土地干裂，地面发白如霜卤，河水、井水均干枯，草木因过热而枯黄，热极生风，风火相搏，变幻无常，人们感到迷惑不解，雨期延后。若人感受此气，则易患气短，疮疡痈肿，头面、四肢、胸、腹、背等部位胀满，痱子，呕逆，四肢挛急搐动，痢疾，温疟，突然腹痛，出血，精液减少，目赤，心中烦热，甚至昏蒙烦闷、心中懊恼等疾病，常常暴死。即使在半夜，也仍然热得相当厉害，汗出不止，这就是火郁将要发作了，其郁发的时间主要是在四之气。炽热至极则转化，阳盛至极则转化为阴，太阴湿土之气开始发挥作用，应该是开花的季节却结冰、降雪，南方的水泽之中气向上蒸腾，这就是木郁将发的先兆。

被郁之气将发作之前，常有先兆，之后郁气便发作，一般都是郁到了极度而发作。木郁发作，没有一定的时间。水郁发作，在二火前后，其余都有一定的发作时间。只要细心地候察时令变化，就可以预测与之相应的发病情况，若时令岁运反常，五气运行失常，自然万物的生长化收藏必然会受到影响。自然气候的变化并不是一成不变的。

【原文】

帝曰：水发而雹雪，土发而飘骤，木发而毁折，金发而清明，火灾而曛昧，何气使然？岐伯曰：气有多少，发有微甚[1]，微者当其气，甚者兼其下[2]，征其下气而见可知也。帝曰：善。五气之发，不当位者何也？岐伯曰：命其差。帝曰：差有数[3]乎？岐伯曰：后皆三十度而有奇[4]也。

帝曰：气至而先后者何？岐伯曰：运太过则其至先，运不及则其至后，此候之常也。帝曰：当时而至者何也？岐伯曰：非太过非不及，则至当时，非是者眚也。帝曰：善。气有非时而化者何也？岐伯曰：太过者当其时，不及者归其己胜也。

帝曰：四时之气，至有早晏高下左右，其候何如？岐伯曰：行有逆顺，至有迟速，故太过者化先天，不及者化后天。

帝曰：愿闻其行何谓也？岐伯曰：春气西行，夏气北行，秋气东行，冬气南行。故春气始于下，秋气始于上，夏气始于中，冬气始于标[5]。春气始于左，秋气始于右，冬气始于后，夏气始于前[6]。此四时正化之常。故至高之地，冬气常在，至下之地，春气常在[7]，必谨察之。帝曰：善。

【注释】

[1] 气有多少，发有微甚：气，郁气，指被郁的五运之气。意言被郁的五运之气有多少的不同，故其发作也有急而重和缓而轻的不同。郁气多，则发作急而重；郁气少，则发作轻而缓。

[2] 微者当其气，甚者兼其下：指郁气发作轻微的，只见本气所主的时令发生变化；郁气发作严重的，则一直影响到下一个时令的气候。

[3] 数：指日数。

[4] 后皆三十度而有奇：度，指天。奇，余数。意言五郁之发，有时与其相主的时令不相应，一般大约相差三十天多一点。王冰注："差三十日余八十七刻半"。可从。

[5] 春气始于下……冬气始于标：下，指地势低之处。上，指地势高之处。中，指夏气从中布于外，使万物生长。标，指冬气从表归于内，使万物闭藏。意为地势低的地方，春气来得早；地势高的地方，秋气来得早。夏气从中布散于外，冬气从表归于内。

[6] 春气始于左……夏气始于前：人面南而立，左指东方，右指西方，前指南方，后指北方。

[7] 至高之地……春气常在：王冰注曰："高山之巅，盛夏冰雪；污下川津，严冬草生。常在之义足明矣。"

【译文】

黄帝说：水郁发作，则出现冰雹霜雪；土郁发作，则出现疾风暴雨；木郁发作，则出现狂风损毁房屋树木；金郁发作，则出现气候清冷干燥；火郁发作，则出现天气昏暗而炎热。这都是什么原因造成的呢？岐伯说：被郁的五运之气有多少的不同，故其发作也有轻重的不同。郁气发作轻的，只见本气所主的时令发生异常变化；郁气发作重的，则一直影响到下一个时令的气候。观察其下一个时令的气候是否发生变化，就可知郁气的轻重了。黄帝说：讲得好。五郁之气的发作，有时也不完全应时，这是为什么？岐伯说：必然有一定的差错。黄帝问：相差之时间，有一定的日数吗？岐伯说：大约相差三十天多一点。

黄帝问：五运所主气候的到来，有先有后，这是为什么？岐伯说：运气太过，则其气候变化来得比时令早；若运气不及，则其气候变化来得比时令晚。这是气候变化的一般规律。黄帝问：气候应时而至，不早不晚，这是为什么？岐伯说：运气不是太过，也不是不及，则气候应时而至。若不是这样，则发生灾害。黄帝说：讲得好。有时气候变化与该季节不相应，这是为什么？岐伯说：一般来说，运气太过之岁，气候与季节相应；运气不及之岁，气候与季节不相应，在所主的时令，出现己所不胜之气的气候变化。

黄帝问：四时之气到来的时间有早有晚，高山、平原、南方、北方在同一季节里，气候变化不完全一样，其变化征象是怎样的呢？岐伯说：气的运行有逆顺之别，气的到来有快慢之分，所以，运气太过之年，气候变化先天时而至，运气不及之年，气候变化后天时而至。

黄帝说：我想听听气的运行是怎样的？岐伯说：春气始于东方，逐渐向西运行；夏气始于南方，逐渐向北运行；秋气始于西方，逐渐向东运行；冬气始于北方，逐渐向南运行。所以，地势低的地区，春气来得早；地势高峻地区，秋气来得早；夏气从中布于外，使万物生长；冬气从表归于内，使万物闭藏。人面南而立，则春气始于左（东），秋气始于右（西），冬气始于后（北），夏气始于前（南），这是四时气候的正常变化。因此，地势高峻地区气候寒冷，冬气常在；地势低下的地区气候炎热，春气常在。必须谨慎地观察这些气候变化特点。黄帝说：讲得好。

【原文】

黄帝问曰：五运六气之应见，六化之政，六变之纪何如？岐伯对曰：夫六气正纪，有化有变，有胜有复，有用有病，不同其候，帝欲何乎？帝曰：愿尽闻之。岐伯曰：请遂言之。夫气之所至也，厥阴[1]所至为和平，少阴所至为暄，太阴所至为埃溽，少阳所至为炎暑，阳明所至为清劲，太阳所至为寒雰，时化之常也。厥阴所至为风府[2]为璺启[3]，少阴所至为火府为舒荣[4]，太阴所至为雨府为员盈[5]，少阳所至为热府为行出[6]，阳明所至为司杀府为庚苍，太阳所至为寒府为归藏，司化之常也。

厥阴所至为生为风摇，少阴所至为荣为形见，太阴所至为化为云雨，少阳所至为长为蕃鲜，阳明所至为收为雾露，太阳所至为藏为周密，气化之常也。

厥阴所至为风生，终[7]为肃；少阴所至为热生，中为寒；太阴所至为湿生，终为注雨；少阳所至为火生，终为蒸溽；阳明所至为燥生，终为凉；太阳所至为寒生，中为温。德化之常也。

厥阴所至为毛化[8]，少阴所至为羽化，太阴所至为倮化，少阳所至为羽化，阳明所至为介化，太阳所至为鳞化，德化之常也。

　　厥阴所至为生化，少阴所至为荣化，太阴所至为濡化，少阳所至为茂化，阳明所至为坚化，太阳所至为藏化，布政之常也。

　　厥阴所至为飘怒大凉[9]，少阴所至为大暄寒，太阴所至为雷霆骤注烈风，少阳所至为飘风燔燎霜凝，阳明所至为散落温，太阳所至为寒雪冰雹白埃，气变之常也。

　　厥阴所至为挠动为迎随[10]，少阴所至为高明焰为曛，太阴所至为沉阴为白埃为晦暝，少阳所至为光显为彤云为曛，阳明所至为烟埃为霜为劲切为凄鸣，太阳所至为刚固为坚芒为立，令行之常也。

【注释】

　　[1]厥阴：指主气的初之气。下文的"少阴"，指主气的二之气；"太阴"，指四之气；"少阳"，指主气的三之气；"阳明"，指主气的五之气；"太阳"，指主气的终之气。

　　[2]风府：风气聚会之处，此即风气偏盛之时。

　　[3]璺（wèn）启：璺，王冰注："微裂也。"启，开坼也。璺启，植物萌芽破土而出。

　　[4]舒荣：形容植物得阳气而枝叶舒展、生长繁荣的自然景象。

　　[5]员盈：张志聪注："员盈，周备也。"植物生长充实成熟。

　　[6]行出：植物得阳热之气而生长茂盛。

　　[7]终：此处同"中"，与下文"中"义同。指在本气所主的时间中，有时也会出现另一种异常的气候变化，这是因为复气

来报复胜气。

[8]毛化：指厥阴之气所至，适合毛虫的胎孕生长。下文的"羽"，泛指禽类鸟类动物。"倮"，泛指无毛无羽无介无鳞的动物。"介"，泛指带有甲壳的动物。"鳞"，泛指带有鳞甲的水生动物。

[9]飘怒大凉：飘怒，风气偏盛。初之气，由于木气太盛，风气偏盛，金气则来报复过胜的木气，所以在狂风呼号之后，会出现清凉的似秋天的反常气候变化。下文仿此。

[10]迎随：指草木随风飘荡。

【译文】

黄帝问道：五运六气的正常变化和异常变化是怎样的呢？岐伯回答说：六气的变化有常有化有变，有胜有复，有其正常作用，又有异常的灾害，其征象表现是各不相同的。您想问哪一方面呢？黄帝说：我都想知道。岐伯说：请让我详尽地讲给您听。大凡六气的到来是这样的，厥阴气至，气候温暖；少阴气至，气候温热；太阴气至，气候潮湿；少阳气至，气候炎热；阳明气至，气候清凉，秋风急切；太阳气至，气候寒冷。这是气候的正常变化。

厥阴气至，风气偏胜，植物破土而出；少阴气至，热气偏胜，植物枝叶舒展，生长繁荣；太阴气至，湿气偏胜，植物生长丰满且华美；少阳气至，炎热气胜，植物生长茂盛；阳明气至，肃杀气胜，树凋叶落；太阳气至，寒气偏胜，万物闭藏。这是六气当令之时的正常变化。

厥阴气至，万物生发，多风；少阴气至，植物欣欣向荣，生长明显；太阴气至，植物生长茂盛，多雨；少阳气至，植物生长特别茂盛而华美；阳明气至，植物成熟，树凋叶落，多雾露霜；太阳气至，万物闭藏，人居密室。这是自然气候的正常变化。

厥阴气至，风气偏胜，肃杀之气来报复，故可能出现秋天的气候；少阴气至，热气偏胜，寒气来报复，故可能出现热后寒冷的气候；太阴气至，湿气偏胜，严重时则降暴雨；少阳气至，火气偏胜，其中可能出现降雨、湿热交争的气候；阳明气至，燥气偏胜，燥极则气候偏凉；太阳气至，寒气偏胜，寒胜之极，热气来报复，故会出现寒后转温的气候。这也属六气的正常变化。

厥阴气至，适合毛虫类繁育生长；少阴气至，适合羽虫类繁育生长；太阴气至，适合倮虫类繁育生长；少阳气至，适合羽虫类繁育生长；阳明气至，适合介虫类繁育生长；太阳气至，适合鳞虫类繁育生长。这也属六气的正常变化。

厥阴气至，万物生长；少阴气至，植物生长茂盛；太阴气至，气候潮湿，滋润万物；少阳气至，万物生长欣欣向荣；阳明气至，植物成熟；太阳气至，万物闭藏。这是六气作用于四时的正常气候变化。

厥阴气至，风气太胜，金气来报复，故气候由狂风转清凉；少阴气至，热气太胜，寒水来报复，故气候由热转寒；太阴气至，雨湿气胜，木气来报复，故气候由惊雷暴雨转为大风；少阳气至，炎热气胜，寒水来报复，故气候由酷热如火炽转为寒凉；阳明气至，清凉之气胜，火热之气来报复，故气候由凉转温；太阳气至，寒凉气胜，土湿之气来报复，故气候由严寒转为雨雾蒙蒙。这种有胜有复的气候自调变化，也属于正常的气候变化。

厥阴气至，其性扰动，使草木随风飘荡；少阴气至，天空清朗，气候偏热；太阴气至，阴云密布，烟雾蒙蒙，天昏地暗；少阳气至，阳光照耀，空中红云，气候炎热；阳明气至，霜雾降临，秋风劲切，瑟瑟有声；太阳气至，水结冰固，万物封藏。这是六个时令变化的正常现象。

【原文】

厥阴所至为里急，少阴所至为疡胗[1]身热，太阴所至为积饮否隔，少阳所至为嚏呕为疮疡，阳明所至为浮虚[2]，太阳所至为屈伸不利，病之常也。

厥阴所至为支痛，少阴所至为惊惑恶寒战栗谵妄，太阴所至为稸[3]满，少阳所至为惊躁瞀昧[4]暴病，阳明所至为鼽尻阴股膝髀腨胻足病，太阳所至为腰痛，病之常也。

厥阴所至为緛戾[5]，少阴所至为悲妄衄衊[6]，太阴所至为中满霍乱吐下，少阳所至为喉痹耳鸣呕涌，阳明所至为皴揭[7]，太阳所至为寝汗痉，病之常也。

厥阴所至为胁痛呕泄，少阴所至为语笑，太阴所至为重胕肿，少阳所至为暴注瞤瘛[8]暴死，阳明所至为鼽嚏，太阳所至为流泄禁止[9]，病之常也。

凡此十二变[10]者，报德以德，报化以化，报政以政，报令以令，气高则高，气下则下，气后则后，气前则前，气中则中，气外则外，位之常也。故风胜则动，热胜则肿，燥胜则干，寒胜则浮，湿胜则濡泄[11]，甚则水闭胕肿，随气所在，以言其变耳。

帝曰：愿闻其用也。岐伯曰：夫六气之用，各归不胜而为化。故太阴雨化，施于太阳[12]；太阳寒化，施于少阴；少阴热化，施于阳明；阳明燥化，施于厥阴；厥阴风化，施于太阴。各命其所在以征之也。帝曰：自得其位何如？岐伯曰：自得其位，常化也。帝曰：愿闻所在也。岐伯曰：命其位而方月可知[13]也。

【注释】

[1] 胗：通"疹"。皮疹。

[2] 浮虚：面目浮肿。

[3] 稸：通"蓄"。指水饮蓄积。

[4] 眛：它本多作"昧"，指神混不清。可从。

[5] 緛（ruǎn）戾（lì）：緛，筋脉短缩；戾，身体屈曲。

[6] 衄衊：严重的衄血。

[7] 皴（cūn）揭：皴，皮肤干裂。皴揭，指皮肤干裂，甚至表皮揭起。

[8] 瞤瘛：肌肉抽动，肢体抽搐。

[9] 流泄禁止：方药中《黄帝内经素问运气七篇讲解》认为，流泄，指腹泻或小便多；禁止，指关节疼痛，运动障碍。因终之气气候寒冷，人若感寒，则容易出现腹泻、小便多、关节疼痛、运动障碍等病证，故此说可从。

[10] 十二变：指前述气候变化与疾病变化的时化之常、司化之常、气化之常、德化之常（二条）、布政之常、气变之常、令行之常、病之常（四条）的十二条经文。

[11] 风胜则动……湿胜则濡泄：动，指肌肉动，肢体抽搐。浮，浮脉。濡泄，水泄。意言风气胜，使人易出现肌肉瞤动、肢体抽搐的病证；热气胜，易出现红肿热痛的病证；燥气胜，易使人口干舌燥、皮肤干燥甚至裂开；寒气胜，常出现浮脉；湿气胜，易使人腹泻。

[12] 太阴雨化，施于太阳：施，作用。指太阴湿土之气作用于太阳寒水，使太阳寒水不致于过亢。

[13] 命其位而方月可知：方，方位。月，月份。指六气的

位置确定之后，则六气的方位、所主的月份也就清楚了。

【译文】

厥阴气至，病为里急；少阴气至，病为疮疡、皮疹、身热；太阴气至，病为停饮水肿、胃脘痞塞；少阳气至，病为喷嚏、呕吐、疮疡；阳明气至，病为浮肿；太阳气至，病为关节屈伸不利。这是六气所致的常见病证。

厥阴气至，病两胁支撑疼痛；少阴气至，病惊惑、恶寒、战栗、谵语、狂妄；太阴气至，病水停而胀满；少阳气至，病惊恐、烦躁、突然神志昏瞀；阳明气至，病鼻塞流涕，尻、阴股、膝、髀、腨、胻、足等处疼痛；太阳气至，病腰痛。这是六气所致的常见病证。

厥阴气至，病四肢萎废不用，或筋脉拘急；少阴气至，病悲哀、妄动、严重的衄血；太阴气至，病中焦胀满、霍乱、呕吐、泻泄；少阳气至，病喉痹、耳鸣、呕吐不能食饮；阳明气至，病皮肤干燥，甚至干裂；太阳气至，病盗汗、项背拘急甚至角弓反张。这是六气所致的常见病证。

厥阴气至，病胁痛、呕吐、泄泻；少阴气至，病多语多笑；太阴气至，病身体困重、足肿；少阳气至，病重度泄泻、肌肉瞤动、肢体抽搐、突然昏仆；阳明气至，病鼻塞流涕、喷嚏；太阳气至，病腹泻、多尿、关节运动障碍。这是六气所致的常见病证。

上述十二种变化，说明六气与自然万物的关系是非常密切的，六气有什么样的作用，自然万物及人就会有相应的表现，即报德以德，报化以化，报政以政，报令以令。六气所在的位置及其所主的时令，与自然界的气候变化是息息相关的。因此，风气偏盛则肌肉瞤动、肢体抽搐，热气偏盛则红肿热痛，燥气偏盛则口鼻干、皮肤干裂，寒气偏盛则脉浮，湿气偏盛则腹泻，甚至水肿少尿。这是按着六气所属的不同季节来讨论不同的疾病。

黄帝说：我想听听六气的气化作用。岐伯说：六气气化作用的关键，在于六气之间存在着相互制约的关系，太阴湿土制约太阳寒水，太阳寒水制约少阴君火，少阴君火制约阳明燥金，阳明燥金制约厥阴风木，厥阴风木制约太阴湿土。在六气各自相应的季节里，可以观察到六气的变化。黄帝问：六气在各自相应的季节里发挥作用，这叫什么呢？岐伯说：六气在各自相应的季节里发挥作用，这是正常的气候变化。黄帝说：我想知道六气所在的方位。岐伯说：若能确定六气所属的位置，就能确定六气所在的方位及月令。

【原文】

帝曰：六位之气盈虚何如？岐伯曰：太少异也，太者之至徐而常[1]，少者暴而亡[2]。

帝曰：天地之气，盈虚何如？岐伯曰：天气[3]不足，地气[4]随之，地气不足，天气从之，运居其中而常先也。恶所不胜，归所同和，随运归从而生其病也[5]。故上胜则天气降而下，下胜则地气迁而上，多少而差其分，微者小差，甚者大差，甚则位易气交易，则大变生而病作矣。《大要》曰：甚纪五分，微纪七分，其差可见。此之谓也。

帝曰：善。论言热无犯热，寒无犯寒，余欲不远寒、不远热奈何？岐伯曰：悉乎哉也！发表不远热，攻里不远寒。

帝曰：不发不攻而犯寒犯热何如？岐伯曰：寒热内贼，其病益甚。帝曰：愿闻无病者何如？岐伯曰：无者生之，有者甚之[6]。帝曰：生者何如？岐伯曰：不远热则热至[7]，不远寒则寒至。寒至则坚否腹满，痛急下利之病生矣。热至则身热，吐下霍乱，痈疽疮疡，瞀郁注下，胕肿肿胀，呕轧衄头痛，骨节变肉痛，血溢血泄，淋闭之病生矣。帝曰：治之奈何？岐伯曰：时必顺之，犯者治以胜也。

黄帝问曰：妇人重身[8]，毒[9]之何如？岐伯曰：有故无殒，亦无殒也。帝曰：愿闻其故何谓也？岐伯曰：大积大聚，其可犯也，衰其太半而止，过者死。

帝曰：善。郁之甚者治之奈何？岐伯曰：木郁达[10]之，火郁发[11]之，土郁夺[12]之，金郁泄[13]之，水郁折[14]之，然调其气，过者折之，以其畏也，所谓泻之。

帝曰：假者何如？岐伯曰：有假其气，则无禁[15]也。所谓主气不足，客气胜也。帝曰：至哉圣人之道！天地大化运行之节，临御之纪，阴阳之政，寒暑之令，非夫子孰能通之！请藏之灵兰之室，署曰《六元正纪》，非斋戒不敢示，慎传也。

【注释】

[1]太者之至徐而常：太，指岁运太过之年。言岁运太过之年运气盛，人气亦盛，因正气盛，故感邪生病徐而微。

[2]少者暴而亡：少，指岁运不及之年。言岁运不及之年运气衰，人气亦虚，因正气虚，故感邪生病突然而且严重。

[3]天气：司天之气。

[4]地气：在泉之气。

[5]恶所不胜，归所同和，随运归从而生其病也：指岁运不及之年，己所不胜则侮而乘之。但若岁运与司天或在泉之属性相同，则助己胜其所不胜。这两种情况，可以为病，即疾病的发

生，随着岁运的变化而不同。

〔6〕无者生之，有者甚之：在没有病的情况下，若误用寒或热性药物则会生病；有病的人，若误用寒或热性药物则会病情加重。

〔7〕不远热则热至：指若气候炎热时，用了具有温热作用的药物或食物，则会出现热病。

〔8〕重身：指怀孕。

〔9〕毒：指峻利攻下药物。

〔10〕达：指疏泄肝气，使之通畅。

〔11〕发：指发越之法。如因其势而散之、扬之、升之等。

〔12〕夺：张介宾注："夺，直取之也。……凡滞在上者夺其上，吐之可也。滞在中者，夺其中，伐之可也。滞在下者，夺其下，泻之可也。"

〔13〕泄：主要指宣泄肺气之法。张介宾注："泄，疏利也。……其伤在气分，或解其表，或破其气，或通其便。凡在表、在里、在上、在下，皆可谓之泄也。"

〔14〕折：主要指驱逐水邪之法。张介宾注："折，调制也。……凡折之之法，如养气可以化水，治在肺也；实土可以制水，治在脾也；壮水可以胜水，治在命门也；自强可以帅水，治在肾也；分利可以泄水，治在膀胱也。"

〔15〕有假其气，则无禁：指如果客气胜主气，气候反常时，或针对真寒假热、真热假寒的病证时，就不必拘泥于上述"热无犯热、寒无犯寒"的原则。

【译文】

黄帝问：六气有余不足的情况是怎样的呢？岐伯说：因岁

运有太过和不及，故六气有盛有衰。岁运太过之年，人体正气也相对较盛，故感邪生病徐而微；岁运不及之年，人体正气也较虚弱，故感邪生病突然而严重。

黄帝问：司天、在泉之气的有余不足变化情况是怎样的呢？岐伯说：司天之气不足，则在泉之气也随之不足；在泉之气不足，司天之气也随之不足。岁运居天地之中，故六气的变化，首先反映在五运的变化上。岁运不及之年，压恶己所不胜之气的侮而乘，但若岁运与司天或在泉之气的五行属性相同，则助己胜其所不胜，这些岁运变化，都可以使人发生疾病。所以，司天之气偏胜，则影响在泉之气；在泉之气偏胜，则影响司天之气。六气有余不足的盛衰变化，表现在气候变化上也是不同的。客气与主气的属性差距不大，则气候变化也不大；客气与主气的属性差距大，则气候变化也大，甚至与当令气候完全相反，这样就会引起大的气候变化和严重的疾病。所以《大要》说：气候变化大的年份，正常气候只占十分之五；气候变化较小的年份，正常气候占十分之七。这就是气候不正常的年份与正常年份的差别。

黄帝说：讲得好。《论》中说炎热的季节不要用热药，寒凉的季节不要用寒药。我想若不受这个原则的约束，根据病情来用药，炎热的季节也用热药，寒凉的季节也用寒药，会怎样呢？岐伯说：您问得真详细啊！一般来说，表寒证在任何季节都可以用温热药解表，里实热证在任何季节都可以用寒凉药攻下。

黄帝问；如果不是表证、里实热证，而热天用热药、冷天用寒药，会怎样呢？岐伯说：会使原有的寒、热加重，病情更加严重。黄帝问：没有病的人冒犯了寒热用药原则会怎样？岐伯说：没有病的人冒犯了寒热用药或饮食原则，无病也会产生疾病。若原来有病，这会使病情更重。黄帝问：会产生什么样的疾病呢？

岐伯说：若炎热季节用了热药或热性食物，会出现热盛的病证；寒凉季节用了寒药或寒性食物，会出现寒盛的病证。寒盛则腹部胀满并出现肿块，腹部剧痛，腹泻；热盛则身热，呕吐，泄泻，疮疡，昏瞀，肢体肌肉瞤动抽搐，鼻衄，头痛，关节红肿变形疼痛，出血，小便淋涩痛急。黄帝问：怎样治疗呢？岐伯说：必须顺应四时的寒热温凉而用药，若误用温热药或寒凉药，则用相反性质的药物治疗。

黄帝问道：孕妇用峻烈攻下药会怎样呢？岐伯说：若孕妇具有攻下药的适应证，用攻下药不会伤害孕妇及胎儿。黄帝问：请问用攻下药的道理是什么呢？岐伯说：大积大聚，可用峻烈攻下药，但必须注意，当邪气减其半时就停止用峻烈攻下药，若攻下太过则造成死亡。

黄帝说：讲得好。人体五郁太过，应怎样治疗呢？岐伯说：木郁太过应疏肝理气，火郁太过应发表泻火，土郁太过应用吐法或泻法，金郁太过应宣泄肺气，水郁太过应驱逐水邪，补益肾气。以上五郁所致病证，主要以理气疏通为主，选择有针对性的药物折伐太过的邪气，这就是所说的泻法。

黄帝问：气候反常或病证出现假象时怎么办呢？岐伯说：若客气胜主气而气候反常，或对真热假寒、真寒假热的病证，就不必拘泥于上述"热无犯热，寒无犯寒"的原则。这是因为主气不足、客气偏胜的缘故。黄帝说：多么好啊！这都是圣人所说的天地自然界气候变化的规律、天地自然界气候变化的次序、六气相互作用的纲领、阴阳寒热变化规律，除非先生您，又有谁能精通这些道理呢？请让我把它藏于灵兰秘室，命名为"六元正纪"，不经过斋戒仪式，是不能轻易给别人看的，在传授时，一定要谨慎地传授给可靠的人。

刺法论篇第七十二

【篇解】

因本篇主要论述了以针刺为主来治疗运气失常所致的疫疠，故篇名为"刺法论"。

本篇主要论述了运气失常所致疫疠的道理。提出了预防和治疗疫疠的方法，如刺法、吐法、药浴法、服药法等。论述了疫疠的发生与正邪的关系，提出著名的"正气存内，邪不可干"这一发病学观点。

本篇是《内经》论述疫疠的专篇，是防治疫疠的宝贵资料，为后世治疗和预防疫疠奠定了基础。

【原文】

黄帝问曰：升降[1]不前，气交有变，即成暴郁，余已知之。如何预救生灵，可得却乎？岐伯稽首再拜对曰：昭乎哉问！臣闻夫子言，既明天元，须穷法刺，可以折郁扶运，补弱全真，泻盛蹻[2]余，令除斯苦。

帝曰：愿卒闻之。岐伯曰：升之不前，即有甚凶也。木欲升而天柱[3]窒抑[4]之，木欲发郁亦须待时[5]，当刺足厥阴之井[6]。火欲升而天蓬窒抑之，火欲发郁亦须待时，君火相火同刺包络之荥。土欲升而天冲窒抑之，土欲发郁亦须待时，当刺足太阴之俞。金欲升而天英窒抑之，金欲发郁亦须待时，当刺手太阴之经。水欲升而天芮窒抑之，水欲发郁亦须待时，当刺足少阴之合。

【注释】

[1] 升降：统指客气的六气六步升降循环。具体言之，升，指客气的五之气，即在泉之气的右间气，在下一年上升为四之气，即司天之气的左间气。降，指客气的二之气，即司天之气的右间气，在下一年降为初之气，即降为在泉之气的左间气。

[2] 蠲（juān）：祛除。

[3] 天柱：天柱及下文的天蓬、天冲、天英、天芮，是金、水、木、水、土五星的别名。

[4] 窒抑：抑制。

[5] 待时：六气各待当位之时。

[6] 井：井及下文的"荥""俞""经""合"，指手足十二经脉分布于肘膝关节以下的五个特定穴位，即五输穴。足厥阴之井穴是大敦，包络之荥穴是劳宫，足太阴之输穴是太白，手太阴之经穴是经渠，足少阴之合穴是阴谷。井穴属木，荥穴属火，输穴属土，经穴属金，合穴属水。

【译文】

黄帝问道：客气的六步按一定的规律逐年升降运转，若应升不升，应降不降，气交发生变化，就会成为暴烈的郁气，这些我已知道，但是用什么方法可以解除人类的疾病、预防疾病的发生呢？岐伯叩首再拜回答说：您问得真高明啊！我听老师说，既要懂得天地的变化规律，又必须掌握针刺的方法，就可以折伐郁气，扶助运气，补益虚弱，保全真气，泻除盛余之气，使病苦解除。

黄帝说：我想详细地听你讲一讲。岐伯说：六气当升不升，必有严重的灾害。厥阴风木之气，应从地之右间上升为天之左间，但却被司天之金气抑郁，木郁之气想要发作，必须要等到其当位之时，要预防疾病的发生当刺足厥阴之井穴。少阴君火之气应升，但被司天之气抑郁，火郁之急想要发作，必须要等到其当位之时，要预防君相二火所致的病证，当刺手厥阴心包经的荥穴。太阴湿土之气应升，但被司天之木气抑郁，土郁之气想要发作，必须要等到其当位之时，要预防疾病的发生当刺足太阴输穴。阳明燥金之气当升，但被司天之火气抑郁，金郁之气想要发作，必须要等到其当位之时，要预防疾病的发生当刺手太阴之经穴。太阳寒水之气当升，但被司天之土气抑郁，水郁之气想要发作，必须要等到其当位之时，要预防疾病的发生当刺足少阴之合穴。

【原文】

帝曰：升之不前，可以预备，愿闻其降，可以先防。岐伯曰：既明其升，必达其降也。升降之道，皆可先治也。木欲降而地晶[1]窒抑之，降而不入，抑之郁发，散而可得位，降而郁发，暴如天间之待时也，降而不下，郁可速矣，降可折其所胜也，当刺手太阴之所出[2]，刺手阳明之所入[3]。

火欲降而地玄窒抑之，降而不入，抑之郁发，散而可矣，当折其所胜，可散其郁，当刺足少阴之所出，刺足太阳之所入。

土欲降而地苍窒抑之，降而不下，抑之郁发，散而可入，当折其胜，可散其郁，当刺足厥阴之所出，刺足少阳之所入。

金欲降而地彤窒抑之，降而不下，抑之郁发，散而可入，当折其胜，可散其郁，当刺心包络所出，刺手少阳所入也。

水欲降而地阜窒抑之，降而不下，抑之郁发，散而可入，当折其土，可散其郁，当刺足太阴之所出，刺足阳明之所入。

【注释】

[1] 地晶（jiǎo）：地晶，一本作"地晶"。地晶及下文的地玄、地苍、地彤、地阜，分别是金、水、木、火、土五星的别名。

[2] 所出：即井穴。手太阴之井穴是少商，足少阴之井穴是涌泉，足厥阴之井穴是大敦，手厥阴心包络之井穴是中冲，足太阴之井穴是隐白。

[3] 所入：即合穴。手阳明之合穴是曲池，足太阳之合穴是委中，足少阳之合穴是阳陵泉，手少阳之合穴是天井，足阳明之合穴是足三里。

【译文】

黄帝说：六气应升不升所致的病证可以预防，那么，应降不降所致的病证，也可以事先预防吗？岐伯说：既然明白了应升不升所致病证的预防，也必然要清楚应降不降所致病证的预防，即升和降异常所导致的病证，都可以事先预防。厥阴风木之气，应从司天之右间下降为在泉之左间，但却被在泉之金气抑制而郁，不能降入其位，木被抑而郁，须待郁散才可得位。应降不降所致的气郁，其郁发的情况与应升不升一致，必须要等到其当位之时。当降不降，其郁可速成，可用折服其所胜之气的办法，当刺手太阴之所出少商穴、手阳明之所入曲池穴来防治。

少阴君火、少阳相火之气当降，但却被在泉之水气抑郁，不能降入其位，火被抑而郁，须待郁散才可得位，可用折服偏胜之木气的办法，以散其郁，当刺足少阴之所出涌泉穴、足太阳之所入委中穴。

太阳湿土之气当降，但却被在泉之木气抑制而郁，不能降入其位，土被抑而郁，等郁气散才可降入其位，当折服木胜之气，以散其郁，当刺足厥阴之所出大敦穴、足少阳之所入阳陵泉穴。

阳明燥金之气当降，但却被在泉之火气抑制而郁，不能降入其位，金被抑而郁，待郁气散才可降入其位，当折服火胜之气，以散其郁，当刺手厥阴心包经之所出中冲穴、手少阳之所入天井穴。

太阳寒水之气当降，但却被在泉之土气抑制而郁，不能降入其位，水被抑而郁，待郁气散才可降入其位，当折服土胜之气，以散其郁，当刺足太阴之所出隐白穴、足阳明之所入足三里穴。

【原文】

帝曰：五运之至，有前后[1]与升降往来，有所承抑之，可得闻乎刺法？岐伯曰：当取其化源也。是故太过取[2]之，不及资之。太过取之，次抑其郁，取其运之化源，令折郁气。不及扶资，以扶运气，以避虚邪也。资取之法令出《密语》。

黄帝问曰：升降之刺，以[3]知其要，愿闻司天未得迁正[4]，使司化之失其常政，即万化之或其皆妄。然与民为病，可得先除，欲济群生，愿闻其说。岐伯稽首再拜曰：悉乎哉问！言其至理，圣念慈悯，欲济群生，臣乃尽陈斯道，可申洞微。太阳复布，即厥阴不迁正，不迁正气塞于上，当泻足厥阴之所流[5]。厥阴复布，少阴不迁正，不迁正即气塞于上，当刺心包络脉之所流。少阴复布，太阴不迁正，不迁正即气留于上，当刺足太阴之所流。太阴复布，少阳不迁正，不迁正则气塞未通，当刺手少阳之所流。少阳复布，则阳明不迁正，不迁正则气未通上，当刺手太阴之所流。阳明复布，太阳不迁正，不迁正则复塞其气，当刺足少阴之所流。

【注释】

[1] 前后：前，指岁运太过之年，时令未至而气候先至。后，指岁运不及之年，时令已至而气候未至。

[2] 取：在此指泻。

[3] 以：通"已"。

[4] 迁正：即迁入正位。指上一年司天的左间迁入本年的司天之正位，上一年在泉的左间迁入本年的在泉之正位。

[5] 所流：流，通"溜"。所溜，即荥穴。足厥阴之所溜是行间穴，手厥阴心包络之所溜是劳宫穴，足太阴之所溜是大都穴，手少阳之所溜是液门穴，手太阴之所溜是鱼际穴，足少阴之所溜是然谷穴。

【译文】

黄帝说：五运的到来，有早有晚，与六气升降往来有承接抑制关系，我可以知道其中的防治方法吗？岐伯说：应当治其化源。因此，太过者泻之，不及者补之。太过者泻之，是说按六气升降的次序，抑制胜气，治其运化之源，令郁气折服；不及者补之，是说要扶持运气，避免虚邪。资助的方法，出于《玄珠密语》。

黄帝问道：六气升降异常所致病证的刺法，其要领已掌握，我想知道司天不能按时迁正，使气化失常，即万物的生化没有规律，人也因此生病，有什么办法可以预防治疗疾病，解救众生呢？想听听其中的道理。岐伯叩首再拜说：您问得真详细啊！说得很有道理，您是非常慈善、怜悯众生的君主，要想解救众生，我就详细地讲讲其中的道理，将其精深微细之处全讲出来。上一年的司天之气太阳寒水，继续占据司天的位置，使厥阴风木不能迁入司天之位，厥阴风木不迁入，则木气郁塞于上，当泻足厥阴之所溜行间穴。上一年的司天之气厥阴风木，继续占据司天的位置，使少阴君火不能迁入司天之位，少阴君火不迁入，则火气滞留于上，当刺手厥阴心包络之所溜劳宫穴。上一年的司天之气少阴君火，继续占据司天的位置，使太阴湿土不迁入，则湿气滞留于上，当刺足太阴之所溜大都穴。上一年的司天之气太阴湿土，继续占据司天的位置，使少阳相火不能迁入司天之位，少阳相火不迁入，则火气郁滞不通，当刺手少阳之所溜液门穴。上一年的司天之气少阳相火，继续占据司天的位置，使阳明燥金不能迁入司天之位，阳明燥金不迁入，则金气滞留于上，当刺手太阴之所溜鱼际穴。上一年的司天之气阳明燥金，继续占据司天的位置，使太阳寒水不能迁入司天之位，太阳寒水不迁入，则寒水之气郁塞之甚，当刺足少阴之所溜然谷穴。

【原文】

　　帝曰：迁正不前，以通其要，愿闻不退，欲折其余，无令过失，可得明乎？岐伯曰：气过有余，复作布正，是名不退位[1]也。使地气不得后化，新司天未可迁正，故复布化令如故也。

　　巳亥之岁，天数有余[2]，故厥阴不退位也，风行于上，木化布天，当刺足厥阴之所入。

　　子午之岁，天数有余，故少阴不退位也，热行于上，火余化布天，当刺手厥阴之所入。

丑未之岁，天数有余，故太阴不退位也，湿行于上，雨化布天，当刺足太阴之所入。

寅申之岁，天数有余，故少阳不退位也，热行于上，火化布天，当刺手少阳之所入。

卯酉之岁，天数有余，故阳明不退位也，金行于上，燥化布天，当刺手太阴之所入。

辰戌之岁，天数有余，故太阳不退位也，寒行于上，凛水化布天，当刺足少阴之所入。故天地气逆，化成民病，以法刺之，预可平病[3]。

【注释】

[1] 不退位：指因上一年的岁气有余太过，其司天之气至下年还不能退居到司天的右间，在泉之气也不能退居到右间，致使新岁的岁气不能迁居于司天正位或在泉正位。

[2] 天数有余：指司天之气的气数太过而有余，不能按时退位。

[3] 痾（ē）：通"疴"。指病患。

【译文】

黄帝说：应迁正而不迁正的要点，我已通晓，我想听听不退位的道理，以及既能折服有余之气，又不使发生疾病（预防疾病）的道理，可以给我讲清楚吗？岐伯说：司天之气太过，继续行使其政令，这叫不退位，因此，致使在泉之地气也不能退位，使值年的司天之气不能按时迁正，上一年的司天之气仍然发挥作用。

巳亥之年，司天之气有余，到了下一年子年或午年，厥阴风木仍不退位，上半年风气盛，布散木气的生化作用，在人体则当刺足厥阴之合穴曲泉来防治。

子午之年，司天之气有余，到了下一年丑年或未年，少阴君火仍不退位，上半年热气偏盛，布散火气的生化作用，在人体则当刺手厥阴心包之合穴曲泽穴来防治。

丑未之年，司天之气有余，到了下一年寅年或申年，太阴湿土仍不退位，上半年湿气偏盛，布散雨湿之气，在人体则当刺足太阴之合穴阳陵泉来防治。

寅申之年，司天之气有余，到了下一年卯年或酉年，少阳相火仍不退位，上半年热气偏盛，布散火热之气，在人体则当刺手少阳之合穴天井来防治。

卯酉之年，司天之气有余，到了下一年，辰年或戌年，阳明燥金仍不退位，上半年凉燥之气偏盛，布散燥金之气，在人体则当刺手太阴之合穴尺泽来防治。

辰戌之年，司天之气有余，到了下一年巳年或亥年，太阳寒水仍不退位，上半年寒气偏盛，布散寒冽之气，在人体则当刺足少阴之合穴阴谷来防治。所以说，天地之气运化异常，则使人生病，按照以上方法针刺，就可预防和治疗了。

【原文】

黄帝问曰：刚柔二干，失守其位[1]，使天运之气皆虚乎？与民为病，可得平乎？岐伯曰：深乎哉问！明其奥旨，天地迭移，三年化疫，是谓根之可见，必有逃门[2]。

假令甲子，刚柔失守，刚未正，柔孤而有亏，时序不令，即音律非从，如此三年，变大疫也。详其微甚，察其浅深，欲至而可刺，刺之，当先补肾俞，次三日，可刺足太阴之所注[3]。又有下位己卯[4]不至，而甲子孤立者，次三年作土疠[5]，其法补泻，一如甲子同法也。其刺以毕，又不须夜行及远行，令七日洁，清净斋戒。所有自来肾有久病者，可以寅时面向南，净神不乱，思闭气不息七遍，以引颈咽气顺之，如咽甚硬物，如此七遍后，饵舌下津令无数。

假令丙寅，刚柔失守，上刚干失守，下柔不可独主之，中水运[6]非太过，不可执法而定之，布天有余，而失守上正，天地不合，即律吕音异[7]，如此即天运失序，后三年变疫。详其微甚，差有大小，徐至即后三年，至甚即首三年，当先补心俞，次五日，可刺肾之所入。又有下位地甲子、辛巳柔不附刚，亦名失守，即地运皆虚，后三年变水疠，即刺法皆如此矣。其刺如毕，慎其大喜欲情于中，如不忌，即其气复散也，令静七日，心欲实，令少思。

假令庚辰，刚柔失守，上位失守，下位无合，乙庚金运，故非相招，布天未退，中运胜来，上下相错，谓之失守，姑洗林钟[8]，商音不应也，如此则天运化易，三年变大疫。详其天数，差有微甚，微即微，三年至，甚即甚，三年至，当先补肝俞，次三日，可刺肺之所行[9]。刺毕，可静神七日，慎勿大怒，怒必真气却散之。又或在下地甲子、乙未失守者，即乙柔干，即上庚独治之，亦名失守者，即天运孤主之，三年变疠，名曰金疠，其至待时也，详其地数之等差，亦推其微甚，可知迟速尔。诸位乙庚失守，刺法同，肝欲平，即勿怒。

假令壬午，刚柔失守，上壬未迁正，下丁独然，即虽阳年，亏及不同，上下失守，相招其有期，差之微甚，各有其数也，律吕二角，失而不和，同音有日，微甚如见，三年大疫，当刺脾之俞，次三日，可刺肝之所出也。刺毕，静神七日，勿大醉歌乐，其气复散，又勿饱食，勿食生物，欲令脾实，气无滞饱，无久坐，食无太酸，无食一切生物，宜甘宜淡。又或地下甲子、丁酉失守其位，未得中司，即气不当位，下不与壬奉合者，亦名失守，非名合德，故柔不附刚，即地运不合，三年变疠，其刺法一如木疫之法。

假令戊申，刚柔失守，戊癸虽火运，阳年不太过也，上失其刚，柔地独主，其气不正，故有邪干，迭移其位，差有浅深，欲至将合，音律先同，如此天运失时，三年之中，火疫至矣，当刺肺之俞。刺毕，静神七日，勿大悲伤也，悲伤即肺动，而真气复散也，人欲实肺者，要在息气也。又或地下甲子、癸亥失守者，即柔失守位也，即上失其刚也，即亦名戊癸不相合德者也，即运与地虚，后三年变疠，即名火疠。

是故立地五年，以明失守，以穷法刺，于是疫之与疠，即是上下刚柔之名也，穷归一体也，即刺疫法，只有五法，即总其诸位失守，故只归五行而统之也。

【注释】

[1] 刚柔二干，失守其位：刚，指司天，属阳；柔，指在泉，属阴。刚柔二干，失守其位，即是刚柔失守。刚柔失守是指司天或在泉之气更迭变化失常，司天之气不能及时迁正，但在泉之气已经到位，司天与在泉之三阴三阳之气没有对上；在泉之气不能及时迁正，但司天之气已经到位，在泉与司天之三阴三阳没有对上。这两种情况均属于刚柔失守，或司天失守其位，或在泉失守其位。

[2] 逃门：指防治时疫之法。

[3] 足太阴之所注：所注，即输穴。足太阴之输是太白穴。

〔4〕己卯：甲与己岁运均属土运，子与午均是少阴司天，凡少阴司天，则阳明在泉，阳明属卯酉，与土运相配，则己卯为甲子年的在泉之化。

〔5〕土疠：土疠及下文的水疠、金疠、木疠、火疠，是指因土运、水运、金运、木运、火运之年司天在泉之气失常所致的疫疠。

〔6〕中水运：中，岁运，又叫中运。中水运，在此指岁运水运太过。

〔7〕律吕音异：阳律阴吕之音不相协调。

〔8〕姑洗林钟：庚辰年金运太过，为太商，应阳律姑洗，与司天相配；乙未岁金运不及，应阴吕林钟，与在泉相配。

〔9〕肺之所行：所行，指经穴。肺之经穴是经渠。

【译文】

黄帝问道：阳干和阴干失守其位，不能按时迁正、退位，会使司天、在泉、岁运之气都虚吗？其造成的疾病，用什么方法可以防治？岐伯说：您问得真深奥啊！请让我讲明其中的道理。司天在泉之气更迭变换，若失守其位，在三年左右，就发生疫疠流行，但只要找到发病根源，就必有躲避疫疠的方法。

假如甲子之年，司天在泉之气更迭变化失常，司天之气不能按时迁正，在泉之气失守而空虚，四时之序错乱，像音律失调一样，这样，大约在三年左右，就会发生大疫流行。要详细地审察气候变化的轻重深浅，在疫疠将到来之前，给予针刺预防。若土疫将至，当先用补法刺肾俞，隔三日，再刺足太阴之所注太白穴，补本气，泻土气。又如己卯年在泉不能迁正，而司天甲子孤立，大约隔三年左右，则发生土疠，其补泻方法，与甲子年司天失守相同。针刺后，令患者不要夜行及远行，七日内不吃油腻食物，清净，静守斋戒，使正气恢复。若原有肾之久病的，可在寅时面向南方，思想闲静，没有杂念，连续吸气七遍，不要呼出，之后伸颈像咽硬物一样，用力咽气，如此七遍之后，将舌下产生的津液咽下。

假如丙寅之年，司天在泉之气更迭变化失常，司天之气不能按时迁正，在泉之气也不能独主，丙年虽水运太过，但因司天在泉之气失守，所以也不表现太过，气候变化也就不能按太过而定之，司天之气有余，使值年司天之气不能按时迁正，司天在泉之气不相应，如律吕之不协调，运气失序，气候异常，大约三年左右，发生疫疠。要详细地审察气候变化的轻重及差异的大小，疫疠之病势缓慢的在三年后发生，来势急而甚的在三年内发生，当先用补法刺其心俞，五日后，再刺肾经之所入阴谷穴，补心气，泻水气。又如辛巳年，在泉之气不能随司天之气而迁正，也叫失守，使在泉之气空虚，大约隔三年左右，则发生水疠，其补泻方法，与丙寅年司天失守相同。针刺后，令患者不要过于喜乐及情欲太过，否则，会即刻正气耗散，令患者静养七日，心情平静，避免思虑。

假如庚辰之年，司天在泉之气更迭变化失常，司天之气不能按时迁正，在泉之气无以相合，因乙庚同属金运，若司天在泉之气不相应，上一年的司天之气该退位却不退，值年岁运又到来，则使上下胜复相错，这叫失守，犹如姑洗、林钟的商音不协调，这样，天运变化失常，大约三年左右就会发生严重的疫病。要详细地审察天运变化的微与甚，天运变化轻微的，疫病也较轻微，三年之后才发病；天运变化较甚的，疫病也较重，并且在三年之内发病，当先用补法刺其肝俞，三日后，再刺肺经的经渠穴，针刺后，可令患者安静养神七日，切勿大怒，若大怒则使真气耗散。又如乙未年，在泉之气失守，因乙为阴干，主岁之气晚至，使司天之气独治，这也叫失守，即天过独主之，大约三年左右则发生金疠，但必待其金运主岁之时才发生，要详细地审察天运的变化，根据其变化推测疫病发生的轻重及快慢。凡乙庚之年，上下失守的，其补泻方法都一样，还要疏肝理气，切勿大怒。

假如壬午年，司天在泉之气变化失常，壬年司天之气不能迁正，丁年在泉之气独主，这样，虽是阳年，也有亏虚的不同，司天在泉之气失守，但总会有上下相应之时，差异的多少，也是可推算的，犹如太角少角失而不和，但总会有相应的时日，其变化的微甚是可以察觉到的，大约三年左右就会出现大疫流行，当刺脾之输穴来治疗，隔三日，可针刺肝之所出大敦穴。针刺后，应静神休养七日，切勿酗酒，也不要沉迷于歌乐，否则使正气耗散，切勿饱食，勿食生冷，要使脾气充实，就不要吃得过饱而使脾气滞塞，勿久坐，勿食太酸，勿食一切生冷，食物宜甘宜淡。又如丁酉年，在泉之气失守，又失岁运之主持，运气不当位，司天在泉之气不合，也叫失守，所以不合是因刚柔之气不相应，即在泉之气与岁运不合，大约三年左右则发生疫疠，其针刺法与刺木疫之法相同。

假如戊申之年，司天在泉之气更迭变化失常，戊癸年虽都是火运，但因刚柔失守，所以阳干之年的表现也不是太过了。司天之气失其位，在泉之气独主之。气候失常，邪气侵犯，其迭更移位有浅深之别，要想司天在泉相应，犹如调和音律一样。像这样的天运失时，大约三年左右，就会出现火疫，当刺肺之输穴，针刺后，令患者静神安养七日，切勿过度悲伤，因悲伤则伤肺，易使真气耗散，要想使肺气充实，就要调节呼吸，又如癸亥年，在泉之气失守，使司天之气也失守，也叫戊癸不相合德，即岁运与在泉之气空虚，三年后则发生火疠。

因此，用五行分立五年，以明确司天在泉刚柔失守之理，并以此来研究防治疫疠之法。由此可见，疫与疠是根据司天在泉之刚柔来定名的，实质上其性质是一样的，即刺疫之法，只有五法。所以说各种司天在泉之位失守，都可以用五行的规律来归纳。

【原文】

黄帝曰：余闻五疫之至，皆相染易，无问大小，病状相似，不施救疗，如何可得不相移易者？岐伯曰：不相染者，正气存内，邪不可干，避其毒气，天牝[1]从来，复得其往，气出于脑，即不邪干。气出于脑，即室先想心如日。欲将入于疫室，先想青气自肝而出，左行于东，化作林木。次想白气自肺而出，右行于西，化作戈甲。次想赤气自心而出，南行于上，化作焰明。次想黑气自肾而出，北行于下，化作水。次想黄气自脾而出，存于中央，化作土。五气护身之毕，以想头上如北斗之煌煌，然后可入于疫室。

又一法，于春分之日，日未出而吐之[2]。又一法，于雨水日后，三浴以药泄汗。又一法，小金丹方：辰砂二两，水磨雄黄一两，叶子雌黄一两，紫金半两，同入合[3]中，外固了，地一尺筑地实，不用炉，不须药制，用火二十斤煅之也，七日终，候冷七日取，次日出合子，埋药地中七日，取出顺日研之三日，炼白沙蜜为丸，如梧桐子大，每日望东吸日华气[4]一口，冰水下一丸，和气咽之，服十粒，无疫干也。

【注释】

[1] 天牝：指鼻。

〔2〕吐之：指吐法。马莳注："用远志去心，以水煎之，饮二盏，吐之，不疫。"

〔3〕合：通"盒"，即盒子。在此似指瓷罐。

〔4〕日华气：日初升之际的精华之气。

【译文】

黄帝说：我听说五疫的发生，人人都会被传染，不论大人小孩，病状也都相似，不用上述方法防治，还有什么方法可以预防传染呢？岐伯说：有的人不受传染，是因正气存于体内，邪气不可干犯，因此能避免邪气侵袭。邪气从鼻被吸入，又从鼻排出，正气充于脑，故邪气不可干犯。正气充于脑，就是要到病室之前，先想象自己心好像太阳一样阳气充足。将进病室时，先想象有青气从肝发出，向左行于东方，化作林木，使肝气充实。再想象有白气从肺发出，向右行于西方，化作肃杀之气，使肺气充实。其次想象有赤气从心发出，向上行于南方，化作火焰，使心气充实。其次想象有黑气从肾发出，向下行于北方，化作寒冽之气，使肾气充实。其次想象有黄气从脾发出，其气存于中央，化作土气，使脾气充实。发出五种气体，保护身体之后，再想象头上好像北斗一样煌煌光闪，使正气充盈，然后方可进入病室。

又有一法，在春分日，日未出之时，使用吐法。又有一法，在雨水日后，用药浴法使之汗出。又有一法，即用小金丹方：辰砂二两，水磨雄黄一两，叶子雌黄一两，紫金半两，一同放入器皿中，把器皿口固封好，再在地上挖一个一尺深的坑，放入器皿，不用火炉，不须药剂，只需用土埋上器皿，在土上用二十斤燃料烧七天，再冷却七天后，次日取出器皿，再把药取出埋在地下，七日后取出，天天研磨，研磨三天，用白沙蜜和药为丸，如梧桐子大小，每天早晨面向东方，在日初升之时吸一口气，然后用冰水服一粒药，同吸入的气一同咽下，连服十粒，就可不受疫邪的传染了。

【原文】

黄帝问曰：人虚即神游失守位，使鬼神[1]外干，是致天亡，何以全真？愿闻刺法。岐伯稽首再拜曰：昭乎哉问！谓神移失守，虽在其体，然不致死，或有邪干，故令夭寿。

只如厥阴失守，天以虚，人气肝虚，感天重虚[2]，即魂游于上，邪干厥大气，身温犹可刺之，刺其足少阳之所过[3]，次刺肝之俞。

人病心虚，又遇君相二火司天失守，感而三虚[4]，遇火不及，黑尸鬼[5]犯之，令人暴亡，可刺手少阳之所过，复刺心俞。

人脾病，又遇太阴司天失守，感而三虚，又遇土不及，青尸鬼邪犯之于人，令人暴亡，可刺足阳明之所过，复刺脾之俞。

人肺病，遇阳明司天失守，感而三虚，又遇金不及，有赤尸鬼干人，令人暴亡，可刺手阳明之所过，复刺肺俞。

人肾病，又遇太阳司天失守，感而三虚，又遇水运不及之年，有黄尸鬼干犯人正气，吸人神魂，致暴亡，可刺足太阳之所过，复刺肾俞。

【注释】

[1]鬼神：指疫疠之邪。

[2]重虚：天运虚，人气虚，两者并至，则为重虚。

[3]所过：即指原穴。足少阳之所过是丘墟穴，手少阳之所过是阳池穴，足阳明之所过冲阳穴，手阳明之所过是合谷穴，足

太阳之所过是京骨穴。

　　〔4〕三虚：天运虚，人气虚，又复感虚邪，是谓三虚。

　　〔5〕黑尸鬼：鬼，指疫邪。尸鬼，指患疫疠之人死亡后仍有传染性。黑尸鬼，即水疫之邪。下文的青尸鬼指木疫之邪，赤尸鬼指火疫之邪，黄尸鬼指土疫之邪。

【译文】

　　黄帝问道：人虚弱，则精神不振，使疫邪侵犯，而致死亡，该怎样保全真气呢？请告诉我针刺的方法。岐伯叩首再拜说：您问得真高明啊！精神不振，犹失神魂，说明其人体质虚弱，但不一定死亡，若一旦有外邪侵犯机体，才可致短命夭亡。

　　如厥阴司天失守，天运虚，人之肝气亦虚，天人相感，是谓重虚，肝虚魂不藏而游于上，又受外邪侵犯，则四肢厥逆，甚或昏倒，若患者身温，可用针刺之法，刺足少阳之所过丘墟穴，再刺肝俞穴。

　　若人心气虚，又遇少阴君火、少阳相火司天失守，又感受外邪，是谓三虚，若逢火运不及之年，则水疫之邪侵犯，使人暴死，可刺手少阳之所过阳池穴来防治，再刺心俞。

　　若人脾气虚，又遇太阴湿土司天失守，又感受外邪，是谓三虚，若又逢土运不及之年，则木疫之邪侵犯，使人暴死，可刺足阳明之所过冲阳穴来防治，再刺脾俞穴。

　　若人肺气虚，又遇阳明司天失守，又感受外邪，是谓三虚，又逢金运不及之年，则火疫之邪侵犯，使人暴死，可刺手阳明之所过合谷穴来防治，再刺肺俞穴。

　　若人肾气虚，又遇太阳司天失守，又感受外邪，是谓三虚，又逢水运不及之年，则土疫之邪侵犯，折伤正气，使人神魂失守，突然死亡，可刺足太阳之所过京骨穴来防治，再刺肾俞穴。

【原文】

黄帝问曰：十二藏之相使，神失位，使神彩之不圆[1]，恐邪干犯，治之可刺，愿闻其要。

岐伯稽首再拜曰：悉乎哉，问至理，道真宗，此非圣帝，焉究斯源，是谓气神合道，契[2]符上天。心者，君主之官，神明出焉，可刺手少阴之源[3]。肺者，相傅之官，治节出焉，可刺手太阴之源。肝者，将军之官，谋虑出焉，可刺足厥阴之源。胆者，中正之官，决断出焉，可刺足少阳之源。膻中者，臣使之官，喜乐出焉，可刺心包络所流。脾为谏议之官[4]，知周出焉，可刺脾之源。胃为仓廪之官，五味出焉，可刺胃之源。大肠者，传道之官，变化出焉，可刺大肠之源。小肠者，受盛之官，化物出焉，可刺小肠之源。肾者，作强之官，伎巧出焉，刺其肾之源。三焦者，决渎之官，水道出焉，刺三焦之源。膀胱者，州都之官，精液藏焉，气化则能出矣，刺膀胱之源。

凡此十二官者，不得相失也。是故刺法有全神养真之旨，亦法有修真之道，非治疾也，故要修养和神也。道贵常存，补神固根，精气不散，神守不分，然即神守而虽[5]不去，亦能全真，人神不守，非达至真，至真之要，在乎天玄[6]，神守天息，复入本元，命曰归宗[7]。

【注释】

[1]圆：指丰满、圆满。

[2]契：合也。

〔3〕源：即原穴。十二经各有一原穴。

〔4〕谏议之官：古代辅佐君主的官名。在此指脾主思虑，有协助心君决定意志之作用。

〔5〕虽：即唯。

〔6〕天玄：天，指先天。玄，水之色。天玄，在此指人身肾之精。

〔7〕归宗：张介宾注："精气充而神自全，谓之内三宝。三者合一，即全真之道也，故曰归宗。"

【译文】

黄帝问道：十二脏腑的功能是相互为用的，任何一脏的功能失常，都会使其外在的表现有改变，则邪气易侵犯，可用针刺法治之，请给我讲讲针刺的要领。

岐伯叩首再拜说；您问得真详细啊！这么宝贵而正宗的道理，除了圣帝您，又有谁能究其源呢？气与神的功能都要正常，并要符合自然的变化规律。心好比君主，主宰人的精神意志思维活动，其功能失调，可针刺手少阴心经的原穴神门。肺好比宰相，治理调节全身的功能活动，其功能失调，可针刺手太阴肺经的原穴太渊。肝好比将军，有深谋远虑的功能，其功能失调，可针刺足厥阴的原穴太冲。胆好比正直不偏的执法官，具存决断能力，其功能失常，可针刺足少阳胆经的原穴丘墟。膻中好比内臣，能传达君主的喜乐，其功能失常，可针刺心包络的荥穴劳宫。脾好比谏议之官，能辅佐心君决定意志，考虑周全，其功能失常，可针刺脾经的原穴太白。胃好比粮仓，主贮藏和变化饮食五味，其功能失常，可针刺胃经的原穴冲阳。大肠负责传导变化饮食物，其功能失常，可针刺大肠经的原穴合谷。小肠接受胃传化来的水谷，负责食物进一步消化吸收，其功能失常，可针刺小肠经的原穴腕骨。肾是身体强壮的根本，聪明智慧由此而出，其功能失常，可针刺肾经的原穴太溪。三焦能疏通水道，使水液代谢正常，其功能失常，可针刺三焦经的原穴阳池。膀胱好比州都，能贮藏水液，气化功能正常，则小便正常，其功能失常，可针刺膀胱经的原穴京骨。

以上十二脏腑的功能，必须相互配合。因此刺法有保全精神、保养真气的作用，也有修养真气的作用，并不是只用于治病，所以要修养真气，调和精神。修养调和之道，贵在坚持，能补养精神，坚固根本，使精气不散，神有所藏，只有神有所藏，才能保全真气。若神不守舍，就不能达到养真的目的。养真的关键，在于保养肾精，精神内守则天息长存，再归复本元，就叫作归宗。

本病论篇第七十三

【篇解】

　　本篇从根本上讨论了疫病发生的原因，认为虽自然四时失序，客气升降、迁正、退位发生变化可致疫病发生，但是天运气虚、人体正气虚弱、人神失守是疫病发生的根本原因，所以篇名谓"本病论"。

　　本篇讨论了五运六气上下升降失常、不迁正、不退位的异常变化及其对人体生命活动及发病的影响。论述了由于气运失守的程度不同，其疫病发作快慢及病情轻重也不同。指出疫病的发生，一般是在天气失常以后的第二或三年。讨论了天运气虚、正气虚弱、人神失守是疫病发生的根本原因。

　　本篇在前篇基础上，继续对疫疠的形成进行了论述，重申了"正气存内，邪不可干"的发病学观点。本篇也是《内经》论疫病的重要篇章，对今之传染性疾病的防治具有重要价值。

【原文】

　　黄帝问曰：天元九室[1]，余已知之，愿闻气交，何名失守？岐伯曰：谓其上下升降，迁正退位，各有经论，上下各有不前，故名失守也。是故气交失易位，气交乃变，变易非常，即四时失序，万化不安，变民病也。

　　帝曰：升降不前，愿闻其故，气交有变，何以明知？岐伯曰：昭乎问哉！明乎道矣。气交有变，是为天地机，但欲降而不得降者，地窒刑之。又有五运太过，而先天[2]而至者，即交不前，但欲升而不得其升，中运抑之，但欲降而不得其降，中运抑之。于是有升之不前，降之不下者，有降之不下，升而至天者，有升降俱不前，作如此之分别，即气交之变，变之有异，常各各不同，灾有微甚者也。

【注释】

[1]窒：抑制。天气下降，地气上升，升降不已。若升降运动遇其所胜，则被窒抑，产生郁气。

[2]先天：指气候先天时而至。

【译文】

黄帝问道：升降运动被窒抑的九种情况，我已知道了。我想听听天地气交的失守情况。岐伯说：天地之气上下升降、迁正退位，都各有一定规律，若上下、升降各有不能正常运行的情况，就叫失守。因此气交就发生变化，气交变化异常，则四时失序，万物不能正常生化，人们将发生疾病。

黄帝问：升降不能正常运行，我想知道其中的道理，气交发生异常变化，怎样才能知道呢？岐伯说：您问得真高明啊！您真是深明事理的人。天地气交的升降变化，是天地之气运动变化的机理。若天气应降而不能降，是因地气窒抑。又有五运太过之年，气候先天时而至，使气交不能前进。地气应升而不能升，是因岁运之气窒抑，或天气应降而不能降，也是因岁运之气窒抑，于是就出现应升不升，应降不降，或不能降却能升，或升降均被窒抑等各种情况，分别出这些区别，就可以了解气变的变异情况。变异的情况又各不相同，其所造成的灾害也有轻重之别。

【原文】

帝曰：愿闻气交遇会胜抑[1]之由，变成民病，轻重何如？
岐伯曰：胜相会，抑伏使然[2]。

是故辰戌之岁，木气升之，主逢天柱[3]，胜而不前。又遇庚
戌，金运先天，中运胜之，忽然不前。木运升天，金乃抑之，升
而不前，即清生风少，肃杀于春，露霜复降，草木乃萎。民病温
疫早发，咽嗌乃干，四肢满，肢节皆痛。久而化郁，即大风摧
拉，折陨鸣紊。民病卒中偏痹，手足不仁。

是故巳亥之岁，君火升天，主室天蓬，胜之不前。又厥阴木
迁正，则少阴未得升天，水运以至其中者。君火欲升，而中水运
抑之，升之不前，即清寒复作，冷生旦暮，民病伏阳，而内生烦
热，心神惊悸，寒热间作。日久成郁，即暴热乃至，赤风肿翳，
化疫，温疬暖作，赤气彰而化火疫，皆烦而躁渴，渴甚治之以泄
之可止。

是故子午之岁，太阴升天，主室天冲，胜之不前。又或遇壬
子，木运先天而至者，中木遇抑之也。升天不前，即风埃四起，
时举埃昏，雨湿不化。民病风厥涎潮[4]，偏痹不随，胀满。久而
伏郁，即黄埃化疫也，民病夭亡，脸肢府黄疸满闭[5]，湿令弗
布，雨化乃微。

【注释】

[1] 遇会胜抑：张介宾注："六气有遇有会，有胜有抑，则
抑伏者为变。"

[2] 抑伏使然：胜气相会，必致抑窒而伏，是造成气交有变
的原因。

　　[3] 天柱：天柱及下文的天蓬、天冲、天英、天芮，分别是金水木火土五星的别名，在此分别代表在天的金气、水气、木气、火气和土气。

　　[4] 涎潮：口水上涌如潮。

　　[5] 脸肢府黄疸满闭：指脸面、四肢发生黄疸，六腑胀满闭塞。

【译文】

　　黄帝问：我愿听你讲一讲天地气交相会胜克抑郁的原因，以及使百姓生病的轻重情况怎样？岐伯说：天地之气交会时，遇到胜气则被抑郁。

　　因此，辰戌之年，上一年在泉之气的右间气厥阴风木，应当上升为司天的左间，但遇金气太过，故木气不能上升。又遇庚戌之年，金运之气先天时而至，金胜克木，使木气不能上升。木气本应上升，却被金气和金运抑阻，故不能上升，因此春季里风少不温，反见秋令肃杀之气候，天降霜露，草木枯萎。温疫提前发生，症见咽喉干燥，四肢胀满，肢体关节疼痛等。木郁久，必导致木气发作，自然界可见狂风怒吼，刮倒树木，风声阵阵。人们多病突然偏痹，手足不仁等。

　　巳亥之年，上一年在泉之气的右间气少阴君火，应当上升为司天的左间，但遇水气太过而不退位，故火气不能上升。又厥阴风木不能及时迁正，则少阴也不能按时上升，又因水运克火气，少阴君火欲升，但被水运抑阻，故不能上升，因此气候表现为寒冷，早晚更甚。人体阳气被遏伏，故症见内热烦闷，心惊心悸，发热恶寒交作，火郁日久，必然发作，故见气候突然暴热，人们多病眼睛红肿疼痛生翳，容易变成疫病，温疠趁热发作，火热之气盛极而化成火疠，人多病心烦，躁动不安，口渴严重，应用清泄之法，方可控制病情。

　　子午之年，上一年在泉之气的右间气太阴湿土，应当上升为司天的左间，但遇木气太过而不退位，故太阴湿土不能上升。又或遇壬子年，木运太过，木气先天时而至，木运抑阻土气，使太阴湿土不能上升，则自然界风尘四起，天昏地暗，雨水不降。人们多病风厥，多口水，偏痹而肢体不能随意运动，胀满。土郁日久，必然发作，故见因土郁发作所致的疫病，患者多夭亡，脸面四肢黄疸，六腑胀满闭塞。湿气被郁时，降雨很少。

【原文】

　　是故丑未之年，少阳升天，主窒天蓬，胜之不前。又或遇太阴未迁正者，即少阳未升天也，水运以至者。升天不前，即寒雾[1]反布，凛冽如冬，水复涸，冰再结，暄暖乍作，冷复布之，寒暄不时。民病伏阳在内，烦热生中，心神惊骇，寒热间争。以成久郁，即暴热乃生，赤风气瞳翳，化成郁疠，乃化作伏热内烦，痹而生厥，甚则血溢。

　　是故寅申之年，阳明升天，主窒天英，胜之不前。又或遇戊申、戊寅，火运先天而至。金欲升天，火运抑之，升之不前，即时雨不降，西风数举，咸卤燥生。民病上热，喘嗽血溢。久而化郁，即白埃翳雾，清生杀气，民病胁满悲伤，寒鼽嚏嗌干，手拆[2]皮肤燥。

　　是故卯酉之年，太阳升天，主窒天芮，胜之不前。又遇阳明未迁正者，即太阳未升天也，土运以至。水欲升天，土运抑之，升之不前，即湿而热蒸，寒生两间。民病注下，食不及化。久而成郁，冷来客热，冰雹卒至。民病厥逆而哕，热生于内，气痹于外，足胫酸疼，反生心悸懊热，暴烦而复厥。

【注释】

[1]寒雾：寒冷的雾露。

[2]拆：裂开。

【译文】

丑未之年，上一年在泉之气的右间气少阳相火，应当上升为司天的左间，但遇水气太过而被抑阻，使少阳相火不能上升。又或遇太阴湿土不能按时迁正，所以少阳也无法上升，若逢水运抑阻，也使少阳不能上升。少阳不升，则见寒冷雾露，寒冽如冬，河水干涸，或水结冰，偶尔气暖，但又马上寒冷，自然气候寒暖交作，则人阳气郁伏，心中烦热，心神不定，易惊骇，发热恶寒交作。少阳郁久则发作，气候转为暴热，人们多病目赤肿痛，瞳仁生翳，变为疫疠，并症见内热心烦，四肢麻痹而厥冷，甚至有出血的现象。

寅申之年，上一年在泉之气的右间气阳明燥金，应当上升为司天的左间，但遇火气太过而被抑阻，使阳明燥金不能上升。又或遇戊申、戊寅之年，火运太过，其气运先天时而至。金气欲上升，但被火克，而不能上升，时雨下降，西风数起，燥气四起。人们多病上焦热，咳嗽，甚则出血。金郁日久，必然发作，故见自然界白埃之气弥漫，如同烟雾，出现清凉肃杀之气，人们多病胁肋胀满，易悲伤，鼻塞，喷嚏，咽干，手干裂，皮肤干燥。

卯酉之年，上一年在泉之气的右间气太阳寒水，应当上升为司天的左间，但遇土气太过，使太阳寒水不能上升。又遇阳明燥金不能按时迁正，也使太阳寒水不能及时上升。若逢土运已到，寒水要升，但被土运抑阻，故水气不能上升，因此，湿热相蒸，寒气出现于左右间气之位。人们多病泄泻如注，完谷不化。水郁日久，必然发作，寒来胜热，突降冰雹。人们多病厥逆而哕，热生于内，寒气闭阻于外，足胫酸痛，反见心悸，懊憹烦热，暴烦而复厥逆。

【原文】

黄帝曰：升之不前，余已尽知其旨。愿闻降之不下，可得明乎？岐伯曰：悉乎哉问！是之谓天地微旨，可以尽陈斯道，所谓升已必降也。至天三年，次岁必降，降而入地，始为左间也。如此升降往来，命之六纪[1]者矣。

是故丑未之岁，厥阴降地，主窒地晶，胜而不前。又或遇少阴未退位，即厥阴未降下，金运以至中。金运承之，降之未下，抑之变郁，木欲降下，金承之，降而不下，苍埃远见，白气承之，风举埃昏，清躁行杀，霜露复下，肃杀布令。久而不降，抑之化郁，即作风燥相伏，暄而反清，草木萌动，杀霜乃下，蛰虫未见，惧清伤藏。

是故寅申之岁，少阴降地，主窒地玄，胜之不入。又或遇丙申、丙寅，水运太过，先天而至。君火欲降，水运承之，降而不下，即彤云[2]才见，黑气[3]反生，暄暖如舒，寒常布雪，凛冽复作，天云惨凄。久而不降，伏之化郁，寒胜复热，赤风[4]化疫，民病面赤心烦，头痛目眩也，赤气彰而温病欲作也。

是故卯酉之岁，太阴降地，主窒地苍，胜之不入。又或少阳未退位者，即太阴未得降也，或木运以至。木运承之，降而不下，即黄云[5]见而青霞[6]彰，郁蒸作而大风，雾翳埃胜，折损乃作。久而不降也，伏之化郁，天埃黄气，地布湿蒸，民病四肢不举，昏眩肢节痛，腹满填臆。

【注释】

[1]六纪：六气六步的每一气都是升天三年、降地三年，升降循环一周需六年，故称为六纪。

[2]彤云：指火气。

[3]黑气：指水气。

[4]赤风：指火气。

[5]黄云：指土气。

[6]青霞：指木气。

【译文】

黄帝说：当升而不能升的问题，我已完全清楚。现在我想听你讲讲当降而不能降的问题，可以让我明白其中的道理吗？岐伯说：您问得真详细啊！这是天地变化极其精微的道理，我可以把其中的道理全部告诉您。气升之后，必然要下降，即升天三年以后，第四年必然下降，成为在泉的左间。如此升降往来，六年循环一周，故叫作六纪。

丑未之年，上一年的司天之气之右间气厥阴风木，应当降为在泉的左间，但被上一年在泉的金气抑阻，使厥阴不能下降。又或遇上一年的司天之少阴君火不退位，使厥阴不能按时降下。又遇金运主岁，金运下承，使厥阴不能降下，抑而成郁，木欲降，但金运克之而不能降，青色尘埃远见，金气布散，西风刮得天昏地暗，清燥清凉肃杀之气行令，复降霜露。木气不降，久成郁，燥金胜风木，应温暖反清冷，草木刚刚萌动，即被寒霜肃杀，蛰虫伏藏，人们多病恶寒，要防止清凉之气伤害内脏。

寅申之年，上一年的司天之气之右间气少阴君火，应当降为在泉的左间，但被上一年在泉的水气抑阻，使少阴君火不能下降。又或遇丙申、丙寅之年，水运之气太过，水运先天时而至，君火欲降，水运抑之，使君火不能下降，火气刚要降下，水气就来抑阻，气候应温暖舒适，但却寒冷降雪，寒风凛冽，阴云密布。火气不降，久而成郁，寒水胜火热。火郁久，必发作，故火气化成疫疠，人们多病面赤，心烦，头痛，目眩等病。火热之气太盛则预示将要发生温病。

卯酉之年，上一年的司天之气之右间气太阴湿土，应当降为在泉的左间，但被上一年在泉的木气抑阻，使太阴湿土不能下降。又或上一年的司天之气少阳相火不退位，也使太阴不能下降。又或逢木运主岁，木运克土气，使太阴不能下降，黄云见而木气也彰显，木克土，故见刮大风，尘埃飞扬如雾，甚至折损树木。太阴久郁不降，则天布黄气，地布湿气，人们多病四肢不能举动，头昏目眩，肢体关节疼痛，腹满胸闷等。

【原文】

是故辰戌之岁，少阳降地，主窒地玄，胜之不入。又或遇水运太过，先天而至也。水运承之，水降不下，即彤云才见，黑气反生，暄暖欲生，冷气卒至，甚即冰雹也。久而不降，伏之化郁，冷气复热，赤风化疫，民病面赤心烦，头痛目眩也，赤气彰而热病欲作也。

是故巳亥之岁，阳明降地，主窒地彤，胜而不入。又或遇太阴未退位，即少阳未得降，即火运以至之。火运承之不下，即天清而肃，赤气乃彰，暄热反作。民皆昏倦，夜卧不安，咽干引饮，懊热内烦，天清朝暮，暄还复作。久而不降，伏之化郁，天

清薄寒，远生白气。民病掉眩，手足直而不仁，两胁作痛，满目
眩眩。

是故子午之年，太阳降地，主窒地阜胜之，降而不入。又
或遇土运太过，先天而至。土运承之，降而不入，即天彰黑气，
暝暗凄惨，才施黄埃而布湿，寒化令气，蒸湿复令。久而不降，
伏之化郁，民病大厥，四肢重怠，阴萎少力，天布沉阴，蒸湿
间作。

【译文】

辰戌之年，上一年的司天之气之右间气少阳相火，应当降
为在泉的左间，但遇水气抑阻，使少阳不能下降。又或遇水运太
过，水运之气先天时而至，水运相承，使少阳不能下降，少阳火
气刚刚出现，就被水气克之，气候刚要变暖，寒冷之气就突然到
来，甚至天降冰雹。少阳被抑不降，久而成郁，郁久必发作，寒
冷转炎热，火热之气化为疫疠，人们多病面赤心烦，头痛目眩，
火热之气彰显太盛则发热病。

巳亥之年，上一年的司天之气之右间气阳明燥金，应当降为
在泉的左间，但遇火气抑阴，使阳明不能下降。又或遇上一年的
在泉之气太阴湿土未退位，少阳相火不能按时迁入在泉之位，使
阳明不能下降。或遇火运已至，火运相乘，也使金气不得下降，
本应清凉而肃的秋季，却特别炎热。人们多病昏沉疲倦，夜卧不
安，咽干引饮，心烦，心中懊恼而热，本应早晚清凉的天气，却
暄热。阳明被郁不降，郁久则发作，气候变寒凉，出现秋风秋
气。人们多病手足四肢搐动，头晕目眩，手足强直且麻木不仁，
两胁疼痛，视物模糊等病。

子午之年，上一年的司天之气之右间气太阳寒水，应当降

为在泉的右间，但遇土气抑阻，使太阳不能下降。又或遇土运太
过，土运之气先天时而至，土运相承，使太阳不能下降，寒水之
气布于天地之间，天昏地暗，凄惨淡凉，黄埃飞扬，湿气弥漫，
寒气行令的季节，却是蒸湿当令。太阳久而不降，则为郁，久郁
必发作。人们多病大厥，四肢困重倦怠，阴痿少力。天气阴沉，
时有湿气蒸发。

【原文】

帝曰：升降不前，晰知其宗，愿闻迁正，可得明乎？岐伯
曰：正司中位，是谓迁正位，司天不得其迁正者，即前司天以[1]
过交司之日。即遇司天太过有余日也，即仍旧治天数，新司天未
得迁正也。

厥阴不迁正，即风暄不时，花卉萎瘁，民病淋溲，目系转，
转筋[2]喜怒，小便赤。风欲令而寒由不去，温暄不正，春正
失时。

少阴不迁正，即冷气不退，春冷后寒，暄暖不时。民病寒
热，四肢烦痛，腰脊强直。木气虽有余，位不过于君火也。

太阴不迁正，即云雨失令，万物枯焦，当生不发。民病手足
肢节肿满，大腹水肿，填臆[3]不食，飧泄胁满，四肢不举。雨
化欲令，热犹治之，湿煦于气，亢而不泽。

少阳不迁正，即炎灼弗令，苗莠不荣，酷暑于秋，肃杀晚
至，霜露不时。民病瘄疟[4]骨热，心悸惊骇，甚时血溢。

阳明不迁正，则暑化于前，肃杀于后，草木反荣。民病寒
热鼽嚏，皮毛折，爪甲枯焦，甚则喘嗽息高，悲伤不乐。热化乃
布，燥化未令，即清劲末行，肺金复病。

太阳不迁正，即冬清反寒，易令于春，杀霜在前，寒冰于

后，阳光复治，凛冽不作，雾云[5]待时。民病温疠至，喉闭溢干，烦躁而渴，喘息而有音也。寒化待燥，犹治天气，过失序，与民作灾。

【注释】

[1] 以：通"已"。
[2] 转筋：筋脉拘急。
[3] 填臆：胸膈胀满，噫气。
[4] 瘤疟：瘤，通"痎"。泛指疟疾。
[5] 雾云：白色如雾的云。

【译文】

黄帝说：上升与下降不能按时运行的道理我已知道了。我想听听什么叫迁正，你可以让我明白其中的道理吗？岐伯说：在正中司天在泉位置的，就是迁正位，本应司天而不能迁入司天正位的，是因上一年司天之气超过了新旧司天交移的大寒日，也即上一年司天太过，已经到了新旧司天交移的大寒日，仍旧司天，致使新的司天之气不能及时迁正。

厥阴风木之气不能迁正，风木温暖之气不能按时到来，花草枯萎。人们多病小便不利，目系疾患，筋脉拘挛，善怒，小便赤。风木欲行令而寒气却不去，温暖之气不按时到，失去了春天正常的气候。

少阴君少之气不能迁正，冷气不退，春季先冷后寒，温暖之气不能及时到来。人们多病发热恶寒，四肢烦痛，腰脊强直。厥阴风木之气虽因太过而不退位，但最终不会超过君火当令之时。

太阴湿土之气不能迁正，云雨不能及时降临，万物枯焦，生而不发。人们多病手足肢体关节肿满，腹大水肿，胸膈胀满，噫气，不欲饮食，飧泄，胁肋胀满，四肢不能举动。太阴湿土欲行令，但君火不退位而干扰之，气候温暖，干燥不润。

少阳相火之气不能迁正，炎热之气不能行令，苗木不能繁荣，秋季仍然酷热，肃杀之气晚至，霜露不按时到来。人们多病疟疾，骨蒸烦热，心悸，惊骇，甚至时而血溢。

阳明燥金之气不能迁正，暑热之气先于时令而至，肃杀之气晚到，草木反见繁荣。人们多病发热恶寒，鼻塞，喷嚏，皮毛不泽，爪甲枯槁，甚则喘嗽，呼吸急促，悲伤不乐。炎热之气布散，燥气不能行令，清凉肃杀之气不能行令，使人肺金受病。

太阳寒水之气不能迁正，冬季应寒冷，却反行春令。秋之肃杀之气后，寒冽之气却晚至，阳光重新行令，寒冽之气不至，云雾待时而现。人们多病温疫，喉闭咽干，烦躁，口渴，喘息而喉中有声。太阳寒水要等燥气去后才能司天，燥气到时而不去，人们就要患病。

【原文】

帝曰：迁正早晚，以命其旨，愿闻退位，可得明哉？岐伯曰：所谓不退者，即天数未终，即天数有余，名曰复布政，故名曰再治天也，即天令如故而不退位也。

厥阴不退位，即大风早举，时雨不降，湿令不化，民病温疫，疵废[1]风生，民病皆肢节痛，头目痛，伏热内烦，咽喉干引饮。

少阴不退位，即温生春冬，蛰虫早至，草木发生，民病膈热咽干，血溢惊骇，小便赤涩，丹瘤胗[2]疮疡留毒。

太阴不退位，而取寒暑不时，埃昏布作，湿令不去，民病四肢少力，食饮不下，泄注淋满，足胫寒，阴萎闭塞，失溺小便数。

少阳不退位，即热生于春，暑乃后化，冬温不冻，流水不冰，蛰虫出见，民病少气，寒热更作，便血上热，小腹坚满，小便赤沃，甚则血溢。

阳明不退位，即春生清冷，草木晚荣，寒热间作，民病呕吐暴注，食饮不下，大便干燥，四肢不举，目瞑掉眩[3]。

【注释】

[1]疵废：张介宾注："疵，黑斑也。废，肢体偏废也。"

[2]胗：通"疹"。

[3]目瞑掉眩：此四字之后，疑脱"太阳不退位"一段。

【译文】

黄帝说：迁正或早或晚的问题，我已经明白了，我想听你讲讲什么是退位，可以让我明白其中的道理吗？岐伯说：所说的不退，即天数未终，也即天数有余，名叫复布政，也称为再司天，即现在的天令仍旧是过去的天令，该退位却不退位。

厥阴风木不退位，则大风早起，时雨不降，湿气不能布散，人们多病温疫，皮肤黑斑，肢体萎废不用。因风气盛，故还多病肢体关节疼痛，头目疼痛，内热而烦，咽喉干燥欲饮。

少阴君火不退位，热气行于春冬之季，蛰虫早出，草木萌发，人们多病膈热，咽干，出血，惊骇，小便赤涩，丹瘤皮疹，疮疡留毒。

太阴湿土不退位，寒暑之气不能按时令到来，尘埃弥漫，太阴湿土之令不去，人们多病四肢乏力，食饮不下，泄泻如注，小便淋痛，腹胀满，足胫觉寒，阳痿，便秘，小便失禁，或小便频数。

少阳相火不退位，炎热之气行于春季，暑热之气延长不去，则冬季温而不寒，流水不结冰，蛰虫不藏，人们多病少气，便血，上焦发热，小腹坚满，小便赤沃，甚至出血。

阳明燥金不退位，春天不温反清冷，草木萌发推迟，天气寒热间作，人们多病呕吐，暴注泄泻，食饮不下，大便干燥，四肢不能提举，头晕目眩，肢体抽搐震颤。

【原文】

帝曰：天岁[1]早晚，余以知之，愿闻地数[2]，可得闻乎？岐伯曰：地下迁正、升天[3]及退位不前之法，即地土产化，万物失时之化也。

帝曰：余闻天地二甲子[4]，十干十二支，上下经纬天地，数有迭移，失守其位，可得昭乎？岐伯曰：失之迭位者，谓虽得岁正，未得正位之司，即四时不节，即生大疫。注《玄珠密语》云：阳年三十年，除六年天刑[5]，计有太过二十四年，除此六年，皆作太过之用，今不然之旨。今言迭支迭位，皆可作其不及也[6]。

【注释】

[1]天岁：司天之气。

[2]地数：在泉之气。

[3]升天：指客气的五之气即在泉之气的右间气，在下一年上升至四之气即司天之气的左间气位置。在泉之气在下属阴，司天之气在上属阳，由在泉的右间上升为司天的左间，故称为

升天。

[4]天地二甲子：张介宾注："天地二甲子，言刚正于上，则柔合于下，柔正于上，则刚合于下，如上甲则下己，上己则下甲，故曰二甲子。"可从。

[5]天刑：指气运相克造成的严重灾害之年。

[6]注《玄珠密语》云……皆可作其不及也：《黄帝内经素问译释》注："从注以下，至皆可作其不及也一段，可能是后人注解的文字，传抄误入正文，所以玄珠密语前有一注字。"可参。

【译文】

黄帝说：司天之气迁正退位的早晚，我已知道，我想听你讲讲在泉之气的情况，可以告诉我吗？岐伯说：在泉之气的不按时迁正、不按时升天及不按时退位，可使大地万物不能按时生化。

黄帝说：我听说天地甲子、十干、十二支，上下升降以合天地经纬，其秩序有相互交移的，有失守其位的，可以帮我明白这些吗？岐伯说：失去正常迁位的，虽主岁的岁运当位，但未能主持正位之令，四时不能按时行令，将发生严重的疫疬。《玄珠密语》上说：阳年三十年，除六年气运相克造成的严重灾害年之外，尚有二十四个太过之年。除了这六年，都是太过之年。这六年迭失其位，虽是太过之年，也可算是不及之年。

【原文】

假令甲子阳年，土运太窒，如癸亥天数有余者，年虽交得甲子，厥阴犹尚治天，地已迁正，阳明在泉，去岁少阳以作右间，即厥阴之地阳明，故不相和奉者也。癸巳相会，土运太过，虚反受木胜，故非太过也，何以言土运太过，况黄钟[1]不应太窒，木既胜而金还复，金既复而少阴如至，即木胜如火而金复微，如此则甲己失守，后三年化成土疫[2]，晚至丁卯，早至丙寅，土疫至也，大小善恶，推其天地，详乎太一[3]。

又只如甲子年，如甲至子而合，应交司而治天，即下己卯未迁正，而戊寅少阳未退位者，亦甲己下有合也，即土运非太过，而木乃乘虚而胜土也，金次又行复胜之，即反邪化也。阴阳天地殊异尔，故其大小善恶，一如天地之法旨也。

【注释】

[1] 黄钟：六律中的六阳律之一。六律通指黄钟、太簇、姑洗、蕤宾、夷则、无射六阳律，与大吕、夹钟、仲吕、林钟、南吕、应钟六阴律，共同构成十二律。张介宾注："黄钟为太宫之律，阳土运窒则黄钟不叶，木乃胜之，木胜必金复，金既复而子年司天，少阴忽至，则木反助火克金，其复必微，而甲己之土皆失守矣。"

[2] 土疫：张介宾注："甲己化土，故发为土疫，即后世所谓湿温之类。"可从。

[3] 太一：指北极星。

【译文】

例如甲子年为阳年，土运太过则抑塞，若在癸亥年，司天之气有余，司天之气虽已交移甲子，但亥年的司天之厥阴风木尚未退位，而今年在泉之阳明已经迁正，去年的少阳相火已退为地之右间，厥阴之气好像还在司天的位置，这样，司天是癸巳年的司天，在泉是甲子年的在泉，上下不相合。癸巳相会，虽土运太过，但反被木克，故木运也就不算太过了，怎能说土运太过呢？

况且六律的黄钟（太宫）不应太窒，木气胜土，土之子金气必报
复木气，金复之时，少阴也随之而至，木助火克金，使金之复气
减弱，如此，则甲己失守，三年后则发生土疫，晚至丁卯年，早
则在丙寅年，土疫暴发。其疫情的大小轻重，要根据司天在泉之
气的盛衰情况，以及北极星所指的月令。

又如甲子年，甲与子相合，甲之岁运与子的司天之气相合共
主天气，但阳明不能迁正到在泉之位，因为上一年的在泉少阳相
火尚未退位，则甲己年的司天厥阴与在泉的少阳相火相配合，厥
阴风木克土运，故土运就不是太过，土所生的金又来复木，反化
成病邪。司天在泉之气的变化各不相同，其所致的病情也有大小
轻重之别，与司天在泉的变化一样。

【原文】

假令丙寅阳年太过，如乙丑天数有余者，虽交得丙寅，太阴
尚治天也，地已迁正，厥阴司地，去岁太阳以作右间，即天太阴而
地厥阴，故地不奉天化也。乙辛相会，水运太虚，反受土胜，故非
太过，即太簇之管[1]，太羽不应，土胜而雨化，水复即风，此者
丙辛失守其会，后三年化成水疫[2]，晚至己巳，早至戊辰，甚即
速，微即徐，水疫至也，大小善恶。推其天地数，乃太乙游宫。

又只如丙寅年，丙至寅且合，应交司而治天，即辛巳未得迁
正，而庚辰太阳未退位者，亦丙辛不合德也，即水运亦小虚而小
胜，或有复，后三年化疠，名曰水疠，其状如水疫，治法如前。

【注释】

[1] 太簇之管：太簇，十二律之一。管，指律管。阳六律与
阴六吕合称十二律。张介宾注："太簇之管，羽音阳律也，丙运

失守，故太羽不应，而雨为之胜，风为之复也。"十二律分别对应农历十二月，即黄钟（十一月）→大吕（十二月）→太簇（一月）→夹钟（二月）→姑洗（三月）→仲吕（四月）→蕤宾（五月）→林钟（六月）→夷则（七月）→南吕（八月）→无射（九月）→应钟（十月）。其中，应单月的律为阳，应双月的律为阴。

　　[2] 水疫：张介宾注："即后世寒疫阴证之类。"

【译文】

　　又如丙寅年为阳年，若上一年乙丑年司天之气有余而不退位，今年虽交得丙寅年，但上一年的太阴湿土仍司天而不退位，但今年的在泉之气厥阴已经迁正，去年的在泉之气太阳寒水退位成为在泉的右间，这样，则太阴司天，厥阴在泉，地气不能奉天令所化。若上乙下辛相会，水运太虚，被司天之土所克，故不能算阳土太过，犹如太簇与太羽音律不能相应，司天之土气胜，则行雨湿，风木克土则成风。此乃丙辛年司天、在泉、岁运之气失守，三年之后则发生水疫，晚则己巳年，早则戊辰年，严重的，发病迅速，轻微的，其发病也较缓慢。疫疬病情的轻重、预后的好坏，要根据天地气运的规律及北斗星所指的月令来推算。

　　又如丙寅年，岁运丙与司天寅互相配合主持天气，少阳已迁正，主持司天，但厥阴却不能迁入在泉之位，因为上一年（庚辰）太阳寒水在泉尚未退位，使司天之少阳不能与在泉之厥阴合德，使水运小虚而有小胜小复，三年之后，发生疫疬，名叫水疬，其病状如水疫，治法也相同。

【原文】

　　假令庚辰阳年太过，如己卯天数有余者，虽交得庚辰年也，阳明犹尚治天，地已迁正，太阴司地，去岁少阴以作右间，即天阳明而地太阴也，故地下[1]奉天也。乙巳相会，金运太虚，反受火胜，故非太过也，即姑洗之管[2]，太商不应，火胜热化，水复寒刑，此乙庚失守，其后三年化成金疫也，速至壬午，徐至癸未，金疫至也，大小善恶，推本年天数及太一也。

又只如庚辰，如庚至辰，且应交司而治天，即下乙未未得迁正者，即地甲午少阴未退位者，且乙庚不合德也，即下乙未，干失刚，亦金运小虚也，有小胜或无复，后三年化疠，名曰金疠，其状如金疫也，治法如前。

【注释】

[1]下：疑为"不"。张介宾《类经》作"不"。

[2]姑洗之管：姑洗，十二律之一。张介宾注："姑洗之管，乃其律也。金虚则火胜，火胜则水复，故当先热而后寒。"

【译文】

又如庚辰年为阳年，岁运太过，若上一年己卯年司天之气有余而不退位，今年虽交得庚辰年，但上一年的阳明燥金之气仍司天而不退位，今年的在泉之气太阴湿土已经迁正，上一年的在泉之气少阴已退为在泉之右间，这样，则阳明燥金司天，太阴湿土在泉，地气不能奉天令所化。上乙下巳相会，金运太虚，反受火克，所以金运也算不上太过了，犹如姑洗之管与太商之音不相和谐一样，火胜热气布散，寒火来复，此乃庚辰年司天、在泉、岁运之气失守，三年之后则发生金疫，快则壬午年，慢则癸未年，疫病病情的轻重、预后的好坏，要根据天地气运的变化及北斗星所指的月令来推算。

又如庚辰年，岁运庚与司天辰互相配合主持天气，但太阴湿土未能迁正，因上一年的在泉之少阴君火尚未退位，在泉之气与岁运不相应，太阴湿土不能迁入在泉之位，所以岁运也就不能算太过了，故金运稍虚，必有或胜或复的现象，三年后则发生金疠，其病状如同金疫，治法也同金疫。

【原文】

假令壬午阳年太过，如辛巳天数有余者，虽交后壬午年也，厥阴犹尚治天，地已迁正，阳明在泉，去岁丙申少阳以作右间，即天厥阴而地阳明，故地不奉天者也。丁辛相合会，木运太虚，反受金胜，故非太过也，即蕤宾之管[1]，太角不应，金行燥胜，火化热复，甚即速，微即徐，疫至大小善恶，推疫至之年天数及太一。

又只如壬至午，且应交司而治之，即下丁酉未得迁正者，即地下丙申少阳未得退位者，见丁壬不合德也，即丁柔干失刚，亦木运小虚也，有小胜小复。后三年化疠，名曰木疠，其状如风疫[2]，法治如前。

【注释】

[1]蕤宾之管：蕤宾：十二律之一。张介宾注："蕤宾之管，太角之律也，阳木不正，故蕤宾失音，金所以胜，火所以复，而邪至矣。"

[2]风疫：张介宾注："木疠风疫，即后世风温之类。"

【译文】

又如壬午年为阳年，岁运太过，若上一年辛巳年司天之气有余而不退位，今年虽交得壬午年，但上一年的厥阴风木之气仍司天则不退位，今年的在泉之气阳明燥金已迁正，上一年的在泉之气少阳相火已退为在泉之右间，这样，则厥阴司天，阳明在泉，地气不能奉天令所化。上丁下辛相会，木运太虚，反受金克，所以木运也算不上太过了，犹如蕤宾之管与太角之音不相协调一样。金胜则行燥令，火热之气来复金，严重的，则疫病发作也迅速，轻微的，则疫病发作也来得较缓慢，疫病病情的轻重、预后的好坏，要从疫病发作之年的运气及北斗星所指的月令来推算。

又如壬午年，岁运壬与司天午互相配合主持天气，但阳明燥金不能迁入在泉之位，因为上一年的在泉之气少阳相火尚未退位，在泉之气与岁运不相应，所以岁运也就不能算太过了，故木运稍虚，有小胜小复出现，三年后发生木疠，其病状如同风疫，治法也同风疫。

【原文】

假令戊申阳年太过，如丁未天数太过者，虽交得戊申年也，太阴犹尚治天，地已迁正，厥阴在泉，去岁壬戌太阳以退位作右间，即天丁未，地癸亥，故地不奉天化也。丁癸相会，火运太虚，反受水胜，故非太过也，即夷则之管[1]，上太徵不应，此戊癸失守其会，后三年化疫也，速至庚戌，大小善恶，推疫至之年天数及太一。

又只如戊申，如戊至申，且应交司而治天，即下癸亥未得迁正者，即地下壬戌太阳未退位者，见戊癸未合德也，即下癸柔干失刚，见火运小虚也，有小胜或无复也，后三年化疠，名曰火疠[2]也，治法如前，治之法可寒之泄之。

【注释】

[1] 夷则之管：夷则，十二律之一。张介宾注："夷则之管，火之律也。上管属阳，太徵也。下管属阴，少徵也。戊不得正，故上之太徵不应。"

[2] 火疠：张介宾注："即后世所谓温疫热病之类。"

【译文】

又如戊申年为阳年，岁运太过，若上一年丁未年司天之气有余而不退位，今年虽交得戊申年，但上一年的太阴湿土之气仍司天而不退位，今年的在泉之气厥阴风木已经迁正，上一年的在泉之气太阳寒水已退为在泉之右间，这样，则太阴司天，厥阴在泉，地气不能上奉天气。上丁下癸相会，火运太虚，反被水克，所以火运也算不上太过了，犹如夷则之管与太徵之音不相和谐一样。此乃戊癸年司天、在泉、岁运失守，三年以后，则发生疫病，快则庚戌年即发生，疫病病情的轻重、预后的好坏，要按疫病发生之年的运气变化及北斗星所指之月令来推算。

又如戊申年，岁运戊与司天申相互配合主持天气，但本年的在泉之气厥阴风木却不能迁入在泉之位，因为上一年的在泉之太阳寒水尚未退位，在泉之气与岁运不相应，所以岁运也就不能算太过了，火运稍虚，有小胜，或有复，三年之后发生火疠，治法如前，也可用寒法、泻法来治疗。

【原文】

帝曰：人气不足，天气如虚，人神失守，神光不聚，邪鬼干人，致有夭亡，可得闻乎？岐伯曰：人之五藏，一藏不足，又会天虚，感邪之至也。

人忧愁思虑即伤心，又或遇少阴司天，天数不及，太阴作接间至，即谓天虚也，此即人气天气同虚也。又遇惊而夺精，汗出于心，因而三虚，神明失守，心为君主之官，神明出焉，神失守位，即神游上丹田[1]，在帝太一帝君泥丸宫[2]下，神既失守，神光不聚，却遇火不及之岁，有黑尸鬼见之，令人暴亡。

人饮食劳倦即伤脾，又或遇太阴司天，天数不及，即少阳作接间至，即谓之虚也，此即人气虚而天气虚也。又遇饮食饱甚，汗出于胃，醉饱行房，汗出于脾，因而三虚，脾神失守，脾为谏议之官，智周出焉，神既失守，神光失位而不聚也，却遇土不及之年，或己年或甲年失守，或太阴天虚，青尸鬼见之，令人卒亡。

人久坐湿地，强力入水即伤肾，肾为作强之官，伎巧出焉，因而三虚，肾神失守，神志失位，神光不聚，却遇水不及之年，或辛不会符，或丙年失守，或太阳司天虚，有黄尸鬼至，见之令人暴亡。

人或恚怒，气逆上而不下，即伤肝也。又遇厥阴司天，天数不及，即少阴作接间至，是谓天虚也，此谓天虚人虚也。又遇疾走恐惧，汗出于肝，肝为将军之官，谋虑出焉，神位失守，神光不聚，又遇木不及年，或丁年不符，或壬年失守，或厥阴司天虚也，有白尸鬼见之，令人暴亡也[3]。

已上五失守者，天虚而人虚也，神游失守其位，即有五尸鬼干人，令人暴亡也，谓之曰尸厥。人犯五神易位，即神光不圆也，非但尸鬼，即一切邪犯者，皆是神失守位故也。此谓得守者生，失守者死，得神者昌，失神者亡。

【注释】

　　［1］上丹田：上丹田在脑，也即下文的泥丸宫。张介宾注：
"人之脑为髓海，是谓上丹田。"

　　［2］帝太乙帝君泥丸宫：帝太乙帝君，指脑神。泥丸宫，指
脑室，脑神所居之处。

　　［3］令人暴亡也：因下文有"以上五失守者"，而原文至
"令人暴亡"只有心、脾、肾、肝四脏，故疑原文脱伤肺一段。

【译文】

　　黄帝说：人正气不足，天气也不正常，人神失守，神气涣
散，邪气伤人，致有夭亡，可以告诉我其中的道理吗？岐伯说：
人的五脏，若有一脏不足，又遇上天气失常，则感受邪气使病情
加重。

　　人忧愁思虑过度则伤心，又或遇少阴司天，司天之气不足，
司天的左间太阴湿土将作为接替而主司，这叫作天虚，即天气人
气皆虚。若再遇惊恐而夺伤心精，汗出损伤心律，因此导致三
虚，神明失守其位，心为君主之官，主持神明，神明失守，上游
至上丹田泥丸宫之下。神明失守，神气涣散，又遇火运不及之
年，则发生水疫，令人突然死亡。

　　人饮食不节、劳伤过度则伤脾，又或遇太阴司天，司天之
气不足，司天的左间少阳相火将作为接替主司，这叫作天虚，即
天气人气皆虚。又遇饮食过饱，则伤胃汗出，或醉酒饱食后行房
事，则伤脾汗出，因此导致三虚，脾神失守，脾为谏议之官，主
智慧周密，脾神即失守位，神气涣散，又遇土运不及之年，或
己年或甲年主运失守，或太阴司天不足，则发生木疫，令人突然

死亡。

人久居潮湿之地，或体力活动后感受水湿，则伤肾气，肾为作强之官，人之智慧、动作技巧由此而出，因天气、人气、邪气三虚，故肾神失守，神志失其守位，神气涣散，又遇水运不及之年，或辛年、丙年失守，或太阳司天不足，则发生土疫，令人突然死亡。

人有恚怒过度，气逆于上而不下，则伤于肝，又遇厥阴司天，司天之气不足，司天的左间少阴君火将作为接替主司，这叫作天虚，即天气人气皆虚也。又遇疾走恐惧，则伤肝汗出，肝为将军之官，主深谋远虑，肝神失守，神气涣散，又遇木不及之年，或丁年、壬年失守，或厥阴司天，司天之气不足，则发生金疫，令人突然死亡。

以上五种失守情况，都是天虚、人气虚，神不能内守，所以五种疫邪伤人，使人突然死亡，叫作尸厥。人体五脏之神失守其位，则神气涣散，不仅疫邪可以侵犯人体，而且一切外邪都可以侵入人体，这就是神失守位的原因。这即是神守其位则生，神失其位则死；神气充足则健康，神气丧失则夭亡。

卷第二十二

至真要大论篇第七十四

【篇解】

至，极也。真，精深、精微之意。要，纲要、切要。本篇之所以名"至真要"，是因篇内所言内容至真、至精、至深、至微、至为纲要。正如明代医家马莳在《素问注证发微》云："此篇总结前八篇未尽之意，至真至要，故名篇。"前八篇，指《天元纪大论》《五运行大论》《六微旨大论》《气交变大论》《五常政大论》《六元正纪大论》和《刺法论》《本病论》二篇。

本篇论述了司天、在泉之气的变化规律及其与五色、五味、人体五脏的关系，司天、在泉之气所致病证及治疗原则。讨论了治疗疾病必须根据六气胜复的不同变化。论述了方剂组成原则、分类及适应证。讨论了标本中气的逆从、治则及重要性。提出了著名的病机十九条。讨论了五味的属性及其在疾病治疗中的作用。论述了正治反治、逆治从治等治疗原则。

本篇是学习研究《内经》的重要篇章，是对此前运气诸篇的归纳、总结和补充，是运气七篇中讨论运气理论在中医临床运用的专篇。

篇中五运六气规律及变化对人体影响的理论，体现了《内经》理论体系"人与天地相参"的整体观念。篇中所论六气补泻原则和方法，不仅用于六气盛衰所致疾病，也适用于五脏病的治疗。篇中标本中气的理论，在《内经》中占有重要地位，它对于鉴别疾病的真假寒热、对于辨证论治及养生防病具有重要指导意义。篇中病机十九条理论，归纳总结了中医分析病机的基本思路和方法，对后世中医病机学说的形成和发展具有重要指导意义，为历代医家所推崇。篇中制方原则及正治反治的治疗原则，对后世药物学、方剂学、临床治疗学发展具有极其重要的价值，尤其是"寒之而热者取之阴，热之而寒者取之阳"这一治疗虚寒虚热的法则，是《内经》在治疗学方面的主要贡献之一。总之，篇中所述疾病的病因、病机、诊断、治则等理论，都是以五运六气理论为基础分析、归纳、总结出来的。

【原文】

黄帝问曰：五气[1]交合，盈虚更作，余知之矣。六气分治，司天地[2]者，其至何如？岐伯再拜对曰：明乎哉问也！天地之大纪，人神之通应也。帝曰：愿闻上合昭昭，下合冥冥[3]奈何？岐伯曰：此道之所主，工之所疑也。

【注释】

[1] 五气：五运六气。

[2] 六气分治，司天地：风、寒、暑、湿、燥、火六气各有所主的时间，并分主司天之气、在泉之气。

[3] 上合昭昭，下合冥冥：昭，明也。冥，暗也。上、下，指天、地。宇宙高悬日月星辰，大地变化莫测，然人与天地的变化相通应。

【译文】

黄帝问道：五运六气相合，太过不及的年份交替出现，这些我已知道。六气分别主时，分主司天、在泉之气，其到来的情况是怎样的呢？岐伯再拜回答说：您问得真高明啊！天地自然界运动变化的规律（包括发病的基本规律），是人与自然变化相通应的反映。黄帝问：我想听听人体是怎样与明高的宇宙、变化莫测的大地相通应的呢？岐伯说：这是人体与自然变化规律之间的重要理论，有些内容，医生还没完全掌握和理解。

【原文】

帝曰：愿闻其道也。岐伯曰：厥阴司天，其化以风；少阴司天，其化以热；太阴司天，其化以湿；少阳司天，其化以火；阳明司天，其化以燥；太阳司天，其化以寒。以所临藏位，命其病[1]者也。

帝曰：地[2]化奈何？岐伯曰：司天同候，间气皆然。

帝曰：间气何谓？岐伯曰：司左右者，是谓间气[3]也。

帝曰：何以异之？岐伯曰：主岁者纪岁，间气者纪步[4]也。

帝曰：善。岁主奈何？岐伯曰：厥阴司天为风化，在泉为酸化，司气[5]为苍化，间气为动化。少阴司天为热化，在泉为苦化，不司气化[6]，居气[7]为灼化。太阴司天为湿化，在泉为甘化，司气为黅化，间气为柔化。少阳司天为火化，在泉为苦化，司气为丹化，间气为明化。阳明司天为燥化，在泉为辛化，司天为素化，间气为清化。太阳司天为寒化，在泉为咸化，司气为玄化，间气为藏化。故治病者，必明六化分治，五味五色所生，五藏所宜，乃可以言盈虚病生之绪也。

帝曰：厥阴在泉而酸化先，余知之矣。风化之行也何如？岐伯曰：风行于地，所谓本也[8]，余气同法。本乎天者，天之气也，本乎地者，地之气也，天地合气，六节分而万物化生矣。故曰：谨候气宜[9]，无失病机。此之谓也。

【注释】

[1] 以所临藏位，命其病：临，相配。即风、寒、暑、燥、火六气各有相配之脏腑，应根据六气司天的气候变化对人体脏腑的影响来确定疾病的名称。

[2] 地：在泉之气。

[3] 间气：指司天之气的左右间气及在泉之气的左右间气。

[4] 主岁者纪岁，间气者纪步：指司天在泉之气主管一年的气候变化，司天和在泉的左右间气主管一年中相应气位的气候变化，司天之气的右间气和左间气分别主管二之气、四之气的气候变化，在泉之气的左间气和右间气分别主管初之气与五之气时段的气候变化。

[5] 司气：指司天、在泉之气，各主半年，两者共主一年的气候变化。

[6] 不司气化：即"君不司运"，意指六气有君火相火，六气分主五运，则多一火，故君火不主运，故君火不司气化。

[7] 居气：即间气。

[8] 风行于地，所谓本也：吴崑注："风者酸之本，先有风而后有酸故也。余气同法者，有热有火而后有苦，有湿而后有甘，有燥而后有辛，有寒而后有咸。六气虽行于地，实为五味之本，其理一也。"

[9] 气宜：六气之所宜，即六气的正常变化规律。

【译文】

黄帝说：想听您讲讲其中的道理。岐伯说：厥阴司天，其气化是风；少阴司天，其气化是热；太阴司天，其气化是湿；少阳司天，其气化是火；阳明司天，其气化是燥；太阳司天，其气化是寒。应根据六气司天的气候变化对人体相应脏腑的影响来确定疾病的名称。

黄帝问：在泉之气的变化是怎样的？岐伯说：与司天之气的变化规律一样。在泉之气左右间气的变化，也与司天之气左右间气的变化一样。

黄帝问：什么叫作间气？岐伯说：司天之气的左右之气及在泉之气的左右之气，就是间气。

黄帝问：怎样区别呢？岐伯说：司天、在泉之气主一年的气候变化，四个间气各分主一步的气化。

黄帝说：讲得好。司天、在泉之气是怎样主一年气化的呢？岐伯说：厥阴司天则风气偏盛，厥阴在泉则酸味药食生长良好，厥阴司天或在泉则万物苍化，厥阴位于间气则主风动。少阴司天则热气偏盛，少阴在泉则苦味药食生长良好，少阴不主运，少阴位于间气则主灼热。太阴司天则湿气偏盛，太阴在泉则甘味药食生长良好，太阴司天或在泉则万物黅化，太阴位于间气则主湿润。少阳司天则火气偏盛，少阳在泉则苦味药食生长良好，少阳司天或在泉则万物赤化，少阳位于间气则主明亮。阳明司天则燥气偏盛，阳明在泉则辛味药食生长良好，阳明司天或在泉则万物素化，阳明位于间气则主清凉。太阳司天则寒气偏盛，太阳在泉则咸味药物生长良好，太阳司天或在泉则万物玄化，太阳位于间气则主闭藏。所以治病的医生，必须要明白六气的气化特点和所主月份，以及六气与五味、五色、人体五脏的关系，这样才能真正清楚六气盛衰所致的各种疾病。

黄帝说：厥阴在泉则酸味药食生长良好，我已经明白了。风气的气化运行是怎样的呢？岐伯说：厥阴风木在泉，风气本于地气而风化，其余五气也如此。位于三之气位置的，就是司天之气；位于终之气位置的，就是在泉之气。司天、在泉之气相合，共六步，主一年的气候变化，因而化生万物。所以说，必须认真地、谨慎地观察自然界的变化规律，并结合疾病的发病机理，就是这个道理。

【原文】

帝曰：其主病[1]何如？岐伯曰：司岁备物[2]，则无遗主矣。

帝曰：先岁物[3]何也？岐伯曰：天地之专精[4]也。

帝曰：司气者何如？岐伯曰：司气[5]者主岁同，然有余不足也。

帝曰：非司岁物何谓也？岐伯曰：散[6]也，故质同而异等也，气味有薄厚，性用有躁静，治保有多少，力化[7]有浅深，此之谓也。

帝曰：岁主藏害[8]何谓？岐伯曰：以所不胜命之，则其要也。

帝曰：治之奈何？岐伯曰：上淫于下[9]，所胜平之，外淫于内[10]，所胜治之。

帝曰：善。平气何如？岐伯曰：谨察阴阳所在而调之，以平为期，正者正治，反者反治[11]。

帝曰：夫子言察阴阳所在而调之，论言人迎与寸口相应，若引绳小大齐等，命曰平，阴之所在寸口何如？岐伯曰：视岁南北[12]，可知之矣。

帝曰：愿卒闻之。岐伯曰：北政之岁，少阴在泉，则寸口不应；厥阴在泉，则右不应；太阴在泉，则左不应。南政之岁，少阴司天，则寸口不应；厥阴司天，则右不应；太阴司天，则左不应。诸不应者，反其诊则见矣。

帝曰：尺候何如？岐伯曰：北政之岁，三阴在下，则寸不应；三阴在上，则尺不应。南政之岁，三阴在天，则寸不应；三阴在泉，则尺不应。左右同。故曰：知其要者，一言而终，不知其要，流散无穷。此之谓也。

【注释】

［1］主病：主治病之药物。

［2］司岁备物：根据不同年份的气候变化采集应该年气运生长的药物。备，准备。

［3］先岁物：先，指事先。即事先准备好秉承当年天地之气所化生的药物。

［4］天地之专精：指根据不同年份气候变化采集的药物，得天地精专之气化，气全力厚。

［5］司气：指司天、在泉之气。

［6］散：气味分散。

［7］力化：指药力所及。

［8］岁主藏害：岁主，主岁之气。当年的主岁之气对人体脏腑的损害。

［9］上淫于下：上，司天之气。下，人体。指司天之气损伤人体。

［10］外淫于内：外，在泉之气。内，人体。指在泉之气损

伤人体。

[11] 正者正治，反者反治：正，指疾病的外在征象与本质相一致。反，指疾病的外在征象与本质不一致。正治，指用药性质与疾病性质相反，如寒证用热药，热证用寒药，实证用泻药，虚证用补药。反治，指用药性质与疾病征象相同而实质是与疾病本质相反，如真寒假热证用热药，真热假寒证用寒药。

[12] 视岁南北：南北，指南北政，即南政和北政。南政和北政出自《素问·至真要大论》。南政和北政将六十年划分为南政之年和北政之年，但是，怎样划分南政之年和北政之年，主要观点如下：一是以王冰、刘温舒、马蒔、张介宾等为代表的医家，认为甲己土运为南政，理由是"五运以土为尊"，其他岁运年皆是北政之年。二是以张志聪为代表的医家，认为戊癸火运为南政，其余都是北政之年。三是以任应秋为代表的医家，认为黄道南纬为南政，黄道北纬为北政。岁支为亥、子、丑、寅、卯、辰之年为南政之年，岁支为巳、午、未、申、酉、戌之年为北政之年。

【译文】

黄帝问：主治疾病的药物应如何采集呢？岐伯说：应根据不同年份气候特点来采集准备药物，这样能保证药效。

黄帝问：事先准备好药物，有什么好处呢？岐伯说：这样的药物是秉承当年天地之气所生，吸收当年天地之精气，气味纯正，药效优良。

黄帝问：秉承司天在泉之气所生的药物怎样？岐伯说：秉承司天在泉之气所生的药物与主岁的药物大致一样，但有太过和不及之分。

黄帝问：非主岁的年份所采集的药物怎样？岐伯说：其药物

气散而不精专，虽属同一种药物，但等别有所不同，如气味有薄有厚，性能有躁有静，疗效有大有小，药力有深有浅，就是这个道理。

黄帝问：主岁之气发生变化，会损害相应的脏腑，这是为什么呢？岐伯说：因五脏受到其所不胜之气的克伐，因而生病。

黄帝问：怎样治疗呢？岐伯说：司天之气偏盛损害人体，当用胜其（司天之气）之气平之。在泉之气偏盛损害人体，当用胜其（在泉之气）之气治之。

黄帝说：讲得好。岁气既非太过，也非不及，所导致的病证怎样治疗呢？岐伯说：谨慎地观察疾病的阴阳变化，视其盛衰而调之，使阴阳相对平衡。疾病征象与本质一致的，用正治法；疾病征象与本质不一致的，用反治法。

黄帝说：先生说要谨慎地观察疾病阴阳失调之所在而调治，医论说人迎脉与寸口脉搏动及盛衰大小一致，如引绳大小相等，这叫作平人。五脏的病变反映在寸口上怎样呢？岐伯说：观察岁气的南北政，便可知晓。

黄帝说：我想详细地听一听这个问题。岐伯说：北政的年份，若少阴在泉，则寸口不应；若厥阴在泉，则右寸口不应；若太阴在泉，则左寸口不应。南政的年份，若少阴司天，则寸口不应；若厥阴司天，则右寸口不应；若太阴司天，则左寸口不应。凡上述寸口脉不应者，若反诊人迎脉则可应见。

黄帝问：尺脉之候是怎样的？岐伯说：北政的年份，三阴在泉，故寸脉不应；三阴司天，故尺脉不应。南政的年份，三阴司天，则寸脉不应；三阴在泉，则尺脉不应。左右均如此。所以说知道其中的要领，则一句话就能讲明，不知其中的要领，就会迷惑不解。就是这个道理。

【原文】

帝曰：善。天地之气，内淫而病何如？岐伯曰：岁厥阴在泉，风淫所胜，则地气不明，平野昧[1]，草乃早秀。民病洒洒振寒，善伸数欠，心痛支满，两胁里急，饮食不下，膈咽不通，食则呕，腹胀善噫，得后与气，则快然如衰，身体皆重。

岁少阴在泉，热淫所胜，则焰浮川泽，阴处反明。民病腹中常鸣，气上冲胸，喘不能久立，寒热皮肤痛，目瞑齿痛颇[2]肿，恶寒发热如疟，少腹中痛腹大，蛰虫不藏。

岁太阴在泉，草乃早荣，湿淫所胜，则埃昏岩谷，黄反见黑，至阴之交[3]。民病饮积，心痛，耳聋浑浑焞焞[4]，嗌肿喉痹，阴病血见，少腹痛肿，不得小便，病冲头痛，目似脱，项似拔，腰似折，髀不可以回，腘如结，腨如别[5]。

岁少阳在泉，火淫所胜，则焰明郊野，寒热更至。民病注泄赤白，少腹痛溺赤，甚则血便。少阴同候[6]。

岁阳明在泉，燥淫所胜，则霿雾清暝。民病喜呕，呕有苦，善大息[7]，心胁痛不能反侧，甚则嗌干面尘，身无膏泽，足外反热。

岁太阳在泉，寒淫所胜，则凝肃惨栗。民病少腹控睾[8]，引腰脊，上冲心痛，血见，嗌痛颔肿。

帝曰：善。治之奈何？岐伯曰：诸气在泉，风淫于内，治以辛凉，佐以苦，以甘缓之，以辛散之。热淫于内，治以咸寒，佐以甘苦，以酸收之，以苦发之。湿淫于内，治以苦热，佐以酸淡，以苦燥之，以淡泄之。火淫于内，治以咸冷，佐以苦辛，以酸收之，以苦发之。燥淫于内，治以苦温，佐以甘辛，以苦下之。寒淫于内，治以甘热，佐以苦辛，以咸泻之，以辛润之，以苦坚之。

【注释】

[1] 平野昧：平野，指大地。昧，昏暗。言大地昏暗不明。

[2] 䪼（zhuō）：下眼眶处。

[3] 至阴之交：至阴，太阴也。至阴之交，指三之气与四之气相交的一段时间，即夏至前后的一段时间。张志聪注："乃三气四气之交，土司令也。"

[4] 浑浑焞（tūn）焞：浑，浑浊不清。焞，暗而不清。浑浑焞焞，形容耳聋不聪、头目困重不清、反应迟钝甚至神识昏蒙的症状。

[5] 腘如结，腨如别：腘，在此指膝关节。腨，指小腿肚。结，活动障碍。别，剧烈疼痛。意言膝关节不能屈伸如捆绑，小腿肚剧烈疼痛如刀割。

[6] 少阴同候：少阴君火在泉之年的气候、物候及疾病变化与少阳相火在泉之年基本相同。

[7] 大息：大，通"太"。即太息。

[8] 少腹控睾：少腹疼痛牵引睾丸。

【译文】

黄帝说：讲得好。司天、在泉之气淫盛，侵犯人体会导致什么样的疾病呢？岐伯说：厥阴风木在泉之年，风气偏盛，故尘土飞扬，大地昏暗不明，草木提前发芽生长。人们易患畏风恶寒战栗、喜伸欠、心胁疼痛、胁肋胀满、两胁肋部拘急疼痛、咽部阻塞不通、食饮不下、食则呕、腹胀、善嗳气、大便或矢气后感到舒服、身体困重等病。

少阴君火在泉之年，热气偏盛，故河流湖泊等阴凉之处也热气蒸腾，特别炎热。人们多病肠鸣、逆气上冲、气喘不能久立、发热恶寒、皮肤疼痛、视物不清、齿痛、下眼眶肿胀、寒热往来如疟、少腹疼痛、腹部胀大等。蛰虫应藏不藏。

太阴湿土在泉之年，草木提前发芽生长，湿气偏盛，故山岩峡谷之中昏暗而雾气蒙蒙，土湿过盛，寒水被郁，这些现象大约发生在夏至前后。人们多病水饮潴留、胃脘痛、耳聋不聪、头目不清、咽肿、喉痹、前后阴出血、少腹痛肿、不得小便、湿邪上冲所致的头痛、目痛如脱、项痛如拔、腰痛如折、髀关节活动障碍、膝关节不能屈伸如捆绑、小腿肚剧烈疼痛如刀割。

少阳相火在泉之年，火气偏盛，故炎热充斥于郊野，炎热与寒冷交替出现。人们多病赤白痢疾、少腹疼痛、尿赤、血便。少阴君火在泉之年的气候、物候及疾病变化与少阳相火在泉之年大致相同。

阳明燥金在泉之年，燥气偏盛，故天气偏凉，阴暗有雾。人们多病呕吐苦水、善太息、胸胁疼痛不能转侧、咽干、面色暗如尘土、皮肤干而无光泽、足外侧发热。

太阳寒水在泉之年，寒气偏盛，故气候寒冷，万物闭藏。人们多病少腹冷痛牵引睾丸及腰脊、寒气上逆引起的胃脘痛、出血、咽痛、颔肿。

黄帝说：讲得好。怎样治疗呢？岐伯说：六气在泉之年，若风气偏盛，邪气侵犯人体，则用辛凉药物治疗，佐以苦味，再用甘味药缓急，以辛味药散风。若热气偏盛，邪气侵犯人体，则用咸寒药物治疗，佐以甘味和苦味，再用酸味收敛正气，以苦味泄热。若湿气偏盛，邪气侵犯人体，则用苦热药物治疗，佐以酸味和淡味，再以苦味燥湿，以淡味利湿。若火气偏盛，邪气侵犯人体，则用咸冷药物治疗，佐以苦味和辛味，再以酸味收敛正气，以苦味泻火。若燥气偏盛，邪气侵犯人体，则用苦温药物治疗，佐以甘味和辛味，再以苦味泄之。若寒气偏盛，邪气侵犯人体，则用甘热药物治疗，佐以苦味辛味，再以咸味润下，以辛味温补，以苦味坚阴。

【原文】

帝曰：善。天气之变何如？岐伯曰：厥阴司天，风淫所胜，则太虚埃昏，云物以扰，寒生春气，流水不冰。民病胃脘当心而痛，上支两胁，鬲咽不通，饮食不下，舌本强，食则呕，冷泄腹胀，溏泄瘕水闭，蛰虫不去，病本于脾。冲阳绝[1]，死不治。

少阴司天，热淫所胜，则怫热至，火行其政。民病胸中烦热，嗌干，右胠满，皮肤痛，寒热咳喘，大雨且至，唾血血泄，鼽衄嚏呕，溺色变，甚则疮疡胕肿，肩背臂臑及缺盆中痛，心痛肺䐜，腹大满，膨膨而喘咳，病本于肺。尺泽绝，死不治。

太阴司天，湿淫所胜，则沉阴且布，雨变枯槁，胕肿骨痛阴痹，阴痹者按之不得，腰脊头项痛，时眩，大便难，阴气不用，饥不欲食，咳唾则有血，心如悬，病本于[2]肾。太溪绝[3]，死不治。

少阳司天，火淫所胜，则温气流行，金政不平。民病头痛，发热恶寒而疟，热上皮肤痛，色变黄赤，传而为水，身面胕肿，腹满仰息，泄注赤白，疮疡咳唾血，烦心胸中热，甚则鼽衄，病本于肺。天府绝[4]，死不治。

阳明司天，燥淫所胜，则木乃晚荣，草乃晚生，筋骨内变，民病左胠胁痛，寒清于中，感而疟，大凉革候，咳，腹中鸣，注泄鹜溏，名木敛，生菀于下，草焦上首，心胁暴痛，不可反侧，

嗌干面尘腰痛，丈夫癞疝，妇人少腹痛，目眛眦，疡疮痤痈，蛰
虫来见，病本于肝。太冲绝[5]，死不治。

太阳司天，寒淫所胜，则寒气反至，水且冰，血变于中，发
为痈疡，民病厥心痛，呕血血泄鼽衄，善悲时眩仆。运火炎烈，
雨暴乃雹，胸腹满，手热肘挛腋肿，心澹澹大动[6]，胸胁胃脘不
安，面赤目黄，善噫嗌干，甚则色炲，渴而欲饮，病本于心。神
门绝[7]，死不治。所谓动气，知其藏也[8]。

帝曰：善。治之奈何？岐伯曰：司天之气，风淫所胜，平以
辛凉，佐以苦甘，以甘缓之，以酸泻之。热淫所胜，平以咸寒，
佐以苦甘，以酸收之。湿淫所胜，平以苦热，佐以酸辛，以苦燥
之，以淡泄之。湿上甚而热，治以苦温，佐以甘辛，以汗为故而
止[9]。火淫所胜，平以酸冷，佐以苦甘，以酸收之，以苦发之，
以酸复之，热淫同。燥淫所胜，平以苦湿[10]，佐以酸辛，以苦
下之。寒淫所胜，平以辛热，佐以甘苦，以咸泻之。

【注释】

[1]冲阳绝：冲阳，穴名，属足阳明胃经。厥阴司天，风气
偏盛，乘克脾土，脾胃败绝，故冲阳穴位置触不到脉搏搏动。

[2]干：当作"于"。

[3]太溪绝：太溪，穴名，属足少阴肾经。太阴司天，湿气
偏盛，乘克肾水，肾气败绝，故太溪穴位置触不到脉搏搏动。

[4]天府绝：天府，穴名，属手太阴肺经。少阳司天，火气
偏盛，乘克肺金，肺气败绝，故天府穴位置触不到脉搏搏动。

[5]太冲绝：太冲，穴名，属足厥阴肝经。阳明司天，燥气
偏盛，乘克肝木，肝气败绝，故太冲穴位置触不到脉搏搏动。

[6]心澹澹大动：太阳司天，寒气偏盛，火畏水，故心跳

心慌。

[7] 神门绝：神门，穴名，属手少阴心经。太阳司天，寒气偏盛，乘克心火，心气败绝，故神门穴位置触不到脉搏搏动。

[8] 所谓动气，知其藏也：意言通过诊察五脏动脉搏动之处的情况，就可以判断该脏生理、病理及预后。

[9] 以汗为故而止：以汗，指发汗。言发汗药用到疾病症状消失为止。

[10] 苦湿：当作"苦温"。

【译文】

黄帝说：讲得好。司天之气偏盛所引起的变化是怎样的呢？岐伯说：厥阴司天之年，风气偏盛，故天空因刮风而昏暗，万物被扰动不宁，气候应冷反温，水不结冰。人们多病胃脘痛，两胁肋支撑而胀，咽膈阻塞，饮食不下，舌强硬，食则呕，飧泄，腹胀，溏泄，邪聚成瘕，小便不利，蛰虫不藏。病变之根本在脾。若冲阳脉绝，则预后不良。

少阴司天之年，热气偏盛，怫热气至，火气行令。人们多病胸中烦热，咽干，右胁肋胀满，皮肤痛，发热恶寒，咳喘。热极大雨将至。人们还多病唾血，便血，鼻衄，喷嚏，呕吐，小便颜色异常，甚至疮疡腐肿，肩背臂臑及缺盆处疼痛，心区疼痛，胸膈胀满，腹胀大膨满，喘咳。病变之根本在肺。若尺泽脉绝，则预后不良。

太阴司天之年，湿气偏盛，阴云密布，草木因雨水过多被浸泡故而不长。人们多病足肿，骨痛，阴痹。阴痹的表现是疼痛无定处，或腰或脊或头或项。时常眩晕，大便难，肾气不能发挥作用，虽饥渴，但不欲食饮，咳唾带血，心中烦乱如悬。病变之根本在肾。若太溪脉绝，则预后不良。

少阳司天之年，火气偏盛，故温热之气流行，金不行令。人们多病头痛，发热恶寒的疟疾，皮肤热痛，小便黄赤，水肿，身面浮肿，腹部胀满，喘息，赤白痢疾，疮疡，咳血，唾血，心胸烦热，甚则鼻衄。病变之根本在肺。若天府脉绝，则预后不良。

阳明司天之年，燥气偏盛，因气候偏凉，故草木生长缓慢，生长期推迟。人们多患筋骨病变，左胁肋疼痛，这是因寒盛于中所致。感清凉之气，还易发疟疾。因气候偏寒凉，故人们还易病咳嗽，肠鸣，溏泄。在自然界可见草木生长不好，生长缓慢，甚至草木枯萎。人们多病心胁暴痛，不可转侧，咽干，面色如尘土，腰痛，男子癩疝，女子少腹痛，两目视物不清，眼角生疮疡，身上长疖、痈。蛰虫蛰伏。病变之根本在肝。若太冲脉绝，则预后不良。

太阳司天之年，寒气偏盛，故气候应温而反寒，水结冰。人们易患血液运行失常的病变，多病痈疡，厥心痛，呕血，便血，鼻衄，善悲哀，易眩晕昏倒。若逢岁运属火，则水火相争，则降暴雨冰雹。人们还易病胸腹胀满，手热，肘部挛缩，腋肿，心跳心慌，胸胁胃脘不适，面赤目黄，善嗳气，咽干，甚至面色发黑，渴而欲饮。病变之根本在心。若神门脉绝，则预后不良。所以，通过诊察五脏动脉搏动之处的情况，就可以判断该脏的生理、病理及预后。

黄帝说：讲得好。怎样治疗呢？岐伯说：司天之气所导致的病证，若风气偏盛，则用辛凉药物平治，佐以苦味和甘味，用甘味缓急，用酸味助肝疏泄。若热气偏盛，则用咸寒药物平治，佐以苦味和甘味，以酸味收敛正气。若湿气偏盛，则用苦热药物平治，佐以酸味和辛味，以苦味燥湿，以淡味利湿。若人体上部湿热之气偏盛，则用苦温药物治疗，佐以甘味和辛味，得汗湿去则药止。若火气偏盛，则用酸冷药物平治，佐以苦味和甘味，以酸味收敛正气，以苦味泄邪热，以酸味收敛津气。热气偏盛的治法与此相同。燥气偏盛，则用苦温药物平治，佐以酸味和辛味，以苦味泄下。寒气偏盛，则用辛热药物平治，佐以甘味和苦味，以咸味泻下。

【原文】

帝曰：善。邪气反胜[1]，治之奈何？岐伯曰：风司于地，清反胜之[2]，治以酸温，佐以苦甘，以辛平之。热司于地，寒反胜之，治以甘热，佐以苦辛，以咸平之。湿司于地，热反胜之，治以苦冷，佐以咸甘，以苦平之。火司于地，寒反胜之，治以甘热，佐以苦辛，以咸平之。燥司于地，热反胜之，治以平寒，佐以苦甘，以酸平之，以和为利。寒司于地，热反胜之，治以咸冷，佐以甘辛，以苦平之。

帝曰：其司天邪胜[3]何如？岐伯曰：风化于天，清反胜之[4]，治以酸温，佐以甘苦。热化于天，寒反胜之，治以甘温，佐以苦酸辛。湿化于天，热反胜之，治以苦寒，佐以苦酸。火化于天，寒反胜之，治以甘热，佐以苦辛。燥化于天，热反胜之，治以辛寒，佐以苦甘。寒化于天，热反胜之，治以咸冷，佐以苦辛。

【注释】

[1]邪气反胜：本气反被己所不胜之气（邪气）乘之。例如，风木司天而燥金反胜。

[2]风司于地，清反胜之：言厥阴风木在泉之年，下半年风气偏盛，气候偏温，清燥之气（金）制约风气，使气候偏凉。下

文仿此。

[3] 司天邪胜：指司天之气被邪气反胜。

[4] 风化于天，清反胜之：言厥阴风木司天之年，上半年风气偏盛，气候应温，清燥之气（金）却制约风气，使气候偏凉。下文仿此。

【译文】

黄帝说：讲得好。司天、在泉之气被其所不胜之气乘克所导致的疾病，应该怎样治疗呢？岐伯说：厥阴风木在泉，被燥金之气乘克，则用酸温药物治疗，佐以苦味和甘味，以辛味平治金气。少阴君火在泉，被寒水之气乘克，则用甘热药物治疗，佐以苦味和辛味，以咸味平治水气。太阴湿土在泉，反被热气淫胜，则用苦冷药物治疗，佐以咸味和甘味，以苦味平治热气。少阳相火在泉，被寒水之气乘克，则用甘热药物治疗，佐以苦味和辛味，以咸味平治水寒之气。阳明燥金在泉，被火热之气乘克，则用平寒药物治疗，佐以苦味和甘味，以酸味平治热气，用药以平和为好，不要过用。太阳寒水在泉，被热气淫胜，则用咸冷药物治疗，佐以甘味和辛味，以苦味平治热邪。

黄帝问：司天之气被其所不胜之气乘克，怎样治疗呢？岐伯说：厥阴风木司天，被燥金之气乘克，则用酸温药物治疗，佐以甘味和苦味。少阴君火司天，被寒水之气乘克，则用甘温药物治疗，佐以苦味、酸味和辛味。太阴湿土司天，被热气淫胜，则用苦寒药物治疗，佐以苦味和酸味。少阳相火司天，被寒水之气乘克，则用甘热药物治疗，佐以苦味和辛味。阳明燥金司天，被火热之气乘克，则用辛寒药物治疗，佐以苦味和甘味。太阳寒水司天，被热气淫胜，则用咸冷药物治疗，佐以苦味和辛味。

【原文】

帝曰：六气相胜[1]奈何？岐伯曰：厥阴之胜[2]，耳鸣头眩，愦愦欲吐，胃鬲如寒，大风数举，倮虫不滋，胠胁气并，化而为热，小便黄赤，胃脘当心而痛，上支两胁，肠鸣飱泄，少腹痛，注下赤白，甚则呕吐，鬲咽不通。

少阴之胜，心下热善饥，脐下反动，气游三焦，炎暑至，木乃津，草乃萎，呕逆躁烦，腹满痛溏泄，传为赤沃[3]。

太阴之胜，火气内郁，疮疡于中，流散于外，病在胠胁，甚则心痛热格[4]，头痛喉痹项强，独胜则湿气内郁，寒迫下焦，痛留顶[5]，互引眉间，胃满，雨数至，燥[6]化乃见，少腹满，腰雎重强，内不便[7]，善注泄，足下温，头重足胫胕肿，饮发于中，胕肿于上。

少阳之胜，热客于胃，烦心心痛，目赤欲呕，呕酸善饥，耳痛溺赤，善惊谵妄，暴热消烁，草萎水涸，介虫乃屈，少腹痛，下沃赤白。

阳明之胜，清发于中，左胠胁痛溏泄，内为嗌塞，外发㿗疝，大凉肃杀，华英改容，毛虫乃殃，胸中不便，嗌塞而咳。

太阳之胜，凝溧且至，非时水冰，羽乃后化，痔疟发，寒厥入胃，则内生心痛，阴中乃疡[8]，隐曲不利[9]，互引阴股，筋肉拘苛，血脉凝泣，络满色变，或为血泄，皮肤否肿[10]，腹满食减，热反上行，头项囟顶脑户中痛，目如脱，寒入下焦，传为濡泻。

帝曰：治之奈何？岐伯曰：厥阴之胜，治以甘清，佐以苦辛，以酸泻之。少阴之胜，治以辛寒，佐以苦咸，以甘泻之。太阴之胜，治以咸热，佐以辛甘，以苦泻之。少阳之胜，治以辛寒，佐以甘咸，以甘泻之。阳明之胜，治以酸温，佐以辛甘，以苦泄之。太阳之胜，治以甘热，佐以辛酸，以咸泻之。

【注释】

[1] 六气相胜：相胜，相互制胜，在此指偏盛。六气相胜，即六气偏盛。

[2] 胜：指偏盛之气。

[3] 赤沃：即赤痢。

[4] 热格：热格于上。

[5] 痛留顶：即颠顶部疼痛。

[6] 燥：张介宾认为当作"湿"。可从。

[7] 内不便：胸腹内感觉不适。

[8] 阴中乃疡：指阴部患疮疡。

[9] 隐曲不利：指小便不利，男子阳痿、遗精，女子月经不调等病变。

[10] 皮肤否肿：否，通"痞"。指皮下有肿块。

【译文】

黄帝问：六气偏盛会引起什么样的疾病？岐伯说：厥阴风木之气偏盛，则人们多病耳鸣，头晕目眩，心烦欲吐，不能饮食，胃中如有寒气阻隔。自然界大风时起，倮虫类生长不好，胁肋气机阻滞，郁而化热，小便黄赤，胃脘疼痛，两胁胀满，肠鸣飧泄，少腹疼痛，痢下赤白，邪热上犯，则为呕吐，咽膈气滞不通。

少阴君火之气偏盛，胸中烦热，善饥，脐下动气上攻，热气相移传遍三焦。自然界气候炎热，草木生长不好，甚至枯萎。人们多病呕逆，烦躁，腹胀疼痛，溏泄，热传小肠则为赤痢。

太阴湿土之气偏盛，火热郁于里，流散于外，则生疮疡，病在胁肋，甚则心痛。热格于上则头痛，喉痹，项强。湿气独盛，寒湿内迫下焦，则引起下焦的病变。人们还多病颠顶部疼痛，其痛牵引眉间，胃部胀满。阴雨多至，湿盛现象显现，人们多病少腹满，腰椎困重强硬，胸腹感觉不适，经常泄泻，足心发热，头困重，足胫浮肿，若水饮内停，则头面浮肿。

少阳相火之气偏盛，热邪犯胃，则心烦，心痛，目赤欲呕，呕酸，善饥，耳痛，尿赤，善惊，谵语妄动。气候暴热，消烁草木，使草木枯萎，河水干枯，介虫生长不好。人病则少腹疼痛，下痢赤白。

阳明燥金之气偏盛，寒从中生，人们多病左胁肋疼痛，溏泄，吞咽困难，男子则病㿉疝。气候寒凉，肃杀气至，花草枯萎，毛虫生长不好。胸中不适，咽部有梗塞感，咳嗽。

太阳寒水之气偏盛，严寒气至，不是结冰的时节却结冰，羽虫的生长发育时间推迟。人们多病痔疮、疟疾、寒厥，寒邪犯胃则胃部冷痛，阴部生疮疡，小便不利，男子阳痿、遗精，女子月经不调，阴部不适牵引大腿内侧，筋肉拘急疼痛。血脉凝滞不通，络脉瘀血，使皮肤颜色变青，或便血，皮下肿块，腹胀满，食欲减退。热气格于上，则头、颠顶、颈项疼痛，目痛如脱。寒气入于下焦，则传为濡泄。

黄帝问：怎样治疗呢？岐伯说：厥阴风木之气偏盛，则用甘凉药物治疗，佐以苦味和辛味，以酸味泻其盛气。少阴君火之气偏盛，则用辛寒药物治疗，佐以苦味和咸味，以甘味泻其盛气。太阴湿土之气偏盛，则用咸热药物治疗，佐以辛味和甘味，以苦味泻其盛气。少阳相火之气偏盛，则用辛寒药物治疗，佐以甘味和咸味，以甘味泻其盛气。阳明燥金之气偏盛，则用酸温药物治

疗，佐以辛味和甘味，以苦味泻其盛气。太阳寒水之气偏盛，则
用甘热药物治疗，佐以辛味和酸味，以咸味泻其盛气。

【原文】

　　帝曰：六气之复[1]何如？岐伯曰：悉乎哉问也！厥阴之复，
少腹坚满，里急暴痛，偃木[2]飞沙，倮虫不荣，厥心痛，汗发
呕吐，饮食不入，入而复出，筋骨掉眩清厥，甚则入脾，食痹而
吐。冲阳绝，死不治。

　　少阴之复，燠[3]热内作，烦躁鼽嚏，少腹绞痛，火见燔焫[4]，
嗌燥，分注[5]时止，气动于左，上行于右，咳，皮肤痛，暴喑
心痛，郁冒不知人，乃洒淅恶寒，振栗谵妄，寒已而热，渴而欲
饮，少气骨痿，隔肠不便，外为浮肿哕噫，赤气后化，流水不
冰，热气大行，介虫不复，病痱胗疮疡，痈疽痤痔，甚则入肺，
咳而鼻渊。天府绝，死不治。

　　太阴之复，湿变乃举，体重中满，食饮不化，阴气上厥，胸
中不便，饮发于中，咳喘有声，大雨时行，鳞见于陆[6]，头顶痛
重，而掉瘛尤甚，呕而密默，唾吐清液，甚则入肾，窍泻无度。
太溪绝，死不治。

　　少阳之复，大热将至，枯燥燔爇[7]，介虫乃耗，惊瘛咳衄，
心热烦躁，便数憎风，厥气上行，面如浮埃，目乃脤瘛，火气内
发，上为口糜呕逆，血溢血泄，发而为疟，恶寒鼓栗，寒极反
热，嗌络焦槁，渴引水浆，色变黄赤，少气脉萎，化而为水，传
为胕肿，甚则入肺，咳而血泄[8]。尺泽绝，死不治。

　　阳明之复，清气大举，森木苍干，毛虫乃厉，病生胠胁，气
归于左，善太息，甚则心痛否满，腹胀而泄，呕苦咳哕烦心，病
在鬲中头痛，甚则入肝，惊骇筋挛。太冲绝，死不治。

太阳之复，厥气上行，水凝雨冰，羽虫乃死，心胃生寒，胸膈不利，心痛否满，头痛善悲，时眩仆，食减，腰脽反痛，屈伸不便，地裂冰坚，阳光不治，少腹控睾，引腰脊，上冲心，唾出清水，及为哕噫，甚则入心，善忘善悲。神门绝，死不治。

帝曰：善。治之奈何？岐伯曰：厥阴之复，治以酸寒，佐以甘辛，以酸泻之，以甘缓之。少阴之复，治以咸寒，佐以苦辛，以甘泻之，以酸收之，辛苦发之，以咸耎之。太阴之复，治以苦热，佐以酸辛，以苦泻之，燥之，泄之。少阳之复，治以咸冷，佐以苦辛，以咸耎之，以酸收之，辛苦发之。发不远热[9]，无犯温凉，少阴同法。阳明之复，治以辛温，佐以苦甘，以苦泄之，以苦下之，以酸补之。太阳之复，治以咸热，佐以甘辛，以苦坚之。治诸胜复[10]，寒者热之，热者寒之，温者清之，清者温之，散者收之，抑者散之，燥者润之，急者缓之，坚者耎之，脆者坚之，衰者补之，强者泻之，各安其气，必清必静，则病气衰去，归其所宗[11]，此治之大体也。

【注释】

[1]六气之复：复，报复，指复气。六气之复，六气偏盛至极，则有复气来报复。如热气偏盛至极，则寒气来复；湿气偏盛至极，则风气来复等。

[2]偃木：树木被风吹倒。

[3]燠（ào）：温、热的意思。

[4]燔焫（ruò）：燔，焚烧。焫，烧也。燔焫，在此形容身热如同燃烧着的炭火一样。

[5]分注：热结旁流，时泻时止。

[6]鳞见于陆：指雨水暴发，河水猛涨，鱼类出现于陆地。

[7] 蒸（ruò）：点燃、焚烧的意思。

[8] 咳而血泄：咳甚则咳血。

[9] 发不远热：即前文所述的"发表不远热"，指解表药物不一定在炎热的季节不用，只要有表证存在，任何季节都可以用解表药。

[10] 诸胜复：指六气的胜气和复气。

[11] 归其所宗：所宗，所属。意言人体各个组织器官都恢复到正常。

【译文】

黄帝问：六气盛极，则产生复气，复气的变化情况怎样？岐伯说：您问得真详细呀！湿气偏盛，厥阴风气来复，人们多病少腹坚满，少腹拘急剧痛。自然界狂风大作，吹倒树木，飞沙走石，倮虫生长不好。人病则气逆心痛，汗出，呕吐，饮食不入，入而复出，肢体抽动，头晕目眩，四肢发凉，甚至肝胜乘脾，则食入即吐。若冲阳脉绝，则预后不良。

燥气、凉气偏盛，少阴热气来复，使人内热，烦躁鼽嚏，少腹绞痛，身热如燃烧着的炭火，咽喉干燥，热结旁流，时泻时止，气动于左，上行影响于右，则使人咳嗽，皮肤疼痛，突然失音，心区疼痛，神志蒙眬不识人，洒淅恶寒，战栗，谵语妄动，恶寒发热，渴而欲饮，少气，骨痿无力，肠中隔阻不通，浮肿，哕，噫气。凉气过后，热气出现，水不结冰，热气流行，介虫生长不好。人们多病痱疹，疮疡，痈疽，疖子，痔疮，甚至邪盛乘肺，咳嗽，鼻渊。若天府脉绝，则预后不良。

寒气偏盛，太阴湿气来复，湿气行令，人们多病身体困重，腹满，饮食不消化，阴寒之气上逆，胸中不适，痰饮停留，咳

嗽，喘息，喉中痰鸣。自然界时降暴雨，河水泛滥，陆地可见到
鱼类。人们病头顶疼痛困重，肢体抽动，肌肉挛急，呕吐，懒
言，呕吐清水，甚至邪盛乘肾，泄泻如注。若太溪脉绝，则预后
不良。

凉气偏盛，少阳火气来复，炎热气至，植物因大热而枯槁，
介虫生长不好。人们多病惊厥，抽搐，咳嗽，衄血，心热烦躁，
小便频数，恶风。热气上逆则面如浮尘，眼睑震颤。火气内发则
口腔糜烂，呕逆，血溢，血泄。或发疟疾，恶寒战栗，恶寒之后
出现高热，咽喉干燥，口渴饮水，小便黄赤，少气，脉虚弱，水
液停留而发生浮肿，甚至邪盛乘肺，咳则见血。若尺泽脉绝，则
预后不良。

风气偏盛，阳明燥气来复，清凉之气行令，树木干枯，毛虫
受到损害。人们多病胁肋疼痛。邪气行于左则善太息，甚至心痛
痞满，腹胀泄泻，呕苦，咳哕，烦心。病在膈中，头痛，甚至邪
盛乘肝，惊骇筋挛。若太冲脉绝，则预后不良。

火热之气偏盛，太阳寒气来复，寒气逆而上行，水凝成冰，
羽虫因冷而死亡。人们多因心胃有寒而胸膈不利，心痛痞满，头
痛，善悲，时而眩晕仆倒，食欲减退，腰椎疼痛，转侧不利。自
然界土地冻裂，水结坚冰，气候寒冷。人们还易病少腹疼痛牵引
睾丸、腰脊。寒气上冲于心，则呕吐清水，哕逆，噫气，甚至邪
盛乘心，善忘善悲。若神门脉绝，则预后不良。

黄帝说：讲得好。怎样治疗呢？岐伯说：厥阴之气来复，则
用酸寒药物治疗，佐以甘味和辛味，以酸味泻厥阴之气，以甘味
缓急止痛。少阴之气来复，则用咸寒药物治疗，佐以苦味和辛
味，以甘味泻少阴之气，以酸味收敛正气。以辛苦发散邪气，以
咸味软坚。太阴之气来复，则用苦热药物治疗，佐以酸味和辛

味，以苦味泻太阴之气，燥湿利湿。少阳之气来复，则用咸冷药物治疗，佐以苦味和辛味，以咸味软坚，以酸味收敛正气，以辛苦发散邪气。虽然解表药的用法是只要有表证存在，任何季节都可以应用，但仍要注意，不要温凉过度。治少阴之气来复，也要遵守这个法则。阳明之气来复，则用辛温药物治疗，佐以苦味和甘味，以苦泻阳明之气，以酸味生津润燥。太阳之气来复，则用咸热药物治疗，佐以甘味和辛味，以苦味坚阴。治疗上述六气胜复所致病证，要寒病用热药，热病用寒药，温病用凉药，凉病用温药，正气耗散的应收敛，抑郁的应疏散，干燥的应滋润，拘急的应舒缓，坚实的应软坚，正气脆弱的应坚固，虚证应用补法，实证应用泻法，使人体诸气安定，功能恢复，则邪气衰退，人体各组织器官的功能恢复正常，这是治疗的基本法则。

【原文】

帝曰：善。气之上下[1]何谓也？岐伯曰：身半以上，其气三矣，天之分也，天气主之[2]。身半以下，其气三矣，地之分也，地气主之[3]。以名命气[4]，以气命处，而言其病[5]。半，所谓天枢[6]也。故上胜而下俱病者，以地名之。下胜而上俱病者，以天名之。所谓胜至，报气屈伏而未发也。复至则不以天地异名，皆如复气为法[7]也。

帝曰：胜复之动，时有常乎？气有必乎？岐伯曰：时有常位，而气无必[8]也。

帝曰：愿闻其道也。岐伯曰：初气终三气，天气主之，胜之常也。四气尽终气，地气主之，复之常也。有胜则复，无胜则否。

帝曰：善。复已而胜[9]何如？岐伯曰：胜至则复，无常数也，衰乃止耳。复已而胜，不复则害，此伤生也。

帝曰：复而反病^[10]何也？岐伯曰：居非其位^[11]，不相得也。大复其胜，则主胜之^[12]，故反病也。所谓火燥热也。

帝曰：治之何如？岐伯曰：夫气之胜也，微者随之，甚者制之。气之复也，和者平之，暴者夺之。皆随胜气，安其屈伏，无问其数，以平为期，此其道也。

【注释】

[1]气之上下：指六气司天、在泉。

[2]身半以上，其气三矣，天之分也，天气主之：身半以上，指上半年。天气，指司天之气。言上半年有三气（初之气、二之气、三之气），由司天之气所主。

[3]身半以下，其气三矣，地之分也，地气主之：身半以下，即下半年。地气，即在泉之气。言下半年有三气（四之气、五之气、终之气），由在泉之气所主。

[4]以名命气：以三阴三阳给六气命名。初之气的风，命名为厥阴风木；二之气的热，命名为少阴君火；三之气的火，命名为少阳相火；四之气的湿，命名为太阴湿土；五之气的燥，命名为阳明燥金；终之气的寒，命名为太阳寒水。

[5]以气命处，而言其病：以六气的性质，确定其所主的时令和时间，这样才能判断在各个时令中所生疾病的性质。

[6]天枢：大自然寒热转化的枢纽。指上半年与下半年交接之处，下半年与上半年交接之处。

[7]复至则不以天地异名，皆如复气为法：复气来报复胜气时，司天、在泉之气的情况先放置不管，首先应根据复气的性质来命名疾病和治疗疾病。

［8］时有常位，而气无必：言六气各有所主的时间和位置，六气主六步，每步主六十天零八十七刻半，但胜气和复气到来的时间却没有规律。

［9］复已而胜：复气是报复胜气的，报复了胜气，复气也就成了新的胜气。

［10］复而反病：复气到来，主气受影响。

［11］居非其位：复气出现的时间和位置与主气固有的六气六步不相得。

［12］大复其胜，则主胜之：复气报复胜气的同时，当令的主气也被抑制。

【译文】

黄帝说：讲得好。六气与上半年、下半年的关系是怎样的？岐伯说：上半年有三气（初之气、二之气、三之气），由司天之气所主；下半年有三气（四之气、五之气、六之气），由在泉之气所主。以三阴三阳给六气来命名，再以六气的性质，确定其所主的时令和时间，这样才能判断在各个时令中所生疾病的性质。所说的"半"，是指大自然寒热转化的枢纽，即上半年与下半年相交接之处。所以司天之气偏盛，则影响下半年气候，使人生病，故按下半年的气候情况来调治疾病。若在泉之气偏盛，则影响上半年的气候，使人生病，这种情况应按上半年的气候变化来调治疾病。所说的胜至，是指胜气已经到来，但报复之气还没有出现之时，此时所发生的疾病是胜气所致。当复气到来并发挥作用时，则不管司天在泉之气性质如何，应根据复气的性质来命名，来诊治疾病。

黄帝问：胜气和复气的变动，有一定的时间和规律吗？岐伯说：六气各有所主的时间和位置，但胜气和复气到来的时间却没有一定的规律。

黄帝说：我想听一听其中的道理。岐伯说：初之气到三之气，是司天之气所主，是胜气时常发生的时位；四之气到终之气，是在泉之气所主，是复气时常发生的时位。有胜气就有复气，没有胜气也就没有复气。

黄帝说：讲得好。复气报复了胜气，复气就成为新的胜气，这是为什么？岐伯说：胜气到来，则必有复气来报复，胜复之气相互作用，没有一定的规律，胜气衰止时，复气也就停止。复气成了新的胜气，故又有新的复气来报复，若不复而亢则为害，自然界中的生命现象会受到损害。

黄帝问：复气到来，主气会受到影响，这是为什么？岐伯说：因为复气出现的时间和位置与主气固有的六气六步不相得，复气报复胜气的同时，也损伤、抑制了当令的主气，故主气反被其伤，而不能主政。这主要是指火、燥、热三气来说的。

黄帝问：怎样治疗呢？岐伯说：胜气所致的疾病，轻微的，可随证用药；严重的，必须用其所不胜的药物制伏它。复气所致的疾病，比较轻微的，可用平调之法使邪气去除；比较严重的，则用其所不胜的药物削夺邪气。总之，既要制伏胜气，又要预防复气，在治疗时，无论用什么方法，一定要以邪气去除、机体正气恢复为标准，道理就在于此。

【原文】

帝曰：善。客主之胜复[1]奈何？岐伯曰：客主之气，胜而无复也。

帝曰：其逆从何如？岐伯曰：主胜逆，客胜从[2]，天之道也。帝曰：其生病何如？岐伯曰：厥阴司天，客胜则耳鸣掉眩，甚则咳；主胜则胸胁痛，舌难以言。

少阴司天，客胜则鼽嚏颈项强，肩背瞀热，头痛少气，发热耳聋目暝，甚则胕肿血溢，疮疡咳喘；主胜则心热烦躁，甚则胁痛支满。

太阴司天，客胜则首面胕肿，呼吸气喘；主胜则胸腹满，食已而瞀。

少阳司天，客胜则丹胗[3]外发，及为丹熛[4]疮疡，呕逆喉痹，头痛嗌肿，耳聋血溢，内为瘈疭；主胜则胸满咳仰息，甚而有血，手热。

阳明司天，清复内余，则咳衄嗌塞，心鬲中热，咳不止而白血[5]出者死。

太阳司天，客胜则胸中不利，出清涕，感寒则咳；主胜则喉嗌中鸣。

厥阴在泉，客胜则大关节不利，内为痉强拘瘈，外为不便；主胜则筋骨繇[6]并，腰腹时痛。

少阴在泉，客胜则腰痛，尻股膝髀腨胻足病，瞀热以酸，胕肿不能久立，溲便变；主胜则厥气上行，心痛发热，鬲中，众痹皆作，发于胠胁，魄汗不藏，四逆而起。

太阴在泉，客胜则足痿下重，便溲不时，湿客下焦，发而濡泻，及为肿隐曲之疾；主胜则寒气逆满，食饮不下，甚则为疝。

少阳在泉，客胜则腰腹痛而反恶寒，甚则下白溺白[7]；主胜则热反上行而客于心，心痛发热，格中而呕。少阴同候。

阳明在泉，客胜则清气动下，少腹坚满而数便泻；主胜则腰重腹痛，少腹生寒，下为鹜溏，则寒厥于肠，上冲胸中，甚则喘不能久立。

太阳在泉，寒复内余，则腰尻痛，屈伸不利，股胫足膝中痛。

【注释】

[1] 客主之胜复：指客气和主气之间的相互胜复。

[2] 主胜逆，客胜从：主气胜客气则为逆，客气胜主气则为从。主胜客，即主气在五行属性上克制客气，客胜主，即客气在五行属性上克制主气。

[3] 丹胗：胗，通"疹"。丹疹，因热气偏盛所致的麻疹类疾病。

[4] 丹熛（biāo）：指肌肤所发的赤色丹疹，此处指丹毒。

[5] 白血：白，此处指肺。白血，肺出血。

[6] 繇：通"摇"。此指肢体振摇。

[7] 下白溺白：指由湿热所致的小便混浊如米泔水、大便有脓或黏液一类的病证。

【译文】

黄帝说：讲得好！客气与主气的胜复关系是怎样的呢？岐伯说：客气与主气之间，只有胜没有复。

黄帝问：客气与主气的逆从是怎样的？岐伯说：主气胜客气则为逆，客气胜主气则为从，这是天地自然界变化的一般规律。黄帝问：客主之气偏胜，会引起什么样的疾病？岐伯说：厥阴司天，客气胜则耳鸣，眩晕，肢体动摇不定，甚至咳嗽；主气胜则胸胁疼痛，舌强硬难言。

少阴司天，客气胜则鼽衄，喷嚏，颈项强硬，肩背发热，头痛，少气，发热，耳聋目瞑，甚至浮肿，血溢，疮疡，咳喘；主气胜则心胸热而烦躁，甚至胁肋胀满疼痛。

太阴司天，客气胜则头面浮肿，呼吸气喘；主气胜则胸腹胀满，食后胸腹不适。

少阳司天，客气胜则外发皮肤丹疹，或丹毒疮疡，呕逆，喉痹，头痛，咽肿，耳聋，血溢，肢体筋脉拘挛抽搐；主气胜则胸满，咳嗽，呼吸困难而身体前俯后仰，甚至咳痰带血，手心发热。

阳明司天，清凉之气内犯则咳嗽，衄血，咽部如有物梗塞，心胸内热，咳嗽不止，甚至咳出肺血而死。

太阳司天，客气胜则胸中不利，流清涕，伤于寒则咳嗽；主气胜则咽喉不利。

厥阴在泉，客气胜则大关节活动不利，在内则表现为筋脉拘挛抽搐，拘急强硬，在外则表现为肢体活动不便；主气胜则肢体震颤不定，腰腹时痛。

少阴在泉，客气胜则腰痛，尻、股、膝、髀、腨、骭、足等部位热而酸痛，浮肿不能久立，小便黄赤；主气胜则逆气上行，心痛，发热，中焦阻隔，诸痹证发作，病及胸胁，自汗多汗，四肢逆冷。

太阴在泉，客气胜则下肢萎废不用，自觉两足沉重，二便失禁。湿客下焦，则发濡泄以及浮肿、小便不利、阳痿、遗精、带下、月经不调等病证。主气胜则寒气逆而胀满，饮食不下，甚至疝痛。

少阳在泉，客气胜则腰腹疼痛而反恶风寒，甚至小便混浊如米泔，大便有黏液或脓；主气胜则热反上行客于心，心痛发热，中脘阻隔而呕。少阴在泉主客胜气的症状与此相同。

阳明在泉，客气胜则寒凉之气侵于下焦，使人少腹坚满而数便泻；主气胜则腰困重，腹痛，少腹寒痛，大便溏泻，说明寒邪已入于肠中，寒邪上冲胸中，甚至使人喘息而不能久立。

太阳在泉，寒邪内犯，则腰骶疼痛，屈伸不利，股胫足膝部疼痛。

【原文】

帝曰：善。治之奈何？岐伯曰：高者抑之，下者举之，有余折之，不足补之，佐以所利，和以所宜，必安其主客，适其寒温，同者逆之，异者从之[1]。

帝曰：治寒以热，治热以寒，气相得者逆之，不相得者从之，余以知之矣。其于正味[2]何如？岐伯曰：木位之主[3]，其泻以酸，其补以辛。火位之主，其泻以甘，其补以咸。土位之主，其泻以苦，其补以甘。金位之主，其泻以辛，其补以酸。水位之主，其泻以咸，其补以苦。

厥阴之客，以辛补之，以酸泻之，以甘缓之。少阴之客，以咸补之，以甘泻之，以咸收之。太阴之客，以甘补之，以苦泻之，以甘缓之。少阳之客，以咸补之，以甘泻之，以咸耎之。阳明之客，以酸补之，以辛泻之，以苦泄之。太阳之客，以苦补之，以咸泻之，以苦坚之，以辛润之。开发腠理，致津液通气也。

帝曰：善。愿闻阴阳之三[4]也何谓？岐伯曰：气有多少，异用[5]也。帝曰：阳明何谓也？岐伯曰：两阳合明[6]也。帝曰：厥阴何也？岐伯曰：两阴交尽[7]也。

【注释】

[1] 同者逆之，异者从之：指客主同气的，可逆而治之；

客主异气的，或从客或从主而治之。此句指逆治法、从治法的
应用。

　　〔2〕正味：味，酸、苦、甘、辛、咸五味。正味，指五脏、
五气所喜之味。在此指有治疗作用的药物或食物。

　　〔3〕木位之主：主，指主气。木位，指初之厥阴风木之位。
木位之主，意言主气的初之气厥阴风木偏盛。下文仿此。

　　〔4〕阴阳之三：阴阳各分为三：一阴是厥阴，二阴是少阴，
三阴是太阴；一阳是少阳，二阳是阳明，三阳是太阳。

　　〔5〕异用：作用不同。此指三阴三阳之气阴阳多少不同，故
作用亦异。

　　〔6〕两阳合明：王冰注："《灵枢·系日月论》曰：辰者三
月，主左足之阳明，巳者四月，主右足之阳明，两阳合于前，故
曰阳明也。"

　　〔7〕两阴交尽：王冰注："《灵枢·系日月论》曰：戌者九
月，主右足之厥阴，亥者十月，主左足之厥阴，两阴交尽，故曰
厥阴也。"

【译文】

　　黄帝说：讲得好。怎样治疗呢？岐伯说：邪气上逆的则用抑
制之法，正气下陷的则用提举之法；邪气有余的则用折伐之法，
正气不足的则用补益之法，还要佐以有利于正气的药物，有宜于
调和寒热的药物，同寒温药物调和之后，使主客之气恢复正常；
客主同气的，可用逆治法；客主异气的，或从客气，或从主气，
用从治法。

　　黄帝说：寒证用热药，热证用寒药，客主之气相得的用逆治
法，不相得的用从治法，这些我已知晓。客主之气偏盛的治疗与

五味的关系怎样呢？岐伯说：主气厥阴风木偏盛所导致的疾病，则用酸味泻之，用辛味补之。主气太阴君火、少阳相火偏盛所导致的疾病，则用甘味泻之，用咸味补之。主气太阴湿土偏盛所导致的疾病，则用苦味泻之，用甘味补之。主气阳明燥金偏盛所导致的疾病，则用辛味泻之，用酸味补之。主气太阳寒水偏盛所导致的疾病，则用咸味泻之，用苦味补之。

厥阴客气所导致的疾病，则用辛味补之，用酸味泻之，用甘味缓之。少阴客气所导致的疾病，则用咸味补之，用甘味泻之，用咸味收之。太阴客气所导致的疾病，则用甘味补之，用苦味泻之，用甘味缓之。少阳客气所导致的疾病，则用咸味补之，用甘味泻之，用咸味软坚。阳明客气所导致的疾病，则用酸味补之，用辛味泻之，用苦味泄之。太阳客气所导致的疾病，则用苦味补之，以咸味泻之，以苦味坚之，以辛味润之，开发肌腠，使津液运行，阳气通畅。

黄帝说：讲得好。我想听一听三阴三阳的理论。岐伯说：阳气、阴气分别有多少的不同，所以作用也各不相同。黄帝问：什么叫阳明？岐伯说：阳明是二阳，居太阳、少阳之中。黄帝问：什么叫厥阴？岐伯说：厥阴居太阴、少阴之后。

【原文】

帝曰：气有多少，病有盛衰，治有缓急，方有大小，愿闻其约奈何？岐伯曰：气有高下，病有远近，证有中外，治有轻重，适其至所为故也[1]。

大要[2]曰：君一臣二，奇之制也[3]；君二臣四，偶之制也[4]；君二臣三，奇之制也；君二臣六，偶之制也。故曰：近者奇之，远者偶之，汗者不以奇，下者不以偶[5]，补上治上制以缓，补下治下制以急，急则气味厚，缓则气味薄，适其至所，此之谓也。

病所远而中道气味之者，食而过之[6]，无越其制度也。是故平气之道，近而奇偶，制小其服也。远而奇偶，制大其服也[7]。大则数少，小则数多[8]。多则九之，少则二之。奇之不去则偶之，是谓重方[9]。偶之不去，则反佐[10]以取之，所谓寒热温凉，反从其病也。

帝曰：善。病生于本，余知之矣。生于标者，治之奈何？岐伯曰：病反其本，得标之病，治反其本，得标之方。

帝曰：善。六气之胜，何以候之？岐伯曰：乘其至也，清气大来，燥之胜也，风木受邪，肝病生焉。热气大来，火之胜也，金燥受邪，肺病生焉。寒气大来，水之胜也，火热受邪，心病生焉。湿气大来，土之胜也，寒水受邪，肾病生焉。风气大来，木之胜也，土湿受邪，脾病生焉。所谓感邪而生病也。乘年之虚[11]，则邪甚也。失时之和[12]，亦邪甚也。遇月之空[13]，亦邪甚也。重感于邪，则病危矣。有胜之气，其必来复也。

帝曰：其脉至何如？岐伯曰：厥阴之至其脉弦，少阴之至其脉钩，太阴之至其脉沉，少阳之至大而浮，阳明之至短而涩，太阳之至大而长。至而和则平，至而甚则病，至而反[14]者病，至而不至[15]者病，未至而至[16]者病，阴阳易[17]者危。

【注释】

[1]适其至所为故也：所，指病所。指处方用药以药物恰好达到病所为宜。

[2]大要：指古医书，已亡佚。

[3]君一臣二，奇之制也：君，指处方中主要的药物。臣，

指处方中辅佐、配合主要药物的次要药物。奇，指单数。奇之制，即奇方。奇方，是指药物味数是单数的方剂，如君一臣二之方，药味总数是三，是奇之制也。

［4］君二臣四，偶之制也：偶，指双数。偶之制，即偶方。偶方，是指药物味数是双数的方剂，如君二臣四之方，药味总数是六，是奇之制也。

［5］汗者不以奇，下者不以偶：王冰认为："汗者不以偶，下者不以奇。"张介宾也持此观点，其注曰："近者为上为阳，故用奇方，用其轻而缓也。远者为下为阴，故用偶方，用其重而急也。汗者不以偶，阴沉不能达表也。下者不以奇，阳升不能降下也。旧本云：汗者不以奇，下者不以偶。而王太仆注云：汗药不以偶方，泄下药不以奇制，是注与本文相反矣；然王注得理，而本文似误，今改从之。"可从张注。

［6］病所远而中道气味之者，食而过之：病所远，指病变部位远。中道，中途。指药物到达病所的途中。气味，指药物的作用，药效。之，新校正疑为"乏"，在此指失效。全句意言病变部位远（如下焦病变），中途药物失效而未达病所的，是因食物挡隔。因此，病变部位远的，应先服药，后进饮食；病变部位近的，应先饮食，后服药。

［7］近而奇偶……制大其服也：指病所近的，可用奇方或偶方，药物剂量要小；病所远的，也用奇方或偶方，药物剂量要大。

［8］大则数少，小则数多：大、小，指大方和小方。言大方药味少，药量大；小方药味多，药量小。

［9］奇之不去则偶之，是谓重方：不去，指病邪不去。言用奇方而病邪不去的，则改用偶方。偶方，又叫重方。

［10］反佐：即反治法。

［11］乘年之虚：年之虚，岁运不及之年，即阴干之年。乘年之虚，指岁运不及之年，被其所不胜之气所乘。

［12］失时之和：主客之气失和。

［13］遇月之空：月之空，指月廓空。中医认为月亮之盈亏与人体气血的盛衰关系密切。如《素问·八正神明论》云："月始生，则血气始精，卫气始行；月廓满，则血气实，肌肉坚；月廓空，则肌肉减，经络虚，卫气去，形独居。"

［14］至而反：至，六气至。言脉象与当令的季节应有的脉象相反或不相应。如夏得冬脉、秋得春脉等。

［15］至而不至：至，指季节至。不至，指脉不至。言季节到来而脉象却与之不应。

［16］未至而至：未至，指季节未至。至，指脉象至。言季节尚未到来而脉却表现出那个季节的脉象，脉不与时相应。

［17］阴阳易：脉象的阴阳属性与季节的阴阳属性完全相反。

【译文】

黄帝说：阴阳之气各有多少的不同，疾病有虚实之异，因此，治法也有缓有急，方剂也有大有小，愿听你讲一讲其中的规律是什么？岐伯说：宇宙中的气候变化距离地面有高低之分，故邪气侵犯人体也有深浅之别，所导致的病证有表里之异，因而处方用药也就有轻有重，但都是以药物恰好达到病所为宜。

《大要》上说：君药一，臣药二，属奇方类；君药二，臣药四，属偶方类；君药二，臣药三，属奇方类；君药二，臣药六，属偶方类。所以说，病位较近、浅的，用奇方；病位较远、深的，用偶方；解表不用偶方，攻下不用奇方；补益上焦及治疗上焦疾患的方剂宜缓，补益下焦及治疗下焦疾患的方剂宜急；急方，药物的气味浓厚；缓方，药物的气味淡薄。都以药物能达病所为宜，就是这个道理。

病变部位远，中途药物失效而未达病所的，是因食物挡隔。因此病变部位远的，应饭前服药；病变部位近的，应饭后服药。不要违反这个制度。平调病气的原则，是病位浅、近的，不论用奇方还是偶方，剂量都要小；病位深、远的，不论用奇方还是偶方，剂量都要大。大方药量大，药味少；小方药味多，药量小。药味多者九味药，少者二味药。用奇方而病邪不去的，就用偶方。偶方，又叫重方。用偶方而病邪不去的，就用反治法，也就是所用药物的寒热温凉之性，与疾病表象相一致的治法。

黄帝说：讲得好。疾病发生的根本是六气偏盛，我已知道其中的道理。对于病生于标者，怎样治疗呢？岐伯说：疾病的病因是本，病证表现是标，在治疗时，要选定既治疗其本又治疗其标的方剂。

黄帝说：讲得好。怎样诊察六气偏盛的病证呢？岐伯说：要在偏盛之气到来之时进行观察。若春季里，气候清凉干燥，是燥金之气亢盛，风木受邪，易发肝病。若秋季里，气候大热，是火热之气亢盛，燥金受邪，易发肺病。若夏季里，气候寒凉，是水寒之气亢盛，火热受邪，易发心病。若冬季里，气候潮湿降雨不冷，是土湿之气亢盛，寒水受邪，易发肾病。若长夏季节里，气候多风少雨，是木风之气亢盛，土湿受邪，易发脾病。这就是感受偏盛之气所导致的病证。若逢岁运不及之年，盛气乘之，则病会更重。若主客之气不和，其发病也严重。若遇月廓不满，其发病也加重。若在上述情况基础上，又屡次感受邪气，则病情危重。有偏盛之气，必然有复气随之而来。

　　黄帝问：不同季节的脉象是怎样的？岐伯说：厥阴之气到来时，其脉弦；少阴之气到来时，其脉钩；太阴之气到来时，其脉沉；少阳之气到来时，其脉大而浮；阳明之气到来时，其脉短而涩；太阳之气到来时，其脉大而长。时气至而脉来和缓的，为正常；时气至而脉过甚的，为病脉；时气至而脉与之相反的，为病脉；时气至而不见应时脉象的，为病脉；时气未至而脉象先至的为病脉。脉象的阴阳属性与季节的阴阳属性相反的，病情危重，预后不良。

【原文】

　　帝曰：六气标本[1]，所从不同奈何？岐伯曰：气有从本者，有从标本者，有不从标本者也。帝曰：愿卒闻之。岐伯曰：少阳太阴从本[2]，少阴太阳从本从标[3]，阳明厥阴，不从标本从乎中也[4]。故从本者化生于本，从标本者有标本之化，从中者以中气为化也。

　　帝曰：脉从而病反[5]者，其诊何如？岐伯曰：脉至而从，按之不鼓，诸阳皆然。帝曰：诸阴之反，其脉何如？岐伯曰：脉至而从，按之鼓甚而盛也。是故百病之起，有生于本者，有生于标者，有生于中气者，有取本而得者，有取标而得者，有取中气而得者，有取标本而得者，有逆取而得者，有从取而得者。逆，正顺也[6]。若顺，逆也[7]。故曰：知标与本，用之不殆，明知逆顺，正行无问。此之谓也。不知是者，不足以言诊，足以乱经。

　　故《大要》曰：粗工嘻嘻，以为可知，言热未已，寒病复始，同气异形，迷诊乱经。此之谓也。夫标本之道，要而博，小而大，可以言一而知百病之害，言标与本，易而勿损，察本与标，气可令调。明知胜复，为万民式，天之道毕矣。

【注释】

[1] 六气标本：六气，即风、热、火、湿、燥、寒六气。标，指表象、现象。本，指本质、根本。在自然界中，六气为本，三阴三阳为标。具体地说，就是风为本，厥阴为标；热为本，少阴为标；火为本，少阳为标；湿为本，太阴为标；燥为本，阳明为标；寒为本，太阳为标。应用于疾病，则病因为本，症状为标。

[2] 少阳太阴从本：少阳的本是火，标是阳，标与本的阴阳属性相一致，为标本同气，即现象与本质一致，故从本化。太阴的本是湿，标是阴，标与本的阴阳属性相一致，为标本同气，即现象与本质一致，故从本化。就疾病来说，从本者，即病生于本气。少阳病口苦、耳聋、头晕目眩，是生于火的本气，治疗以泻火为主；太阴病泄泻、腹胀、浮肿，是生于湿的本气，治疗以利湿为主。

[3] 少阴太阳从本从标：少阴的本是热，标是阴，标与本的阴阳属性不一致，为标本异气，即现象与本质表现不一致，故或从标或从本。太阳的本是寒，标是阳，标与本的阴阳属性不一致，也为标本异气。就治疗来说，要标病治标，本病治本，或标本兼治。

[4] 阳明厥阴，不从标本从乎中也：阳明，其本是燥，标是阳，中见之气是太阴。厥阴的本是木，标是阴，中见之气是少阳。阳明与厥阴标本之气的阴阳属性不一致，治疗不从标，也不从本，而是从中。

[5] 脉从而病反：脉从，脉象与症状表现相一致。病，指疾

病的本质。意言脉象与外在的症状表现相一致，但与疾病的本质相反。如真寒假热、真热假寒即是。

［6］逆，正顺也：逆，指逆治法。逆着病性而用药，治热以寒，治寒以热，又叫正治法。对于病来说是逆，对于治疗来说是顺，故称正顺。

［7］若顺，逆也：若顺应疾病的表象来治疗，实质上用药性质还是逆着疾病的性质来治疗，如真寒假热证、真热假寒证的治疗。

【译文】

黄帝问：六气的变化，有的从标，有的从本，这是为什么？岐伯说：六气的变化，有从本者，有从标者，有不从标、不从本者。黄帝说：想听您详尽地讲一讲。岐伯说：少阳太阴从本化，少阴太阳从本又从标，阳明厥阴不从标本而从中气化。因此，从本的化生于本，从标本者，化生于标本之气，从中气者化生于中气。

黄帝问：脉象与外在的症状表现相一致，但与疾病的本质相反，怎样诊断呢？岐伯说：有的病证，脉数或大，症状也表现出阳证，似是脉证一致，但按其脉却鼓动无力，这就是真寒假热证，属标阳本阴。黄帝问：各种阴证，出现脉证相反，按其脉会有什么表现呢？岐伯说：阴证又见阴脉，似是脉证一致，但按其脉却沉实有力，这就是真热假寒证，属标阴本阳。因此，各种疾病的发生，有的生于本，有的生于标，有的生于中气，有治本而愈的，有治标而愈的，有治标本而愈的，有逆治而愈的，有从治而愈的。逆治，就是正治。顺着表象治，实质上还是逆着病性治。所以说，知道标本的道理，对于疾病的诊治就不会发生错误；明确逆治与顺治（即正治与反治），就能心中有数，运用自如，就是这个道理。不知标本、逆顺，根本谈不上正确诊断，反而会扰乱正常的经气。

所以，《大要》上说，医疗技术不高明的医生，对治疗原则没有搞懂，就沾沾自喜，以为自己已精通标本逆从，他认为是热证的话音还未落，寒证就出现了。同一性质的疾病，临床表现是不同的，这些他根本不明白，所以不能做出正确诊断。标本的道理非常重要而广博，看起来是小事，但在治疗中却关系重大，若能掌握这个要领，就可以知道百病的变化规律。懂得标与本，就可以正确治疗疾病而不伤正气；详察标与本，就可使正气调和。明确了六气的胜复变化，就可以指导人们养生防病，天地自然界的变化规律也就完全明白了。

【原文】

帝曰：胜复之变，早晏何如？岐伯曰：夫所胜者，胜至已病，病已愠愠[1]，而复已萌也。夫所复者，胜尽而起，得位而甚，胜有微甚，复有少多，胜和而和，胜虚而虚，天之常也。

帝曰：胜复之作，动不当位[2]，或后时而至，其故何也？岐伯曰：夫气之生，与其化衰盛异也。寒暑温凉盛衰之用，其在四维[3]。故阳之动，始于温，盛于暑；阴之动，始于清，盛于寒。春夏秋冬，各差其分。故《大要》曰：彼春之暖，为夏之暑，彼秋之忿，为冬之怒，谨按四维，斥候[4]皆归，其终可见，其始可知。此之谓也。

帝曰：差有数乎？岐伯曰：又凡三十度也[5]。帝曰：其脉应皆何如？岐伯曰：差同正法[6]，待时而去也。脉要[7]曰：春不[8]沉，夏不弦，冬不涩，秋不数，是谓四塞。沉甚曰病，弦甚曰病，涩甚曰病，数甚曰病，参见[9]曰病，复见[10]曰病，未去而去[11]曰病，去而不去曰病，反者死。故曰：气之相守司也，如权衡之不得相失也。夫阴阳之气，清静则生化治，动则苛疾起，此之谓也。

【注释】

[1]病已愠（yùn）：愠：指胜气到来之际，复气就开始渐渐蕴伏，伺机而发。愠，通"蕴"，积蓄之义。

[2]胜复之作，动不当位：位，气主的时位。言胜气复气的发作，不发生在自己所主的时位。

[3]四维：在此指四季变化分界的标志，指辰、戌、丑、未之月，即三、六、九、十二月。

[4]斥候：观测、察望。

[5]三十度也：即三十天。四季气候变化有早有晚，大约相差三十天。

[6]差同正法：差，指四时脉象的差异，即春脉弦，夏脉钩，秋脉毛，冬脉石。正法，指正常的寒热温凉四季变化。意言不同的季节里有与之相应的正常现象。

[7]脉要：古代医学典籍。

[8]不：疑作"大"，形近而误。

[9]参见：指各种脉象在同一季节里参差出现。

[10]复见：与当令季节不相符的脉象反复出现。

[11]未去而去：指季节尚未过去，而脉象已有改变。如春季未过，但脉已不弦。

【译文】

黄帝问：胜复之气的变化，有早有晚，这是为什么？岐伯说：胜气到来时，会导致疾病的发生，疾病发生之际，复气就开始蕴伏，即复气在胜气刚刚作用之时，就已发萌。复气在胜气将尽之时发作，在复气本位的季节里，发作得更明显。胜气有轻有重，复气也相应地有多有少；胜气平和，复气也平和；胜气虚衰，复气也虚衰。这是自然界变化的常规。

黄帝说：胜气复气的发作，不发生在自己所主的时位，或后于时位出现，这是为什么？岐伯说：六气的发生与变化，都有由萌到盛，由盛到衰的过程。寒热温凉盛衰变化，主要在四维之时（即三月、六月、九月、十二月）。所以，阳气的运动是由温到热，阴气的运动是由凉到寒，所以才有春夏秋冬四季之分。所以，《大要》上说，春天的温暖能发展到夏季的炎热，秋天的清肃能变化为冬天的寒冽，因此，要谨慎地按照四时变化规律，观测胜气复气的变化，这样才能全面地了解全年各个季节的气候变化。就是这个道理。

黄帝问：四季气候变化有早有晚，大约相差多少天？岐伯说：大约三十天。黄帝问：四季的变化反映在脉象上是怎样的呢？岐伯说：不同的季节有与之相应的正常脉象，脉象的盛衰变化与季节的盛衰变化相一致。《脉要》上说，春脉沉，夏脉弦，冬脉涩，秋脉数，为四季之气不通。脉沉甚、弦甚、涩甚、数甚，是病脉；各种脉象在同一季节里参差出现是病脉；出现与当令季节不相符的脉象也是病脉；季节尚未过去而脉象已有改变，这也是病脉；季节已过，但脉不去，是病脉。脉象阴阳与季节阴阳相反的，是死脉。阴阳之气清静正常，则自然界万物生化正常；若阴阳异常变化，则引起严重的病变。就是这个道理。

【原文】

帝曰：幽明何如？岐伯曰：两阴交尽故曰幽，两阳合明故曰明[1]，幽明之配，寒暑之异也。帝曰：分至何如？岐伯曰：气至之谓至，气分之谓分，至则气同，分则气异，所谓天地之正纪也[2]。

帝曰：夫子言春秋气始于前，冬夏气始于后[3]，余已知之矣。然六气往复，主岁不常也，其补泻奈何？岐伯曰：上下[4]所主，随其攸利[5]，正其味，则其要也，左右[6]同法。

大要曰：少阳之主，先甘后咸；阳明之主，先辛后酸；太阳之主，先咸后苦；厥阴之主，先酸后辛；少阴之主，先甘后咸；太阴之主，先苦后甘。佐以所利，资以所生，是谓得气。

【注释】

[1]两阴交尽故曰幽，两阳合明故曰明：王冰注："两阴交尽于戌亥，两阳合明于辰巳。《灵枢·系日月论》云：亥十月，左足之厥阴。戌九月，右足之厥阴。此两阴交尽，故曰厥阴。辰三月，左足之阳明。巳四月，右足之阳明。此两阳合于前，故曰阳明。然阴交则幽，阳合则明，幽明之象，当由是也。寒暑位西南、东北，幽明位西北、东南。幽明之配，寒暑之位，诚斯异也。"

[2]天地之正纪也：王冰注："因幽明之问，而形斯义也。言冬夏二至是天地气主岁至其所在也。春秋二分，是间气初二四五四气各分其政于主岁左右也。故曰至则气同，分则气异也。所言二至二分之气配者，此所谓是天地气之正纪也。"

[3]春秋气始于前，冬夏气始于后：春、秋之气分别开始于立春、立秋之前，冬、夏之气分别开始于立冬、立夏之后。王冰

注：“以分至明六气分位，则初气四气，始于立春立秋前各一十五日为纪法。三气六气，始于立夏立冬后各一十五日为纪法。由是四气前后之纪，则三气六气之中，正当二至日也。故曰春秋气始于前，冬夏气始于后也。然以三百六十五日易一气，一岁已往，气则改新，新气既来，旧气复去，所宜之味，天地不同，补泻之方，应知先后，故复以问之也。”

〔4〕上下：指司天、在泉之气。

〔5〕攸利：所利，所宜。

〔6〕左右：指司天、在泉的左右间气。

【译文】

黄帝问：什么叫幽明？岐伯说：两阴交尽，阴极阳生，就叫作幽；两阳合明，阳极阴生，叫作明。幽明交替，使气候有寒热的变化。黄帝问：什么叫分、至？岐伯说：气候变化到极点，叫作至；气候的划分，叫作分。气候变化到极点之时，与季节相一致；气候的划分，说明此季节与上一个季节气候不同。这就是天地阴阳的正常变化规律。

黄帝说：先生说春秋之气分别开始于立春、立秋之前，冬夏之气分别开始于立冬、立夏之后，这些我已经知道。然而，六气往复运转，主时之气又经常变换，这种情况应怎样进行补泻呢？岐伯说：根据该年司天在泉之气进行治疗，应用其所宜之正味，这是治疗的关键。左右间气的治法也与此相同。

《大要》上说，少阳主时之时，前半段时间用甘药，后半段时间用咸药；阳明主时之时，前半段时间用辛药，后半段时间用酸药；太阳主时之时，前半段时间用咸药，后半段时间用苦药；厥阴主时之时，前半段时间用酸药，后半段时间用辛药；少阴主时之时，前半段时间用甘药，后半段时间用咸药；太阴主时之时，前半段时间用苦药，后半段时间用甘药。还要佐以一些对其有益的药物，以资生化之源，这才是掌握了重要的纲领。

【原文】

帝曰：善。夫百病之生也，皆生于风寒暑湿燥火，以之化之变[1]也。经言盛者泻之，虚者补之，余锡[2]以方士，而方士用之，尚未能十全，余欲令要道[3]必行，桴鼓相应，犹拔刺雪污，工巧神圣[4]，可得闻乎？岐伯曰：审察病机[5]，无失气宜[6]，此之谓也。

帝曰：愿闻病机何如？岐伯曰：诸风掉眩[7]，皆属于肝。诸寒收引[8]，皆属于肾。诸气膹郁[9]，皆属于肺。诸湿肿满[10]，皆属于脾。诸热瞀瘛[11]，皆属于火。诸痛痒[12]疮，皆属于心[13]。诸厥[14]固泄[15]，皆属于下。诸痿喘呕，皆属于上。诸禁鼓栗[16]，如丧神守[17]，皆属于火。诸痉项强[18]，皆属于湿。诸逆冲上[19]，皆属于火。诸胀腹大[20]，皆属于热。诸躁狂越[21]，皆属于火。诸暴强直，皆属于风。诸病有声，鼓之如鼓[22]，皆属于热。诸病胕肿[23]，疼酸惊骇，皆属于火。诸转反戾[24]，水液浑浊，皆属于热。诸病水液[25]，澄彻清冷[26]，皆属于寒。诸呕吐酸，暴注下迫[27]，皆属于热。

故大要曰：谨守病机，各司其属[28]，有者求之，无者求之[29]，盛[30]者责之，虚[31]者责之，必先五胜[32]，疏其血气，令其调达，而致和平。此之谓也。

【注释】

[1]之化之变：即"之变化"，指六气的异常变化。六气的

正常生化谓之化，六气的异常变化谓之变。张介宾注："风、寒、暑、湿、燥、火，天之六气也。气之正者为化，气之邪者为变，故曰之化之变也。"

〔2〕锡：通"赐"，赐予之意。

〔3〕要道：重要的医学道理。

〔4〕工巧神圣：即望、闻、问、切四诊。这里指高超的医疗技术。《难经·六十一难》云："望而知之谓之神，闻而知之谓之圣，问而知之谓之工，切脉而知之谓之巧。"

〔5〕病机：即病之机要，疾病病理变化的关键所在。张介宾注："机者，要也，变也，病变所由出也。"

〔6〕无失气宜：诊治疾病不要违背五运六气主时规律。气宜，指六气各有其相应的所主时令。张介宾注："病随气动，必察其机，治之得其要，是无失气宜也。"

〔7〕掉眩：指肢体抽搐震颤、头目眩晕之病证。掉，摇也，指肢体动摇震颤之类的症状。眩，指眩晕。

〔8〕收引：此指身体蜷缩、筋脉拘急、关节屈伸不利的病证。收，收缩；引，拘急。

〔9〕膹郁：指胸部胀闷。膹，通"愤"，王冰注："谓膹满。"郁，张介宾注："痞闷也。"

〔10〕肿满：指肌肤肿胀，胸腹胀满。

〔11〕瞀（mào）瘛（chì）：神志昏糊，手足抽搐。瞀，昏糊；瘛，抽搐。

〔12〕痒：《说文解字》："疡也。"即疮疡。

〔13〕心：《素问直解》改作"火"。

〔14〕厥：此指阳气衰于下的寒厥和阴气衰于下的热厥。

〔15〕固泄：固，指二便癃秘不通；泄，指二便泻利不禁。

［16］禁鼓栗：禁，通"噤"，口噤不开。鼓栗，鼓颔战栗。

［17］如丧神守：犹如失去神明的主持。指鼓颔战栗而自身不能控制。

［18］痉项强：痉，病名，症见牙关紧急，项背强急，角弓反张。项强，颈项强直，转动不灵活。

［19］逆冲上：指气机急促上逆所致的病证，如急性呕吐、吐血、噫气、呃逆等。

［20］胀腹大：指腹部胀满膨隆。

［21］躁狂越：躁，躁动不安；狂，神志狂乱；越，言行举止异常。

［22］鼓之如鼓：叩之患处，发出之声如击鼓。前一"鼓"字，动词，叩打；后一"鼓"字，名词。

［23］胕肿：即痈肿。胕，通"腐"。

［24］转反戾：指筋脉拘急所致的身体拘急扭转、角弓反张等各种症状。张介宾注："转反戾，转筋拘挛也。"

［25］水液：指人体代谢排出的体液，如汗、尿、痰、涕、涎及白带等。

［26］澄澈清冷：指人体代谢水液清稀透明而呈寒冷之象。

［27］暴注下迫：暴注，突然剧烈的腹泻。下迫，里急后重。

［28］各司其属：掌握各种病证的病机归属。司，掌握。

［29］有者求之，无者求之：有此症应当探究其机理，无此症也应探求其原因。有者、无者，指与病机相应之症的有无。

［30］盛：指邪气盛实。

［31］虚：指正气虚损。

［32］必先五胜：必须首先掌握天之五气与人之五脏之间的五行更胜规律。

【译文】

黄帝说：讲得好。百病的发生，都是由风、寒、暑、湿、燥、火六气的异常变化所致。古代医经上说，邪气盛的用泻法，正气虚的用补法，我将这些道理告诉了医生，但他们运用之后并没收到十全十美的效果，我想让这些重要的道理得到普及，使治疗效果显著，如桴鼓相应，如拔刺雪污，如此高超的医疗技术，你能讲给我听一听吗？岐伯说：要谨慎地候察疾病的病机变化，治疗时不要违背六气主时的规律，关键就在于此。

黄帝问：请问疾病的机理是怎样的？

岐伯说：多数由于风所致的头及四肢动摇不定、肌肉震颤、头晕目眩的病证，大都与肝有关。多数由于寒所致的身体蜷缩、筋脉拘急、关节屈伸不利的病证，大都与肾有关。多数气机不利所致的咳喘、胸部满闷、呼吸不利的病证，大都与肺有关。多数水湿代谢失常所致的肢体浮肿、脘腹肿胀的病证，大都与脾有关。多数热病过程中所出现的神昏、四肢抽搐的病变，大都与火邪有关。多数疮疡疼痛，大都与心火炽盛有关。多数寒厥、热厥、二便癃闭或二便失禁的病证，大都与下部脏腑的病变有关。多数肢体萎废不用、咳嗽、喘息、呕吐的病证，大都与上部脏腑的病变有关。多数鼓颔战栗而自身不能控制的病证，大都与火邪有关。多数手足搐搦、角弓反张、颈项强硬的病证，大都与湿有关。多数急性逆气上冲的病证如呕吐、呃逆、喘促等，大都与火邪有关。多数脘腹胀满而大的病证，大都与热邪有关。多数烦躁不安、手足躁动、发狂一类的病证，大都与火邪有关。多数突然颈项肢体强硬不舒、屈伸不能甚至角弓反张的一类病证，大都与风邪有关。多数肠鸣、腹胀有声、叩之如鼓的病证，大都与热邪有关。多数痈肿疼痛、惊骇不宁的病证，大都与火邪有关。多数肢体抽搐甚至角弓反张、水液浑浊的病证，大都与热邪有关。多数排出水液清稀透明呈现寒冷之象的病证，大都与寒邪有关。多数呕吐、呕吐酸水、急剧泻泄、里急后重的病证，大都与热邪有关。

所以，《大要》上说，要谨慎地遵循病之机要，分析各种病变的病机归属，对于属于十九条的病证，要仔细探求、研究，对于十九条以外的病证也要详细地追究其阴阳寒热虚实。邪气盛的，要追究其原因；正气虚的，也要探求其原因。但必须先清楚天之五气、人之五脏之间的更胜变化规律，之后疏其气血，使之条达通畅，使气机归于和平，就是这个道理。

【原文】

帝曰：善。五味阴阳之用何如？岐伯曰：辛甘发散为阳，酸苦涌泄为阴，咸味涌泄为阴，淡味渗泄为阳。六者或收或散，或缓或急，或燥或润，或耎或坚，以所利而行之，调其气使其平也。

帝曰：非调气而得者[1]，治之奈何？有毒无毒，何先何后？愿闻其道。岐伯曰：有毒无毒，所治为主，适大小为制也。

帝曰：请言其制。岐伯曰：君一臣二，制之小也；君一臣三佐五，制之中也；君一臣三佐九，制之大也。寒者热之，热者寒之，微者逆之[2]，甚者从之[3]，坚者削之[4]，客者除之[5]，劳者温之[6]，结者散之[7]，留者攻之[8]，燥者濡之[9]，急者缓之[10]，散者收之[11]，损者温之[12]，逸者行之[13]，惊者平之[14]，上之下之，摩之浴之，薄之劫之，开之发之，适事为故[15]。

帝曰：何谓逆从[16]？岐伯曰：逆者正治，从者反治，从少从多，观其事也。

帝曰：反治何谓？岐伯曰：热因寒用[17]，寒因热用，塞因塞用[18]，通因通用[19]，必伏其所主，而先其所因[20]，其始则同，其终则异[21]，可使破积，可使溃坚，可使气和，可使必已。

帝曰：善。气调而得者何如？岐伯曰：逆之从之，逆而从之，从而逆之，疏气令调，则其道也。

【注释】

〔1〕非调气而得者：指气机不调和，又感受邪气而发病。

〔2〕微者逆之：指病邪轻微、病情单纯无假象的，当用逆治法，即正治法。张介宾注："病之微者，如阳病则热，阴病则寒，真形易见，其病则微，故可逆之，逆即下文之正治也。"

〔3〕甚者从之：病邪较重，病情较重或有假象的，当用从治法，即反治法。张介宾注："病之甚者，如热极反寒，寒极反热，假证难辨，其病则甚，故当从之，从即下文之反治也。"

〔4〕坚者削之：指坚积之病，如癥瘕积聚等，当用削伐之法。

〔5〕客者除之：指外邪侵犯所致的疾病，当用祛除邪气之法。

〔6〕劳者温之：指虚劳之病，当用温补法。

〔7〕结者散之：指气血郁结，邪气内结所致的病证，当用散结法。

〔8〕留者攻之：指邪留不去，如留饮、蓄血、停食、便闭等，当用攻下法。

〔9〕燥者濡之：指津液耗伤所致的干燥一类的病证，当用滋润生津之法。

［10］急者缓之：指筋脉拘急、挛缩的病证，当用舒缓之法。

［11］散者收之：指精气耗散的病证，当用收敛之法。

［12］损者温之：指虚损类疾病，当用温养补益之法。

［13］逸者行之：过度安逸致使气血瘀阻的病证，当用行气活血之法。逸，指过度安逸。

［14］惊者平之：指惊悸不安的病证，当用镇静安神之法。张介宾注："平之，安之也。"

［15］适事为故：不论选用哪种治法，一定要以适应病情为原则。王冰注："量病证候，适事用之。"

［16］逆从：指逆治法（正治法）与从治法（反治法）。

［17］热因寒用，寒因热用：注家观点不一，主要有三。一指用药反佐。热性药剂中佐以少量寒凉药，以作向导，用治大寒证；寒性药剂中佐以少量温热药，以作药引，用治大热证。借反佐之力以冲破病之寒热格拒，以引药直达病所。以马莳为代表。马莳《素问注证发微·卷九》注云："热以治寒而佐以寒药，乃热因寒用也，寒以治热，而佐以热药，乃寒因热用也。"二指服药反佐。用热药治寒病时，服药要用冷服法；用寒药治热病时，服药用热服法。以张介宾为代表。张介宾《类经·论治类》注云："热因寒用者，如大寒内结，当治以热，然寒甚格热，热不得前，则以热药冷服，下嗌之后，冷体即消，热性便发，情且不违，而致大益，此热因寒用之法也。寒因热用者，如大热在中，以寒攻治则不入，以热攻治则病增，乃以寒药热服，入腹之后，热气即消，寒性遂行，情且协和，而病以减，此寒因热用之法也。如《五常政大论》云：治热以寒，温而行之，治寒以热，凉而行之。"三是认为当据下文"塞因塞用，通因通用"，校正为"热因热用，寒因寒用"，因为原文云"反治何谓"，当作"热因热用，

寒因寒用",正与上文"寒者热之,热者寒之"正治法相对,又与下文"塞因塞用,通因通用"反治法相一致。热因热用,指以热性药物治疗真寒假热。寒因寒用,指以寒性药物治疗真热假寒证。

〔18〕塞因塞用:指用补益之法,治疗正虚所致的胀满闭塞不通之证。前"塞"字,指闭塞不通之证;后"塞"字,指补益法。

〔19〕通因通用:指用通利攻下之法,治疗邪实于内的下利之证。前一"通"字,指邪实于内的泻利证;后一"通"字,指下法。

〔20〕必伏其所主,而先其所因:若要抓住疾病的本质,必先求其病因。张介宾注:"必伏其所主者,制病之本也。先其所因者,求病之由也。"伏,降伏;主,本质、核心。

〔21〕其始则同,其终则异:反治法的初始阶段,药性与假象相同,如以热药治假热,以寒药治假寒。治疗过程中,假象逐渐消失,真相显露,最终仍是药性与病性相反的治法。

【译文】

黄帝说:讲得好。药物五味的阴阳属性及作用是怎样的?岐伯说:味辛甘,具有发散作用的属阳;味酸苦,具有涌泄作用的属阴;咸味也有涌泄作用,故属阴;淡味可渗泄通阳,故属阳。以上六者,或收敛或发散,或缓和或急速,或燥湿或滋润,或软坚或坚固,都要根据病情而辩证应用,调理气机,使其和平。

黄帝问:气机不调和又感受邪气而发病,怎样治疗呢?有毒和无毒的药,哪种先用,哪种后用呢?请你讲讲其中的道理。岐伯说:使用有毒的药和无毒的药,要根据病情来决定,并且还要根据病情确定方剂的大小。

黄帝说：请你讲讲制方的原则。岐伯说：君药一味，臣药二味，属于小方。君药一味，臣药三味，佐药五味，属于中方。君药一味，臣药三味，佐药九味，属于大方。寒病用热药；热病用寒药；病势较轻，症状与内里病机相一致的，用逆治法（即正治法）；病势较重，症状与内里病机不一致的，用从治法（即反治法）；有坚硬积块的病证，用削伐之法；邪气侵犯的病证，用驱除之法；虚劳之病，用温补法；气血痰浊郁结的，用消散法；邪留不去的，用攻下法；伤津耗液的病证，用润燥之法；筋脉拘急的病证，用舒缓法；精气耗散的病证，用收敛法；虚弱亏损的病证，用温补之法；气血郁滞的病证，用行气活血法；惊悸不安的病证，用镇静安神法；邪气在上的，用涌吐法；邪气在下的，用攻下法。再配以按摩法、汤液浸渍法、侵蚀法、猛劫法、宣通法、发散法。总之不论用何种方法，都要以适合病情为标准。

黄帝问：什么是逆从？岐伯说：逆着症状和病机而治的，叫正治；顺从症状（假象）而治的，叫反治。所用药物的多少，根据病情来决定。

黄帝问：什么是反治？岐伯说：对于内里真寒、外假热的病证，用热性药治疗；对于内里真热、外假寒的病证，用寒性药治疗；对于因中虚所致的痞塞证，用补益药治疗；对于因内里湿热积滞所致的下利证，用通利药治疗。要想制服疾病的根本，首先要找出疾病发生的原因。使用反治法，开始从表面来看，药性似乎与病情相同，但结果药性与病机是相反的。这样治疗，可破除积滞，可溃散坚积，可使气血调和，可使疾病痊愈。

黄帝说：讲得好。有气调和而偶感于病的，怎样治疗呢？岐伯说：或用逆治法，或用从治法，或先用逆治法后用从治法，或先用从治法后用逆治法，总之，要使气血疏通调和，这就是其中的道理。

【原文】

帝曰：善。病之中外何如？岐伯曰：从内之外者，调其内；从外之内者，治其外；从内之外而盛于外者，先调其内而后治其外；从外之内而盛于内者，先治其外而后调其内；中外不相及，则治主病。

帝曰：善。火热复，恶寒发热，有如疟状，或一日发，或间数日发，其故何也？岐伯曰：胜复之气，会遇之时，有多少也。阴气多而阳气少，则其发日远；阳气多而阴气少，则其发日近。此胜复相薄，盛衰之节，疟亦同法。

帝曰：论言治寒以热，治热以寒，而方士不能废绳墨而更其道也。有病热者寒之而热，有病寒者热之而寒，二者皆在，新病复起，奈何治？岐伯曰：诸寒之而热者取之阴[1]，热之而寒者取之阳[2]，所谓求其属也。

帝曰：善。服寒而反热，服热而反寒，其故何也？岐伯曰：治其王气[3]，是以反也。

帝曰：不治王而然者何也？岐伯曰：悉乎哉问也！不治五味属也。夫五味入胃，各归所喜，攻[4]酸先入肝，苦先入心，甘先入脾，辛先入肺，咸先入肾，久而增气，物化之常也。气增而久，夭之由也[5]。

帝曰：善。方制君臣何谓也？岐伯曰：主病之谓君，佐君之谓臣，应臣之谓使，非上下三品之谓也。

帝曰：三品何谓？岐伯曰：所以明善恶之殊贯[6]也。

帝曰：善。病之中外何如？岐伯曰：调气之方，必别阴阳，定其中外，各守其乡。内者内治，外者外治。微者调之，其次平之，盛者夺之，汗之下之，寒热温凉，衰之以属，随其攸利[7]，谨道如法，万举万全，气血正平，长有天命。帝曰：善。

【注释】

[1] 寒之而热者取之阴：用寒凉药物治热证而热势不减者，为阴虚发热，当用补阴法，即滋阴以制阳。王冰注："壮水之主，以制阳光。"

[2] 热之而寒者取之阳：用温热药物治寒证而寒象不消者，为阳虚生寒，当用补阳法，即补阳以抑阴。王冰注："益火之源，以消阴翳。"

[3] 王气：即旺气，指亢盛之气。

[4] 攻：当作"故"。

[5] 气增而久，夭之由也：指若长期服用某一种作用的药物或食物，则必然会导致人体之气发生偏盛现象，若人体气机长期处于偏盛状态，则导致疾病发生。

[6] 善恶之殊贯：善恶，指药物有毒无毒及毒性大小。殊贯，指药物的等级。

[7] 攸利：所利，所宜。

【译文】

黄帝说：讲得好。病有生于内外之异，并且相互影响，怎样治疗呢？岐伯说：病生于内而波及于外的，当治其内；病生于外而波及于内的，当治其外；病生于内波及于外，并且外在症状表现明显的，当先治其内而后治其外；病生于外波及于内，并且盛于内的，当先治其外而后治其内；疾病内里和外表没有联系的，直接治疗主病。

　　黄帝说：讲得好。病发热恶寒，寒热往来，其状如疟，或一日发作一次，或数日发作一次，这是为什么？岐伯说：胜气与复气相遇的时间有多有少。若阴气多而阳气少，则间日或间数日发作一次；若阳气多而阴气少，则发作间隔时间较短。胜复之气相互交争，决定发作间隔时间的长短。疟疾发作的道理与此相同。

　　黄帝说：医论上说，治寒证用热药，治热证用寒药，医生不能违背这个原则而更改。但是有的热病用寒药治疗而热却不退，有的寒病用热药治疗而寒仍不除，不但原有的寒证热证仍在，又出现了新病，怎么治疗呢？岐伯说：大凡用寒药而热不退的，是阴虚而热，应当滋阴；用热药而寒不除的，是阳虚而寒，应当补阳。这就是探求疾病的关键。

　　黄帝说：讲得好。服用寒性药反出现热象，服用热性药而反出现寒象，这是为什么呢？岐伯说：这是因为在治疗时只注意疾病的外在表现，而没有针对病因病机治疗，所以，出现相反的结果。

　　黄帝问：有的不是针对表面现象来治疗的，也出现了相反的结果，这是为什么呢？岐伯说：您问得真详细呀！这是因为不懂得五味与五脏之间的关系所造成的。五味（指药物或食物）入胃，各归其所喜之脏，酸味先入肝，苦味先入心，甘味先入脾，辛味先入肺，咸味先入肾。若经常服用某一味，则使相应的脏气功能增强，这是气化作用的正常现象。若长期偏嗜五味，则使与其相应的脏气偏盛，导致疾病的发生。

　　黄帝说：讲得好。制方中的君臣是什么意思呢？岐伯说：治疗疾病的主要药物是君药，辅助主药的药物是臣药，与臣药相互应的是使药，这种分法与上、中、下三品的分类方法不同。

　　黄帝问：什么是三品？岐伯说：所说的三品就是对药物有毒无毒及毒性大小所划分的等级。

　　黄帝说：讲得好。对于病生于内、生于外的，怎样治疗呢？岐伯说：治疗疾病的方法，在于必须先辨别其阴阳属性，确定病变部位，判断疾病所属脏腑。病在内则治内，病在外则治外。病情轻微的就用较缓和的药调理，病情稍重的用作用较强的药物。邪气盛的用劫夺之法，或者发汗，或者泻下。用药物的寒热温凉，针对相应的病证进行治疗，随其所宜。要谨慎地遵守上述法则，就能取得令人满意的效果，使人气血和平，健康长寿。黄帝说：讲得好。

卷第二十三

著至教论篇第七十五

【篇解】

著，明昭的意思。至教，圣人的教导，可理解为至圣至真的医学方法和理论。因本篇主要论述了学习医学理论的方法，故篇名为"著至教论"。

本篇首先讨论了学习医学理论的方法，即诵、解、别、明、彰，并强调学习医学理论要与天文、地理、人事等结合起来，这样才能对疾病做出整体判断与分析。论述了三阳为病的发病机理。

篇中所述学习方法，尤其是强调要把精深的医学理论灵活地、有效地应用于临床实践，对后人学习医学理论具有指导意义。

【原文】

黄帝坐明堂，召雷公而问之曰：子知医之道乎？雷公对曰：诵而颇[1]能解，解而未能别，别而未能明，明而未能彰，足以治群僚，不足至[2]侯王。愿得受树天之度，四时阴阳合之，别星辰与日月光，以彰经术，后世益明，上通神农，著至教疑于二皇[3]。帝曰：善。无失之，此皆阴阳表里上下雌雄相输应也，而道上知天文，下知地理，中知人事，可以长久，以教众庶，亦不疑殆[4]，医道论篇，可传后世，可以为宝。

雷公曰：请受道，讽诵用解。帝曰：子不闻《阴阳传》[5]乎？曰：不知。曰：夫三阳天为业[6]，上下无常，合而病至，偏害阴阳。雷公曰：三阳莫当[7]，请闻其解。帝曰：三阳独至者，是三阳并至，并至如风雨，上为颠疾，下为漏病[8]。外无期，内无正，不中经纪，诊无上下[9]，以书别。

雷公曰：臣治疏愈，说意而已。帝曰：三阳者，至阳也，积并则为惊，病起疾风，至如礔砺[10]，九窍皆塞，阳气滂溢，干嗌喉塞。并于阴，则上下无常，薄为肠澼。此谓三阳直心[11]，坐不得起，卧者便身全[12]，三阳之病。且以知天下，何以别阴阳，应四时，合之五行。雷公曰：阳言不别，阴言不理，请起受解，以为至道。帝曰：子若受传，不知合至道以惑师教，语子至道之要。病伤五藏，筋骨以消，子言不明不别，是世主学尽矣。肾且绝，惋惋日暮，从容不出，人事不殷。

【注释】

[1] 颇：守山阁本"颇"作"未"。观前后文，可从。

[2] 至：守山阁本"至"作"治"。观前后文，可从。

[3] 二皇：指伏羲和神农。

[4] 殆：怀疑。

[5]《阴阳传》：古代医书，已亡佚。

[6] 三阳天为业：三阳，指足太阳膀胱经。业，功业，功能。指三阳为阳之极，其作用好比自然界的阳气。

[7] 三阳莫当：当，挡也。莫当，即不能阻挡。太阳已抵挡不住从阳明、少阳传来的邪气。

〔8〕漏病：指二便失禁。高世栻注："并于上则为颠疾，而阳亢无阴。并于下，则为漏病，而阴盛无阳。"

〔9〕外无期，内无正，不中经纪，诊无上下：期，期限，指疾病传变的时间。正，规律。经纪，经脉传变规律。意言阳经邪气并至太阳（三阳），其病情变化复杂，不论是在外还是在内，没有一定的传变时间及变化规律，与一般的邪在经脉的传变规律也不同，所以无法诊断病之在上在下、在表在里。

〔10〕礔砺：通"霹雳"。形容发病迅猛。

〔11〕直心：邪气直冲心膈。

〔12〕便身全：身全，指全身皆病。指如果卧不能起、起不能卧，则说明邪气已传变全身。

【译文】

黄帝高坐明堂，召见雷公问道：你懂得医学的道理吗？雷公回答道：我能诵读，但不全理解。有些还不能辨别，还不明白其中的道理。有些道理似乎明白了，但应用于临床实践效果却不显著。只能治一般同僚的病，还不能达到给王侯治病的水平。我希望您能传授天体运行、阴阳四时、日月星辰的变化规律，以使治疗效果显著，并流传于所世。这些至精至深的理论与二皇（神农、伏羲）之说相似，可以相互媲美。黄帝说：对。千万不要忘记，这都是阴阳、表里、上下、雌雄之间相互联系的规律。医学的道理很深奥，须上知天文，下知地理，中知人事，医生必须明白这些道理，并使之流传，使万民受益，不至于产生疑惑。把这些医学理论著之于篇，流传后世，是宝贵的资料。

雷公说：请给我讲讲其中的道理，以便诵读和理解。黄帝问：你听说过《阴阳传》这部书吗？雷公说：没听说。黄帝说：

足太阳膀胱经的作用好比自然中的阳气，阳主躁动，故阳时上时下变化无常，邪气合入于足太阳（三阳），则损害阴阳。雷公说：太阳为什么抵挡不住传来的邪气，我想知道其中的道理。黄帝说：邪气真至，并入三阳，其至如疾风暴雨，犯于上则患颠顶部疾病，犯于下则病二便失禁。其病情变化复杂，不论是在外还是在内，没有一定的传变时间及变化规律，与一般邪在经脉的传变规律也不同，所以无法诊断病之在上在下、在表在里。但是，在《阴阳传》上就讲得很清楚。

雷公曰：对于这种病，我很少能治愈，请您讲讲其中的原因。黄帝说：三阳经的阳气最盛，诸阳气积聚并集于此则病惊骇，发病迅速，病势迅猛，九窍因而闭塞。阳经邪气泛溢，则咽干喉塞。若邪气并于阴，则上下无常，搏于肠则病肠澼。邪气直冲胸膈，则坐而不能起，起而不得卧，这是三阳经的邪气传变全身之故，这就是三阳之病。天地的道理你已经知道了，但是怎样分别阴阳、呼应四时、匹配五行，你知道这些吗？雷公说：对于阴阳，我还不能分别和理解，请您给我讲解，以作为今后学习的指导。黄帝说：你若接受其知识，但不知与治疗相结合，就是没理解老师教导的精神实质，现在我告诉你道理的关键所在。若病邪损伤五脏，则筋骨失养而消削。如果像你说的那样，不能分明阴阳，那么世传的重要医学理论就要失传了。例如肾脉欲绝，则恍恍不安，傍晚加重，全身无力，懒于应酬人事。

示从容论篇第七十六

【篇解】

示，示范、列举的意思。从容，古医书名。因篇中论述了黄帝以《从容》理论做示范，以强调诊断时遵循法则的重要性，故篇名叫作"示从容"。

本篇主要强调了诊治疾病要严格地遵守法则，即全面、细心地诊察并分析，列举了肝、脾、肾三脏病的脉象、症状，以及出血病本在脾、不在肺的机理。

【原文】

黄帝燕坐[1]，召雷公而问之曰：汝受术诵书者，若能览观杂学[2]，及于比类，通合道理，为余言子所长，五藏六府，胆胃大小肠脾胞膀胱，脑髓涕唾，哭泣悲哀，水所从行，此皆人之所生，治之过失，子务明之，可以十全，即不能知，为世所怨。雷公曰：臣请诵脉经上下篇甚众多矣，别异比类，犹未能以十全，又安足以明之。

帝曰：子别试通[3]五藏之过，六府之所不和，针石之败，毒药所宜，汤液滋味，具言其状，悉言以对，请问不知。雷公曰：肝虚肾虚脾虚，皆令人体重烦冤，当投毒药刺灸砭石汤液，或已或不已，愿闻其解。

帝曰：公何年之长而问之少，余真问以自谬也。吾问子窈冥[4]，子言上下篇以对，何也？夫脾虚浮似肺，肾小浮似脾，肝急沉散似肾，此皆工之所时乱也，然从容[5]得之。若夫三藏土木水参居，此童子之所知，问之何也？

雷公曰：于此有人，头痛筋挛骨重，怯然少气，哕噫腹满，时惊不嗜卧，此何藏之发也？脉浮而弦，切之石坚，不知其解，复问所以三藏者，以知其比类也。

帝曰：夫从容之谓也。夫年长则求之于府，年少则求之于经，年壮则求之于藏。今子所言皆失，八风菀熟[6]，五藏消烁，传邪相受。夫浮而弦者，是肾不足也。沉而石者，是肾气内著也。怯然少气者，是水道不行，形气消索也。咳嗽烦冤者，是肾气之逆也。一人之气，病在一藏也。若言三藏俱行，不在法[7]也。

【注释】

[1] 燕坐：燕者，闲也。燕坐，指闲坐休息。

[2] 杂学：医学以外的各种学问。

[3] 别试通：丹波元简注："别试者，谓《脉经》上下篇之外，别有所通，试论之也。下文子言上下篇以对何也语，可见耳。"

[4] 窈（yǎo）冥：窈，深幽。窈冥，指义理深而玄妙。

[5] 从容：古医书名。张介宾注："若能知从容篇之道而比类求之，则窈冥之妙可得矣。"可见，从容，指上古医学文献。

[6] 八风菀熟：八风，泛指外感之邪。菀，通"郁"。熟，疑"热"之误。意言邪气入侵，郁而化热。

[7] 不在法：不合法度。

【译文】

黄帝休息闲坐时，召雷公问道：你学医术，诵读医书，好像也览观一些医学以外的杂学，并取类比象，贯通于医学之中。对我讲讲你在这方面的心得吧，如五脏六腑、胆胃大肠小肠、脾胞膀胱、脑髓、涕唾、哭泣悲哀、水液的运行，此皆人之所生的根本，治疗时不要发生差错，你务必清楚这些，治疗时才能获得满意的疗效。若不能了解，则被世人抱怨。雷公说：我已读了《脉经》上下篇中的许多理论，可是在分类鉴别方面，做得还不够好，所以又怎能完全明白其中的道理呢？

黄帝说：你用《脉经》上下篇以外的理论能解释五脏六腑功能失常所导致的病变，针石治疗的副作用，以及毒药的正确使用、汤液之性味，并能详述它的内容。现在请你提出你所不知道的。雷公说：肝虚、肾虚、脾虚三者都能使人身体沉重而烦闷，应予毒药、刺灸、砭石、汤液，但结果是有的痊愈，有的不愈，愿您讲讲其中的道理。

黄帝说：你都这么大了，却问这么幼稚的问题，我真的问错了吗？我问的是有关义理深奥难解的问题，你却用《脉经》上下篇的话回答我，这是为什么？然脾脉虚浮似肺脉，肾脉小浮似脾脉，肝脉急沉而散似肾脉，一般的医生确实分辨不清，但在《从容》中可以解决这些疑难。脾、肝、肾三脏，分别属土、木、水，并皆居下焦，这是连小孩都知道的，你问它干什么？

雷公说：有的人，头痛，筋挛，骨重，虚弱少气，哕噫，腹部胀满，易惊，不愿睡觉，这是哪一脏的病变呢？且其脉浮弦而坚如石，我不知其中的道理，故再问三脏，以便知道三者之间的关系及脉象、症状鉴别。

黄帝说：这些道理在《从容》篇说得比较好。年长者若贪食，则考虑六腑的病变；年少者多易感邪气，则考虑经脉的病变；壮年人多情志、房劳，则考虑五脏的病变。现在你只从三脏之脉来谈，考虑得还不全面。外感邪气侵犯人体，留而不去，则郁而化热，消灼五脏，使邪气传遍五脏，脉浮而弦，是肾不足。脉沉而石，是肾气内著。虚弱少气，是水道不利，使形气受损。咳嗽烦闷，是肾气上逆。人身受邪发病，其病变根本在于一脏——肾，若认为是肺、脾、肾三脏俱病，是不符合法度的。

【原文】

雷公曰：于此有人，四支解㑊，喘咳血泄，而愚诊之，以为伤肺，切脉浮大而紧，愚不敢治，粗工下砭石，病愈多出血，血止身轻，此何物也？

帝曰：子所能治，知亦众多，与此病失矣。譬以鸿飞，亦冲于天。夫圣人之治病，循法守度，援物比类，化之冥冥[1]，循上及下，何必守经。今夫脉浮大虚者，是脾气之外绝，去胃外归阳明也。夫二火不胜三水[2]，是以脉乱而无常也。四支解㑊，此脾精之不行也。喘咳者，是水气并阳明也。血泄者，脉急血无所行[3]也。若夫以为伤肺者，由失以狂也。不引比类，是知不明也。夫伤肺者，脾气不守，胃气不清，经气不为使，真藏坏决，经脉傍绝，五藏漏泄，不衄则呕，此二者不相类也。

譬如天之无形，地之无理，白与黑相去远矣。是失吾过矣，以子知之，故不告子，明引比类《从容》，是以名曰诊轻[4]，是谓至道也。

【注释】

[1]化之冥冥：掌握天地变化的规律，并灵活运用于治疗。

[2]二火不胜三水：二火，即二阳，指阳明胃。三水，即三阴，指太阴脾。从太阴之气外归阳明，可见三阴之气盛，阳不胜

阴，故云二火不胜三水。

　　[3] 脉急血无所行：脉气并急，气机逆乱，血不行于脉道。

　　[4] 诊轻：《太素》作"诊经"，可从。

【译文】

　　雷公说：有的患者，四肢懈怠无力，喘息，咳嗽，便血，我诊察后，认为是伤肺，切其脉浮大而紧，我不敢治疗，但经粗工用砭石治疗后，又出了很多的血，血止后身轻病愈，这是什么病呢？

　　黄帝说：你能治的病和知道的病已经很多了，但你却将此病误诊了，譬如鸿鸟，有时飞高，有时飞低。然圣人治病是循守法度的，又能借喻他物辨别异同，并把天地变化的规律灵活地运用于治疗中，由上及下，不拘于一般的常规。今脉浮大而虚，是脾气外越归于阳明之故，二火不能胜三水，因此脉乱而无常。四肢懈惰，是因脾精不能输布。喘咳，是因水气聚于阳明。血泄，是因为脉气并急，使血不行于脉道。若认为这是肺病，实在是瞎说。不能引物比类，加以鉴别，是因医学知识掌握得不全面。若是伤肺的病，因为脾气外散，胃气不行，肺经功能失常，肺脏精气败绝，经脉衰绝，五脏漏泄，出现衄血或呕血等症状，这即是两种病相鉴别之处。

　　若不知此，犹如天之无形象、地之无方位一样难以判断，白黑不分，相差太远了。出现这种情况，是我的过错，我以为你已知道了，所以就没告诉你。现在，用比类的方法，把《从容》的内容讲给你，也可以把它叫"诊经"，这是重要的道理啊！

疏五过论篇第七十七

【篇解】

疏，布陈的意思，在此做列举讲。五过，指五种过失。因本篇列举了医生在诊治中容易出现的五种过失，并对此进行了分析、讨论，故篇名曰"疏五过论"。

本篇详细分析了医生在诊治中容易犯的五种过失及其发生原因；强调了医生诊治疾病一定要注意天时、体质、年龄、性情、生活环境等，并注意脏腑之间的相互关系，注意色脉的审察等。

篇中所述理论，对临床诊治疾病具有指导意义，提示医生诊治时，一定要对病人进行耐心细致又全面的诊察，并与自然界阴阳寒暑变化及病人体质等相结合，这样才能正确地诊治疾病。

【原文】

黄帝曰：呜呼远哉！闵闵乎[1]若视深渊，若迎浮云，视深渊尚可测，迎浮云莫知其际。圣人之术，为万民式[2]，论裁志意，必有法则，循经守数[3]，按循医事，为万民副[4]，故事有五过四德[5]，汝知之乎？雷公避席再拜曰：臣年幼小，蒙愚以惑，不闻五过与四德，比类形名，虚引其经，心无所对。

帝曰：凡未诊病者，必问尝贵后贱[6]，虽不中邪，病从内生，名曰脱营[7]。尝富后贫，名曰失精[8]，五气留连，病有所并。医工诊之，不在藏府，不变躯形，诊之而疑，不知病名。身体日减，气虚无精，病深无气，洒洒然时惊，病深者，以其外耗于卫，内夺于荣。良工所失[9]，不知病情，此亦治之一过也。

凡欲诊病者，必问饮食居处，暴乐暴苦，始乐后苦，皆伤精气，精气竭绝，形体毁沮[10]。暴怒伤阴，暴喜伤阳，厥气上行，满脉去形。愚医治之，不知补泻，不知病情，精华日脱，邪气乃并，此治之二过也。

善为脉者，必以比类奇恒从容[11]知之，为工而不知道，此诊之不足贵，此治之三过也。

诊有三常[12]，必问贵贱，封君败伤[13]，及欲侯王[14]。故贵脱势，虽不中邪，精神内伤，身必败亡。始富后贫，虽不伤邪，皮焦筋屈，痿躄为挛。医不能严[15]，不能动神[16]，外为柔弱[17]，乱至失常[18]，病不能移[19]，则医事不行，此治之四过也。

凡诊者，必知终始，有知余绪[20]，切脉问名，当合男女。离绝菀结[21]，忧恐喜怒，五藏空虚，血气离守，工不能知，何术之语。尝富大伤，斩筋绝脉，身体复行，令泽不息。故伤败结，留薄归阳，脓积寒炅。粗工治之，亟刺阴阳，身体解散，四支转筋，死日有期，医不能明，不问所发，唯言死日，亦为粗工，此治之五过也。凡此五者，皆受术不通，人事不明[22]也。

【注释】

[1]闵闵乎：闵闵，深远之意。此句感叹医道之博大精深。张介宾注："闵闵，玄远无穷之谓。"

[2]为万民式：为众人言行的榜样。式，模样，榜样。

[3]循经守数：指遵循经旨，遵守医学的常规。循，遵也。数，度数，法则。

[4]为万民副：可帮助众人。副，助也。

〔5〕五过四德：指医生诊治易犯的五种过失与医生应具备的四种德行。过，过失，错误；德，品德，德行。

〔6〕尝贵后贱：指曾经居显贵地位而后失势。

〔7〕脱营：病名。因情志抑郁、忧思所致的以营血亏虚为主的虚损性疾病。

〔8〕失精：病名。指情志郁结、忧思所致的以精气亏损为主的虚损性疾病。

〔9〕良工所失：指粗工的疏忽。郭蔼春注："'良'字疑误，似应作'粗'。"

〔10〕形体毁沮：指形体受损。毁沮，谓毁坏。

〔11〕比类奇恒从容：比类，类比之法。奇恒、从容，均为古医经。

〔12〕三常：指贵贱、贫富、苦乐。

〔13〕封君败伤：由诸侯高位而失势败落。丹波元简《素问识》云："封君，乃封国之君。败伤，谓削除之类。追悔已往，以致病也。"

〔14〕及欲侯王：倾慕侯王尊贵，羡慕高官权势。王冰注："谓情慕尊贵，而妄为不已也。"又林亿新校正校引《太素》"欲"作"公"。

〔15〕医不能严：医生不能严格要求病人，一味地屈从病人。

〔16〕不能动神：即不能转换病人的精神意识状态。孙鼎宜注："既不能严，又不能令病者之心悦神怡，而忘乎富贵之感也。"

〔17〕外为柔弱：指医生屈从病人，治疗上表现出软弱无能。孙鼎宜注："乃屈从将顺而为针之石之熨之药之。"

〔18〕乱至失常：谓诊治失其常法。

〔19〕病不能移：指治疗没有疗效。移，去也。

[20] 有知余绪：又须察疾病枝节末端的细节。有，通"又"。

[21] 离绝菀结：因生离死别而忧郁不解。张介宾注："离者，失其亲爱；绝者，断其所怀；菀，谓思虑抑郁；结，谓深情难解。"

[22] 受术不通，人事不明：指医术不高明，又不懂贵贱、贫富、苦乐等人事。

【译文】

黄帝说：啊！真深远！世上的学问如此玄远深奥无穷，犹如俯视深渊，仰视浮云，但深渊虽深却可测，浮云飘浮却不知其边际。圣人之医术，是后人学习的范式，其判断分析的思路，必有一定法则，遵守这些经旨和法则，按照这些原则治疗疾病，为万民服务。所以医学有五过和四德，你知道是什么吗？雷公离开座席再拜道：我年少无知，学识不广，不知道五过与四德，仅知比类形名，盲目运用，并不知其实质，故不能回答。

黄帝说：大凡在诊治之前，必须详细询问患者地位的高低，若是先高贵后低贱，未感受邪气，但疾病多因情志郁结而生于内，此病叫脱营。若是先富有后贫穷，未感受邪气而发病，则病名叫失精。五脏之气郁滞，日久积而生病。医生诊病时，认为病变不在脏腑，躯体也未有什么变化，疑惑不决，不知该诊为何病。患者躯体日渐消瘦，气虚精亏，病情加重，正气消散，洒洒然，时惊骇，病情日渐加重，卫气耗散于外，荣血耗损于内，其原因是情志郁结，但即使是高明的医生也未能详询其病因，不知其病之根本所在。这是诊治上的第一种过失。

凡诊察患者，一定要详问其饮食起居、生活环境，以及精神上是否有过暴喜暴忧，或先乐后苦等。这些都能损伤精气，使精气日渐衰竭，形体大伤。过怒伤阴，过喜伤阳，厥逆之气上行，脉气壅满而形神涣散。不高明的医生治之，不知补泻，也不知病情，致使患者精气日渐耗脱，外邪乘虚而侵。这是诊治上的第二种过失。

善于脉诊的医生，必须能别异比类，知晓《奇恒》《从容》如果不懂这些，那么其诊治就是不高明的。这是诊治上的第三种过失。

诊病时，有三种情况必须要问，地位的高低、地位变化所受的挫折及梦想升官发财。若是先高贵后失势的人，虽无外邪，但精神内伤，抑郁不乐，则身体日衰而死亡。若是先富后贫之人，虽无外邪，但精神焦虑，则病皮肤憔悴，筋脉屈伸不利，甚至病痿躄而筋脉挛急。若医生治学态度不严谨，不能进行说服以改变其精神状况，表现得柔弱无能，毫无办法，治又违背常规，疾病就不能祛除，治疗就没有效果。这是诊治上的第四种过失。

诊察疾病时，必须要了解疾病发生的前后，了解疾病发生的本末，切脉时还要注意男女性别不同所致的脉象差异。若因生离死别而情志郁结，以及情志忧恐喜怒，均可使五脏精气衰竭，气血大伤。作为医生若不知此，还谈什么医术！曾经富有之人，突然贫穷，使精气大伤，筋脉失养，身体虽能行走，但津液已伤，形体伤败，气血郁结，搏结阳分，成痈积脓，并伴发寒热。不高明的医生诊此，只知刺阴阳之经，故使气血耗散，身体无力，四肢转筋，若此，则死期不远。医生不能明辨疾病，不能详询病因，到后来，只知告诉死期已不远，这也是不高明的医生。这是诊治上的第五种过失。以上这五种过失，都是对医术不精通、对人事不了解所造成的。

【原文】

故曰：圣人之治病也，必知天地阴阳，四时经纪[1]，五藏六府，雌雄表里[2]，刺灸砭石、毒药所主，从容人事[3]，以明经道[4]，贵贱贫富，各异品理，问年少长，勇怯之理，审于分部[5]，知病本始，八正九候[6]，诊必副矣。

治病之道，气内为宝[7]，循求其理，求之不得，过在表里。守数据治[8]，无失俞理[9]，能行此术，终身不殆。不知俞理，五藏菀熟，痈发六府。诊病不审，是谓失常，谨守此治，与经[10]相明，上经下经，揆度阴阳，奇恒五中[11]，决以明堂[12]，审于终始[13]，可以横行。

【注释】

[1]四时经纪：指四时气候变化规律。经纪，规律。

[2]雌雄表里：指行于表里的阴阳两经。吴崑注："六阴为雌，六阳为雄，阳脉行表，阴脉行里。"

[3]从容人事：细致了解病者的社会、生活、饮食等状况。

[4]经道：指诊治疾病的常规。经，常也；道，规律。

[5]审于分部：指审察五脏在面部的色诊分部部位。

[6]八正九候：八正，指八个节气，即冬至、夏至、春分、秋分、立春、立夏、立秋、立冬；九候，指脉诊的三部九候。

[7]气内为宝：人体精气内藏至关重要。内，通"纳"。

[8]守数据治：根据人体表里阴阳、脏腑经络功能活动规律进行治疗。数，常数，规律。守，遵守。张介宾注："表里阴阳，经络脏腑，皆有其数，不可失也。"

[9]俞理：吴崑注："穴俞所治之旨也。"

［10］经：古典医籍。

［11］上经下经，揆度阴阳，奇恒五中：据考证，上经、下经、揆度、阴明、奇恒、五中均为古代医经，现已亡佚。

［12］决以明堂：泛指面部色诊。

［13］终始：疾病发生发展的全过程。

【译文】

所以说，圣人治病，必须知道天地阴阳四时的变化规律，五脏六腑、阴阳表里的生理功能及病理变化，刺灸砭石、药物功能及主治范围，详察人事，掌握诊治的道理，了解贫富贵贱之人的情志变化及体质情况，详问年龄大小，胆之勇怯，再审察病之所属分部，了解疾病的始生，还要与四时八风、脉之九候相结合，诊察时，必须要结合以上这些，对诊治一定有所帮助。

治病的关键，要以元气作为根本，寻求疾病发生的机理。若元气变化不大，当求之阴阳表里之间。遵循原则，不要违背取穴治疗的道理，若能如此，则终生不会出现医疗事故。若不知取穴的理法，则使五脏郁热，痈疡发于六腑。诊病不能审察周密，是违反常规的，谨守这些治法原则，必然会与经旨相互发明，并与《上经》《下经》《揆度》《阴阳》《奇恒》《五中》的道理相互印证，还要重视望诊，尤其是明堂部的色泽变化，如此，其诊断、治疗则得心应手，不会有差错。

征四失论篇第七十八

【篇解】

征，通"惩"，惩戒之意。四失，诊治中的四种过失。因本篇对医生在治病中的四种过失提出惩戒，故篇名曰"徵四失论"。

全篇详细分析了治病过程中的四种过失，指出诊治疾病必须全面诊察病人，同时还必须具备渊博的医学理论。

本篇与前篇《疏五过论》前后呼应，互为补充，告诫医生要认真钻研医学理论，临床诊治要精神专一和全面诊察。

【原文】

黄帝在明堂，雷公侍坐。黄帝曰：夫子所通书受事众多矣，试言得失之意，所以得之，所以失之。雷公对曰：循经受业，皆言十全，其时有过失者，请闻其事解也。帝曰：子年少智未及邪[1]？将言以杂合耶？夫经脉十二，络脉三百六十五，此皆人之所明知，工之所循用也。所以不十全者，精神不专，志意不理，外内相失，故时疑殆[2]。

诊不知阴阳逆从之理，此治之一失矣。受师不卒，妄作杂术，谬言为道，更名自功，妄用砭石，后遗身咎[3]，此治之二失也。不适贫富贵贱之居，坐之薄厚[4]，形之寒温，不适饮食之宜，不别人之勇怯，不知比类，足以自乱，不足以自明，此治之三失也。诊病不问其始，忧患饮食之失节，起居之过度，或伤于毒，不先言此，卒持寸口，何病能中，妄言作名，为粗所穷，此治之四失也。

是以世人之语者，驰千里之外，不明尺寸之论，诊无人事。治数之道，从容之葆[5]，坐持寸口，诊不中五脉，百病所起，始以自怨，遗师其咎。是故治不能循理，弃术于市[6]，妄治时愈，愚心自得。呜呼！窈窈冥冥，熟知其道？道之大者，拟于天地，配于四海，汝不知道之论，受以明为晦。

【注释】

[1]邪：通"耶"。

[2]疑殆：疑惑不决而造成灾害。

[3]咎：过也。

[4]坐之薄厚：指居处环境的寒热冷暖。

[5]葆：通"宝"。

[6]弃术于市：指医术不高明，被百姓弃之。

【译文】

黄帝坐在明堂，雷公侍坐一旁。黄帝说：你所通读的医书和所看的病已经不少了，试讲讲你的成功和失败，以及成功和失败的道理。雷公回答说：按经旨和老师的传授，都说可以收到令人满意的疗效，但我在实际治疗时，却时常有过失，请问这该怎样解释呢？黄帝说：是你年纪轻考虑问题不周全呢？还是将杂说参合治疗所致的呢？人身经脉有十二，络脉有三百六十五，这是众所周知的，也是医生们经常循用的。之所以疗效不好，是由于医生在诊治时精神不能专一，不认真地思考，没把外在症状表现和内里脏腑变化相联系起来，所以时常因疑惑不决而造成灾害。

诊治疾病，不知阴阳逆从的道理，这是诊治的第一种过失。

对老师所传的医术尚未精通，就盲目使用各种疗法，以谬论为真理，为自己巧立各种功名，乱用砭石，给自己造成了很多不好的影响，这是诊治的第二种过失。不分患者的贫富贵贱，居住环境的寒热冷暖，形体的寒热，饮食嗜好，性情之勇怯，不知将以上各种情况进行分类比较，则使自己迷惑不解，不能明察病情，这是诊治的第三种过失。诊治时，不问病因，不问饮食、起居、居处环境，不问吃过什么药，患者来了就草率地独诊寸口，怎么能做出正确诊断呢？乱起病名，信口胡言，粗心大意，这是诊治的第四种过失。

现今有些医生，爱说大话，却不懂尺寸的理论，不了解患者的人事情况。诊治的关键，要保持镇定的态度，谨慎地分析疾病。若只持寸口，切不中五脏之脉，不了解疾病的起因，不见疗效时，不是自怨，就是归罪于师父没教好。所以治病不能不循医理，否则会被众人弃之。若妄治，偶有治愈，就自以为得意，这都是不合医理的。啊！医学的道理像天之玄远深奥，不认真钻研，怎能通晓？医道之深远，犹如天之无边，海之无涯，你不知道其中的道理，我讲给你，使你彻底明白。

卷第二十四

阴阳类论篇第七十九

【篇解】

阴阳，指人身的三阴三阳经脉。类，分类，归类。由于本篇主要论述了三阴三阳经脉的含义、脉象、病证及预后，因三阴三阳各有类聚，故篇名叫"阴阳类论"。

本篇主要论述了三阴三阳名称的含义及作用特点。讨论了三阴三阳发生变化所导致的脉象及病证。论述了三阴三阳经脉相合为病。讨论了根据季节判断疾病预后。

【原文】

孟春[1]始至，黄帝燕坐，临观八极[2]，正八风之气，而问雷公曰：阴阳之类，经脉之道，五中[3]所主，何藏最贵？雷公对曰：春甲乙青，中主肝，治七十二日，是脉之主时，臣以其藏最贵。帝曰：却念上下经阴阳从容[4]，子所言贵，最其下也。雷公致斋七日，旦复侍坐。

帝曰：三阳为经[5]，二阳为维[6]，一阳为游部[7]，此知五藏终始。三阳[8]为表，二阴为里，一阴至绝作朔晦[9]，却具合以正其理。雷公曰：受业未能明。

帝曰：所谓三阳者，太阳为经，三阳脉至手太阴，弦浮而不

沉，决以度，察以心，合之阴阳之论。所谓二阳者，阳明也，至
手太阴，弦而沉急不鼓，炅至以病皆死。一阳者，少阳也，至手
太阴，上连人迎，弦急悬不绝，此少阳之病也，专阴[10]则死。
三阴者，六经之所主也，交于太阴，伏鼓不浮，上空志心[11]。
二阴至肺，其气归膀胱，外连脾胃。一阴独至，经绝，气浮不
鼓，钩而滑。此六脉者，乍阴乍阳，交属相并，缪通五藏，合于
阴阳，先至为主，后至为客。

【注释】

[1] 孟春：王冰注："孟春始至，谓立春之日也。"

[2] 八极：王冰注："观八极，谓观八方远际之色。"张介宾
注："八方远际也。"

[3] 五中：即五脏。

[4] 上下经阴阳从容：即《上经》《下经》《阴阳》《从容》，
四者均为古代医学文献。

[5] 三阳为经：三阳，指足太阳膀胱经。足太阳为六经之
首，独统阳分，行身之背部，故为人体的经纪。

[6] 二阳为维：维，维系，维络。二阳，指足阳明胃经。足
阳明经行于人身胸腹部，维系联络前半身。

[7] 一阳为游部：游，游行，出入。部，部位。一阳，足
少阳胆经。足少阳位于人身之侧，故出入于表里，行于太阳、阳
明之间。杨上善注："一阳足少阳脉也，起于外眦络头，分为四
道，下缺盆，并正别脉六道上下，主经营百节，流气三部，故曰
游部。"

[8] 三阳：张介宾注："三阳，误也，当作三阴。三阴，太
阴也。太阴为诸阴之表，故曰三阴为表。"可从。

［9］朔晦：月出为朔，月入为晦。在此形容一阴为三阴之终，如月入到月出。

［10］专阴：即纯阴。

［11］上空志心：指上焦空虚。

【译文】

立春这天，黄帝闲坐休息，观望八方，候察自然界八方之气，问雷公说：按阴阳来分类，以及经脉循行和五脏所主时令，哪一脏最重要呢？雷公回答说：春季为一年之首，属甲乙木，其色青，在五脏中主肝，主春季的七十二日，也是肝脉当令之时，我认为肝脏最重要。黄帝说：据《上经》《下经》《阴阳》《从容》等文献来看，你认为最重要的，其实是最不重要的。于是，雷公斋戒七天。这一天清晨又侍坐于黄帝旁边。

黄帝说：太阳为人身之经纪，阳明为人身之维络，少阳为游部，出入于表里之间，知此则知五脏之气运行的始终。太阴为三阴之表，少阴为三阴之里，厥阴为三阴之尽，如月入到月出。三阴三阳按一定的规律表里相合。雷公说：听了以后我还是不明白。

黄帝说：所谓三阳，即足太阳，其脉气表现于手太阴寸口，若脉弦浮而不沉，则应以四时之气为度决断，细心诊察，还要结合阴阳学说的理论。所谓二阳，即足阳明，其脉气表现于手太阴寸口，若弦而沉急，不鼓于手指，其病见发热，为预后不良。所谓一阳，即足少阳，其脉气表现于手太阴寸口，上连人迎脉，若弦急弦而不绝，是少阳之病脉，若见纯阴无阳之脉，为预后不良。三阴，即足太阴，为六经病变的根本，其脉表现于手太阴寸口，若伏而鼓之不浮，则为病上焦空虚。二阴，即足少阴，脉通于肺，其气归膀胱，外连脾胃。一阴，即足厥阴，其脉气独至于寸口，则经气将绝，脉气浮而不鼓，脉象钩而滑。以上这六种脉象，或阴或阳，交替或并作，错综复杂，从内里五脏功能盛衰的表现及阴阳的理论来分析，以先见于寸口的为主，后出现于寸口的为客。

【原文】

雷公曰：臣悉尽意，受传经脉，颂得从容之道，以合《从容》，不知阴阳，不知雌雄[1]。帝曰：三阳为父[2]，二阳为卫[3]，一阳为纪[4]。三阴为母[5]，二阴为雌[6]，一阴为独使[7]。二阳一阴，阳明主病，不胜一阴，脉耎而动，九窍皆沉。三阳一阴，太阳脉胜，一阴不能止，内乱五藏，外为惊骇。二阴二阳，病在肺，少阴脉沉，胜肺伤脾，外伤四支。二阴二阳皆交至，病在肾，骂詈妄行，颠疾为狂。二阴一阳，病出于肾，阴气客游于心，脘下空窍，堤闭塞不通，四支别离。一阴一阳代绝，此阴气至心，上下无常，出入不知，喉咽干燥，病在土脾。二阳三阴，至阴皆在，阴不过阳，阳气不能止阴，阴阳并绝，浮为血瘕，沉为脓胕。阴阳皆壮，下至阴阳，上合昭昭，下合冥冥，诊决死生之期，遂合岁首。

雷公曰：请问短期[8]。黄帝不应。雷公复问。黄帝曰：在经论中。雷公曰：请闻短期。黄帝曰：冬三月之病，病合于阳者，至春正月脉有死征，皆归出春。冬三月之病，在理已尽，草与柳叶皆杀，春阴阳皆绝，期在孟春。春三月之病，曰阳杀，阴阳皆绝，期在草干。夏三月之病，至阴不过十日[9]，阴阳交[10]，期在溓水[11]。秋三月之病，三阳俱起，不治自已。阴阳交合者，立不能坐，坐不能起。三阳独至，期在石水[12]。二阴独至，期在盛水[13]。

【注释】

[1] 雌雄：指阴阳。

[2] 三阳为父：三阳，指足太阳。足太阳为三阳之"经"，为诸经之首，像父亲一样高尊。

[3] 二阳为卫：二阳，指足阳明。卫，卫外。二阳为卫，与前文"三阳为维"意思相同。马莳注："二阳者，即阳明也。阳明为表之维，捍卫诸部，所以为卫也。"

[4] 一阳为纪：纪，交会的意思。也有"枢机"的含义。指少阳出入于太阳、阳明之间。

[5] 三阴为母：三阴，即足太阴。足太阴能滋养诸脏诸经，故称为母。

[6] 二阴为雌：二阴，即足少阴。马莳注："二阴者，即少阴也。少阴为里之维，生由此始，所以为雌也。"可见，二阴为雌，与前文"二阴为里"意思相同。

[7] 一阴为独使：一阴，即足厥阴。张介宾注："使者，交通终始之谓。阴尽阳生，唯厥阴主之，故为独使。"

[8] 短期：指在短期之内就死亡的病证。

[9] 至阴不过十日：至阴，指脾脏。指夏三月之病，传入于脾，则不过十日即死。

[10] 阴阳交：指阴脉见于阳位、阳脉见于阴位的阴阳交错之脉。

[11] 期在溓（liǎn）水：溓水，水之清也，指中秋水寒之时。言死期在中秋水寒之时。

[12] 期在石水：石水，指水凝结冰如坚石的季节。言死期在冬季。

[13] 期在盛水：盛水，指春季。张介宾注："盛水者，正月雨水之候。"言死期在春季。

【译文】

雷公说：您讲的我已全明白了，您传授给我的经脉理论、从容之道，我一定要与《从容》的理论相结合。但我还不清楚阴阳雌雄的含义。黄帝说：三阳犹如父亲一样尊高，是六经之首；二日有卫护的作用；一阳如枢机。三阴犹如母亲一样滋养诸经；二阴为里之维，有内守后援的作用；一阴独主阴尽阳始，交通阴阳。二阳与一阴合病，若阳明主病，为二阳不胜一阴，脉软而动，九窍不利。三阳与一阴合病，若太阳脉盛，为一阴不胜三阳，五脏功能紊乱，在外则为惊骇不宁。二阴与二阳合病，病在肺，则少阴脉沉，为少阴之气胜肺伤脾，在外则侵伤四肢。二阴与二阳之气交至于手太阴，则病在肾，水亏火盛，故骂詈妄行，颠疾狂乱。二阴与一阳合病，则阴胜于阳，病在肾，肾之水邪上乘于心，脘部不适，如堤横塞胸膈，四肢活动不灵活。一阴与一阳合病，木胜克土，脉见代或绝，为阴气上至于心，或者邪气上下无常，没有定处，则不思饮食，二便失禁，咽喉干燥，病变在脾。二阳与三阴合病，包括脾在内，阴气不达于阳，阳气不能至于阴，阴阳之气阻绝不通，脉浮为病血瘕，脉沉为病脓肿。若阴阳之气皆盛，病邪下传，男女生阴部疾病。故诊察疾病一定要合天地阴阳变化之道，才能判断预后的好坏，判断何气主时、何脏为贵。

雷公说：请问为什么有的疾病在短期内死亡？黄帝没有回答。雷公再问，黄帝说：在医书中写得很清楚。雷公说：请问为什么有的疾病在短期内死亡？黄帝说：冬三月之病，若脉症皆属阳，到春之正月又出现死征的脉象，至春交夏之时就死亡。冬三月之病，其脉症已无生机，在草、柳条发芽之时就死亡。春季里，阴阳之气皆绝的，死期即在春之正月。春三月之病，叫阳杀，阴阳皆竭，死期在秋季草木干枯之时。夏三月之病，若传入于脾，则不过十日就死亡。若其脉阴阳交错，死期在中秋水寒之时。秋三月之病，出现三阳脉之症状，故不治也可自愈。阴阳之气交合而为病的，则能立不能坐，能坐不能起，筋骨活动不灵活。若三阳脉独至，则死期在冬季。若二阴脉独至，则死期在春季。

方盛衰论篇第八十

【篇解】

方，比较的意思。盛衰，指阴阳气血之盛衰。因本篇论述了用十度这一诊察方法来比较、度量阴阳气血的盛衰，所以篇名为"方盛衰论"。

本篇主要论述了阴阳之气的盛衰、逆从。讨论了五脏虚所致各种梦境的机理。论述了十度等诊察方法，以及诊治中医生应持的态度。

篇中阴阳气血盛衰逆从的理论，是古人在长期的医疗实践中总结出来的宝贵经验。篇中的十度等诊法，对临床诊察疾病具有参考价值。篇中所论的医疗作风问题，为后世所重视，提示后世医者在临床诊治时，要态度端正，举止有常，精力集中，思路清晰。

【原文】

雷公请问：气[1]之多少，何者为逆？何者为从？黄帝答曰：阳从左，阴从右，老从上，少从下[2]，是以春夏归阳为生，归秋冬为死，反之，则归秋冬为生，是以气多少逆皆为厥。

问曰：有余者厥耶？答曰：一上不下，寒厥到膝，少者秋冬死，老者秋冬生[3]。气上不下，头痛颠疾，求阳不得，求阴不审，五部隔无征[4]，若居旷野，若伏空室，绵绵乎属不满日[5]。

是以少气之厥，令人妄梦，其极至迷。三阳绝，三阴微，是为少气。是以肺气虚则使人梦见白物，见人斩血借借[6]，得其时则梦见兵战。肾气虚则使人梦见舟船溺人，得其时则梦伏水中，若有畏恐。肝气虚则梦见菌香生草[7]，得其时则梦伏树下不敢起。心气虚则梦救火阳物，得其时则梦燔灼。脾气虚则梦饮食不足，得其时则梦筑垣盖屋。此皆五藏气虚，阳气有余，阴气不足，合之五诊，调之阴阳，以在《经脉》。

【注释】

[1] 气：指阴阳之气。

[2] 老从上，少从下：张介宾注："老人之气，先衰于下，故从上者为顺。少壮之气，先盛于下，故从下者为顺。盖天之生气，必自下而升，而人气亦然也。故凡以老人而衰于上者，其终可知，少壮而衰于下者，其始可知，皆逆候也。"

[3] 少者秋冬死，老者秋冬生：吴崑注："老人阳气从上，膝寒为顺，少者阳气从下，膝寒为逆。秋冬阳衰阴旺之时，寒厥益甚，少者为逆，故死，老者为顺，故生。"

[4] 五部隔无征：五部，五脏之部。指五脏之气阻隔，无明显征象可察。

[5] 绵绵乎属不满日：绵绵，病重而奄奄一息。属，可作"瞩"理解。意言病情重，一看便知，死期就在当日。

[6] 借借：借，通"藉"。藉藉，披离杂乱的样子。

[7] 菌香生草：属草木类，肝合之。

【译文】

雷公恭敬地问道：阴阳之气有多少的不同，什么是逆？什么是从？黄帝回答说：阳气主升，左升为顺；阴气主降，右降为顺。老年人气先衰于下，故从上为顺；少年人气先盛于下，故从下为顺。因此，春夏阳气盛，为顺为生；若春夏似秋冬一样，阴气盛，则为逆为死；相反，秋冬阴气盛，为顺为生；若秋冬阳气盛，则为逆为死。因此，无论气的盛衰多少，只要是逆，则会造成厥的发生。

雷公问：气有余，也会发生厥吗？黄帝回答说：气有余，则阳气逆上而不下，阴并于下，寒厥至膝，若是少年人，则值秋冬死亡，若是老年人，则秋冬不死。气厥于上而不下，则病头痛颠疾，似阳证又不是阳证，似阴证又不是阴证，五脏之气阻隔，无明显征象可察，如置旷野，如居空室，无所见，无所察，病情非常严重，一看便知，死期就在当日。

所以，气虚所致的厥证，使人妄为梦寐，厥气越甚，其梦就越迷乱。三阳脉弦绝，三阴脉细微，此即气虚而厥。因此，肺气虚则使人梦见白色之物，或梦见杀人，血腥狼藉；若在肺主之时令，则梦见兵战。肾气虚则使人梦见翻船淹人；若在肾主之时令，则梦见伏于水中，使人恐惧。肝气虚则梦见草木之类；若在肝主之时令，则梦见躲在树下不敢起。心气虚则梦见救火及属阳的物质；若在心主之时令，则梦见大火炽灼。脾气虚则梦见饮食不足；若在脾主之时令，则梦见修造房屋。此皆五脏气虚、阳气有余、阴气不足所致。应结合五脏的其他症状，调理阴阳，这些在《经脉》中已有论述。

【原文】

诊有十度[1]，度人脉度、藏度、肉度、筋度、俞度。阴阳气尽，人病自具。脉动无常，散阴颇阳[2]，脉脱不具，诊无常行，诊必上下，度民君卿，受师不卒，使术不明，不察逆从，是为妄行，持雌失雄，弃阴附阳[2]，不知并合，诊故不明，传之后世，反论自章[3]。

至阴虚，天气绝；至阳盛，地气不足。阴阳并交，至人之所行。阴阳并交者，阳气先至，阴气后至。是以圣人持诊之道，先后阴阳而持之，奇恒之势乃六十首[4]，诊合微之事，追阴阳之变，章五中之情，其中之论，取虚实之要，定五度之事，知此乃足以诊。是以切阴不得阳，诊消亡，得阳不得阴，守学不湛，知左不知右，知右不知左，知上不知下，知先不知后，故治不久。知丑知善，知病知不病，知高知下，知坐知起，知行知止，用之有纪，诊道乃具，万世不殆。

起所有余，知所不足，度事上下，脉事因格。是以形弱气虚死；形气有余，脉气不足死；脉气有余，形气不足生。是以诊有大方，坐起有常，出入有行，以转神明，必清必净，上观下观，司八正邪[5]，别五中部，按脉动静，循尺滑涩，寒温之意，视其大小，合之病能[6]，逆从以得，复知病名，诊可十全，不失人情，故诊之或视息视意，故不失条理，道甚明察，故能长久。不知此道，失经绝理，亡言妄期，此谓失道。

【注释】

[1] 诊有十度：王冰注："度，各有其二，故二五为十度也。"

[2] 散阴颇阳：颇，通"跛"。吴崑注："颇，跛同。散阴颇阳者，阴阳散乱偏颇也。"

[3] 持雌失雄，弃阴附阳：指看问题片面，顾此失彼。

[4] 反论自章：章，显露。错误的方法传授给后人的话，在实际工作中自然会显露出来。

[5] 奇恒之势乃六十首：王冰注："奇恒势六十首，今世不

传。"马莳注:"《奇恒》者,古经篇名。六十首,古人诊法也。"
可从。

[6]司八正邪:候四时八节不正之气。

[7]能:通"态"。

【译文】

诊法有十度,即度量人的脉度、藏度、肉度、筋度、俞度,各二,共计十度。阴阳盛衰之理皆在其中,可以掌握各种病变。脉象变化无常,阴阳散乱而偏颇,或脉不显,就不能按常行之诊进行。诊察患者必须了解地位的高低,是民是君还是卿。跟师傅学医没能完全学懂,医术尚不高明,在诊病时不能分清疾病逆从,盲目地治疗,看问题较片面,顾此失彼,不知阴阳合病与并病,所以诊断不明确,这些错误的方法若传给后人的话,在实际工作中自然会显露出来。

地气虚,则天气绝;天气盛,则地气不足。在人体来说,阴阳协调互济,是圣人的养生之道。阴阳协调互济,相互交通,一般是阳气先至,阴气后至。所以圣人诊脉之道,分先后阴阳,《奇恒势》的六十首中有这方面的论述,诊察疾病必须把各种诊察所得参合起来,探求阴阳变化之理,弄清五脏的病变情况,明白其变化之理,根据虚实之纲要,用五度来加以判断,知道了这些,才可以治病。因此,切其阴而不察其阳,必使患者死亡;切其阳而不诊其阴,是医术不高明。知其左而不知其右,知其右而不知其左,知上不知下,知先不知后,则其医道不会长久。既知恶,也知善;既知病,又知不病;既知高,又知下;既知坐,又知起;既知行,又知止。按原则诊察各种疾病,则不会发生差错。

有余的病，要既知其有余的一面，又要知其不足的一面，诊察全身上下，根据脉症来判断病因。因此，形弱气虚的，是死证；形气有余，而脉气不足的，是死证；脉气有余，而形气不足的，预后良好。所以，诊病有一定的方法，医生的一举一动都应稳重，要保持良好的品德，精力集中，思路清晰，静心诊察，上下观察，还要候察四时八节的不正之气，分清邪气在五脏的所属部位，切脉息的动静，按尺肤别滑涩寒温，视其大小便的变化，并与症状相结合，就可知道疾病的逆顺，同时确定病名，这样诊察，就可以万无一失，也不失人之常情。所以，诊察疾病，或视呼吸，或视神志，不失条理，明察微细的变化和表现；若不知此，违反了原则和真理，盲目诊治，乱下结论，这就是违反了治病的规律。

解精微论篇第八十一

【篇解】

解，解释。因本篇主要解释了人之哭泣涕泪的变化道理，其道理至为精微，故篇名称为"解精微论"。

本篇论述了情志变化与心肾功能变化是哭泣涕泣产生的原因。讨论了阴阳寒热致迎风流泪的机理。

学习本篇可与《灵枢·口问》篇互参。篇中所述哭泣或感邪而流泪的道理，说明了人的情志活动受外界因素影响，情志活动以五脏精气为物质基础，这就提示医生在诊察时，要全面地了解病人情志等各方面的状况，以便正确诊治。

【原文】

黄帝在明堂，雷公请曰：臣授业传之，行教以经论，从容形法，阴阳刺灸，汤药所滋。行治有贤不肖，未必能十全。若先言悲哀喜怒，燥湿寒暑，阴阳妇女，请问其所以然者，卑贱富贵，人之形体所从，群下通使[1]，临事以适道术，谨闻命矣。请问有毚愚仆漏[2]之问，不在经者，欲闻其状。帝曰：大矣。

公请问：哭泣而泪不出者，若出而少涕，其故何也？帝曰：在经有也。复问：不知水所从生，涕所从出[3]也。帝曰：若问此者，无益于治也，工之所知，道之所生也。夫心者，五藏之专精也[4]，目者其窍也，华色者其荣也，是以人有德也，则气和于目，有亡，忧知于色。是以悲哀则泣下，泣下水所由生。水宗[5]

者积水也，积水者至阴也[6]，至阴者肾之精也。宗精之水所以不出者，是精持之也，辅之裹之，故水不行也。夫水之精为志，火之精为神，水火相感，神志俱悲，是以目之水生也。故谚言曰：心悲名曰志悲。志与心精，共凑于目也。是以俱悲则神气传于心精，上不传于志而志独悲，故泣出也。泣涕者脑也，脑者阴也，髓者骨之充也，故脑渗为涕。志者骨之主也，是以水流而涕从之者，其行类也。夫涕之与泣者，譬如人之兄弟，急则俱死，生则俱生，其志以早悲，是以涕泣俱出而横行[7]也。夫人涕泣俱出而相从者，所属之类也。

【注释】

[1]群下通使：群下：指雷公的学生。通使，使之全面通晓。

[2]蒙（chán）愚仆漏：蒙，妄也。新校正云："按全元起本仆作朴。"漏，当作"陋"。张介宾注："蒙，妄也。漏当作陋。问不在经，故曰蒙愚朴陋，自歉之辞也。"

[3]水所从生，涕所从出：此句为互文。水，指眼泪。言泪和涕是怎样产生出来的。

[4]心者，五藏之专精也：五脏主藏精，心为五脏六腑之主，故心为五脏之专精。

[5]水宗：水之聚。

[6]积水者，至阴也：肾主藏精，主水，水积于下，故积水指肾。

[7]横行：横流，流行。

【译文】

黄帝坐在明堂，雷公恭敬地问道：我学习医学，并传授给我

的学生，教给他们医学的理论，及从容形法、阴阳刺灸、汤药所
滋等，但应用于临床治疗，有的有效，有的无效，疗效并不能十
全十美。治病要先问患者的悲哀喜怒，燥湿寒暑，阴阳妇女，请
他们谈清发病的原因，以及地位的高低和生活的贫富，因为人身
发病与这些是有密切关系的。使学生们对病情能全面了解，并根
据具体病情给予相应的治疗。这些方法，以前都听您讲过。现在
我想问一些在您看来是比较粗浅愚昧的、经书以外的问题，请您
讲解其中的道理。黄帝说：医学的理论确实很博大啊！

　　雷公恭敬地问道：哭泣而不出眼泪，或有眼泪但涕少，这是
为什么呢？黄帝说：在医经上有记载。雷公又问：眼泪和鼻涕是
怎样产生的？黄帝说：若问这个问题，对治疗是没有什么用的，
医生都知道，这是正常的生理现象。心专主五脏之精气，眼睛是
其外窍，面部的颜色是其功能荣于外的表现。因此，人体功能正
常，脏气正常，两目有神，若有伤心忧愁之事，则能从面部颜
色上反映出来。所以，悲哀则泪下，泪由体内的水液所化生。水
宗，就是水聚之处；水聚之处，就是至阴；至阴，就是肾之精。
水是精所化，泪水不能流出，是因肾精守固、裹藏的缘故，所以
泪水不出。水之精合肾之志，火之精合心之神，水火相感，神志
俱悲，就产生了眼泪。所以，常言说，心悲就是志悲，志与心精
共作用于目。因此，神志俱悲，志与心精共作用于目。因此，神
志俱悲，则神气传于心精，而不传于肾志，肾志独悲，水失精
的制约而泪出。泪涕属于脑，脑为阴，髓充于骨，所以脑液渗出
则为涕。志者，肾之主，因此，泪流时鼻涕也随之流出的，是因
为两者同类。涕与泪，犹如人之兄弟，同生共死，肾志先悲，则
涕泪横流。人之涕泪相随而出，是因两者是同类，都属人体水精
所化。

【原文】

雷公曰：大矣。请问人哭泣而泪不出者，若出而少，涕不从之何也？帝曰：夫泣不出者，哭不悲也。不泣者，神不慈[1]也。神不慈则志不悲，阴阳相持，泣安能独来。夫志悲者惋，惋则冲阴[2]，冲阴则志去目，志去则神不守精，精神去目，涕泣出也。

且子独不诵不念夫经言乎，厥则目无所见。夫人厥则阳气并于上，阴气并于下。阳并于上，则火独光也；阴并于下，则足寒，足寒则胀也。夫一水不胜五火[3]，故目眦盲[4]。是以冲风，泣下而不止。夫风之中目也，阳气内守于精，是火气燔目，故见风则泣下也。有以比之，夫火疾风生乃能雨，此之类也。

【注释】

[1]神不慈：慈，心慈。指心神没有被感动。

[2]惋（wǎn）则冲阴：惋，郁的意思。冲阴，冲逆于脑。

[3]一水不胜五火：一水，指目之精。五火，亢逆于上的五脏之火。

[4]目眦盲：眦，《甲乙经》无此字，可从。即目盲。

【译文】

雷公说：道理真博大啊！请问人哭泣而泪不出的，或泪出而涕少的，或涕不随泪而出的，都是为什么呢？黄帝说：哭而泪不出的，是虽哭泣但不悲伤。哭而无泪的，是心神没有被感动，所以志也不悲，阴阳相持，泪从哪儿来呢？志悲者，气郁不畅，气郁冲逆于脑，冲脑则志离目，志去则神不守精，目失去了精和神的维系，则涕泪俱出。

你难道没诵读过经书上的话吗？气逆于上则眼睛看不清东西。当人发生厥逆时，阳气逆于上，阴气聚于下，阳逆于上，如独火之光，阴并于下，则足寒，足寒则胀。一水不胜五火，所以目盲。风邪中于目，所以泪流不止。风邪侵犯于目，阳气内守于精，火气燔目，所以遇风则流泪，犹如热甚生风，风甚生雨，就是这个道理。

主要参考文献

［1］黄帝内经素问［M］.北京：人民卫生出版社，1963.

［2］灵枢经［M］.北京：人民卫生出版社，1963.

［3］杨上善.黄帝内经太素［M］.北京：人民卫生出版社，1965.

［4］王冰.重广补注黄帝内经素问［M］.北京：中医古籍出版社，2015.

［5］滑寿.读素问钞［M］.北京：人民卫生出版社，1998.

［6］马莳.黄帝内经素问注证发微［M］.北京：中医古籍出版社，2017.

［7］张介宾.类经［M］.北京：人民卫生出版社，1965.

［8］张介宾.类经附翼［M］.北京：人民卫生出版社，1965.

［9］张介宾.类经图翼［M］.北京：人民卫生出版社，1965.

［10］吴崑.黄帝内经素问吴注［M］.北京：学苑出版社，2012.

［11］吴崑.医学全书［M］.北京：中国中医药出版社，1999.

［12］李中梓.内经知要［M］.北京：人民卫生出版社，1957.

［13］张志聪.黄帝内经素问集注［M］.太原：山西科学技术出版社，2012.

［14］高世栻.素问直解［M］.重庆：科学技术文献出版社，1982.

［15］张琦.素问释义［M］.北京：科学技术文献出版社，1998.

［16］喻昌.医门法律［M］.北京：人民卫生出版社，2006.

［17］胡澍.素问校义［M］.北京：中华书局，1985.

［18］姚止庵.素问经注节解［M］.北京：人民卫生出版社，1963.

［19］孙诒让.札迻［M］.上海：上海古籍出版社，1996.

［20］于鬯.香草续校书［M］.北京：中华书局，1963.

［21］章虚谷.医门棒喝［M］.北京：中国医药科技出版社，2011.

［22］章虚谷.灵素节注类编［M］.杭州：浙江科学技术出版社，1986.

［23］唐容川.唐容川医学全书［M］.太原：山西科学技术出版社，2016.

［24］段玉裁.说文解字［M］.上海：上海书店出版社，1992.

［25］丹波元简.素问识［M］.北京：人民卫生出版社，1984.

［26］森立之.素问考注［M］.北京：学苑出版社，2013.

［27］南京中医学院.黄帝内经素问译释［M］.上海：上海科学技术出版社，1981.

［28］王琦.素问今释［M］.贵阳：贵州人民出版社出版，1981.

［29］方药中.黄帝内经运气七篇讲解［M］.北京：人民卫生出版社，1984.

［30］郭霭春.黄帝内经素问校注［M］.北京：人民卫生出版社，1996.

［31］王洪图.黄帝内经研究大成［M］.北京：北京出版社，1997.

［32］李今庸.古医书研究［M］.北京：中国中医药出版社，2003.

［33］张灿岬.黄帝内经文献研究［M］.上海：上海中医药大学出版社，2005.

［34］苏颖.中医运气学［M］.北京：中国中医药出版社，2009.

［35］苏颖.五运六气探微［M］.北京：人民卫生出版社，2014.

［36］苏颖.五运六气概论［M］.北京：中国中医药出版社，2016.

［37］苏颖.内经选读［M］.北京：高等教育出版社，2015.

［38］苏颖.内经选读［M］.上海：上海科学技术出版社，2018.